国家卫生健康委员会"十四五"规划教材

全国高等中医药教育教材

供护理学类专业用

疾病学基础

第3版

護理

U0285220

主　编　姜　昕　姜　成

副主编　史丽云　韩妮萍　王志宏

编　委　（按姓氏笔画排序）

马志红（河北中医学院）　　　　张小莉（河南中医药大学）

王　平（贵州中医药大学）　　　张宏颖（大连医科大学）

王志宏（长春中医药大学）　　　林信富（福建中医药大学）

文礼湘（湖南中医药大学）　　　郑　纺（天津中医药大学）

史丽云（南京中医药大学）　　　姜　成（福建中医药大学）

刘　杨（山西中医药大学）　　　姜　昕（上海中医药大学）

孙锦霞（上海中医药大学）　　　姜晓刚（济宁医学院）

杜月光（浙江中医药大学）　　　徐小燕（中国医科大学）

李　骢（大连医科大学）　　　　郭　炜（上海中医药大学）

李士根（济宁医学院）　　　　　梅　雪（河南中医药大学）

杨　婧（黑龙江中医药大学）　　韩妮萍（云南中医药大学）

人民卫生出版社

·北　京·

图书在版编目（CIP）数据

疾病学基础 / 姜昕，姜成主编 . —3 版 . —北京：
人民卫生出版社，2021.11（2023.1重印）

ISBN 978-7-117-31648-4

I.①疾… Ⅱ.①姜… ②姜… Ⅲ.①疾病学 – 医学
院校 – 教材 Ⅳ.①R366

中国版本图书馆 CIP 数据核字（2021）第 228928 号

| 人卫智网 | www.ipmph.com | 医学教育、学术、考试、健康，购书智慧智能综合服务平台 |
| 人卫官网 | www.pmph.com | 人卫官方资讯发布平台 |

疾病学基础
Jibingxue Jichu
第 3 版

主　　编：姜　昕　姜　成
出版发行：人民卫生出版社（中继线 010-59780011）
地　　址：北京市朝阳区潘家园南里 19 号
邮　　编：100021
E - mail：pmph @ pmph.com
购书热线：010-59787592　010-59787584　010-65264830
印　　刷：北京市艺辉印刷有限公司
经　　销：新华书店
开　　本：850×1168　1/16　印张：28
字　　数：734 千字
版　　次：2012 年 6 月第 1 版　　2021 年 11 月第 3 版
印　　次：2023 年 1 月第 2 次印刷
标准书号：ISBN 978-7-117-31648-4
定　　价：89.00 元

打击盗版举报电话：010-59787491　E-mail：WQ @ pmph.com
质量问题联系电话：010-59787234　E-mail：zhiliang @ pmph.com

修 订 说 明

为了更好地贯彻落实《中医药发展战略规划纲要（2016—2030年）》《中共中央国务院关于促进中医药传承创新发展的意见》《教育部 国家卫生健康委 国家中医药管理局关于深化医教协同进一步推动中医药教育改革与高质量发展的实施意见》《关于加快中医药特色发展的若干政策措施》和新时代全国高等学校本科教育工作会议精神，做好第四轮全国高等中医药教育教材建设工作，人民卫生出版社在教育部、国家卫生健康委员会、国家中医药管理局的领导下，在上一轮教材建设的基础上，组织和规划了全国高等中医药教育本科国家卫生健康委员会"十四五"规划教材的编写和修订工作。

为做好新一轮教材的出版工作，人民卫生出版社在教育部高等学校中医学类专业教学指导委员会、中药学类专业教学指导委员会和第三届全国高等中医药教育教材建设指导委员会的大力支持下，先后成立了第四届全国高等中医药教育教材建设指导委员会和相应的教材评审委员会，以指导和组织教材的遴选、评审和修订工作，确保教材编写质量。

根据"十四五"期间高等中医药教育教学改革和高等中医药人才培养目标，在上述工作的基础上，人民卫生出版社规划、确定了第一批中医学、针灸推拿学、中医骨伤科学、中药学、护理学5个专业100种国家卫生健康委员会"十四五"规划教材。教材主编、副主编和编委的遴选按照公开、公平、公正的原则进行。在全国50余所高等院校2 400余位专家和学者申报的基础上，2 000余位申报者经教材建设指导委员会、教材评审委员会审定批准，聘任为主编、副主编、编委。

本套教材的主要特色如下：

1. 立德树人，思政教育　坚持以文化人，以文载道，以德育人，以德为先。将立德树人深化到各学科、各领域，加强学生理想信念教育，厚植爱国主义情怀，把社会主义核心价值观融入教育教学全过程。根据不同专业人才培养特点和专业能力素质要求，科学合理地设计思政教育内容。教材中有机融入中医药文化元素和思想政治教育元素，形成专业课教学与思政理论教育、课程思政与专业思政紧密结合的教材建设格局。

2. 准确定位，联系实际　教材的深度和广度符合各专业教学大纲的要求和特定学制、特定对象、特定层次的培养目标，紧扣教学活动和知识结构。以解决目前各院校教材使用中的突出问题为出发点和落脚点，对人才培养体系、课程体系、教材体系进行充分调研和论证，使之更加符合教改实际、适应中医药人才培养要求和社会需求。

3. 夯实基础，整体优化　以科学严谨的治学态度，对教材体系进行科学设计、整体优化，体现中医药基本理论、基本知识、基本思维、基本技能；教材编写综合考虑学科的分化、交叉，既充分体现不同学科自身特点，又注意各学科之间有机衔接；确保理论体系完善，知识点结合完备，内容精练、完整，概念准确，切合教学实际。

4. 注重衔接，合理区分　严格界定本科教材与职业教育教材、研究生教材、毕业后教育教材的知识范畴，认真总结、详细讨论现阶段中医药本科各课程的知识和理论框架，使其在教材中得以凸显，既要相互联系，又要在编写思路、框架设计、内容取舍等方面有一定的区分度。

5. **体现传承，突出特色** 本套教材是培养复合型、创新型中医药人才的重要工具，是中医药文明传承的重要载体。传统的中医药文化是国家软实力的重要体现。因此，教材必须遵循中医药传承发展规律，既要反映原汁原味的中医药知识，培养学生的中医思维，又要使学生中西医学融会贯通，既要传承经典，又要创新发挥，体现新版教材"传承精华、守正创新"的特点。

6. **与时俱进，纸数融合** 本套教材新增中医抗疫知识，培养学生的探索精神、创新精神，强化中医药防疫人才培养。同时，教材编写充分体现与时代融合、与现代科技融合、与现代医学融合的特色和理念，将移动互联、网络增值、慕课、翻转课堂等新的教学理念和教学技术、学习方式融入教材建设之中。书中设有随文二维码，通过扫码，学生可对教材的数字增值服务内容进行自主学习。

7. **创新形式，提高效用** 教材在形式上仍将传承上版模块化编写的设计思路，图文并茂、版式精美；内容方面注重提高效用，同时应用问题导入、案例教学、探究教学等教材编写理念，以提高学生的学习兴趣和学习效果。

8. **突出实用，注重技能** 增设技能教材、实验实训内容及相关栏目，适当增加实践教学学时数，增强学生综合运用所学知识的能力和动手能力，体现医学生早临床、多临床、反复临床的特点，使学生好学、临床好用、教师好教。

9. **立足精品，树立标准** 始终坚持具有中国特色的教材建设机制和模式，编委会精心编写，出版社精心审校，全程全员坚持质量控制体系，把打造精品教材作为崇高的历史使命，严把各个环节质量关，力保教材的精品属性，使精品和金课互相促进，通过教材建设推动和深化高等中医药教育教学改革，力争打造国内外高等中医药教育标准化教材。

10. **三点兼顾，有机结合** 以基本知识点作为主体内容，适度增加新进展、新技术、新方法，并与相关部门制订的职业技能鉴定规范和国家执业医师（药师）资格考试有效衔接，使知识点、创新点、执业点三点结合；紧密联系临床和科研实际情况，避免理论与实践脱节、教学与临床脱节。

本轮教材的修订编写，教育部、国家卫生健康委员会、国家中医药管理局有关领导和教育部高等学校中医学类专业教学指导委员会、中药学类专业教学指导委员会等相关专家给予了大力支持和指导，得到了全国各医药卫生院校和部分医院、科研机构领导、专家和教师的积极支持和参与，在此，对有关单位和个人表示衷心的感谢！希望各院校在教学使用中，以及在探索课程体系、课程标准和教材建设与改革的进程中，及时提出宝贵意见或建议，以便不断修订和完善，为下一轮教材的修订工作奠定坚实的基础。

人民卫生出版社

2021 年 3 月

前　言

　　《疾病学基础》是一本多学科交叉整合式教材,内容涵盖医学免疫学、医学病原生物学、医学遗传学、病理学及病理生理学等多门基础学科,为护理学及其他医学相关专业(药学、食品营养、公共卫生管理、医学检验技术、预防医学等相关涉医专业四年制)本科教学用书。

　　《疾病学基础》第1版和第2版由上海中医药大学王易教授主编,教材以疾病的发生、发展、转归为主线,阐释疾病发生时机体结构和功能的变化规律。

　　本次对《疾病学基础》的修订是在前两版基础上,广泛吸取教学实践和同类教材编写经验,坚持以学生为中心,提升学生胜任力为重点,在保持各学科科学性和特色性的前提下,力求做到符合思想性、启发性、先进性和适用性原则。遵循传承与发展的思路,在保持上一版教材总体框架的基础上,新版教材做了一定的调整,对各学科知识的交叉融合精心梳理,力求以简洁准确的语言,重点介绍疾病学的基础知识,旨在更好地为医学相关专业学生下一阶段专业课的学习与实践打下基础。

　　第3版《疾病学基础》由来自全国16所高等院校的多学科专家共同执笔完成。其中,绪论由上海中医药大学姜昕主笔;第一篇医学免疫学基础由姜昕、姜成、韩妮萍、史丽云合作完成;第二篇医学病原生物学基础由姜成、梅雪、马志红、王平、李士根、孙锦霞合作完成;第三篇医学遗传学基础由王志宏、文礼湘、张小莉、郑纺合作完成;第四篇病理学基础由徐小燕、郭炜、林信富、刘杨、杜月光、李璁、杨婧、张宏颖、姜晓刚合作完成。

　　第3版《疾病学基础》的出版,是全体编委精诚合作的结果,在此对所有编委表示衷心感谢。同时也对人民卫生出版社给予这部整合式教材的大力支持表示由衷敬意。更希望使用本教材的师生和专家结合教学实践提出宝贵意见和建议,以便今后不断完善和提高。

编者

2021 年 2 月

◇◇◇ 目 录 ◇◇◇

第一篇　医学免疫学基础

第二篇　医学病原生物学基础

第三篇　医学遗传学基础

第四篇　病理学基础

绪　　论

学习目标

　　疾病学基础是多学科交叉整合式教材,在学习中需注重从整体水平来学习。绪论主要阐释了疾病相关概念、疾病的发生发展规律及防治策略。

　　1. 掌握疾病、健康、亚健康的医学含义。

　　2. 熟悉疾病发生发展规律、疾病的防治。

　　3. 了解疾病学基础所涉及的学科及其在医学中的地位及重要性。

　　疾病是一种特殊的生命活动状态,伴随人类起源至今。在与疾病的长期斗争中,人类对疾病的理解和认识逐步加深,相关知识的不断积累构成了疾病学(nosography)。人们对于一种疾病的完整理解至少需要来自 4 个层面的认识:一是找到引起生命活动过程发生异常的原因,并通过消除这些原因来恢复正常生命活动;二是阐明生命活动异常的表现及其生物学机制,并针对这些机制寻找相应的治疗手段;三是正确描述疾病所特有的异常生命状态,即症状和体征,并且使其与特定的疾病相对应;四是针对疾病建立有效的治疗和预防措施,即形成病因学(etiology)、病理学(pathology)、医学诊断学(medical diagnostics)和预防医学(preventive medicine)等多个疾病学的分支。在现代基础医学知识分类体系中,对于疾病的这些认识分别被纳入免疫学、病原生物学、病理学、病理生理学、医学遗传学等多门学科之中,这些学科共同构成了疾病学的基础科学。

第一节　疾病与健康

　　疾病的概念是随着人类对疾病认识水平的不断提高而发生变化的,对于疾病过程与原因的正确诠释,也帮助人们建立了相应的健康概念。

一、疾病

(一)疾病概念的演替

　　甲骨文"疾"字表现了患者在病床上辗转反侧、大汗淋漓的痛苦姿态,而单词 disease 也恰恰是由 dis(不)与 ease(舒服、安逸)两部分所构成,由此可知,人类早期对于疾病的理解是与痛苦感受紧密相联的。随着人类文明的进步,以及对疾病认识的深化,将疾病局限于痛苦感受的理解就显得日益肤浅了。19 世纪伟大的细胞病理学家魏尔啸(Virchow)曾经对疾病下过这样的断言——疾病是一种异常的生命活动状态(disease is life under altered condition),这句名言明确地表达了疾病是一种特殊的生命状态这一科学观点,也成为我们今天认识疾

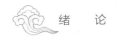

病的最好指南。

（二）疾病的概念

疾病指机体在一定病因损害性作用下，因自稳机制紊乱而发生的异常生命活动过程。由这个概念出发，可以概括出有关疾病的所有要素，即疾病是非正常的生命活动，是有原因（病因）、有表现（症状）、有机制（自稳机制紊乱）的。

二、健康

（一）健康概念的演替

早期人类对于健康的期盼可以归纳为"形与神俱""终其天年"。"上古之人，其知道者，法于阴阳，和于术数，食饮有节，起居有常，不妄作劳，故能形与神俱，而尽终其天年，度百岁乃去。"《黄帝内经》中的这段叙述可以视作当时人类健康理念的一种代表，这种健康观突出了身心和谐与长寿的理念。至 1948 年，世界卫生组织（World Health Organization，WHO）成立之际，在其宪章中首次明确了"健康不仅是免于疾病和衰弱，而是保持体格、精神和社会方面的完美状态"的现代健康理念，使健康观不仅具有生物学、心理学的内涵，同时也被赋予了社会学和伦理学的价值取向。

（二）科学的健康概念

一般认为 1978 年 WHO 阿拉木图宣言中有关"健康不仅是疾病与体弱的匿迹，而且是身心健康，社会幸福的完美状态"的论述是当代健康定义的最佳表述。但从医学角度而言，这一表述过于抽象和泛化，更具有哲学意味，很难作为医学定义为广大医学工作者所接受。有鉴于此，从医学和生命科学的角度出发，本书更愿意采纳如下的健康定义：健康是机体在身心诸方面可以抵御病因损害而呈现的正常生命活动过程。

三、亚健康

（一）亚健康概念的演替

《黄帝内经》言："是故圣人不治已病治未病，不治已乱治未乱，此之谓也。夫病已成而后药之，乱已成而后治之，譬犹渴而穿井、斗而铸锥，不亦晚乎？"从这一描述中可以看出先贤对疾病的未雨绸缪，对防患未然已有清醒的认识。"未病"并非无病，按中医观点而论，指身体出现了阴阳、气血、脏腑、营卫的不平衡状态，但尚未形成显著疾病，可视为亚健康。这一概念在西方可追溯到古希腊希波克拉底及古罗马盖伦等人的观点，他们对于机体除疾病、健康之外的虚弱、中间态和第三态也有明确的论述。我国学者在 20 世纪 90 年代明确提出亚健康这一概念。

（二）亚健康的概念

亚健康指介于健康（第一状态）和疾病（第二状态）之间的中间状态（第三状态）。人体由健康到疾病通常是机体代谢、功能、形态等改变由量变到质变的积累过程（外伤、中毒等除外）。亚健康状态既可以向健康方向转变，也可以向疾病状态转变。其向疾病状态转变是其自发过程，而向健康状态转变则需采取合理的防范措施。

第二节　疾病发生的原因与机制

作为非正常生命活动的疾病状态是有原因、有表现、有机制的，了解与归纳疾病发生的原因与机制是疾病学研究与探讨的主题。

一、疾病发生的原因

(一)中医学的病因分类

在人类文明的早期,当人类对于疾病的认识还停留在对症状的描述和将这些描述与自然因素形成表面的附会阶段时,就已经开始了对病因的分析与归类。这些病因分类尽管在不同民族文明的背景下,显示出一些差异,但其共同之处都是将疾病起源归咎于人体生理环境与自然环境因素的不和谐,这一关于病因探究的合理内核一直被保留到现在所采纳的疾病定义之中。

中医学的病因分类,可以被视作人类文明进程中对于疾病病因认识的一个典范。中医学将病因概括为三因学说,即内因、外因、不内外因。所谓外因,即认为天地之间存在风、寒、暑、湿、燥、火"六气",当某种气太过,或出现在不应出现之时,便是淫(不正之邪)。这些"邪气"侵犯人体造成的即是外感之疾。所谓内因,则包括七情六欲、饮食劳倦、房事不节等,将人的心理活动与行为方式纳入了病因范畴。而所谓不内外因,指创伤、虫兽、中毒、遗传等因素造成的疾病。

(二)西医学的病因分类

随着人类医学知识的积累与深化,人们对于病因的理解已超越了将自然因素与疾病表现简单比附的认识阶段。特别是 19 世纪末,现代微生物学的兴起,使人类对于疾病病因的认识发生了质的飞跃。以巴斯德(Louis Pasteur)为代表的细菌致病学说的提出,解释了几千年来医学界对于病因的困惑,为现代疾病学研究提供了崭新而坚实的科学基础。而以魏尔啸为代表的现代细胞病理学研究则从微观水平上提供了对疾病发生机制和疾病发生的细胞组织学基础的完整解释。

建立于现代生命科学基础上的病因学,将疾病的原因分为生物性因素与非生物性因素两大类。

1. 生物性因素　可以分成外因与内因。其中各种病原体(如病毒、细菌、真菌、寄生虫)及其毒性产物为外因;而机体的遗传背景、免疫状态、心理因素则为内因。疾病状态的发生及发生的严重程度,不仅和外因的性状(病原体的数量、毒力、侵袭力)相关,也取决于机体自身的遗传背景、免疫状态、心理因素。因此,对于疾病的生物性致病因素而言,其外因与内因在疾病状态的形成过程中是互为因果、互为条件的。

2. 非生物性因素　主要由物理性因素与化学性因素构成。

(1)物理性致病因素:包括机械力、温度变化(高温、低温)、压强变化、电流作用、光能作用(激光)和电磁辐射作用等,此类物理量的改变幅度如超出机体可承受的范围,均可引起机体损伤。

(2)化学性致病因素:包括各类无机与有机毒物和营养素。自然界及人工合成的多种化学物质,可以通过干扰人体的正常代谢而产生毒性作用进而造成机体损伤,即使一些人体正常代谢必需的化学物质(营养素),当数量过多或不足时也可导致机体损伤。

二、疾病发生的机制

由多种不同病因造成的疾病可以表现出相同或类似的病理改变和发展过程,这是由于不同疾病的发生过程中存在共同机制所致。从不同的角度可以将疾病发生机制做不同归类,如按照疾病引发的病理生理作用所处的生理系统可分为神经机制、内分泌机制和免疫机制等;按照疾病引发的病理生理作用所处的宏观或微观层次分为体液机制、组织细胞机制和分子机制等。疾病发生机制体现了疾病发生的一般规律。

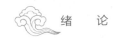

（一）神经 - 内分泌 - 免疫机制

神经系统、内分泌系统和免疫系统之间存在着彼此相互依赖、复杂的作用关系，三者构成神经 - 内分泌 - 免疫系统调节网络，维持机体的稳态。各系统的细胞表面存在各类相关受体，可接受来自其他系统的信号刺激（如神经递质、内分泌激素和细胞因子等），这是三者相互关联和彼此调控的物质基础，无论病因影响三环节中的哪一个，均会破坏机体内环境稳态而致病。

（二）体液机制

体液是维持机体内环境稳定的重要因素。疾病中的体液机制主要指致病因素引起体液质和量的变化，由此可导致内环境紊乱而致病。体液调节紊乱常由各种体液因子数量或活性变化引起，体液因子种类繁多，如神经递质、细胞因子、内分泌激素等。在疾病发生发展过程中，体液机制与神经 - 内分泌 - 免疫机制常常交织在一起，共同决定疾病的转归。

（三）组织细胞机制

致病因素作用于机体后，可直接或间接作用于组织和细胞，造成某些细胞功能代谢障碍，从而引起细胞的自稳调节紊乱。致病因素引起的细胞损伤除直接破坏（如机械损伤、病原体入侵等）外，有时可表现为细胞膜或细胞器功能障碍。细胞膜功能障碍中常见的有各种离子泵功能失调；细胞器的功能障碍中以线粒体功能障碍最为突出。

（四）分子机制

分子机制主要指由于 DNA 等遗传物质变异引起的一类以蛋白质异常为特征的疾病，即分子病。如酶缺陷（如蚕豆病）、血红蛋白异常（如地中海贫血）、受体异常（如家族性高胆固醇血症）、膜转运障碍（如肝豆状核变性）等均可引起分子病。

第三节　疾病的经过与转归

疾病作为一种非正常的生命活动，往往表现出过程性。从非正常的生命活动发生至其结束或回归正常的生命活动的过程即为疾病的经过，而疾病过程的结局则称为疾病的转归。

一、疾病的经过

大多数疾病的经过一般分为 4 个时期，即潜伏期（period of latent）、前驱期（period of prodromal）、症状明显期（period of apparent manifestation）与转归期（period of termination）。

（一）潜伏期

潜伏期通常指致病因子接触机体而未引起临床表现的阶段。潜伏期对于感染性疾病尤为重要，在此期，如机体可以抵御病因损害，不继续发展至临床症状出现阶段，称为隐性感染，反之则为显性感染。而对于可播散的感染性疾病而言，处于潜伏期的患者是重要的传染源。一些特定的临床疾病（如创伤、烧伤等）可不存在潜伏期。

（二）前驱期

前驱期通常指致病因子接触机体引起非特征性临床表现的阶段。此阶段的临床表现主要为不适感、倦怠、低热、食欲缺乏等非特征性症状。这一时期在大多数疾病过程中都显得十分短暂，但前驱期症状往往是疾病早期诊断与预防的依据所在。

（三）症状明显期

症状明显期指致病因子接触机体后引发绝大部分疾病特有临床表现的阶段。此阶段持续时间的长短，决定了疾病归属于急性过程亦或慢性过程。

（四）转归期

转归期是疾病过程的终末期,依致病因子与致病作用的危害程度和清除程度,表现为完全康复、不完全康复和死亡 3 种结局。

二、疾病的转归

疾病过程的结局称为转归。在疾病过程结束时,其结局可分为完全康复、不完全康复和死亡 3 类。

（一）完全康复

完全康复是致病因子及其损害作用被完全清除或全面控制,机体的功能、代谢活动恢复正常,形态、结构得以充分修复的一种疾病终末期状态。完全康复意味着患者机体由疾病所致的异常生命活动过程向正常生命活动过程的回归。

（二）不完全康复

不完全康复指致病因子及其损害作用得到控制,但机体的功能、代谢活动不能完全恢复正常(代偿能力下降或功能受限),形态、结构出现不可逆的病理改变。故不完全康复在严格意义上仍属于疾病状态(一种不再发展的疾病状态)。因此,处于不完全康复状态的人群依然需要足够的医学关怀(如康复治疗等)。

（三）死亡

死亡是疾病转归中最为不幸的结局。死亡的终极定义是生命现象的消失,但在现代医学条件下,生命现象的消失成为一种渐进过程。这一过程被分为 3 个阶段:

1. 濒死期　指脑干以上部位的中枢神经受到深度抑制或功能丧失,其表现为意识丧失,反应迟钝,呼吸、循环功能进行性下降。

2. 临床死亡期　指延髓受到深度抑制或功能丧失,其主要表现为各种反射消失,呼吸、心跳停止,如采取有效的抢救措施,仍然存在复苏的可能。

3. 生物学死亡期　指机体各重要器官的新陈代谢相继停止,其表现为尸斑、尸僵、尸冷的出现。生物学死亡期是不可逆转的终末死亡阶段。

由于死亡进程的渐进性,临床死亡的判定标准成为一个需要探讨并引起争议的问题。目前医学界的主流仍以复苏无效的临床死亡期作为死亡的判定标准。但近年来,以脑死亡作为死亡判定标准的呼声日益高涨,成为医学界必须关注的一个重要问题。

第四节　疾病的治疗与预防

人类自觉地与疾病进行斗争的活动即为疾病的治疗与预防。其中,清除致病因子及修复其损害作用的医疗措施称为治疗,阻断致病因子及其损害作用发生的医疗措施称为预防。

一、疾病的治疗

疾病的治疗在几千年的人类社会实践中形成了相对固定的行为模式,这种模式的经典表现是药物的使用与手术,故药物与手术治疗成为现代医学最主要的常规治疗方法。随着 19 世纪和 20 世纪生命科学研究的飞速发展,迄今已经出现了超越常规治疗的新兴治疗方法,如器官移植、基因治疗等。

（一）常规治疗

常规治疗是以药物和手术为主要治疗手段,按其目的又可以划分为对因治疗、支持治疗与康复治疗。

1. 对因治疗 针对致病因子及其直接损害作用的治疗措施。如感染性疾病的抗生素治疗、化脓性阑尾炎的手术切除、血友病的凝血因子输注,以及肿瘤的手术切除、放疗、化疗等。

2. 支持治疗 针对致病因子的间接损害作用及增强机体抵御病因损害能力的治疗措施,也可称为对症治疗。如消耗性疾病的营养支持疗法;失血、贫血的输血疗法;腹泻、脱水的补液;高热的药物与物理降温等。

3. 康复治疗 针对不完全康复等特定的疾病转归状态或加速疾病发展进程并促使其向康复发展的治疗措施。如肢体伤残后的功能恢复训练、各种炎症的理疗,以及义肢的装配与使用等。

(二) 替代治疗

替代治疗是以正常的同种、异种或人工器官替换完全丧失功能的某个或某几个患病器官的治疗方法。其中,器官移植是开展得最为广泛、也是最为成功的一种替代治疗方法。由于受到供体来源的限制,这一替代治疗尚未能进入常规治疗领域。

(三) 基因治疗

基因治疗是以基因工程技术更换、校正、增补缺陷的基因,达到对基因缺陷性疾病的治疗。自 1991 年 9 月在美国首次开展对腺苷脱氨酶缺陷患者的基因治疗开始,已经取得了一系列的成功与进展。目前,基因治疗已被用于或计划用于遗传病、恶性肿瘤、感染性疾病,以及心血管病、血红蛋白病等的治疗。

二、疾病的预防

现阶段的疾病预防已经发展为可在不同层面采取多种阻断致病因子及其损害作用发生的综合性医疗行为。这些层面既有群体的,也有个体的;既有政策性的,也有技术性的。其总体框架称为三级预防。

(一) 一级预防

一级预防也称病因预防。其内容包括:

1. 宏观的预防策略 即对疾病制定的全球性预防战略及各国政府的相应卫生政策。

2. 可实施的社会措施 指在宏观预防策略指导下形成的各类相关社会措施,包括法律法规、文化宣传、健康理念等意识形态层面内容,以及公共卫生设施、疾病预防体系、政府财政投入等具体实施条件。

3. 具体的个体预防方法 指针对个体的健康教育、良好的卫生习惯、普及的基础医学知识、预防接种与防病普查。

(二) 二级预防

二级预防也称临床前预防。其内容包括:

1. 早期发现 指对易感(高危)人群的普查、筛查工作,便于对相应疾病的早期发现。

2. 早期诊断 指提高医务人员的诊断水平和发展微量、敏感的诊断技术,便于疾病早期病理改变的发现与诊断。

3. 早期处理 指对疾病尤其是传染性疾病的早期报告、早期隔离、医学观察制度,便于阻断疾病的扩散。

(三) 三级预防

三级预防也称临床预防。其内容包括:

1. 有效治疗 对患者做出及时、准确的治疗行为,有助于遏止疾病的慢性化,预防并发症的出现等。

2. 改善预后　指在治疗过程中,采取尽可能积极的措施,引导疾病趋向较好的转归类型,以预防致残并减少不良后果。

3. 愈后康复　是对不完全康复患者实施的康复治疗,以预防其社会活动能力丧失,提高其生活质量。

🫀 思政元素

"健康中国2030"规划纲要

随着社会、经济的发展,近30年来我国居民疾病谱发生重大变化,心脑血管疾病、肿瘤和慢性阻塞性肺疾病等慢性病发病率显著升高,加之新现和再现传染性疾病的流行,严重威胁人类的健康,伴随着老龄化趋势日益严峻,给整个社会造成了沉重的负担。党中央、国务院高度重视人民卫生健康,于2016年10月25日发布《"健康中国2030"规划纲要》,这是我国首次在国家层面提出的健康领域中长期规划。该规划的核心是以人民健康为中心,坚持以基层为重点,以改革创新为动力,预防为主,中西医并重,把健康融入所有政策,人民共建共享的卫生与健康工作方针。针对生活行为方式、生产生活环境及医疗卫生服务等健康影响因素,坚持政府主导与调动社会、个人的积极性相结合,推动人人参与、人人尽力、人人享有,落实预防为主,推行健康生活方式,减少疾病发生,强化早诊断、早治疗,实现全民健康。

●（姜　昕）

复习思考题

1. 请从医学的角度给出较为科学的疾病和健康的定义。

2. 不同时代及不同文化背景下人们对于疾病的病因有不同的分类,请指出现代生命科学基础上的病因学分类。

第一篇

医学免疫学基础

第一章

免疫学概述

　　医学免疫学（medical immunology）是一门研究人体免疫系统的结构与功能、免疫病理，以及为临床免疫相关疾病的预防、诊断、治疗提供理论基础和治疗方法的科学。人类对免疫学的认识是在与传染性疾病斗争的过程中逐步建立起来的。在这一过程中，有关现代疾病概念的建立、感染性疾病的防治、各类疾病致病机制的揭示，以及疾病的现代诊断技术和防治方法，都融入了大量免疫学研究的理论与成果。

第一节　免疫学研究的历程

　　免疫学研究始于对免疫现象的探究，继而又经历了免疫系统研究和免疫作用机制研究的阶段。

一、免疫现象的研究

　　早期免疫学研究起源于疫苗应用，我国在公元 16 世纪采用"人痘"接种预防天花是疫苗应用的萌芽，至 18 世纪末英国医生 Edward Jenner 发明了牛痘苗预防天花，19 世纪法国科学家 Louis Pasteur 制备炭疽减毒活疫苗及狂犬病减毒活疫苗以预防炭疽病及防治狂犬病，由此建立了人工主动免疫接种的概念。1883 年，俄国学者 E.Metchnikoff 发现了白细胞的吞噬作用，提出了细胞免疫学说即吞噬细胞理论。1891 年，德国学者 Von Behring 和日本学者 Kitasato Shibasaburo 应用抗白喉毒素血清成功救治了一名白喉患儿，开创了免疫血清疗法，也开启了人工被动免疫接种机制研究。这可视为人类对免疫现象的观察、描述与机械仿效的研究阶段。

> **思政元素**
>
> 中医里的免疫起源
>
> 　　我国古代医者观察到传染病患者痊愈后获得抵御该传染病再次侵袭的能力,随后形成了以毒攻毒的理念,尝试通过人工轻微感染某种烈性传染病以获得对该病的抵抗力。在葛洪《肘后备急方》和孙思邈《备急千金要方》中对防治狂犬病有"取狂犬脑傅上,后不复发"的记载。由此可见,我国古代医者通过反复实践建立了预防接种的方法,这为免疫学相关理论的建立奠定了基础。随后发明的人痘接种术也为日后牛痘预防天花提供了宝贵经验。

二、免疫系统的研究

　　抗原、抗体的发现,以及由此而展开的对抗原、抗体化学本质及相互作用机制的研究,开启了对免疫物质结构基础的探索。随着补体系统的发现、腔上囊作用及淋巴细胞异质性的确认等,免疫现象赖以形成的器官与细胞组织学基础被揭示,为免疫系统的确定和免疫学成为独立学科提供了必不可少的基石。

　　虽然人们较早就认识到淋巴结、脾脏、骨髓是免疫器官,但对免疫系统的全面认识开始于20世纪下半叶。1957年B.Glick发现鸡的腔上囊是B细胞发育成熟的器官;1961年J.Miller发现T细胞在胸腺发育成熟,明确胸腺也是免疫器官。此后不久,其他科学家进一步证实T细胞承担细胞免疫,B细胞承担体液免疫,并发现两者具有协同作用。之后又相继发现了T细胞的异质性,存在辅助性T细胞、细胞毒性T细胞,以及具有抑制作用的T细胞亚群(如调节性T细胞)等。20世纪70年代发现了自然杀伤细胞(NK细胞)。1973年美国学者Steinman发现了树突状细胞,该细胞是迄今为止发现的功能最强的抗原提呈细胞。进一步研究发现,属于T细胞的γδ T细胞和NK T细胞,以及属于B细胞的B1亚群主要参与固有免疫应答。加上对包括呼吸道、胃肠道及泌尿生殖道黏膜固有层散在的无被膜淋巴组织组成的黏膜相关淋巴组织的认识,至此一个较为完整的免疫系统轮廓被清晰显现。

三、免疫作用机制的研究

　　进入20世纪60年代,研究者在观察免疫现象的基础上开始了免疫作用机制的研究。1945年Ray Owen发现异卵双生、胎盘融合的两头小牛不同血型的红细胞可以共存而不发生免疫反应,表现为天然免疫耐受现象;1953年英国免疫学家Peter Medawar进行小鼠皮片移植实验,人工诱导免疫耐受获得成功;澳大利亚免疫学家Macfarlane Burnet在发现免疫耐受现象的基础上,于1957年提出克隆选择学说(clonal selection theory),阐释了抗原识别、免疫记忆、自身耐受、自身免疫应答等多种免疫现象的内在联系。1959年英国生物化学家Rodney Porter和美国生物化学家Gerald Edelman阐明了免疫球蛋白的结构,1974年Niels Jerne提出了独特型-抗独特型免疫网络学说,1978年日本分子生物学家Susumu Tonegawa提出了免疫球蛋白基因重排理论,1984年Mark Davis和Chien Saito发现T细胞抗原受体基因重排等,使免疫现象发生的分子基础显露端倪。尤其是Baruj Benacerraf、Jean Dausset和George D. Snell在主要组织相容性复合体(major histocompatibility complex,MHC)编码分子发现中所做的贡献,以及1974年Peter C. Doherty和Rolf M. Zinkernagel对MHC分子生物学意义的揭晓,更完整地描绘了整个免疫系统的工作方式。

20世纪80年代以后,许多具有重要生物学功能的细胞因子陆续被发现,随之对其受体结构和功能的研究,又进一步从细胞信号转导的角度揭示了免疫作用机制。随着对免疫现象、免疫系统组成与结构和免疫作用机制的研究不断深入,方法学领域中的创新技术也不断涌现,如放射免疫分析、B细胞杂交瘤技术制备单克隆抗体等多项伟大的生物技术渐次诞生。

免疫学研究的过程充满辉煌,同时仍存留着更多、更复杂的困惑。但正是那些看似不可逾越的难题使整个免疫学保持着欣欣向荣的活力,近百年来免疫学研究在诺贝尔生理学或医学奖获奖史上所占有的地位充分说明了这一点。

第二节　免疫的概念与功能

对于免疫的理解与定义是随着免疫学研究的逐步深入与日益拓展而不断完善的,这使得免疫的概念也循"否定之否定"规律而不断演进。

一、免疫的概念

免疫一词来自拉丁语 immunitas,原意为免除服役、赋税。2 000多年前人类就已发现在瘟疫流行时患过某种传染病而康复的人,再次经历相同的瘟疫时往往具有抵抗力,并称之为"免疫"(immunity),即免除瘟疫。因此,人们对免疫的认识长期局限于其抵御感染这一功能。直至20世纪后发现了一系列与抗感染无关的免疫现象,如血型不符输血引起溶血反应、器官移植后的排斥反应、注射异种动物血清引起的血清病及超敏反应等。目前认为免疫指机体对"自我(self)"与"非己(nonself)"成分的识别及应答过程中所产生的生物学效应的总和。这一自我非己(self-nonself,SNS)理论多年来一直处于免疫学的基石地位。

随着对自身免疫病、慢性感染、肿瘤机制的阐释,免疫的"自我非己"理论受到了挑战。20世纪80年代后,"危险信号"学说等一系列解释免疫现象的新理论不断涌现。由此可见,免疫的概念不可能是一成不变的,而是随着免疫学研究的深入而不断完善和发展的。

二、免疫的类型

根据种系和个体免疫系统的进化、发育及免疫效应机制和作用特征,通常将免疫分为固有免疫和适应性免疫2种类型。

（一）固有免疫

固有免疫(innate immunity)是生物在长期种系进化过程中逐渐形成的非严格选择针对性的防御功能,通常被视为机体免疫防御的首道防线。参与固有免疫的细胞不经历克隆扩增,无免疫记忆性。固有免疫通常包括屏障系统、固有免疫细胞和固有免疫分子。

1. 屏障系统　包括皮肤黏膜屏障和体内屏障(血-脑屏障、胎盘屏障)。皮肤黏膜屏障通过机械阻挡与冲洗、化学杀菌作用、更新作用、微生物群拮抗作用等实现对入侵病原体的阻挡。当病原体突破机体防御体系进入血液循环时,体内血-脑屏障或胎盘屏障可阻止病原体进入中枢神经系统或胎儿体内,体内屏障起到保护机体重要器官或胎儿的作用。

2. 固有免疫细胞　包括单核巨噬细胞、树突状细胞(dendritic cell,DC)、自然杀伤(natural killer,NK)细胞、NK T细胞、γδ T细胞和B1细胞、粒细胞、肥大细胞等。这类细胞通常具有识别谱较宽泛的模式识别受体(pattern recognition receptor,PRR),可针对某些特定分子模式识别并活化,通过吞噬、细胞内杀灭机制及细胞毒作用等方式清除致病因子。这些细胞及其作用机制是固有免疫的核心组成。

3. 固有免疫分子　主要包括由各类体细胞所分泌的可溶性碱性蛋白或多肽,如补体系统、干扰素、肿瘤坏死因子、细胞趋化因子,以及溶菌酶、防御素、乙型溶素等。这类分子具有直接溶解、杀伤、抑制病原体的作用,或以激活炎症的方式参与病原体的清除。通常属于对致病因子形成抵御的即刻反应性防御系统。

固有免疫作用的实现主要通过固有免疫应答(innate immunity response)。固有免疫应答是固有免疫细胞和分子对"非己"成分进行识别,产生的效应迅速且恒定。固有免疫细胞也参与适应性免疫应答(adaptive immunity response)的启动和效应过程。

（二）适应性免疫

适应性免疫(adaptive immunity)又称获得性免疫(acquired immunity),是 T、B 淋巴细胞受到抗原刺激后活化、增殖、分化,产生效应物质清除抗原的复杂有序的生理过程。主导适应性免疫的 T、B 细胞经抗原激活后发生克隆扩增,在应答过程中形成免疫记忆。具有 T 细胞抗原受体(T-cell antigen receptor,TCR)和 B 细胞抗原受体(B-cell antigen receptor,BCR)的T、B 淋巴细胞,以高度特异的方式对抗原进行识别,并由此而激活,继之形成多种清除抗原的效应,即以抗体生物学效应为主的体液免疫、以特异性细胞毒作用为主的细胞免疫。

机体的固有免疫和适应性免疫高度协调一致,两者相辅相成。固有免疫是适应性免疫的基础,如树突状细胞和巨噬细胞吞噬病原体后,可将抗原加工提呈,为适应性免疫应答的识别准备了条件;而适应性免疫的效应也会因固有免疫的参与而更为有效与完善,如抗体清除抗原的作用须依赖补体系统、吞噬细胞、NK 细胞的激活得以实现。

三、免疫的功能

免疫的主要生理功能包括免疫防御、免疫自稳和免疫监视。

（一）免疫防御(immune defense)

免疫防御指机体防止外来病原体入侵、清除已入侵病原体及其他有害物质(如细菌外毒素等)的能力。这是机体维护自身生存、与致病因子斗争和保持物种独立的生理机制。此功能既体现于抗感染作用,同时也表现在排斥异种和同种异体移植物的作用上。

（二）免疫自稳(immune homeostasis)

免疫自稳指通过自身免疫耐受和免疫调节两种主要机制达到机体免疫内环境稳定的状态。通常免疫系统对自身组织细胞不产生免疫应答,即免疫耐受。如这一机制失衡,则会表现出免疫调节功能紊乱,导致自身免疫病或过敏性疾病的发生。

（三）免疫监视(immune surveillance)

免疫监视指机体杀伤和清除体内异常突变细胞及衰老、凋亡细胞的能力。机体借此可发现和抑制体内肿瘤细胞的生长与发展,及时发现并清除病毒感染细胞,此功能下降则机体易罹患肿瘤和病毒持续性感染。

免疫系统的生理功能除了具有免疫保护这一积极意义外,也具有引起免疫损伤(immunological injury)的消极方面。这一方面既反映在感染性疾病的损伤性表现中,也成为诸如超敏反应、自身免疫病等免疫性疾病的发生原因。

第三节　免疫系统的组成

解剖学意义上的免疫系统(immune system)仅指淋巴系统、骨髓(bone marrow)和胸腺

笔记栏

(thymus),生理学意义上的免疫系统则分为免疫器官与组织、免疫细胞和免疫分子3个层次（表1-1）。

表 1-1　免疫系统的组成

免疫器官和组织		免疫细胞		免疫分子	
中枢	外周	固有免疫细胞	适应性免疫细胞	膜型	分泌型
骨髓	淋巴结	单核巨噬细胞	αβ T 淋巴细胞	TCR	抗体
胸腺	脾脏	树突状细胞	B2 淋巴细胞	BCR	补体
	黏膜相关淋巴组织	NK 细胞		MHC 分子	细胞因子
		γδ T 细胞		CD 分子	
		B1 细胞		模式识别受体	
		粒细胞 肥大细胞等		黏附分子等	

一、免疫器官和组织

免疫器官按照其功能不同,可分为中枢免疫器官(central immune organ)和外周免疫器官(peripheral immune organ)。免疫细胞发生、分化、发育和成熟的场所称为中枢免疫器官;成熟的 T、B 淋巴细胞定居并发挥效应(免疫应答)的场所称为外周免疫器官。

(一)中枢免疫器官

中枢免疫器官主要指骨髓和胸腺(图 1-1)。

1. 骨髓　是各类血细胞和免疫细胞的发源地,也是人类和哺乳动物 B 细胞发育成熟的场所。

(1)骨髓微环境:造血组织主要由造血细胞和基质细胞组成。基质细胞包括网状细胞、血窦内皮细胞、巨噬细胞、成纤维细胞等。由基质细

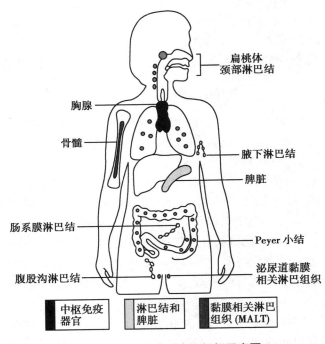

图 1-1　机体免疫器官和组织示意图

胞及其分泌的多种造血生长因子,如白介素 -3(IL-3)、白介素 -4(IL-4)、白介素 -6(IL-6)、白介素 -7(IL-7)、干细胞因子(SCF)、粒细胞 - 巨噬细胞集落刺激因子(GM-CSF)等,与细胞外基质共同构成了造血细胞赖以生长发育和成熟的环境,称为造血诱导微环境(hematopoietic inductive microenvironment,HIM)。

(2)骨髓的功能

1)各类免疫细胞发生的场所:骨髓中的造血干细胞(hematopoietic stem cell,HSC)在骨髓微环境中分化为髓样祖细胞(myeloid progenitor)和淋巴样祖细胞(lymphoid progenitor)。髓样祖细胞最终分化成熟为粒细胞、单核细胞、树突状细胞、红细胞和血小板等;淋巴样祖细胞

则经不同途径分化为 T 淋巴细胞、B 淋巴细胞、NK 细胞和树突状细胞。

2）B 细胞分化成熟的场所：骨髓中的淋巴样祖细胞一部分直接在骨髓微环境内继续分化，经祖 B 细胞、前 B 细胞、未成熟 B 细胞发育为成熟 B 细胞。

3）再次体液免疫应答和产生抗体的场所：记忆 B 细胞在外周免疫器官遇到相同抗原再次刺激时被活化，经淋巴液和血液循环迁入骨髓，在骨髓长期居留并持续产生抗体，成为血清中抗体的主要来源。

因此，骨髓不仅是中枢免疫器官，也兼具外周免疫器官的功能。

2. 胸腺 是 T 细胞分化、发育、成熟的场所，其功能状态直接决定机体 T 细胞介导的免疫水平，并间接影响体液免疫功能。胸腺由胸腺细胞和胸腺基质细胞组成。胸腺细胞是处于不同分化阶段的 T 细胞；胸腺基质细胞则包括胸腺上皮细胞、巨噬细胞、树突状细胞和成纤维细胞等。

（1）胸腺微环境：主要由胸腺基质细胞、细胞外基质及局部活性因子组成。胸腺基质细胞是胸腺微环境的重要组分，其参与胸腺细胞分化的机制为：①分泌胸腺激素和细胞因子，其中胸腺激素具有促进胸腺细胞增殖和分化发育等功能，细胞因子可调节胸腺细胞发育和细胞间的相互作用，如 SCF、GM-CSF；②与胸腺细胞密切接触，参与胸腺细胞在胸腺内移行和成熟。

（2）胸腺的功能

1）T 细胞发育的主要场所：来源于骨髓的前 T 细胞，经血流在皮髓质交界处进入胸腺，迁移至被膜下皮质，并向髓质移行，在此过程中经历复杂的选择性发育，约 95% 的胸腺细胞发生凋亡，仅不足 5% 的细胞发育成熟为初始 T 细胞（naive T cell）。

2）免疫调节：胸腺基质细胞可产生多种肽类激素，它们不仅促进胸腺细胞的分化成熟，也参与调节外周免疫器官和免疫细胞的功能。

3）免疫耐受的建立与维持：胸腺通过对胸腺细胞（发育中的 T 细胞）的阴性选择等，建立自身耐受及维持免疫自稳。

（二）外周免疫器官和组织

外周免疫器官主要包括淋巴结、脾脏和黏膜相关淋巴组织（mucosa-associated lymphoid tissue，MALT）（图 1-1）。

1. 淋巴结 人体有 500~600 个淋巴结，广泛分布于全身的淋巴通道汇集处，可截获来自组织液和淋巴液中的抗原。

（1）淋巴结的结构：淋巴结分为皮质和髓质两部分。

1）皮质：又可分为浅皮质区、深皮质区。浅皮质区是 B 细胞定居的场所；深皮质区为 T 细胞定居的场所，该区有许多由高柱状内皮细胞组成的毛细血管后微静脉，又称高内皮细胞小静脉（high endothelial venule，HEV），是沟通血液循环和淋巴循环的重要通道。

2）髓质：由髓索和髓窦组成。髓索内含有 B 细胞、T 细胞、浆细胞、肥大细胞及巨噬细胞；髓窦内巨噬细胞较多，有较强的滤过作用。

（2）淋巴结的功能：①T 细胞和 B 细胞定居的场所；②适应性免疫应答发生的主要场所，被淋巴结截获的抗原或树突状细胞带至淋巴结的抗原，在此被 T/B 细胞识别，T/B 细胞活化、增殖、分化为效应细胞，随输出淋巴管经胸导管进入血流，在抗原存在部位发挥免疫效应；③参与淋巴细胞再循环，淋巴结内 HEV 在淋巴细胞再循环中发挥重要作用；④滤过作用，组织中的非己成分进入淋巴液，流经淋巴结时，可被巨噬细胞吞噬或通过其他机制被清除。

2. 脾脏 是胚胎时期的造血器官。自骨髓开始执行造血功能后，脾脏演变为人体最大的外周免疫器官。

（1）脾脏的结构：脾脏分为白髓、红髓和两者交界的边缘区 3 部分。白髓由密集的淋巴组织构成，包括动脉周围淋巴鞘和淋巴滤泡。动脉周围淋巴鞘为 T 细胞居住区；鞘内的淋巴滤泡也称为脾小结，为 B 细胞居住区，未受抗原刺激时为初级滤泡，受抗原刺激后出现生发中心，为次级滤泡。红髓分布于白髓周围，包括髓索和髓窦，前者主要为 B 细胞居留区，也含巨噬细胞和树突状细胞；髓窦内为循环的血液。边缘区（marginal zone）是血液及淋巴细胞进出的重要通道。

（2）脾脏的功能

1）免疫细胞定居的场所：成熟的淋巴细胞可定居于脾脏。

2）适应性免疫应答发生的场所：脾脏是对血液来源的抗原发生免疫应答的重要部位。

3）合成多种生物活性物质：脾脏可合成并分泌补体、细胞因子等多种重要免疫活性物质。

4）滤过血液作用：机体约 90% 的血液流经脾脏。脾脏中巨噬细胞和树突状细胞具有很强的吞噬能力，可清除来自血液的病原体、衰老死亡或突变的自身细胞及免疫复合物等。

3. 黏膜相关淋巴组织　也称黏膜免疫系统，包括呼吸道、肠道及泌尿生殖道黏膜固有层和上皮细胞下散在的无被膜淋巴组织，以及某些有生发中心的被膜化的淋巴组织，如扁桃体、小肠派尔集合淋巴结（Peyer's patch）和阑尾等。

人体黏膜表面积约为 $400m^2$，是病原体入侵人体的主要途径。机体有近 50% 的淋巴组织分布于黏膜系统，因此 MALT 成为机体有效阻止病原体侵入的重要免疫防御屏障。

黏膜相关淋巴组织的功能有：①执行黏膜局部免疫应答，在消化道、呼吸道和泌尿生殖道免疫防御中发挥重要作用；②产生分泌型 IgA，在黏膜抵御病原体入侵中发挥重要作用；③介导免疫耐受，MALT 对经口服的多数抗原产生耐受或低应答，以维持内环境稳定。

（三）淋巴细胞归巢与再循环

淋巴细胞归巢（lymphocyte homing）指血液中的淋巴细胞选择性趋向迁移并定居于外周免疫器官的特定区域或特定组织的过程。成熟的淋巴细胞在外周免疫器官与组织内的再分布可大大提高免疫细胞的工作效率。完成淋巴细胞再分布的解剖学基础称为淋巴细胞再循环（lymphocyte recirculation）。存在于淋巴细胞表面的归巢受体（homing receptor）和存在于内皮细胞表面的黏附分子血管地址素（vascular addressin）成为淋巴细胞再循环的分子生物学基础，而淋巴结内 HEV 则成为完成淋巴细胞再循环的组织学基础。

淋巴细胞再循环的过程为：定居在外周免疫器官的淋巴细胞，由输出淋巴管经淋巴干、胸导管或右淋巴导管进入血液循环；经血液循环至外周免疫器官后，穿越 HEV，重新分布于全身淋巴器官和组织（图 1-2）。参与再循环的淋巴细胞主要是 T 细胞，约占 80% 以上，其次为 B 细胞。淋巴细胞再循环的意义在于：①使全身的淋巴细胞分布更趋合理；②增加了淋巴细胞接触抗原的机会，扩大了免疫识别；③使全身免疫器官组织成为一个有机的整体。淋巴细胞再循环是维持机体正常免疫应答并发挥免疫功能的必要条件。

二、免疫细胞

凡参与免疫应答或与免疫应答有关的细胞及其前体统称为免疫细胞，如造血干细胞、淋巴细胞、单核巨噬细胞、树突状细胞（dendritic cell，DC）、粒细胞（granulocyte）、肥大细胞（mast cell）及内皮细胞与表皮细胞等。按照各类细胞在免疫应答中所充任角色的不同，可分为参与固有免疫的细胞与参与适应性免疫的细胞两大类。

（一）参与固有免疫的细胞

参与固有免疫的细胞种类较多，主要包括：来源于髓样干细胞的经典固有免疫细胞，

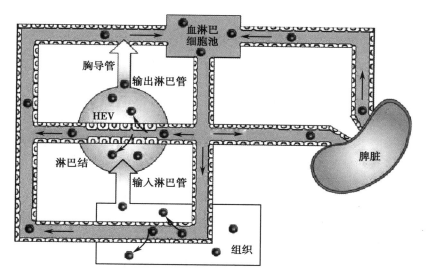

图 1-2　淋巴细胞再循环示意图

如单核巨噬细胞、髓系树突状细胞、粒细胞和肥大细胞等;来源于淋巴样干细胞的固有淋巴样细胞(innate lymphoid cell,ILC),如 ILC1、ILC2、ILC3 和 NK 细胞等,以及固有淋巴细胞(innate-like lymphocyte,ILL),如 NK T 细胞、γδ T 细胞和 B1 细胞等(详见第四章)。

（二）参与适应性免疫的细胞

1. T 细胞　是胸腺依赖性淋巴细胞(thymus-dependent lymphocyte)的简称,带有可特异性识别抗原的 TCR。T 细胞具有异质性,因其生物学作用广泛多样而承担适应性免疫应答、辅助其他免疫细胞活化、形成细胞毒作用等免疫功能。参与适应性免疫的 T 细胞为 αβ T 细胞。

2. B 细胞　是骨髓依赖性淋巴细胞(bone marrow-dependent lymphocyte)的简称,带有可特异性识别抗原的 BCR,其主要作用为分化成浆细胞分泌抗体,同时可承担抗原提呈等免疫功能。参与适应性免疫的 B 细胞为 B2 细胞(CD5⁻)(详见第四章)。

三、免疫分子

免疫分子指参与免疫应答或与免疫应答有关的生物分子,通常可分为膜型和分泌型两种形式。

（一）膜型免疫分子

1. 抗原受体　主要有两大类,即位于 T 细胞表面的 TCR 和位于 B 细胞表面的 BCR。抗原受体具有高度多样性,可识别多种类型的抗原,并能选择性激活相应的 T、B 细胞克隆。

2. MHC 分子　为绝大多数体细胞表面存在的抗原结合分子,承担为 T 细胞提呈抗原等多种生物学作用。

3. 模式识别受体　位于多数固有免疫细胞表面的膜型免疫分子,可识别特定的分子模式,如病原体相关分子模式和来自机体的损伤相关分子模式。

4. 细胞因子受体　是几乎所有免疫细胞表面都存在的一类膜分子,可接受细胞间相互作用的调节因子——细胞因子所传递的生物学信息,影响各类免疫细胞的生长、分化、发育、成熟与活化过程。

其他类型的膜型免疫分子尚包括 CD 分子、黏附分子、补体受体、抗体受体、共刺激分子等,其生物学意义在后续章节中详述。

笔记栏

（二）分泌型免疫分子

1. **补体系统**　是存在于人和脊椎动物血清、组织液、细胞膜表面具有精密调控机制的蛋白质反应系统,可介导免疫应答和炎症反应,是参与固有免疫和适应性免疫的重要分子。

2. **抗体**　是由浆细胞分泌的免疫球蛋白。抗体可特异性结合抗原,并通过与补体及相应的细胞受体结合而产生一系列生物学效应以清除抗原,是适应性免疫重要的效应分子。

3. **细胞因子**　是由各类细胞分泌,以自分泌或旁分泌形式在细胞间相互作用的蛋白质,具有调节免疫应答、介导炎症反应、刺激造血功能、参与组织修复等多种生物学功能。

（姜　昕）

复习思考题

1. 如何理解免疫是一把双刃剑?
2. 简述免疫的类型及特点。
3. 何谓黏膜相关淋巴组织? 指出其生物学功能。

第二章

抗　原

学习目标

　　机体的免疫反应起始于免疫细胞对免疫激活物的识别和应答。特异性免疫细胞激活物即抗原,非特异性免疫细胞激活物有超抗原、佐剂、丝裂原、分子模式等。

　　1. 掌握抗原、抗原表位、交叉反应、嗜异性抗原的概念;影响抗原免疫原性的因素。

　　2. 熟悉抗原的两种属性和抗原的分类;TD-Ag 和 TI-Ag 的特点。

　　3. 了解超抗原和丝裂原的概念、激活特点;佐剂的概念和用途;病原体 / 损伤相关分子模式的含义。

　　通常情况下,静息状态的免疫细胞受到刺激时,会发生递进的生物学变化,产生免疫应答,发挥免疫效应。将能激活免疫细胞的物质统称为免疫激活物,根据被识别方式的不同,分为特异性免疫激活物和非特异免疫激活物,前者指抗原,后者包括超抗原、丝裂原、佐剂和病原体 / 损伤相关分子模式。

第一节　抗原的特质

　　抗原(antigen,Ag)指能与 T/B 细胞抗原受体(TCR/BCR)结合,使 T/B 细胞活化、增殖和分化,产生免疫应答效应产物(抗体或特异性效应淋巴细胞),并与效应产物结合,进而发挥适应性免疫应答效应的物质。

　　抗原具有两种重要生物学属性,即免疫原性(immunogenicity)和免疫反应性(immunoreactivity)。免疫原性是抗原具有刺激机体产生抗体或特异性效应淋巴细胞的能力;免疫反应性是抗原与其所诱导的抗体或特异性效应淋巴细胞发生特异性结合的能力。同时具备免疫原性和免疫反应性的抗原称为完全抗原(complete antigen),而单独存在仅有免疫反应性的抗原称为半抗原(hapten),通常为小分子的化合物和药物。半抗原若与蛋白质载体(carrier)偶联可成为完全抗原。

一、抗原的结构与特性

　　抗原表位的存在是启动适应性免疫应答和决定抗原特异性的结构基础。

　　(一) 抗原特异性

　　特异性即专一性。抗原特异性(antigenic specificity)即某一特定抗原只能刺激机体产生针对该抗原的效应 T 细胞或抗体,且仅能与该效应 T 细胞或抗体发生特异性结合,与其他抗原无关。抗原的特异性包括免疫原性的特异性和免疫反应的特异性。抗原的特异性是抗原的重要性质,是免疫学防治和免疫学诊断技术的分子基础。

（二）抗原表位

1. 抗原表位的概念　决定抗原特异性的特殊化学基团称为表位(epitope),又称抗原决定簇(antigenic determinant,AD),是抗原与T/B细胞抗原受体(TCR/BCR)或抗体特异性结合的最小结构与功能单位,通常由5~15个氨基酸残基、5~7个多糖残基或6~8个核苷酸组成。一个抗原分子可以有多个不同的表位,抗原分子中能够与抗体结合的表位总数称为抗原结合价(antigenic valence)。

2. 影响表位特异性的因素　表位的化学组成和空间构象决定抗原的特异性。例如:氨苯甲酸、氨苯磺酸和氨苯砷酸三种半抗原,分别与同一种载体偶联为完全抗原免疫动物。实验表明,由这三种半抗原诱导机体产生的相应抗体,仅能与对应的半抗原结合,虽然这三种半抗原均带有苯胺基团(表2-1)。同样,氨苯甲酸的三种异构体半抗原也只能与相应的抗体结合(表2-2)。

表2-1　化学基团的组成对抗原表位特异性的影响

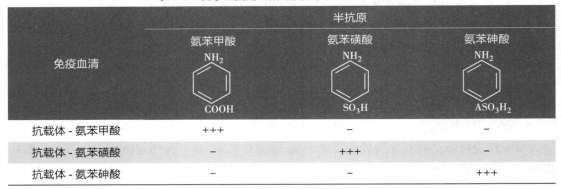

免疫血清	半抗原		
	氨苯甲酸	氨苯磺酸	氨苯砷酸
抗载体 - 氨苯甲酸	+++	–	–
抗载体 - 氨苯磺酸	–	+++	–
抗载体 - 氨苯砷酸	–	–	+++

表2-2　化学基团位置对抗原表位特异性的影响

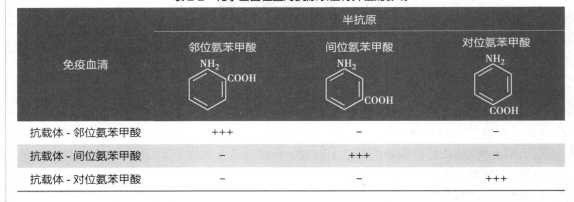

免疫血清	半抗原		
	邻位氨苯甲酸	间位氨苯甲酸	对位氨苯甲酸
抗载体 - 邻位氨苯甲酸	+++	–	–
抗载体 - 间位氨苯甲酸	–	+++	–
抗载体 - 对位氨苯甲酸	–	–	+++

3. 抗原表位的类型　根据结构组成不同,表位可分为构象表位(conformation epitope)和顺序表位(sequence epitope)。前者指由空间构象形成的表位,序列上不连续,又称非线性表位;后者指序列相连续的氨基酸片段构成的表位,又称线性表位(图2-1)。根据识别细胞的不同,表位又可分为T细胞表位和B细胞表位(表2-3)。

（三）共同抗原与交叉反应

不同抗原具有相同或相似的抗原表位,这些抗原互称为共同抗原(common antigen)。因此,抗体或致敏淋巴细胞不仅可与诱导其产生的抗原特异性结合,还可与其共同抗原表位结合,此现象称为交叉反应(cross reaction)。

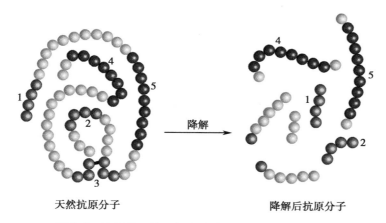

天然抗原分子   降解 →   **降解后抗原分子**

图 2-1　抗原分子的 T 细胞表位与 B 细胞表位示意图

1、2、4、5 为顺序表位,3 为构象表位;其中 1、2、3 为 B 细胞表位,4、5 为 T 细胞表位

表 2-3　T 细胞表位与 B 细胞表位的特点比较

	T 细胞表位	B 细胞表位
表位受体	TCR	BCR
MHC 分子	必需	无需
表位性质	蛋白多肽	天然多肽、多糖、脂多糖、核酸等
表位大小	8~11 个氨基酸(CD8⁺T 细胞) 13~17 个氨基酸(CD4⁺T 细胞)	5~15 个氨基酸或 5~7 个单糖、核苷酸
表位类型	线性表位	构象表位、线性表位
表位位置	抗原分子任意部位	抗原分子表面

二、影响抗原免疫原性的因素

抗原的免疫原性,除了由抗原自身的结构与生物学特性决定外,还与免疫系统的识别能力及抗原与免疫系统的接触方式有关。

（一）异物性

异物性是抗原的主要生物学特性。机体的免疫系统只将胚胎期及未成熟免疫细胞所接触的成分视为"自我",而将未接触的成分视为"异物"。一般而言,生物体间亲缘关系越远的成分,化学组成和结构差异越大,免疫原性也越强,反之免疫原性较弱。例如,鸭血清蛋白对鸡而言免疫原性弱,对家兔而言免疫原性强。

（二）抗原的理化性质

1. 分子大小　一般认为一个有效抗原的分子量大多在 10kD 以上;分子量越大,免疫原性越强。但也有例外,明胶的分子量高达 100kD,因其为直链氨基酸结构,在体内易降解成低分子物质,故免疫原性弱。

2. 结构复杂性　人工合成多肽的研究表明,单一氨基酸或单糖组成的聚合物,尽管分子量可以足够大并且有异物性,但免疫原性仍较弱。抗原的化学结构越复杂,免疫原性就越强。若在人工合成肽中引入芳香族氨基酸,如酪氨酸和苯丙氨酸,可大大增强其免疫原性。通常蛋白质物质免疫原性较强,多糖次之,核酸和脂类免疫原性较弱。

3. 易接近性(accessibility)　指抗原表位是否易被淋巴细胞的抗原受体所接近,主要指

B 细胞表位。

4. 物理状态　颗粒性抗原较可溶性抗原免疫原性强。聚合状态的蛋白质较其单体免疫原性强。

（三）宿主方面的因素

免疫系统的识别能力同样影响免疫应答的强弱。遗传因素、年龄、性别与健康状态等都可直接影响免疫系统的识别和反应能力。主要组织相容性复合体（MHC）背景不同，决定了对抗原肽的选择性结合存在差异，导致免疫应答的不同格局。例如多糖抗原对人和小鼠具有免疫原性，而对豚鼠则无免疫原性。在年龄方面，同样的抗原对青壮年动物比幼年和老年动物具有更强的免疫原性；雌性比雄性动物诱导抗体的能力强，但妊娠期应答能力减弱；受感染影响的免疫系统识别抗原的能力减弱或消失。

（四）抗原与免疫系统的接触方式

抗原进入的途径、剂量、次数、间隔时间及免疫佐剂等因素也影响抗原的免疫原性。抗原剂量必须适当，过高或过低均可导致免疫耐受。在数周内反复注射同一抗原比一次性注射效果好。而同一抗原经不同途径所产生的免疫应答也有所不同，皮内注射和皮下注射易诱导免疫应答，肌内注射次之，静脉注射较差。有些抗原通过口服途径进入机体可诱导免疫耐受，此原理对防治自身免疫病有潜在价值。

三、抗原的分类

（一）根据抗原刺激 B 细胞产生抗体是否需要 T 细胞的辅助分类

1. 胸腺依赖性抗原（thymus-dependent antigen, TD-Ag）　指必须依赖 T 细胞的辅助才能激活 B 细胞产生抗体的抗原，又称为 T 细胞依赖性抗原。其特点是：多为蛋白质，分子量大，结构复杂，表位种类多，含有 B 细胞表位和 T 细胞表位。TD-Ag 可诱导 B 细胞发生类别转换，产生 IgG 类抗体，并形成细胞免疫和免疫记忆。

2. 非胸腺依赖性抗原（thymus-independent antigen, TI-Ag）　指刺激 B 细胞产生抗体时不需要 T 细胞辅助的抗原，也称为非 T 细胞依赖性抗原。如细菌脂多糖（LPS）、荚膜多糖。其特点是只含有 B 细胞表位，表位单一且重复排列，能与多个 BCR 交联，单独激活 B 细胞。TI-Ag 不能诱导 B 细胞发生转类，只形成 IgM 类抗体，一般不形成细胞免疫和免疫记忆。

（二）根据抗原与机体的亲缘关系分类

1. 异种抗原（xenogeneic antigen）　指来自另一物种的抗原性物质，如病原体及其产物、植物蛋白和动物血清等，对人而言均为异种抗原。

2. 同种异型抗原（allogenic antigen）　指同一种属不同个体间所存在的抗原。人类的血型抗原（ABO 血型、Rh 血型）和人类白细胞抗原（HLA）都是同种异型抗原。

3. 自身抗原（autoantigen）　通常情况下，机体对自身成分不会产生免疫应答，但在外伤导致免疫隔绝成分（如晶状体蛋白、脑组织等）释放，以及因感染、药物、烧伤、电离辐射等因素而发生结构修饰或改变的自身成分，均可引起免疫应答，成为自身抗原。

4. 嗜异性抗原（heterophilic antigen）　存在于人、动物和微生物等不同种属生物之间的共同抗原。最初由 Forssman 发现，故又称 Forssman 抗原。例如，大肠杆菌 O_{14} 型脂多糖与人结肠黏膜有共同抗原，可能导致溃疡性结肠炎。

（三）其他分类

根据抗原的两个生物学属性，分为完全抗原和半抗原；根据抗原是否在抗原提呈细胞内合成，分为内源性抗原和外源性抗原；根据抗原来源及免疫应答的结局，分为移植抗原、肿瘤抗原、过敏原及耐受原等；根据形成的方式，分为天然抗原和人工合成抗原；根据物理性状，分为颗粒性抗原和可溶性抗原;根据化学性质,分为蛋白质抗原、多糖抗原等。

第二节 非特异性免疫激活物

免疫细胞除受抗原特异性激活外,也可受超抗原、丝裂原、佐剂、分子模式等非特异性激活。

一、超抗原

普通蛋白质抗原只激活机体总 T 细胞库中 10^{-6}~10^{-4} 的 T 细胞,而超抗原(superantigen,SAg)只需极低浓度(1~10ng/ml)即可激活 2%~20% 的 T 细胞克隆,产生极强的免疫应答。超抗原是一种非特异性的多克隆免疫细胞激活物,并非无选择地激活全部的淋巴细胞克隆,而是有选择地激活相当数量的淋巴细胞克隆,其一端与 TCR 的某些 Vβ 区外侧结合,另一端与 MHC Ⅱ类分子抗原结合槽外侧结合(图 2-2)。

葡萄球菌肠毒素 A~E、链球菌致热外毒素、小鼠乳腺肿瘤病毒蛋白等都是非特异激活 T 细胞的超抗原。有的超抗原(如葡萄球菌 A 蛋白)既可以激活 T 细胞,又可以激活 B 细胞。

SAg 通过非特异性激活多种 T 淋巴细胞克隆,分泌大量炎性细胞因子,可引起细胞因子风暴(cytokine storm),导致中毒性休克、器官衰竭等严重的病理变化。

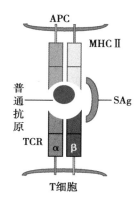

图 2-2 SAg 与 T 细胞的相互作用示意图

二、丝裂原

丝裂原(mitogen)亦称有丝分裂原,因可促使细胞发生有丝分裂而得名。丝裂原通过与淋巴细胞表面某一特定的丝裂原受体结合,刺激细胞活化转化为淋巴母细胞,并进行有丝分裂。不同克隆淋巴细胞可因拥有共同的某类丝裂原受体而被激活,故丝裂原属于非特异性淋巴细胞激活剂。

常见的丝裂原多由植物种子提取,如植物血凝素(PHA)、伴刀豆球蛋白(ConA);也有来源于细菌者,如脂多糖(LPS)、葡萄球菌 A 蛋白(SPA)等。

三、佐剂

佐剂(adjuvant)指预先或与抗原同时注入机体,可增强机体对抗原的免疫应答或改变免疫应答类型的物质。佐剂的作用机制是:①改变抗原物理性状,延长抗原在体内存留的时间;②刺激抗原提呈细胞,增强其对抗原的处理和提呈能力;③刺激淋巴细胞非特异性增殖,从而增强和扩大免疫应答的效应。

佐剂种类多样,可分为:①无机化合物,如氢氧化铝、明矾等;②有机化合物,如矿物油、羊毛脂等;③人工合成物,如多肌胞苷酸(poly I:poly C)、含有非甲基化 CpG 的 DNA 片段等;④生物佐剂,如卡介苗(BCG)、短小棒状杆菌(CP)、霍乱毒素 B 亚单位(CTB)、脂多糖(LPS)等;⑤脂质体,如免疫刺激复合物(ISCOM)。目前,动物实验中最常用的佐剂是弗氏佐剂(Freund's adjuvant),包括弗氏不完全佐剂(Freund's incomplete adjuvant,FIA)(羊毛脂和液体石蜡的混合物)和弗氏完全佐剂(Freund's complete adjuvant,FCA)(FIA 和卡介苗混合物)。

四、病原体 / 损伤相关分子模式

固有免疫细胞（如巨噬细胞、树突状细胞等）不表达特异性抗原受体（TCR/BCR），通常表达模式识别受体，识别病原体、损伤或死亡的异常细胞表达的危险信号。主要有：①外源性危险信号：病原体相关分子模式（pathogen associated molecular pattern，PAMP）；②内源性危险信号：损伤相关分子模式（damage associated molecular pattern，DAMP）。由于 PAMP/DAMP能激活具有识别该分子模式的所有固有免疫细胞，故属非特异性免疫细胞激活物，详见第五章。

（姜　成）

复习思考题

1. 抗原表位是如何决定免疫应答的特异性的？

2. 如何理解抗原免疫原性的影响因素除了抗原以外，还与机体和抗原进入机体的方式有关？

第三章

免 疫 分 子

　　免疫分子是免疫系统的重要组分,是参与介导免疫细胞的抗原识别、抗原清除及免疫细胞间相互作用和信息传递的重要物质基础。本章将介绍免疫球蛋白、补体系统、MHC 分子、CD 分子、黏附分子及细胞因子的结构和特点,及其在免疫识别、免疫效应和免疫调节等生物学过程中所发挥的作用。

第一节　免疫球蛋白

　　抗体(antibody,Ab)是 B 细胞受抗原刺激后增殖分化为浆细胞所分泌的球蛋白。具有抗体活性或与抗体结构相似的球蛋白统称为免疫球蛋白(immunoglobulin,Ig)。Ig 有两种存在形式:①膜免疫球蛋白(membrane immunoglobulin,mIg),主要指分布于 B 细胞表面的抗原受体(BCR);②分泌型免疫球蛋白(secreted immunoglobulin,sIg),主要是抗体,存在于血清和组织液中。

一、免疫球蛋白的基本结构

　　免疫球蛋白单体分子由 2 条相同的重链(heavy chain,H 链)和 2 条相同的轻链(light chain,L 链)以链间二硫键连接而成,是呈"Y"形的四肽链聚合体结构。Ig 分子的一端为氨基端(N 端),另一端为羧基端(C 端)(图 3-1)。

(一)重链和轻链

　　1. 重链　每条 H 链分子量为 55~75kD,由 450~550 个氨基酸残基组成。重链存在异质性,根据其恒定区氨基酸序列和抗原性差异,分为 μ 链、γ 链(又分 γ1、γ2、γ3、γ4 四种)、α 链(又分 α1、α2 两种)、δ 链、ε 链 5 类,由此构成免疫球蛋白的类(class)(图 3-2)与亚类(subclass),即 IgM、IgG(包括 IgG1、IgG2、IgG3、IgG4)、IgA(包括 IgA1、IgA2)、IgD、IgE。同一 B 淋巴细胞克隆接受抗原刺激后分化为浆细胞所产生的 Ig,其 V 区结构不变,而 C 区结构可

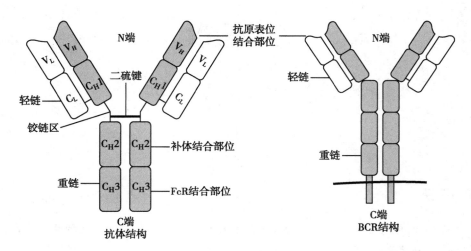

图 3-1 免疫球蛋白的结构示意图

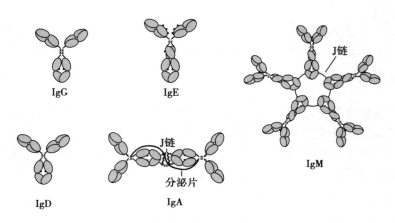

图 3-2 免疫球蛋白的类别示意图

因基因重排或 mRNA 水平的剪接发生改变,即其识别抗原的特异性相同,而 Ig 的类或亚类可发生改变。例如,在初次免疫应答时最先产生的抗体是 IgM,当 IgM 达高峰时开始出现 IgG,两者抗原识别特性相同,只是类别不同。这一现象称为免疫球蛋白的类别转换。

2. 轻链 每条 L 链分子量约为 25kD,大约由 214 个氨基酸残基组成。L 链亦存在异质性,根据其恒定区氨基酸序列和抗原性差异将 Ig 分 κ 型与 λ 型两型(type),λ 型存在 4 种亚型(subtype)。同一天然 Ig 的 2 条轻链总是相同的,但同一个体内的 Ig 可以带有不同轻链。正常人血清中的 κ 型与 λ 型 Ig 比值约为 2∶1。

(二)可变区、恒定区和铰链区

对同一个体不同 Ig 的氨基酸序列进行比较,发现靠近 N 端约 110 个氨基酸的序列差异很大,称为可变区(variable region,V 区),而靠近 C 端的其余氨基酸序列相对恒定,称为恒定区(constant region,C 区)。同一种属生物体内同一类别 Ig C 区的抗原性相同。

1. 可变区 H 链和 L 链各有一个 V 区,分别称为 V_H 和 V_L。在 V_H 和 V_L 中各有 3 个区域的氨基酸组成和排列顺序高度可变,称为高变区(hypervariable region,HVR);HVR 结构能与抗原表位互补,故又称互补决定区(complementarity determining region,CDR),分为 CDR1、CDR2 和 CDR3;CDR 以外的可变区的氨基酸组成和排列顺序相对不易变化,称为骨架区(framework region,FR)。V_H 和 V_L 各包含 4 个 FR 和 3 个 CDR。V_H 的 3 个 CDR 和 V_L 的 3 个

CDR 在空间上相互靠近,共同构成了 Ig 的一个抗原结合位点,能够结合一个抗原表位,其结构决定了 Ig 的抗原识别特异性。同时,因该区域在不同 Ig 间差异大,故成为决定单个免疫球蛋白抗原性的主要部位,即 Ig 的独特位(idiotope)。

2. 恒定区 H 链和 L 链的 C 区分别称为 C_H 和 C_L。不同型别 Ig 的 C_L 长度基本一致,但不同类别 Ig 的 C_H 长度不一,IgG、IgA 和 IgD 较短,含有 $C_H1 \sim C_H3$ 三个结构域,而 IgM 和 IgE 较长,含有 $C_H1 \sim C_H4$ 四个结构域。

3. 铰链区 在"Y"形 Ig 分子重链的 C_H1 和 C_H2 之间有个可弯曲的区域,称为铰链区。其组成富含脯氨酸而易于伸展弯曲,使借该区域连接的 Ig 分子主干和两臂间具有一定的延展性,两臂间角度可在 0°~90° 间变化,借以调节 Ig 两个抗原结合位点间的距离,利于 Ig 同时与两个抗原表位结合。IgM 和 IgE 缺乏铰链区。

（三）Ig 的结构域

免疫球蛋白的 H 链和 L 链每隔 100~110 个氨基酸即由链内二硫键连接,折叠往复形成一个具有特定功能的超二级球状结构,称为 Ig 结构域(domain)(图 3-3),或称功能区。L 链具有 V_L 和 C_L 两个结构域;H 链 V 区有 1 个 V_H 结构域,而 C 区结构域因 Ig 类别不同数量有差异,IgG、IgA、IgD 有 3 个 C_H 结构域,IgM 和 IgE 有 4 个 C_H 结构域。结构域是 Ig 生物学作用的结构基础:V_H 与 V_L 是 Ig 与抗原表位特异性结合的部位;$C_H1 \sim C_H3$ 与 C_L 是遗传标志所在;$C_H2 \sim C_H4$ 是 Ig 与补体和细胞表面 Fc 受体(Fc receptor,FcR)结合的部位。

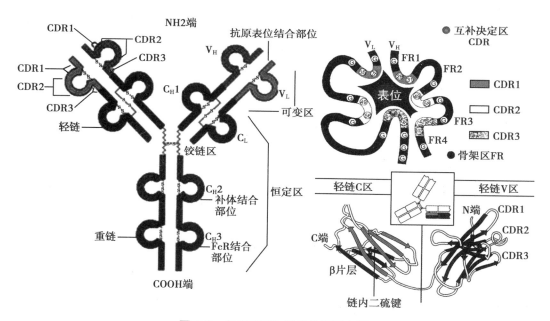

图 3-3 免疫球蛋白的结构域示意图

（四）Ig 多聚体和其他辅助结构

人体内的 Ig 中,IgG、IgD、IgE 和血清型 IgA 为单体结构,IgM 和分泌型 IgA(secretory IgA,sIgA)为多聚体,sIgA 为二聚体,IgM 为五聚体。Ig 多聚体的形成常需其他辅助结构,主要是 J 链和分泌片(图 3-2)。

1. J 链(J chain) 是一条分子量约为 20kD 的富含半胱氨酸的多肽链,含有 137 个氨基酸残基,由浆细胞合成,是组成 Ig 多聚体的重要成分。其主要功能是将单体 Ig 分子连接为多聚体,并使之稳定。J 链含有的半胱氨酸残基,通过二硫键与 μ 链或 α 链羧基端的半胱氨酸连接,将 2 个单体 IgA 连接形成二聚体,5 个单体 IgM 连接形成五聚体。

2. 分泌片(secretory piece)　为一条糖肽链,是多聚免疫球蛋白受体(poly-Ig receptor,pIgR)的胞外段,分子量约为 75kD,由黏膜上皮细胞合成(图 3-4)。其功能为:与 Ig 多聚体以非共价键结合,转运 Ig 多聚体至黏膜表面;参与组成分泌型 Ig;与多聚 IgA 结合,保护其铰链区免受蛋白水解酶的降解。

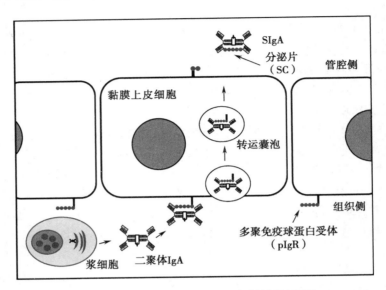

图 3-4　分泌型 IgA 的形成和黏膜转运示意图

(五) 免疫球蛋白的水解片段

Ig 分子的铰链区易被蛋白酶水解,这为早期 Ig 的结构和功能研究提供了一种有效手段。

1. Fab 与 Fc　木瓜蛋白酶可作用于 Ig 铰链区近 N 端,故可将 Ig 水解为两个完全相同的 Fab 片段和一个 Fc 片段(图 3-5)。Fab 片段即抗原结合片段(fragment of antigen binding,Fab),包含 1 条轻链和 1 条重链的 V 区,故可与 1 个抗原表位结合,为单价。Fc 片段是经二硫键连接的两条重链的 C 端,遇冷可形成结晶,故称为可结晶片段(crystallizable fragment,Fc)。存在于细胞膜上可与 Fc 片段结合的受体即称为 Fc 受体(Fc receptor,FcR)。

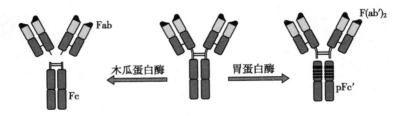

图 3-5　免疫球蛋白酶解片段示意图

2. F(ab')$_2$ 与 pFc'　胃蛋白酶作用于 Ig 铰链区近 C 端,将 Ig 水解为一个大片段 F(ab')$_2$ 和一些无活性的小片段 pFc'(图 3-5)。F(ab')$_2$ 片段含有 2 个 Fab 片段,可与 2 个相同抗原表位结合,为双价。而 pFc'是被水解形成的许多细小的碎片,丧失生物学活性。

二、免疫球蛋白的主要生物学作用

B 细胞表面的膜型 Ig 即 BCR,可与抗原表位特异性结合,获得 B 细胞活化的抗原刺激信号(详见第四章)。存在于血清与体液中的分泌型 Ig 即为抗体,本部分主要介绍抗体的生物学作用。免疫球蛋白的各区结构特点赋予其独特的生物学活性,Fab 片段可特异性识别和结合抗原,介导中和作用;Fc 片段可以结合补体和表达 FcR 的细胞,介导这些免疫分子和细胞的生物学作用。

（一）抗体 Fab 片段介导的生物学效应

抗体 Fab 片段介导的生物学效应主要是中和作用(neutralization)。Fab 片段是抗体与抗原特异性结合的部位,这一结合并不直接导致抗原的清除,但可封阻抗原的活性部位。如病毒、细菌毒素、昆虫或蛇的毒液等,均需与宿主细胞表面相应受体结合而致病,抗体可阻止其结合宿主细胞,从而发挥保护效应。

（二）抗体 Fc 片段介导的生物学效应

1. 激活补体　IgG 和 IgM 与相应抗原特异性结合后,因构型改变暴露 Ig Fc 片段上的补体结合位点,可与补体 C1q 结合,从而激活补体经典活化途径,产生多种效应功能。IgG4、IgA 和 IgE 不能激活补体经典途径,但其聚合物可通过替代途径激活补体。

2. 结合 Fc 受体介导的生物学效应

（1）调理作用(opsonization):抗体与细菌等颗粒性抗原结合后,可通过其 Fc 片段与巨噬细胞、中性粒细胞表面的 FcR 结合,促进吞噬细胞的吞噬作用,提高其清除抗原的效应(图 3-6)。位于中性粒细胞、单核巨噬细胞表面的 FcγR I(CD64)和 FcγR II(CD32)都是介导调理作用的重要受体。参与调理作用的抗体也称为调理素(opsonin)。

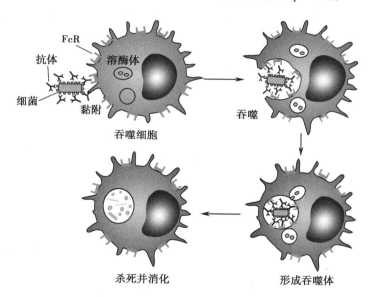

图 3-6　抗体调理作用示意图

（2）抗体依赖细胞介导的细胞毒作用(antibody-dependent cell-mediated cytotoxicity,ADCC):抗体与带有相应抗原的靶细胞特异结合后,通过其 Fc 片段与表达 FcR 的杀伤细胞(如 NK 细胞)结合,激活杀伤细胞直接杀伤靶细胞(图 3-7)。NK 细胞的 ADCC 主要通过其膜表面 FcγR III(CD16)介导。

（3）介导 I 型超敏反应作用:IgE 为亲细胞抗体,可通过其 Fc 片段与肥大细胞和嗜碱性粒细胞表面的 IgE FcR(FcεR I)结合,使细胞致敏;若变应原再次进入机体与致敏靶细胞表面的 IgE 特异结合,可促使这些细胞活化,合成和释放各种生物活性物质,引起 I 型超敏反应(详见第五章)。

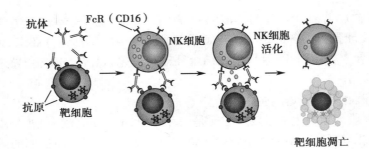

图 3-7 NK 细胞的 ADCC 示意图

（4）跨细胞输送作用：Ig 多聚体可经黏膜上皮细胞的 pIgR 从黏膜固有层转运至黏膜表面，参与黏膜免疫。IgG 则可经新生儿 Fc 受体（neonatal Fc receptor，FcRn）由胎盘母体侧主动转运至胎儿血循环，使胎儿获得自然被动免疫。

（5）免疫调节：游离抗体还可以通过其 Fc 片段结合至 T 细胞、B 细胞表面的各类 Fc 受体，反馈性调节 T 细胞、B 细胞的活化。

三、各类免疫球蛋白的特点

由于 Fc 片段结构的异质性，导致各类 Ig 具有不同的生物学特点（表 3-1）。

表 3-1 不同免疫球蛋白生物学特点比较

	IgM	IgG1	IgG2	IgG3	IgG4	IgA1	IgA2	IgE	IgD
重链	μ	γ1	γ2	γ3	γ4	α1	α2	ε	Δ
正常成人血清含量（mg/ml）	1.5	9	3	1	0.5	3.0	0.5	0.000 3	0.03
血管外分布	+/-	+++	+++	+++	+++	++	++	+	-
中和作用	+	++	++	++	++	++	++		
调理作用	-	+++	+/-	++	+	+	+		
补体经典途径激活	+++	++	+	+++					
ADCC	-	++	-	++				+	
肥大细胞和嗜碱性粒活化	-	-	-	-				+++	
跨黏膜上皮转运	+					+++	+++		
跨胎盘转运	-	++	++	++	++	-	-	-	-

（一）IgM

IgM 为五聚体，是分子量最大的 Ig，主要存在于血液中，占血清 Ig 总量的 5%~10%。IgM 的抗原结合能力很强，具有 10 个抗原结合位点，理论效价为 10 价，但实际上空间位阻导致其变形能力下降，只表现为 5 价。因带有 5 个 Fc 片段，IgM 能高效激活补体。IgM 是初次免疫应答中出现最早的抗体，在感染早期产生并发挥抗感染效力，血清中 IgM 升高则提示有新近感染，可用于感染早期诊断。IgM 也是个体发育过程中最早出现的抗体，在胚胎晚期即可产生，脐带血 IgM 增高提示胎儿有宫内感染。另外，单体形式的膜型 IgM（mIgM）作为 BCR 表达于 B 细胞表面。

（二）IgG

IgG 在血循环及组织中含量丰富，是血清中含量最高、半衰期最长的 Ig，占血清 Ig 总量的 75%，半衰期长达 20~23 天。人出生后 3 个月开始合成，5 岁时接近成人水平。IgG 是再次免疫应答产生的最主要抗体,虽然 IgG 出现比 IgM 晚,但其在体内持续时间长,可介导多种免疫效应,在黏膜系统外的体液免疫应答中发挥主导作用。其亲和力高,分布广泛,能中和病毒和毒素,具有激活补体、调理吞噬和 ADCC 等作用。其体积较小,更易于扩散到血管外部进入组织发挥局部的抗感染作用。IgG 是唯一能够通过胎盘屏障的抗体,可跨胎盘转运,从母体进入胎儿的血液循环,为新生儿提供被动的免疫保护。另外,在病理性免疫应答过程中,某些自身抗体(如抗甲状腺球蛋白抗体、抗核抗体)和引起Ⅱ、Ⅲ型超敏反应的抗体也属于 IgG。

（三）IgA

IgA 可分为血清型和分泌型。血清型为单体,主要存在于血清中,占血清 Ig 总量的 10%~15%;分泌型 IgA 为二聚体,由 J 链连接,与上皮细胞合成的分泌片共同构成。sIgA 可跨黏膜上皮细胞转运,主要存在于分泌物中,如母乳、唾液、泪液、汗液,以及呼吸道、消化道、泌尿道分泌物,以抵御微生物侵袭。可通过与相应病原体结合,阻止病原体在局部黏附,发挥中和作用,还可发挥调理吞噬、中和毒素等作用,是黏膜局部抗感染的主要抗体。婴儿可从母乳中获得 sIgA,尤以初乳中 sIgA 含量最高,是一种重要的自然被动免疫。

（四）IgE

IgE 是正常人血清中含量最少的 Ig,血清浓度极低,非中和抗体。IgE 由黏膜固有层的浆细胞产生,分布于黏膜组织、外分泌液和血管内,与超敏反应和抗寄生虫免疫密切相关。IgE 为亲细胞抗体,可与肥大细胞和嗜碱性粒细胞表面的高亲和力 FcεRⅠ长时间牢固结合,使细胞致敏,当致敏细胞凭借 IgE 再次识别变应原时,诱导Ⅰ型超敏反应。IgE 的生理学意义可能在于引发急性炎症反应,并借此对解剖学上易于损伤和受病原体入侵的局部形成保护。也可以通过与嗜酸性粒细胞 FcεRⅡ结合,介导 ADCC,杀伤蠕虫,发挥抗寄生虫免疫作用。

（五）IgD

IgD 在正常人血清中含量很低,其铰链区较长,易被水解,故其半衰期仅 3 天。血清型 IgD 的确切生物学功能仍不清楚。mIgD 表达于 B 细胞表面,是 B 细胞分化发育成熟的标志。骨髓中未成熟的 B 细胞仅表达 mIgM,而成熟的 B 细胞则同时表达 mIgM 和 mIgD,成熟的 B 细胞可进入外周淋巴组织称为初始 B 细胞;而活化或记忆 B 细胞的 mIgD 逐渐消失。

四、人工抗体

具有特异性识别和结合抗原特性的抗体,常被用于临床预防、诊疗及科学研究中(详见第六章)。人工抗体目前主要可分 3 类:多克隆抗体、单克隆抗体和遗传工程抗体。

（一）多克隆抗体（polyclonal antibody,pAb）

多克隆抗体即免疫血清,是用含有多种表位的天然抗原物质免疫动物,同时激活多个 B 细胞克隆,所获得的针对多种表位的抗体混合物。临床常用的抗毒素为 pAb,可以中和毒素的毒性,多用于毒蛇等毒物咬伤、破伤风、狂犬病的治疗和紧急预防,但 pAb 特异性不高,易发生交叉反应,且多来源于免疫动物血清,可引起超敏反应。

（二）单克隆抗体（monoclonal antibody,mAb）

单克隆抗体是由一个 B 细胞克隆株产生的针对单一抗原表位的高纯度抗体制剂。mAb 技术的基本原理是将产生特异性抗体的 B 细胞和无抗原特异性但永生化的骨髓瘤细胞进行细胞融合,获得既能产生抗体,又能无限增殖的杂交细胞系,并以此生产针对单一抗原表位的特异性抗体。mAb 具有纯度高、特异性强、效价高、交叉反应少等优点,已广泛应用于疾病诊断、特异性抗原或蛋白的检测与鉴定,以及人工被动免疫接种治疗和生物导向治疗等领域中,对免疫细胞的分离、鉴定、分类及研究各种膜表面分子的结构与功能都具有重要意义。

（三）遗传工程抗体（genetic engineering antibody）

遗传工程抗体是利用 DNA 重组和转基因技术，对 Ig 编码基因进行切割、拼接或修饰，然后将重组 DNA 导入受体细胞表达，而获得部分人源或完全人源的新型抗体。遗传工程抗体按其修饰方法分为嵌合抗体、人源化抗体、完全人源化抗体、单链抗体和双特异性抗体等。遗传工程抗体克服鼠源 mAb 的缺点，防止抗鼠抗体产生，拓展 mAb 在医学中的应用。

第二节 补 体 系 统

补体（complement）是一组存在于人和脊椎动物血清、组织液和细胞膜表面具有精密调控机制的蛋白质反应系统，包括 30 余种组分，故又称补体系统（complement system）。补体系统是进化过程中较早出现的防御体系，其出现贯穿所有脊椎动物，并以原始形式出现于某些非脊椎动物中。补体是介导人体固有免疫的重要效应分子，并在不同环节参与适应性免疫应答的效应和调控，尤以辅助抗体发挥效应最为重要。补体性质不稳定、不耐热；其来源广泛，可由体内多种组织细胞合成，肝细胞和巨噬细胞是产生补体的主要细胞，约 90% 的血浆补体成分由肝脏合成。补体多以酶原形式存在，通过激活物激活方可发挥生物学作用，激活和效应过程受到精密调控。

一、补体的组成

补体系统包括：存在于体液中的液相成分，为可溶性蛋白；存在于细胞膜上的膜相成分，为膜结合蛋白。按其生物学功能，补体可以分为 3 类。

（一）补体固有成分

补体固有成分为参与补体活化级联反应的成分，包括：①参与经典激活途径前端反应成分，包括 C1q、C1r、C1s、C4 和 C2；②参与甘露糖结合凝集素（mannanbinding lectin，MBL）途径前端反应成分，包括 MBL 和 MASP1、MASP2 等；③参与旁路激活途径前端反应成分，包括 B 因子、D 因子、P 因子等；④参与上述 3 条途径的共同末端反应成分，包括 C3 和末端通路成分 C5、C6、C7、C8 和 C9。

（二）补体调节蛋白

补体调节蛋白是补体激活反应中具有调节功能的补体成分，如存在于体液中的可溶性蛋白（H 因子、I 因子等）、膜结合蛋白，可通过调节补体激活途径中的关键酶而调控补体的活化强度和范围。

（三）补体受体

补体受体（complement receptor，CR）是存在于多种细胞表面，可以与补体活性片段结合的膜蛋白，可介导补体活性片段生物学效应。

二、补体系统的激活

补体固有成分以酶原形式存在于体液中，通过级联反应被激活发挥效应。补体系统激活分为两个阶段：从级联反应启动至 C5 转化酶形成称前端反应；从 C5 活化到攻膜复合物（membrane attack complex，MAC）形成，直至介导溶细胞效应，称末端通路。目前发现的补体激活途径有三条，包括经典途径、旁路途径和甘露糖结合凝集素途径（图 3-8），三条激活途径的激活物、参与成分和前端反应各异，但有着共同的末端通路和效应。

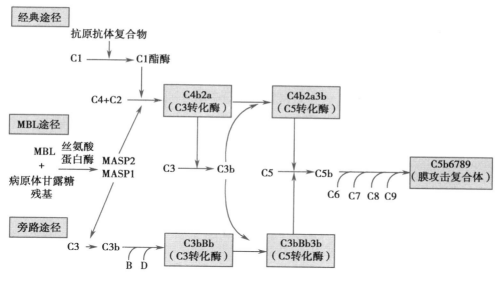

图 3-8　补体激活的三条途径示意图

（一）经典途径

经典途径（classical pathway）是以抗原 - 抗体复合物为激活物，顺序激活 C1、C4、C2、C3、C5~9 的级联酶促反应过程。因其最先被人们所认识，故称经典途径。激活过程可分成识别、活化和膜攻击三个阶段。

1. 识别阶段　即 C1 酯酶形成阶段。抗原 - 抗体复合物又称为免疫复合物（immune complex，IC），是经典途径最主要的激活剂。体液免疫中最重要的效应抗体是 IgG 和 IgM，IgG/IgM 与抗原结合后，其构象发生改变，暴露补体 C1q 结合位点，启动经典活化途径。C1q 为六聚体，与 C1r 和 C1s 形成 C1 复合体（图 3-9）。当 2 个以上的 C1q 头部被 IC 中 IgM 或 IgG Fc 片段结

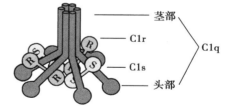

图 3-9　C1 分子示意图

合后，C1q 的分子构象即发生改变，导致 C1r 裂解而活化，后者可进而激活 C1s，具有丝氨酸蛋白酶活性，即 C1 酯酶。

2. 活化阶段　在 Mg^{2+} 存在的情况下，C1s 可将 C4 裂解为 C4a 和 C4b，小片段 C4a 释放入液相，大片段 C4b 附着于靶细胞膜上。C2 血浆浓度很低，是补体活化级联酶促反应的限速成分。C2 与 C4b 形成 Mg^{2+} 依赖性复合物，继而被 C1s 裂解，所产生的小片段 C2b 释放入液相，大片段 C2a 与 C4b 形成 C4b2a 复合物，具有活化 C3 活性，是经典途径的 C3 转化酶。后者进一步酶解 C3，形成 C3a 和 C3b，C3a 释放入液相，约 10% 的 C3b 分子参与形成 C4b2a3b，即经典途径的 C5 转化酶，C5 继而被裂解成 C5a 和 C5b。

3. 膜攻击阶段　C5 裂解产物 C5a 释放入液相，C5b 松散结合于靶细胞表面，依次与 C6、C7 结合，形成 C5b67 复合物，插入细胞膜脂质双层中，随即与 C8 结合形成 C5b678，后者可促进与 12~15 个 C9 分子（poly-C9）联结，并形成 C5b6789n，即攻膜复合物（membrane attack complex，MAC）。插入膜上的 MAC 是穿膜的亲水性孔道，大量水分子内流致使细胞渗透压改变，导致细胞肿胀破裂。此外，末端补体成分插入胞膜，可使致死量钙离子被动地向胞内弥散，亦导致靶细胞死亡（图 3-10）。

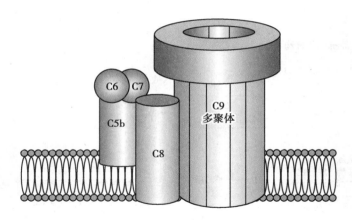

图 3-10 MAC 的形成示意图

(二)旁路途径

补体激活的旁路途径(alternative pathway)又称为替代途径,是由病原体或其成分作为激活物直接激活 C3,形成 C3 与 C5 转化酶,激活补体级联酶促反应的活化途径。此途径不依赖于特异性抗体的形成,故在感染早期为机体提供有效的防御保护,也是生物进化过程中出现最早的补体活化途径。

1. 激活物 包括某些细菌、细菌成分(如脂多糖等)、酵母多糖、葡聚糖等。此途径不经 C1、C4、C2,直接从 C3 活化开始(图 3-8)。

2. 活化过程 C3 裂解产生 C3b 是补体活化的中心环节。

(1)C3 的自发活化:在生理条件下,机体内存在 C3 分子的自发活化和降解,产生低水平 C3b 片段。C3b 可于极短时间内在 H 因子的辅助下,被 I 因子灭活,形成无活性的 iC3b。少数 C3b 可随机与颗粒物表面形成共价结合,如沉积在自身细胞表面则被自身调节蛋白迅速灭活;但若沉积在缺乏调节蛋白的病原体表面,则不被灭活。

(2)C3 转化酶和 C5 转化酶形成:结合于激活物表面的 C3b 在 Mg^{2+} 存在的条件下,与 B 因子结合形成 C3bB。血清中的 D 因子可将结合状态的 B 因子裂解为 Ba 和 Bb 两个片段,大片段 Bb 仍附着于 C3b,形成 C3bBb 复合物,即旁路途径 C3 转化酶。但是 C3bBb 不稳定,易被水解。血清中备解素(P 因子)可与 C3bBb 结合并使之稳定。稳定的 C3 转化酶作用于 C3 将其裂解为 C3a 和 C3b,后者在病原体表面与 C3bBb 结合,形成 C3bBb3b,即旁路途径 C5 转化酶,后者裂解 C5 产生 C5b,其后的末端通路与经典途径完全相同。

(3)C3 的正反馈调节通路:旁路途径形成的稳定的 C3 转化酶(C3bBb)可催化 C3 产生更多的 C3b 分子,后者可以再沉积在颗粒物质表面与 Bb 结合,形成更多的 C3 转化酶。C3b 既是 C3 转化酶的作用产物,又是 C3 转化酶的组分。上述过程构成了旁路途径的反馈性放大机制。同时,经典途径和凝集素途径产生的 C3b 也可增强替代途径的 C3 放大机制,替代途径的 C3 转化酶对经典途径的补体激活也是一种放大机制。

(三)甘露糖结合凝集素途径

甘露糖结合凝集素途径(mannosebinding lectin pathway,MBL pathway)起始于病原体感染早期。

1. 激活物 为病原体表面的糖结构,如半乳糖或甘露糖残基。

2. 活化过程 甘露糖结合凝集素(mannanbinding lectin,MBL)是一种钙离子依赖的 C 型凝集素,由 2~6 个亚单位相连形成寡聚体,与 C1q 结构类似(图 3-11),其球状结构为糖识别结构域(carbohydrate recognition domain,CRD),识别病原体表面的糖结构,与之结合后发生构象改变,激活与 MBL 相连的甘露糖结合凝集素相关丝氨酸蛋白酶(MBL-associated serine protease,MASP)。活化的 MASP1 和 MASP2 具有蛋白酶活性。其中 MASP2 能依次裂解 C4 和 C2,形成 C3 转化酶(C4b2a),裂解 C3 形成 C5 转化酶(C4b2a3b),而后的末端通路与经典途径完全相同。活化的 MASP1 可直接裂解 C3 产生 C3b,在 D 因子和 P 因子参与下,激活补体旁路途径。甘露糖结合凝集素途径对经典途径和旁路途径的活化具有交叉促进作用。

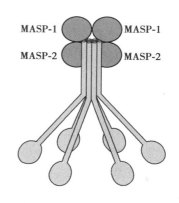

图 3-11　MBL 结构示意图

　　补体激活后其生物学作用是非特异性的,且补体的激活又可通过正反馈而迅速放大,而在激活的各个环节上,机体同时可通过各种机制精细地调节补体固有成分的激活与灭活,严格控制补体激活的强度和持续时间,使其既能有效杀灭病原体又能防止补体过度激活造成的消耗和自身损伤。

三、补体的生物学作用

　　补体系统的生物学效应分为两方面:一是补体激活形成的 MAC 介导的溶细胞效应;二是补体活性片段介导的生物学效应,包括调理作用、炎症介质作用和免疫黏附作用。

(一)溶细胞效应

　　补体系统激活后,在靶细胞(细菌、寄生虫等)或包膜病毒表面所形成的 MAC,可导致靶细胞或病毒包膜溶解,起到杀灭各类病原体的作用。但在某些病理情况下,溶细胞效应亦可成为自身免疫病引起组织损伤的病因。

(二)调理作用

　　补体激活过程中产生的 C3b、C4b 和 iC3b 等片段可直接结合到细菌或颗粒物质表面,通过与吞噬细胞表面相应的补体受体结合,促进吞噬细胞对颗粒物质的吞噬杀伤,即调理作用。补体片段的调理作用既是机体抵抗外源性感染的主要防御机制,又可参与免疫系统对凋亡细胞的清除。

(三)炎症介质作用

　　补体裂解产物 C4a、C2b、C3a、C5a 都具有炎症介质作用,可引起机体的炎症反应,一方面可促进对局部感染病原体的清除,另一方面也造成自身组织损伤或超敏反应的发生。如 C3a、C4a 和 C5a 与表达于肥大细胞和嗜碱性粒细胞表面的相应补体受体(C3aR、C4aR 和 C5aR)结合,激发细胞脱颗粒,释放组胺等血管活性物质,从而引起毛细血管通透性增高、平滑肌收缩,介导炎症反应的发生,称为过敏毒素作用。C5a 还具有趋化炎症细胞的作用,可促进吞噬细胞向抗原周围聚集。

(四)免疫黏附作用

　　免疫黏附作用即清除免疫复合物作用。循环 IC 可借助 C3b 与红细胞、血小板等血细胞表面的 CR1 和 CR3 结合,并通过血流运送到脾脏,被吞噬细胞清除。红细胞以其巨大数量成为免疫黏附的主要参与者,中性粒细胞和单核细胞也具有免疫黏附功能。

　　补体系统异常主要包括遗传性补体成分缺陷、补体的异常激活、补体含量的增高和降低等,与多种免疫性疾病发生密切相关,如反复感染、系统性红斑狼疮、获得性 C1 抑制因子缺乏症(又称遗传性血管神经性水肿,hereditary angioneurotic edema,HAE)、自身免疫性溶血性贫血、血清病、类风湿关节炎等,临床常将补体含量检测作为免疫性疾病诊断的指标。

第三节　MHC 及其编码分子

MHC 分子是主要组织相容性复合体(major histocompatibility complex,MHC)编码的一组重要免疫分子,因组织的移植排斥(组织相容)现象而被发现,但其自然的生物学意义却是参与 T 细胞的发育、抗原的提呈、免疫应答、免疫调节等免疫活动。这组免疫分子的发现及对其免疫学作用的阐明对免疫学的发展具有划时代的意义。

MHC 是一组编码主要组织相容性抗原的紧密连锁基因群,其编码产物存在于几乎所有的脊椎动物中。不同种属的 MHC 及其编码产物有不同的称谓,小鼠的 MHC 及其编码分子称为 H-2 系统,人类 MHC 及其编码分子则称为人类白细胞抗原(human leucocyte antigen,HLA)系统。大多数动物的 MHC 分子以白细胞抗原(leukocyte antigen,LA)命名,如恒河猴 RhLA、黑猩猩 ChLA、狗 DLA、豚鼠 GPLA、家兔 RLA 等。

一、HLA 复合体的基因结构及其遗传特性

HLA 复合体是迄今已知人体中最为复杂的基因复合体,包含众多基因,可编码多种不同功能的蛋白质,且大多与免疫有关,因此是免疫遗传学的主要研究对象。

(一) HLA 复合体的基因结构

HLA 复合体位于人第 6 号染色体短臂 6p21.31。1999 年完成的 HLA 复合体定位长度约为 3.6Mb,含有 224 个基因座,其中功能基因 128 个。2003 年,第 6 号染色体短臂的序列分析全部完成,最终明确的 HLA 基因全长 7 600kb,包括 5 个亚区和 421 个基因座,包括最初认识的 I 类基因、II 类基因、III 类基因三个区和近年才命名的扩展的 I 类基因亚区和扩展的 II 类基因亚区。下面主要介绍 HLA I 类基因、HLA II 类基因和 HLA III 类基因(图 3-12)。

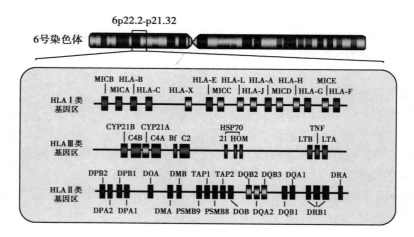

图 3-12　HLA 复合体示意图

1. HLA I 类基因　位于靠近端粒的一侧,根据编码产物及功能不同分为 3 类:

(1) 经典的 HLA I 类基因:又称 HLA Ia 基因,包括 HLA-B、HLA-C 和 HLA-A 三个基因座,编码 HLA I 类分子中的 α 链。需要说明的是,HLA I 类分子的 β2m 链是由第 15 号染色体基因所编码。

(2) 非经典的 HLA I 类基因:又称 HLA Ib 基因,包括 HLA-E、HLA-H、HLA-G、HLA-F 等基因座。HLA-E、HLA-G 为功能基因,其编码产物与 NK 细胞活化控制、母胎耐受形成有关,

其他为假基因。

（3）MIC 基因：即 MHC I类链相关基因（MHC class I-chain related gene，MIC gene），包括 MIC A、MIC B、MIC C、MIC D、MIC E 等 5 个成员基因。其中 MIC A、MIC B 为功能基因，编码产物与 γδ T 细胞、CD8$^+$T 细胞和 NK 细胞的活化共刺激信号有关，其他为假基因。

2. HLA II类基因　位于靠近着丝粒的一侧，又称 D 基因区，结构最为复杂，可分为 2 类：

（1）经典的 HLA II类基因：主要有 HLA-DP、HLA-DQ、HLA-DR 三个亚区，每一亚区又包括 A 和 B 两种功能基因位点，分别编码分子量相近的 HLA II类分子的 α 链和 β 链，形成三种 α/β 异二聚体蛋白（DRα/DRβ、DQα/DQβ 和 DPα/DPβ）。

（2）非经典的 HLA II类基因：编码产物主要参与蛋白质抗原的加工提呈，包括 HLA-DM 基因、抗原加工相关转运体（transporter associated with antigen processing，TAP）基因、蛋白酶体 β 亚单位（proteasome subunit，beta type，PSMB）基因和 DO 基因区等。

3. HLA III类基因　介于 HLA I类基因和 HLA II类基因之间，基因分布密度最为集中，编码产物多与炎症反应有关，又称炎症相关基因。包括：

（1）血清补体成分基因：编码补体的 C2、C4A、C4B、Bf 成分等。

（2）肿瘤坏死因子家族：包括 TNF、LTA 和 LTB 三个基因，相应产物 TNF-α、LT-α（TNF-β）、LT-β 参与炎症、抗病毒和抗肿瘤免疫。

（3）热激蛋白基因家族：如 HSP70 基因等，编码热激蛋白（HSP），在热休克时表达上调，参与炎症反应和应激，作为伴侣分子参与内源性抗原的加工和提呈。

（4）转录调节基因或类转录因子基因家族：包括 I-κB（IκBL）基因，可参与调节转录因子 NF-κB 的活性，属于这一基因家族的还有 B144 和锌指蛋白基因（ZNF）等。

此外还有部分非免疫相关基因，如 21- 羟化酶基因（CYP21A、CYP21B）编码类固醇 21- 羟化酶。

（二）HLA 复合体的遗传特性

1. 高度多态性　多态性（polymorphism）指随机婚配群体中，染色体同一基因座有 2 个以上不同等位基因的现象。HLA 复合体呈高度多态性，其原因是：①复等位基因（multiple allele）的存在，HLA 复合体是数量繁多、分布密集的基因群，多数基因座上存在多个等位基因，如 HLA 的 A、B、C 基因座等位基因数分别为 6 425 个、7 754 个、6 329 个（2020 年 12 月发布）。对每一个体而言，每个等位基因的种类只能是 1 种，整个种群因庞大的等位基因组合形式构成了 HLA 复合体的高度多态性。②共显性（codominance）表达，一对等位基因同时表达称为共显性表达。HLA 复合体中每一等位基因均为共显性，都可能将其编码产物表达在细胞表面，从而增加了人群中 HLA 的组合方式，导致了 HLA 表型广泛的群体多态性。HLA 多态性体现了 HLA 分子在人群中的复杂性和多样性，随机婚配所产生的后代若无亲缘关系，所有基因座上等位基因相同的概率非常小，因而多态性在亲子鉴定和法医鉴定中具有重要意义，但也使得同种异体器官移植很难找到合适的供体。

2. 单体型遗传　HLA 复合体是染色体上紧密连锁的基因群，在一条染色体上的等位基因很少发生同源染色体的交换，构成了一个单体型（haplotype）。来自父亲和母亲的单倍型 HLA 基因作为一个完整的遗传单位传给子代，亲代与子代间必然有一个单体型是相同的。同胞兄弟姐妹间两个 HLA 单体型完全相同与完全不相同的概率均为 25%，一个单体型相同的概率为 50%。

3. 连锁不平衡（linkage disequilibrium）　指分属于 2 个或 2 个以上基因座上的基因同时出现在同一染色体上的概率高于或低于随机出现频率的现象。HLA 复合体是一组紧密连锁的基因群，各等位基因在人群中以一定的频率出现。例如，我国北方汉族人中 HLA-

笔记栏

DRB1*0901（表示Ⅱ类基因 DRB1 座第 0901 号等位基因）和 HLA-DQB1*0701 频率分别是 15.6% 和 21.9%，按随机分配的规律，这两个等位基因同时出现在一条染色体上的预期概率为两个频率的乘积（15.6%×21.9%=3.4%），然而实际测得两者同时出现的频率是 11.3%，为理论值的 3.3 倍。这意味着连锁的基因不是随机组合在一起的，每一个基因彼此间不能完全独立地发生。某些 HLA 与疾病的相关性可能是连锁不平衡的一种表现。

二、HLA 分子的结构与分布

采用 X 线晶体衍射技术，发现 HLA Ⅰ类和 HLA Ⅱ类分子的三维结构极为相似，都可分为肽结合区、免疫球蛋白样区、穿膜区及胞浆区（图 3-13）。

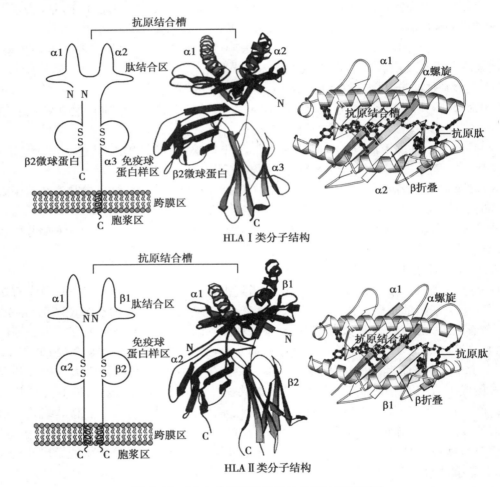

图 3-13 HLA 分子结构及肽结合槽结构示意图

（一）HLA 分子的结构

1. HLA Ⅰ类分子结构　HLA Ⅰ类分子是由 2 条多肽链通过非共价键连接而成的异源二聚体。重链又称 α 链，由 HLA-A、B、C 基因编码；轻链由位于第 15 号染色体的 β2m 基因编码，称 β2 微球蛋白（β2-microglobulin，β2M）。重链为跨膜糖蛋白，分子量约为 44kD，由 3 个结构域（α1、α2 和 α3）组成。轻链含 99 个氨基酸残基，分子量为 12kD，β2M 没有多态性，不与抗原结合，但可与 α3 结合，参与维持Ⅰ类分子天然构型的稳定，为Ⅰ类分子稳定表达在细胞膜表面并执行正常生理功能所必需。

HLA Ⅰ类分子可依次分为 4 个区:①肽结合区(peptide-binding region):由 α1 和 α2 结构域组成,该区的氨基酸组成和排列顺序变化很大,决定Ⅰ类分子的多态性,同时,α1 和 α2 构成抗原结合槽,是由 2 个 α 螺旋和 2 个 β 折叠组成两端封闭的沟槽样结构,可与 8~11 氨基酸残基组成的抗原肽结合(图 3-13),是Ⅰ类分子与抗原肽结合的部位,故称肽结合区;②免疫球蛋白样区(immunoglobulin-like region):主要由重链的 α3 构成,该区氨基酸组成十分保守,与 Ig 的恒定区结构域具有同源性,可与 CD8 分子结合;③穿膜区(transmembrane region):位于 α3 的近胞内侧,由 25 个疏水性氨基酸残基所组成,以 α 螺旋的形式穿过细胞膜的脂质双层结构,使 α 链能够镶嵌于细胞膜上;④胞浆区(cytoplasmic region):由 α 链羧基末端约 30 个氨基酸构成,位于胞质内,主要功能是通过与其他膜蛋白或细胞骨架成分之间的相互作用,参与细胞内外信息的传递。

2. HLA Ⅱ类分子结构　HLA Ⅱ类分子由 α、β 两条结构相似的多肽链经非共价键连接而成,由 HLA-DP、DQ 或 DR 亚区不同基因编码。α 链分子量 32~34kD,胞外区包含 2 个结构域 α1、α2;β 链分子量 29~32kD,胞外区也包含 2 个结构域 β1、β2。每个结构域约含 90 个氨基酸残基。

HLA Ⅱ类分子的三维结构与 HLA Ⅰ类分子极为相似,也可分为 4 个区。①肽结合区:包括 α1 和 β1 结构域,具有高度的多态性,由来自 α1 和 β1 的 2 个 α 螺旋和 2 个 β 折叠共同形成两端开放的抗原结合槽,可与 13~17 个氨基酸残基组成抗原肽结合,是 HLA Ⅱ类分子与抗原肽结合的部位。HLA Ⅱ类分子的多态性也位于此区,导致不同 HLA 分子与不同抗原肽间的亲和力和提呈能力存在差异,主要体现为抗原肽与 HLA 分子结合具有相对选择性。一般而言,每一种型别的 HLA 分子,其所识别的抗原肽往往在特定位置上存在相同或相似的氨基酸残基(锚着残基)。②免疫球蛋白样区:包括 α2 和 β2,可与 CD4 分子结合。③穿膜区:α2 和 β2 近胞内侧有一个短的连接区,约含 25 个氨基酸残基,横跨细胞膜,使Ⅱ类分子能够镶嵌于细胞膜上。④胞浆区:该区为Ⅱ类分子位于细胞膜内的部分,可参与细胞内信息的传递。

(二)HLA 分子的分布

HLA Ⅰ类分子广泛表达于体内几乎所有有核细胞表面,包括血小板、网织红细胞。不同的组织细胞表达 HLA Ⅰ类分子的密度各不相同。外周血白细胞和淋巴结、脾脏淋巴细胞所表达的 HLA Ⅰ类分子最多,肾、肝、肺、心及皮肤次之,肌肉和内分泌细胞最少,神经细胞、成熟的红细胞和成熟的胎盘滋养层细胞不表达 HLA Ⅰ类分子。

HLA Ⅱ类分子分布相对局限,主要表达于树突状细胞、B 细胞和单核巨噬细胞等抗原提呈细胞和活化的 T 细胞表面。内皮细胞和精子细胞表面也可有少量的Ⅱ类分子。

HLA Ⅰ、Ⅱ类分子除了分布在细胞表面,也可能出现于体液中,如血清、尿液、唾液、精液及乳汁中均已检出可溶性 HLA Ⅰ、Ⅱ类分子。

HLA Ⅰ、Ⅱ类分子的基因组成、结构、分布及功能的主要差异见表 3-2。

表 3-2　HLA Ⅰ类和Ⅱ类分子生物学特点比较

	HLA Ⅰ类分子	HLA Ⅱ类分子
抗原类别	HLA-A、HLA-B、HLA-C	HLA-DP、HLA-DQ、HLA-DR
分子结构	α 链 45kD、β2m 链 12kD	α 链 35kD、β 链 28kD
肽结合区	α1+α2	α1+β1
结合抗原肽特点	8~11 个氨基酸残基	13~17 个氨基酸残基
细胞分布	几乎所有有核细胞	专职性抗原提呈细胞,活化的 T 细胞
与 CD4、CD8 结合位点	α3 与 CD8 分子结合	β2 与 CD4 分子结合
功能	识别和提呈内源性抗原,激活 CD8+ T 细胞	识别和提呈外源性抗原,激活 CD4+ T 细胞

三、HLA 分子的生物学作用

尽管 HLA 最初作为诱发移植排斥反应的同种异型抗原被发现,但其最重要的生物学功能是在免疫应答的发生和调控方面起关键作用。

（一）参与抗原的加工和提呈

HLA 分子的肽结合槽可选择性地结合被降解的抗原肽片段(即抗原表位),参与对抗原的处理和提呈,最终形成 MHC- 抗原肽复合体,呈递在细胞表面,供 T 细胞的 TCR 识别,并促进 T 细胞活化。两类 HLA 分子提呈抗原肽的来源和特点不同,HLA Ⅰ类分子参与内源性抗原的提呈,供 CD8$^+$T 细胞识别,称为抗原提呈的胞质溶胶途径;HLA Ⅱ类分子参与外源性抗原提呈,供 CD4$^+$T 细胞识别,称为溶酶体途径。

（二）参与 T 细胞的分化成熟

T 细胞在胸腺内发育过程中,需要经历阳性选择和阴性选择的过程,最终发育为成熟的 CD8$^+$ 或 CD4$^+$T 细胞,在此选择过程中 HLA 分子起重要作用。在胸腺内发育过程中,未成熟 T 细胞与胸腺上皮细胞及树突状细胞所表达的 HLA Ⅰ类或Ⅱ类分子接触,只有 TCR 能识别自身 HLA 分子的 T 细胞才能进一步分化成熟,否则发生凋亡,此过程为阳性选择。历经阳性选择的 T 细胞,其 TCR 如果能够识别胸腺基质细胞表面 HLA 分子提呈的自身抗原肽,则发生凋亡被清除,只有不识别自身抗原肽的 T 细胞才能分化为成熟 T 细胞,此过程为阴性选择。

（三）形成 T 细胞的 MHC 限制性

T 细胞在识别抗原提呈细胞(APC)提呈的抗原肽的同时,还需识别 APC 提呈抗原肽的 MHC 分子,称为 T 细胞的主要组织相容性复合体限制性(简称 MHC 限制性,MHC restriction)。不同类型的 T 细胞受到不同类别 MHC 分子的约束,CD8$^+$T 细胞识别 HLA Ⅰ类分子提呈的抗原肽,HLA Ⅰ类分子限制 CD8$^+$T 细胞与靶细胞的相互作用;CD4$^+$T 细胞识别 HLA Ⅱ类分子提呈的抗原肽,HLA Ⅱ类分子限制 CD4$^+$T 细胞与 APC 的相互作用。

（四）调控 NK 细胞活化

HLA Ⅰ类分子可以与 NK 细胞表面所表达的杀伤细胞抑制性受体结合,启动抑制性信号,从而使 NK 细胞对自身正常组织细胞不产生杀伤作用。当病毒感染或细胞突变导致表面 MHC Ⅰ类分子表达减少、缺失或结构改变,NK 细胞的杀伤活性不被抑制,即可活化并杀伤这些异常细胞。

四、HLA 的临床意义

（一）HLA 分型与器官移植

移植排斥反应本质是免疫应答,是导致器官移植失败的重要原因。HLA 分子因其在群体间具有高度多态性,是导致移植排斥反应的最主要同种异型抗原,移植物存活率的高低主要取决于供体与受体 HLA 分子的相容程度。根据 HLA 复合体单体型遗传特性,通常移植物存活率由高到低的顺序是:同卵双胞胎 > 同胞 > 亲属 > 无亲缘关系者。移植时,不同器官对 HLA 基因座匹配程度的要求不一样,如肾脏移植,各 HLA 基因座重要性依次为 HLA-DR、HLA-B、HLA-A。目前,DNA 分型技术的普及、无亲缘关系个体骨髓库和脐血库的建立,有力地推进了 HLA 相匹配的供受者的选择,提高了准确性和效率。

（二）HLA 与输血反应

某些输血反应也与 HLA 不相容所导致的排斥反应有关。输血反应的发生主要与患者血液中存在抗白细胞和抗血小板抗体有关。若供者血液中含高效价的此类抗体,也可发生输血反应。

(三) HLA 与疾病的关联性

HLA 是第一个被发现与疾病有明确关联的遗传系统,现已发现多种疾病与 HLA 相关。最典型的例子是 90% 以上北美白人强直性脊柱炎患者带有 HLA-B27 抗原,有 HLA-DR4 者易患类风湿关节炎。通过研究分析发现,与 HLA 关联的疾病多达 500 余种,大部分为自身免疫病。这可能是因为,不同个体的 HLA 分子对自身抗原的提呈能力存在差异,携带对自身抗原具有良好提呈能力的 HLA 分子的个体易于发生自身免疫病。

(四) HLA 与亲子鉴定和法医学

由于 HLA 复合体具有高度多态性和单体型遗传的特点,使 HLA 分型成为鉴定亲子关系的重要手段。在无关个体间 HLA 表型全相同的概率极低,故 HLA 复合体被看作伴随个体终生的特异性遗传标记,法医学上可借助对 HLA 基因型和 / 或表型的检测来进行个体识别。

第四节 其他免疫分子

免疫细胞间的相互作用是免疫应答发生的基础。除前述抗体、补体、MHC 分子外,大量的细胞膜分子和细胞因子参与了免疫细胞间的相互识别和相互作用。本节仅对细胞因子、CD 分子和黏附分子略作阐述。

一、CD 分子

白细胞分化抗原(leukocyte differentiation antigen,LDA)是人类不同谱系(lineage)细胞在不同分化阶段及活化过程中,出现或消失的膜分子。20 世纪 80 年代初,世界卫生组织(WHO)和国际免疫学协会联合会(IUIS)协作会议规定,将不同单克隆抗体所识别的同一个 LDA 称为一个分化群(cluster of differentiation,CD)并以此编号,如 CD1、CD2、CD3 等。LDA 的名称因较为局限已逐渐被 CD 分子取代,目前已经鉴定并被正式命名的 CD 分子有 371 种。

(一) CD 分子的分组

CD 分子依据谱系来源和功能大致划分为 T 细胞、B 细胞、NK 细胞、树突状细胞、内皮细胞、血小板、红细胞、基质细胞、髓样细胞、干细胞 / 祖细胞、非谱系、黏附分子、细胞因子 / 趋化性细胞因子受体和碳水化合物结构等 14 组。这种划分是相对的,有的 CD 分子可同时属于不同组别,如 CD80,从来源来说划为 B 细胞组,但因其具黏附功能,故也归为黏附分子组。某些具有多态性与多样性的细胞膜分子,如 MHC 分子、TCR 和 BCR,虽然也具备识别性单克隆抗体,但因其数量庞大,不适于列入 CD 分子。

(二) CD 分子的主要生物学作用

CD 分子介导了极为多样的生物学效应,主要分为受体、共刺激(或共抑制)分子及黏附分子等,在免疫应答的识别、活化和效应阶段发挥重要作用。

1. 参与抗原提呈　脂类抗原主要通过 APC 表面的 CD1 分子进行提呈(详见第四章)。内源性和外源性脂类抗原均可被 CD1 分子提呈,可识别 CD1 分子及其所提呈脂类抗原的细胞有 γδ T 细胞、NK T 细胞等。CD1 提呈途径在机体抗微生物感染和脂类抗原免疫应答中起重要作用。

2. 参与 T 细胞的抗原识别和活化　T 细胞的抗原识别和活化依赖于 T 细胞与 APC 及 T 细胞与靶细胞间的直接接触和信息传递。与此功能相关的 CD 分子主要包括 CD3、CD4、

CD8、CD28、CD80/CD86 等。

3. 参与 B 细胞的抗原识别和活化　B 细胞的抗原识别和活化同样依赖于 B 细胞与 T 细胞间的接触和信息传递。参与该过程的主要 CD 分子包括 CD79a/CD79b、CD19/CD21/CD81、CD40 等。

4. 参与免疫效应　作为 Fc 受体、补体受体、细胞因子受体和凋亡相关的 CD 分子，参与免疫效应。CD64、CD32、CD16 分别是 IgG 的 3 种 Fc 受体 FcγR Ⅰ、FcγR Ⅱ和 FcγR Ⅲ，表达于巨噬细胞表面，介导调理作用。CD16 还表达于 NK 细胞表面，介导 ADCC。CD95 和 CD178，即 Fas 和 FasL，介导细胞凋亡。

二、黏附分子

黏附分子（adhesion molecule，AM）是存在于细胞表面介导细胞间或细胞与细胞外基质（extracellular matrix，ECM）间相互作用的分子。AM 大多为糖蛋白，以配体 - 受体结合的方式发挥作用，介导细胞间、细胞与基质间黏附，参与细胞识别、活化与信号转导，细胞伸展移动，以及细胞增殖分化；参与免疫应答、炎症发生、血栓形成、肿瘤转移及创伤愈合等过程。

黏附分子与 CD 分子是从不同角度来命名的，黏附分子从功能角度命名，大部分黏附分子已有 CD 编号。

（一）黏附分子的分类

黏附分子按其结构特点分为 5 类：

1. 整合素家族（integrin family）　广泛表达于多种组织细胞表面，配体主要为 ECM，介导细胞与 ECM 间黏附，使细胞得以附着而形成整体；也可与膜表面配体结合，介导免疫细胞间黏附和信号转导。

2. 选择素家族（selectin family）　即选择凝集素（select lectin），包括 L- 选择素、E- 选择素和 P- 选择素，最初发现分别表达在白细胞、活化内皮细胞和血小板，配体是一些寡糖基团，主要介导白细胞与血管内皮细胞的起始黏附，参与炎症、淋巴细胞归巢、凝血及肿瘤转移等过程。

3. 免疫球蛋白超家族（immunoglobulin superfamily，IgSF）　是具有 Ig 样结构域的膜分子，配体多为整合素分子或其他 IgSF 成员。主要介导 T 细胞与 APC/ 靶细胞间或者 T 细胞与 B 细胞间的相互识别和相互作用。

4. 钙黏素（cadherin）　因在 Ca^{2+} 存在时可抵抗蛋白酶的水解作用而得名，是介导细胞间相互聚集的黏附分子，其配体是与其相同的钙黏素分子，介导同型黏附），对生长发育中的细胞选择性聚集至关重要，参与胚胎发育、维持组织完整性与极性，与肿瘤转移和浸润有关。

5. 黏蛋白样血管地址素（mucin-like vascular addressin）　又称黏蛋白样家族（mucin-like family），是一组富含丝氨酸和苏氨酸的糖蛋白，其胞外可为选择素提供唾液酸化的糖基配位，是选择素的配体。

（二）黏附分子的主要生物学作用

1. 参与炎症反应　白细胞黏附并穿越血管内皮，向炎症部位渗出，是炎症过程的重要环节，此过程依赖于特定的黏附分子参与。如中性粒细胞表面的唾液酸化的路易斯寡糖（sLe^x）和内皮细胞上的 E- 选择素结合，介导中性粒细胞沿血管壁的滚动和最初的结合，之后的中性粒细胞紧密黏附和穿出血管壁则有赖于另一组黏附分子，即中性粒细胞表面的 LFA-1/Mac-1 和内皮细胞上的 ICAM-1 的结合。

2. 参与介导淋巴细胞归巢　淋巴细胞归巢是淋巴细胞的定向迁移，包括淋巴样干细胞向中枢免疫器官归巢、成熟淋巴细胞向外周免疫器官归巢、淋巴细胞再循环及淋巴细胞向炎症部位的渗出,以确保某一特定的淋巴细胞群或亚群定向归巢到相应的组织和器官发挥免疫功能。淋巴细胞归巢的分子基础是淋巴细胞归巢受体(lymphocyte homing receptor,LHR)与相应血管内皮细胞上地址素(addressin)的相互作用。这两类分子均属于黏附分子。不同黏附分子参与不同淋巴细胞的选择性归巢。

3. 参与免疫细胞的抗原识别和活化 免疫细胞在抗原识别和活化过程中,需要多种黏附分子的相互作用,利于抗原的识别,免疫细胞间紧密接触,且作为辅助受体和共刺激分子促进免疫细胞活化。参与 T 细胞识别和活化的黏附分子有 CD4/MHC Ⅱ类分子、CD8/MHC Ⅰ类分子、LFA-1/ICAM-1、CD2/CD58、CD28/CD80 或 CD86 等;参与 B 细胞识别和活化的有 CD2/CD58、CD40/CD40L 等。

4. 参与细胞凋亡和活化细胞的调节 多数细胞需与胞外基质黏附才能增殖,即"锚定依赖"(anchorage dependent)。一旦与基质分离,即可发生凋亡,这被称为失巢凋亡(anoikis)。整合素介导的细胞黏附参与对细胞凋亡的抑制过程。另外,一些带有死亡结构域的黏附分子(如 CD95),也参与介导凋亡信号的转导。活化 T 细胞表达 CTLA-4(CD152)、PD-1,通过与其相应配体 CD80 或 CD86、PD-L1 或 PD-L2 结合,可抑制 T 细胞的增殖分化。

三、细胞因子

细胞因子(cytokine)是由多种细胞经刺激而合成分泌的具有广泛生物学效应的一类可溶性的小分子蛋白质,作为细胞间信号传递分子,通过与细胞表面相应受体结合发挥作用,具有介导免疫应答和炎症反应、调节细胞生长分化成熟、促进组织修复、抗肿瘤和免疫调节等生物学功能。

(一)细胞因子的共同特性

1. 高效性和短效性 高效性指极微量的细胞因子就可对靶细胞发挥显著的生物学作用。短效性指细胞因子分泌是一个短时自限过程,受刺激后迅速产生,在短时工作后即被降解。

2. 作用方式 以自分泌、旁分泌或内分泌方式发挥作用。细胞因子作用于其产生细胞,称自分泌;作用于邻近其他细胞,称旁分泌。少数细胞因子在高剂量时也可以内分泌方式,即类似激素经血液循环作用于远处靶细胞,如炎症局部产生的 IL-1、TNF-α 可作用于脑体温调节中枢,引起发热。

3. 作用复杂性 细胞因子在体内的作用极为复杂,表现为多效性、重叠性、协同性、拮抗性及网络性等特点。一种细胞因子可对多种靶细胞发生作用,产生不同生物学效应,称多效性;几种不同细胞因子也可对同一种靶细胞发生作用,产生相同或相似的生物学效应,称重叠性。一种细胞因子可以增强另一种细胞因子的某种生物学功能,表现为协同性;也可抑制另外一种细胞因子的功能,表现为拮抗性。各种细胞因子相互影响、相互促进或制约,形成复杂的调节网络。

(二)细胞因子的种类

根据结构和功能,细胞因子通常分为以下 6 类。

1. 白细胞介素(interleukin,IL) 最早将白细胞分泌并介导白细胞间相互作用的细胞因子称为白细胞介素,并按发现先后顺序排列命名。后来发现除白细胞外,其他细胞(如基质细胞、内皮细胞等)也能产生 IL,其作用的靶细胞也不局限于白细胞,如内皮细胞、成纤维细胞等,IL 是具有免疫调节等多种生物学作用的一类细胞因子。目前命名的 IL 有 40 种。

2. 干扰素(interferon,IFN) 是最早发现的一类细胞因子,因其可以干扰病毒在机体细胞内的增殖和复制而得名。根据其来源、理化性质和功能不同分为 IFN-α、IFN-β 和 IFN-γ;

IFN-α 和 IFN-β 属于Ⅰ型干扰素，IFN-γ 属于Ⅱ型干扰素。IFN-α 主要由树突状细胞、淋巴细胞、单核巨噬细胞产生；IFN-β 主要由成纤维细胞产生；IFN-γ 主要由 NK 细胞、T 细胞产生。IFN 主要有抗病毒、抗肿瘤和免疫调节等重要生物学功能。

3. 肿瘤坏死因子（tumor necrosis factor，TNF）　是 1975 年发现的能使肿瘤组织坏死、杀伤肿瘤细胞的一类细胞因子。根据其细胞来源和分子结构不同可分为 TNF-α 和 TNF-β 两类。TNF-α 主要由活化的单核巨噬细胞产生，TNF-β 又称为淋巴毒素（lymphotoxin，LT）。TNF 超家族目前发现了 30 多个成员，主要在调节免疫应答、杀伤靶细胞、参与炎症反应和诱导细胞凋亡中发挥重要作用。

4. 集落刺激因子（colony-stimulating factor，CSF）　是在体内体外均可刺激骨髓多能造血干细胞和不同造血祖细胞增殖、分化的细胞因子。包括粒细胞集落刺激因子（granulocyte colony-stimulating factor，G-CSF）、粒细胞 - 巨噬细胞集落刺激因子（granulocyte-macrophage colony-stimulating factor，GM-CSF）、巨噬细胞集落刺激因子（macrophage colony-stimulating factor，M-CSF）、红细胞生成素（erythropoietin，EPO）、血小板生成素（thrombopoietin，TPO）、干细胞因子（stem cell factor，SCF）等。

5. 生长因子（growth factor，GF）　泛指能促进相应细胞生长、分化的一类细胞因子。包括血管内皮生长因子（vascular endothelial cell growth factor，VEGF）、表皮生长因子（epithelial growth factor，EGF）、成纤维细胞生长因子（fibroblast growth factor，FGF）等。转化生长因子（transforming growth factor，TGF）具有调节细胞生长与分化的功能，其中，TGF-β 是一类特殊的负向调节性生长因子，主要功能为抑制免疫细胞应答的活性，如对多种免疫细胞的增殖、分化和效应产生抑制作用。

6. 趋化因子（chemokine）　又称趋化性细胞因子，可促使血液中白细胞向炎症部位募集。目前有 C、CC、CXC、CX3C 四个亚家族（C 指半胱氨酸，X 指任意一种其他氨基酸）。

（三）细胞因子的主要生物学作用

1. 调节免疫细胞的分化和发育　免疫细胞分化发育的各环节都受到不同细胞因子的严格调控。①在中枢免疫器官，多种生长因子和 CSF 参与淋巴细胞的发育成熟，如 IL-3 可刺激多谱系细胞分化成熟；SCF 可刺激干细胞分化成不同谱系的血细胞；IL-7 可促进淋巴样祖细胞分化为 B 细胞系和 T 细胞系；②在外周免疫器官，成熟淋巴细胞在不同细胞因子的作用下进一步分化，如 IL-12、IFN-γ 促进 $CD4^+$ Th 细胞分化成 Th1 细胞，IL-2、IL-4、IL-5、IL-6 促进 B 细胞分化为浆细胞等。

2. 调控机体免疫应答　多种细胞因子构成复杂的免疫调控网络，参与固有免疫和适应性免疫应答的发生和调节。在抗感染、抗肿瘤和诱导细胞凋亡中发挥正向调控作用，如 IFN-γ 和 TNF-α 可以促进单核巨噬细胞吞噬杀伤、促进 NK 细胞活化发挥杀伤作用；而另一些细胞因子（如 IL-10 和 TGF-β）具有抑制免疫细胞的功能，可发挥免疫抑制作用。

细胞因子还具有刺激造血、促进血管生成和组织损伤修复等功能。如 VEGF 可促进血管和淋巴管的生成，EGF 促进上皮细胞、成纤维细胞和内皮细胞的增殖，以利于皮肤溃疡和创伤的愈合。

●（韩妮萍）

复习思考题

1. 简述 Ig 的生物学功能。
2. 比较 HLA Ⅰ类分子和 HLA Ⅱ类分子的特点和功能。
3. 从补体激活的角度论述固有免疫和适应性免疫是密不可分，相互联系的。

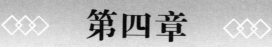

第四章

免 疫 细 胞

学习目标

免疫细胞是机体免疫应答活动的生物学基础,也是免疫系统构成的核心。对免疫细胞的了解程度决定着对免疫认识的广度和深度。

1. 掌握免疫细胞的分类和生物学功能;抗原提呈细胞及抗原提呈作用。
2. 熟悉各类免疫细胞的生物学表型和特性。
3. 了解免疫细胞的分化发育过程。

参与免疫应答或与免疫应答有关的细胞都称为免疫细胞(immunocyte)。免疫细胞是免疫系统的重要组成部分,是机体执行免疫功能的主体和核心。根据识别方式和功能的不同,免疫细胞可分为固有免疫细胞和适应性免疫细胞两大类。从广义而言,机体多种组织细胞也参与免疫应答过程,如内皮细胞、上皮细胞等,不在本章叙述之列。

免疫细胞来源于骨髓多能干细胞(pluripotent hematopoietic stem cell,PHSC),也称造血干细胞,是具有高度自我更新能力和多向分化潜能的前体细胞。造血干细胞按分化阶段可进一步演变成定向干细胞,定向干细胞则主要分为髓样干细胞和淋巴样干细胞两大分支。不同免疫细胞谱系的发育和分化取决于细胞间的相互作用和细胞因子微环境,每种细胞表达特定的生物标志分子,形成独特的表型(图 4-1)。

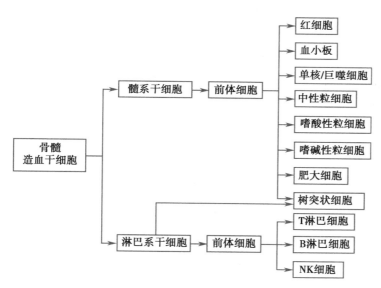

图 4-1　骨髓起源免疫细胞的谱系和分化示意图

第一节 固有免疫细胞

固有免疫细胞种类较多,主要包括来源于髓样干细胞的经典固有免疫细胞,如单核巨噬细胞、髓系树突状细胞、粒细胞和肥大细胞等;来源于淋巴样干细胞的固有淋巴样细胞(innate lymphoid cell,ILC)如 ILC1、ILC2、ILC3 和 NK 细胞等,以及固有淋巴细胞(innate-like lymphocyte,ILL),如 NKT、γδ T 细胞和 B1 细胞等。

一、单核巨噬细胞

单核巨噬细胞系统(mononuclear phagocytic system,MPS)包括血液中的单核细胞(monocyte)和组织中的巨噬细胞(macrophage,Mφ)。

(一)来源和分化

单核细胞来源于骨髓的髓样干细胞,成熟后离开骨髓进入血液,占血液中白细胞总数的 3%~8%,在血液中仅停留 12~24 小时,而后迁移到全身组织器官分化为巨噬细胞(Mφ)。根据分布,Mφ 可分为定居和游走两类,定居 Mφ 广泛分布于全身,在不同组织器官有不同的名称,如肝脏中的库普弗细胞(Kupffer cell)、神经组织中的小胶质细胞、骨组织中的破骨细胞等。游走巨噬细胞由血液中单核细胞衍生而来,广泛分布于结缔组织中,其体积数倍于单核细胞,寿命较长,在组织中可存活数月。

(二)表面标志

CD14 是成熟单核巨噬细胞的特异性表面标志,此外,成熟 Mφ 表面表达模式识别受体、细胞因子受体、MHC I类和II类分子、补体受体、Fc 受体等多种膜分子,这些分子多为跨膜蛋白,是单核巨噬细胞迁移、黏附、识别抗原、吞噬等功能的生物学基础。

(三)分类

巨噬细胞多样的生物学功能与其具有异质性和可塑性有关,根据表型及功能变化可分为 1 型巨噬细胞(type 1 macrophage,M1)和 2 型巨噬细胞(type 2 macrophage,M2)。在不同的微环境下,巨噬细胞向 M1 和 M2 分化的过程称为巨噬细胞极化。M1 又称为经典活化巨噬细胞(classically activated macrophage),一般由 IFN-γ、LPS、GM-CSF 和 TNF-α 等诱导分化而来,在功能上表现出较强的吞噬活性,分泌大量炎性细胞因子,启动并促进炎症反应,清除病原体,辅助并促进 Th1 细胞免疫应答,也参与某些病理免疫反应的发生发展过程。M2 又称为旁路活化巨噬细胞(alternatively activated macrophage),一般由 IL-4、IL-13、IL-10 及免疫复合物诱导分化而来,通常高表达甘露糖受体(MR)、精氨酸酶 -1(arginase-1,Arg-1)和 IL-4Rα 等,主要生物学作用包括参与免疫调节,抑制炎症反应,促进组织修复、血管生成和肿瘤细胞生长等,并与感染性疾病慢性进展有关。

(四)生物学功能

Mφ 的生物学功能多样,是免疫过程中最为活跃的细胞之一。

1. 吞噬作用　吞噬细胞通过其表面的模式识别受体识别病原体等异物后,通过受体介导的内吞作用或非受体介导的胞饮作用将病原体摄入胞内形成吞噬体,吞噬体与溶酶体融合形成吞噬溶酶体,借助溶酶体中溶菌酶和蛋白水解酶等水解消化病原体,经胞吐作用清除裂解病原体的小分子物质(图 4-2)。巨噬细胞表面表达补体受体和 Fc 受体,补体和抗体可发挥调理作用,增强吞噬细胞的吞噬功能。

2. 抗原提呈　Mφ 是专职性抗原提呈细胞,表面表达 MHC I类和II类分子,通过吞噬作

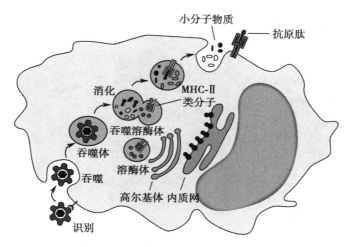

图 4-2 巨噬细胞的吞噬作用示意图

用摄取的抗原,经过加工、处理,以抗原肽-MHC 分子复合物的形式提呈给 T 淋巴细胞(详见本章第二节)。

3. 介导炎症反应 病原体侵入部位产生的趋化因子(如 MCP-1 等)可招募和活化巨噬细胞,活化的巨噬细胞又可以分泌大量细胞因子和炎症介质(如 IL-1、IL-6 和 TNF-α 等),诱导肝脏产生急性期蛋白、募集中性粒细胞和其他炎症细胞聚集介导炎症反应发生。

4. 杀伤胞内菌、肿瘤细胞等靶细胞 Mφ 被细菌脂多糖或 IFN-γ、GM-CSF 等细胞因子激活后,或受 Th 细胞刺激后,可获得较强的杀伤靶细胞效应。当活化的巨噬细胞与靶细胞结合后,可将胞内活性氧、活性氮和酶类物质释放至胞外,亦可通过 ADCC 作用于肿瘤细胞或胞内菌、病毒感染的细胞等靶细胞,促使其损伤和破坏。

5. 免疫调节作用 巨噬细胞不同表型产生的细胞因子不同,可发挥双向免疫调节作用。如 M1 可分泌多种具有免疫增强作用的细胞因子,如 IL-1、IL-12、TNF-α 等,促进免疫细胞活化、增殖、分化和产生免疫效应分子;M2 可分泌 TGF-β、IL-10 等,抑制免疫细胞活化、增殖。

二、NK 细胞

自然杀伤细胞(nature killer cell, NK cell)是一群缺乏抗原受体的淋巴细胞,因其具有细胞毒效应,无需抗原致敏即可直接杀伤靶细胞而得名。NK 细胞分布极为广泛,以外周血及脾脏为最多,占外周血淋巴细胞数的 10%~15%,其次为肝脏与肺,骨髓、淋巴结也含有一定数量的 NK 细胞。

(一)来源和分化

NK 细胞主要来源于骨髓淋巴样干细胞,与 T 细胞有共同前体细胞,但具有独立于 T 细胞、B 细胞外的发育途径。NK 细胞发育主要依赖于骨髓基质微环境,骨髓基质细胞产生的 IL-15 对其发育成熟起关键作用。NK 细胞也存在淋巴结、肠道、肝脏、脾脏和胸腺等骨髓外发育成熟途径。

(二)表面标志

NK 细胞具有与其他免疫细胞相重叠的多种膜分子,但不表达 TCR、BCR 及 CD4、CD8 分子。目前将膜分子为 CD56$^+$CD16$^+$CD3$^-$CD19$^-$ 淋巴样细胞鉴定为 NK 细胞。

(三)激活方式

目前已知的 NK 细胞激活方式分为"丧失自我"与"诱导自我"两类(图 4-3)。NK 细胞

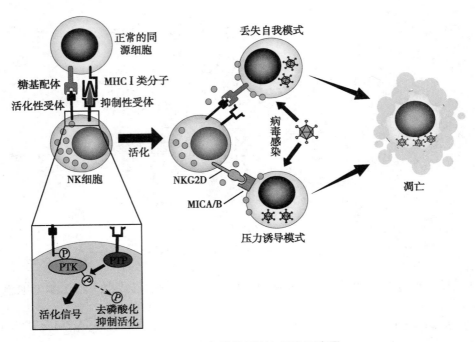

图 4-3　NK 细胞的识别与活化示意图

表面存在两类功能截然不同的调节受体：杀伤细胞激活性受体和杀伤细胞抑制性受体，其中抑制性受体作用占主导地位。

1."丧失自我"方式　指受病原体感染或突变的细胞不能正常表达作为 NK 细胞抑制信号的膜分子（通常是 MHC I 类分子），从而激活 NK 细胞。

2."诱导自我"方式　指受病原体侵袭的细胞因应激而表达 MHC I 类链相关抗原 A/B（MHC class I chain-related antigen A/B，MICA/B），此类膜分子可通过结合 NK 细胞杀伤活化受体（如 NKG2D）而激活 NK 细胞。此外，CD16 介导的 ADCC 也是 NK 细胞活化的一种重要方式。

（四）生物学功能

1.非特异性杀伤靶细胞　NK 细胞可通过自然杀伤（不依赖抗体）和 ADCC（依赖抗体）而发挥细胞毒作用而具有抗感染、抗病毒和抗肿瘤的生物学功能。其细胞毒作用机制为：①通过释放穿孔素和颗粒酶引起靶细胞溶解；②通过 Fas/FasL 途径引起靶细胞凋亡；③释放细胞因子 TNF-α，诱导靶细胞凋亡。

2.免疫调节作用　NK 细胞可通过分泌及释放 IFN-γ、TNF-α、IL-2、IL-5、GM-CSF 及 M-CSF 等细胞因子增强机体抗感染能力。也可分泌 IL-10、TGF-β 等抑制性细胞因子对自身免疫病起一定预防作用。

三、树突状细胞

树突状细胞（dendritic cell，DC）因其表面具有星状多形性或树枝状突起而得名，目前尚无特异性细胞表面分子标志。DC 表达多种模式识别受体（如 Toll 样受体）和 FcR，可识别病原体，通过吞噬作用清除病原体，并能分泌多种细胞因子和趋化因子发挥免疫调节作用，故也归属于固有免疫细胞范畴。DC 最重要的功能是抗原提呈，是迄今发现的抗原提呈能力最强的抗原提呈细胞。树突状细胞的来源、膜分子和生物学功能详见本章第二节，此处不做赘述。

四、其他固有免疫细胞

(一) 粒细胞

包括中性粒细胞、嗜酸性粒细胞和嗜碱性粒细胞,来源于骨髓髓样干细胞分化的粒细胞/巨噬细胞前体,主要分布于血液和黏膜结缔组织中,是参与炎症反应和过敏性炎症反应的重要效应细胞。

1. 中性粒细胞(neutrophil)　占外周血白细胞总数的 50%~70%,是血液中含量最多的白细胞,寿命短、更新快。表面具有 FcγR、CR1(CD35)、CR3(CD11b/CD18)等调理素受体。中性粒细胞属小吞噬细胞,与巨噬细胞共同称为吞噬细胞,具有极强的吞噬与胞内杀伤能力及游走能力,在趋化因子作用下,向炎症局部集聚、浸润,并吞噬异物。中性粒细胞存在中性颗粒,其内含多种溶酶体酶,如组织蛋白酶、溶菌酶、磷酸酶、过氧化物酶、碱性磷酸酶、吞噬素和其他水解酶,可参与中性粒细胞生物学功能,如消化吞噬的异物,具有溶菌、杀菌等功能,在病原体感染早期即发挥重要的免疫防御作用;同时也参与适应性免疫的效应阶段。

2. 嗜酸性粒细胞(eosinophil)　正常成人外周血中绝对值仅为 $(0.05\sim0.5)\times10^9/L$,组织中该细胞数量是外周血中的 100 倍,主要分布在呼吸道、消化道、泌尿生殖道黏膜组织中。嗜酸性粒细胞表面表达多种趋化因子受体和补体受体,与中性粒细胞一样,也具有运动和吞噬作用。嗜酸性粒细胞胞质中含有嗜酸性颗粒,颗粒内含有过氧化物酶和酸性磷酸酶等水解酶。嗜酸性粒细胞可通过其膜受体 FcεRⅡ与 IgE 结合,介导 ADCC,对蠕虫类寄生虫具有较强的杀伤作用,是限制体内寄生虫感染扩展的重要机制。另外,嗜酸性粒细胞还可以通过抑制肥大细胞脱颗粒及释放组胺酶灭活组胺等过程,对Ⅰ型超敏反应发挥拮抗和负调节作用。

3. 嗜碱性粒细胞(basophil)　在外周血中含量最少,仅占外周白细胞总数的 0.2%,成熟嗜碱性粒细胞存在于血液中,胞质的嗜碱性颗粒内含有组胺、肝素、血清素、白三烯等,参与炎症反应和固有免疫过程。嗜碱性粒细胞表面表达高亲和力 IgE 的 Fc 片段受体(FcεRⅠ),通过与 IgE 结合,参与Ⅰ型超敏反应,也可参与机体抗肿瘤免疫应答。

(二) 肥大细胞

肥大细胞(mast cell)来源于骨髓多能造血干细胞,其前体细胞既非源自髓样干细胞、亦非源自淋巴样干细胞的一群独立骨髓干细胞,在祖细胞时期便迁移至外周组织并进一步发育成熟,分为黏膜型与结缔组织型两类。与嗜碱性粒细胞相似,肥大细胞表面带有 FcεRⅠ,可与 IgE 高亲和力结合呈致敏状态,当细胞表面 IgE 与变应原结合后,可被激活而释放大量颗粒,称"脱颗粒",颗粒内所含的生物活性物质可引起一系列的血管变化与炎症反应。结缔组织型肥大细胞是炎症反应的"开关",而黏膜型肥大细胞则是Ⅰ型超敏反应的重要介导者。肥大细胞还可产生 IL-5、IL-13、GM-CSF、TNF 等多种细胞因子,发挥免疫调节、炎症细胞趋化等生物学作用。

(三) 固有淋巴样细胞

固有淋巴样细胞(innate lymphoid cell,ILC)是近年来发现并定义的一类免疫细胞,起源自共同淋巴样祖细胞(common lymphoid progenitor,GLP),表达 IL-2Rγ,根据转录因子和效应分子的类型将 ILC 分成 3 个亚群:1 类 ILC、2 类 ILC 和 3 类 ILC。ILC 在形态上与淋巴细胞类似,但缺乏特异性抗原受体和特征性表面标志,其活化不依赖于对抗原的识别。ILC 虽为固有免疫细胞,但能辅助、介导和调控适应性免疫应答,因此被认为是两种免疫应答间交流的重要桥梁,主要参与抗感染免疫、过敏性炎症反应等,是近年来免疫学研究的热点。NK 细胞也属于固有淋巴样细胞。

(四) 固有淋巴细胞

固有淋巴细胞主要包括 γδ T 细胞、NK T 细胞和 B1 细胞,这类细胞表面的抗原识别受体 TCR 或 BCR 由胚系基因直接编码产生,缺乏多样性,与介导适应性免疫应答的 αβ T 细胞和 B2 细胞不同,在固有免疫应答中发挥作用。

1. γδ T 细胞　是特殊的 T 细胞群体,为 $CD4^-CD8^-$ DN 细胞,仅少数为 $CD8^+$ SP 细胞。其抗原受体 TCR 为 γ 链和 δ 链组成,缺乏多样性,只能识别多种病原体表达的共同抗原成分,使之有别于 αβ T 细胞的特异性抗原识别能力。γδ T 起源自骨髓多能造血干细胞,在胸腺内发育成熟,主要分布于皮肤、肠道、呼吸道及泌尿生殖道的黏膜和皮下组织,在末梢血中仅占 5%~10%,某些胸腺内早期 T 细胞也为 γδ T 细胞。与 αβ T 细胞相比,γδ T 细胞具有如下特点:①直接识别天然抗原,不需 APC 提呈,无 MHC 限制;②识别配体常为非肽类分子(如 CD1 提呈的糖脂等);③主要发挥非特异性细胞毒作用,尤其在黏膜局部及肝脏的抗感染免疫中发挥重要作用,参与机体针对某些病原体的免疫防御;④释放细胞因子(IL-2、IL-3、IL-4、IL-17、INF-γ、GM-CSF 和 TNF 等)介导炎症反应和发挥免疫调节作用。近年发现 γδ T 细胞也参与对肿瘤细胞、坏死细胞的清除。

2. 自然杀伤 T 细胞(natural killer T cell,NK T cell)　是一类能够同时表达 T 细胞标志(TCR-CD3 复合体)和 NK 细胞表面标志(人 CD56,小鼠 NK1.1)的 T 细胞,主要分布于骨髓、肝脏和胸腺等部位。NK T 细胞来源于骨髓,主要在胸腺内发育,其前体细胞为 $CD4^+CD8^+$ 双阳性胸腺细胞,多数 NK T 细胞的 NK 谱系标志(CD56)是在迁移至外周组织中获得的。NK T 细胞主要表型为 $CD56^+TCR^+CD3^+$,大多数为 $CD4^-CD8^-$ 双阴性细胞,少数为 $CD4^+$ T 细胞,其 TCR 主要为 αβ 链组成,少数为 γδ 链组成,但其 TCR 缺乏多样性,主要识别由 CD1 分子提呈的脂类和糖类抗原,且不受 MHC 限制。NK T 细胞受到刺激后,可以分泌大量的 IL-4、IFN-γ、GM-CSF、IL-13 及其他细胞因子和趋化因子,发挥免疫调节和细胞毒作用,参与固有免疫,保护机体免受病原体感染和肿瘤发生。另一方面,NK T 细胞与多种疾病的发病有着重要联系,参与自身免疫病的发生和发展。

3. B1 细胞　是 $CD5^+$ B 细胞,该亚群占 B 细胞总数的 5%~10%,主要定居于腹腔、胸腔及肠道黏膜固有层和肠系膜淋巴结中,是具有自我更新能力的长寿命 B 细胞。B1 细胞的 BCR 缺乏多样性,抗原识别谱较窄,可直接识别结合某些病原体或自身抗原所共有的表位分子,迅速活化进行体液免疫应答。其识别的抗原主要包括:①细菌表面共有的多糖抗原 TI-Ag,如细菌脂多糖、荚膜多糖、葡聚糖和肠道菌群表面的磷脂酰胆碱等;②自身抗原,如变性红细胞、变性 IgG 和 ssDNA 等。其免疫应答特点有:①针对细菌多糖类物质,产生快速而强烈的应答,无需 T 细胞的辅助,主要产生 IgM 类的低亲和力抗体;②活化后极少发生类别转换,每个 B1 细胞克隆仅产生一种 Ig 类型;③不形成记忆细胞,无免疫记忆。

第二节　抗原提呈细胞及抗原提呈作用

抗原提呈细胞(antigen presenting cell,APC)指能摄取、加工抗原,并将抗原肽通过 MHC 分子提呈给 T 细胞的一类细胞。APC 是连接固有免疫和适应性免疫的桥梁,在免疫识别、免疫应答及维持免疫平衡中都起到非常重要的作用。

一、抗原提呈细胞

根据 APC 是否组成性表达 MHC Ⅱ类分子,将 APC 分为两类:专职性抗原提呈细胞(professional antigen presenting cell)和非专职性抗原提呈细胞(non-professional antigen presenting cell)。组成性表达 MHC Ⅱ类分子和 T 细胞活化共刺激分子的 APC 称为专职性抗原提呈细胞,包括树突状细胞、单核巨噬细胞和 B 细胞,它们通过吞噬作用或受体介导的内吞作用摄取外来抗原,并对其进行加工,以抗原肽 -MHC Ⅱ类分子复合物的形式在细胞表面提呈抗原信息,与共刺激分子一起激活 CD4⁺ T 细胞;活化的 T 细胞、内皮细胞、成纤维细胞、上皮及间皮细胞等在正常条件下不表达 MHC Ⅱ类分子,但在炎症过程中或 IFN-γ 等细胞因子的作用下,也可表达 MHC Ⅱ类分子并处理和提呈抗原,这类细胞称为非专职性抗原提呈细胞。另外,几乎所有有核细胞均能表达 MHC Ⅰ类分子,并具有降解胞内蛋白的能力,可将内源性抗原提呈给 T 细胞,广义而言也可归为 APC 范畴,但通常把因感染或发生突变将内源性抗原肽 -MHC Ⅰ类分子复合物提呈给 CD8⁺ T 细胞的这类细胞称为靶细胞,而将抗原肽 -MHC Ⅱ类分子复合物提呈给 CD4⁺ T 细胞的这类细胞称为 APC。下面主要介绍 3 种专职性抗原提呈细胞的特点和功能。

（一）树突状细胞

树突状细胞(dendritic cell,DC)是一类成熟时具有大量树状突起,能够识别、摄取、加工和处理抗原并将抗原肽提呈给初始 T 细胞以诱导其活化的细胞,是迄今所知抗原提呈能力最强的 APC。DC 目前尚无特异性细胞表面分子标志,主要通过形态学、组合性细胞表面标志、在混合淋巴细胞反应中能激活初始 T 细胞等特征进行鉴定,DC 表达大量的黏附分子(如 CD11a、CD11c、CD50、CD58、CD102)及主要的共刺激分子(CD80、CD86)。

1. 来源和分化　DC 在起源上属于谱系交叉的免疫细胞,根据起源不同分成三类:

（1）经典树突状细胞(conventional dendritic cell,cDC):由髓样干细胞分化成熟,包括间质性 DC 与朗格汉斯细胞(Langerhans cell,LC),主要存在于非淋巴组织。

（2）浆细胞样树突状细胞(plasmacytoid dendritic cell,pDC):由淋巴样干细胞分化成熟,又称为淋巴样树突状细胞(lymphoid dendritic cell,lDC),包括并指状树突状细胞、胸腺树突状细胞等,主要存在于淋巴组织。

（3）滤泡样树突状细胞(follicular dendritic cells,fDC):位于淋巴结中,有学者认为可能源自间叶细胞。近年来发现的存在于体液中的 DC 则被称为隐蔽细胞和外周血 DC。正常情况下,绝大多数 DC 处于非成熟状态,表达低水平的共刺激分子和黏附分子。在摄取抗原或接受某些刺激因素后,可以分化成熟,其 MHC Ⅱ类分子、共刺激分子的表达显著提高。在 DC 成熟过程中,同时发生迁移,由外周组织通过淋巴管和 / 或血液循环进入次级淋巴器官。

2. 生物学功能　DC 因具有吞噬、免疫调节等作用,归属于固有免疫细胞,但其最重要的生物学功能是抗原提呈。经典树突状细胞的生物学功能因其成熟程度而迥异,未成熟 DC 表面具有丰富的 Toll 样受体和 MHC 分子,能够捕获与携带大量的病原体信息,但抗原提呈能力不强。当其受病原体或其他 Toll 样受体配体激活并迁徙至淋巴组织后,方成为成熟 DC。成熟 DC 是淋巴组织中最重要的 APC,加工处理后的抗原以抗原肽 -MHC Ⅱ类分子复合物的形式提呈给 CD4⁺ T 细胞,为其活化提供第一信号;同时,成熟 DC 高表达 CD80、CD86 和 CD40 等共刺激分子,还为 T 细胞活化提供第二信号,促进 T 细胞的活化增殖和分化,从而完整启动免疫应答过程,也参与 T/B 记忆细胞的形成。初始 T 细胞活化更依赖于 DC 提供的刺激信号,因此 DC 是唯一能激活初始 T 细胞的专职性抗原提呈细胞,而巨噬细胞、B 细胞仅能激活记忆 T 细胞。DC 亦能以抗原肽 -MHC Ⅰ类分子复合物的形式将抗原肽提呈给 CD8⁺ T 细胞启动其免疫过程。未成熟 DC 的另一个重要作用是促进免疫耐受形成,位于胸腺的未成熟 DC 因参与或主导了阴性选择过程而成为中枢免疫耐受的关键;进入外周的未成熟 DC 则通过激活调节性 T 细胞而间接促使克隆无能现象的发生。

（二）单核巨噬细胞

单核巨噬细胞是以吞噬作用为主要功能的固有免疫细胞,因其同时表达 MHC Ⅰ类分子、

MHC Ⅱ类分子和共刺激分子，能摄取加工处理抗原，也属专职性抗原提呈细胞。单核巨噬细胞表达各种类型的模式识别受体，以及 MHC 分子、黏附分子、共刺激分子、补体受体、Fc 受体、趋化因子受体等，可经吞噬、胞饮或受体介导的胞吞作用等方式摄取抗原，并加工处理，提呈给 T 细胞，激发免疫应答。相较 DC，单核巨噬细胞吞噬清除病原体能力强；而其表面 MHC 分子、黏附分子、共刺激分子呈低水平表达，因此抗原提呈能力弱，且不能激活初始 T 细胞，只能对活化 T 细胞或效应 T 细胞及记忆 T 细胞提呈抗原。

（三）B 细胞

B 细胞表达 MHC Ⅱ类分子，也能发挥抗原提呈作用。但 B 细胞几乎不具有吞噬功能，主要通过其表面的 BCR 识别并特异性结合可溶性抗原，随后内化形成 BCR- 抗原复合物，将其加工后，以抗原肽 -MHC Ⅱ类分子复合物形式提呈给 CD4$^+$ T 细胞。在激活 T 细胞的同时，B 细胞也受到 Th 细胞的辅助而活化增殖、表达 CD80、CD86 等共刺激分子，分泌细胞因子，进而分化为浆细胞，分泌抗体介导体液免疫。

二、抗原提呈作用

T 细胞的抗原受体（TCR）不能识别天然抗原，只能识别 APC 提呈的抗原肽。在 APC 与 T 细胞接触的过程中，表达于 APC 表面的抗原肽 -MHC 分子复合物被 T 细胞识别，并将抗原肽提呈给 T 细胞诱导其活化的过程称为抗原提呈（antigen presentation）。根据来源和产生部位的不同，抗原可分为外源性抗原和内源性抗原两大类。专职性抗原提呈细胞表面表达的 MHC Ⅱ类和Ⅰ类分子，分别提呈外源性抗原和内源性抗原。除这两种经典的抗原提呈途径外，还存在交叉提呈和 CD1 分子提呈途径。

（一）MHC Ⅰ类分子抗原提呈途径

又称胞质溶胶途径（cytosolic pathway）或泛素 - 蛋白酶体途径，主要加工处理提呈内源性抗原。内源性抗原指细胞内合成的抗原，主要包括病毒感染的细胞内合成的病毒蛋白、肿瘤细胞内合成的非正常蛋白等。由于几乎所有有核细胞都表达 MHC Ⅰ类分子，被感染或突变的靶细胞均具有通过 MHC Ⅰ类分子途径提呈抗原的能力。

内源性抗原主要由细胞质中的蛋白酶体（proteasome）降解为长度不等的抗原肽段，这些肽段因具有免疫原性而被称为抗原肽（antigenic peptide）。而后抗原肽经抗原加工相关转运体（transporter associated with antigen processing，TAP）转移至内质网腔内与新合成的 MHC Ⅰ类分子结合，通过高尔基体糖基化修饰和膜转运后，以抗原肽 -MHC Ⅰ类分子复合物的形式表达于 APC 表面，最终提呈给 CD8$^+$ T 细胞（图 4-4）。

（二）MHC Ⅱ类分子抗原提呈途径

又称为内体 - 溶酶体途径（endosome-lysosome pathway），主要提呈外源性抗原。细胞外抗原（如某些细菌、细胞和可溶性分子）被 APC 以吞噬、吞饮等方式摄入细胞，形成吞噬小泡。吞噬小泡在胞内迁移过程中与溶酶体融合形成吞噬溶酶体。外源性抗原在吞噬溶酶体内受多种酸性水解酶降解，90% 以上的成分被完全裂解为氨基酸并失去免疫原性，10% 左右降解为具有免疫原性的肽段。与此同时，在内质网中新合成的 MHC Ⅱ类分子与一种被称为 Ia 相关恒定链（Ia-associated invariant chain，Ii chain）的辅助分子连接在一起形成九聚体，并移入内质网腔，形成富含 MHC Ⅱ类分子的小泡（称为 MⅡC），再与吞噬溶酶体融合。进入吞噬溶酶体后，Ii chain 被降解。经 HLA-DM 分子辅助，可将存留在抗原肽结合沟槽内的 Ii chain 残留段（Ⅱ类分子相关恒定链肽段，class Ⅱ-associated invariant chain peptide，CLIP）置换为抗原肽，进而形成 p-MHC Ⅱ类分子复合物，经高尔基体转运至 APC 膜表面，以供 CD4$^+$ T 细胞识别（图 4-5）。MHC Ⅰ类和Ⅱ类分子抗原提呈途径的差异见表 4-1。

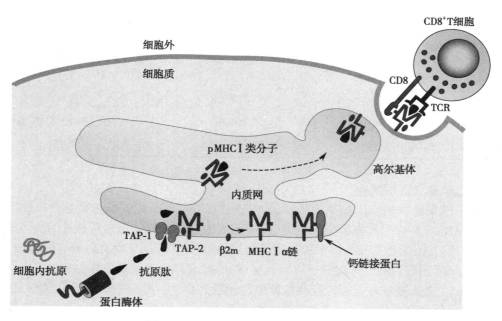

图 4-4　MHC I 类分子抗原提呈示意图

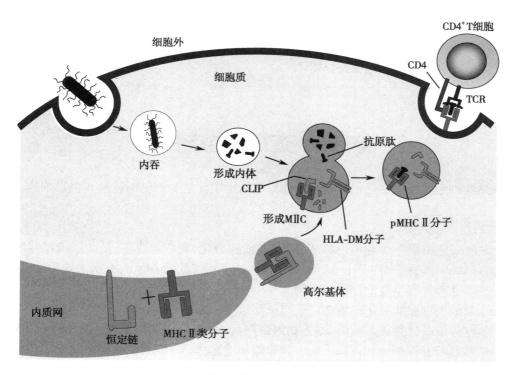

图 4-5　MHC II 类分子抗原提呈示意图

表 4-1　MHC Ⅰ类分子、Ⅱ类分子抗原提呈途径比较

	MHC Ⅰ类分子抗原提呈途径	MHC Ⅱ类分子抗原提呈途径
抗原类型	内源性抗原	外源性抗原
降解抗原的位置	蛋白酶体	内体、溶酶体
抗原与 MHC 分子的结合部位	内质网	MⅡC
提呈抗原肽的 MHC 分子	MHC Ⅰ类分子	MHC Ⅱ类分子
加工和提呈抗原的细胞	所有有核细胞	专职性抗原提呈细胞
识别和应答的淋巴细胞类型	CD8⁺ T 细胞	CD4⁺ T 细胞

（三）抗原交叉提呈途径

除以上两条经典的抗原提呈途径外,体内还存在着其他抗原提呈途径。外源性抗原也可以通过 MHC Ⅰ类分子抗原提呈途径提呈,被 APC 吞噬的病原体蛋白可透过溶酶体膜进入细胞质中,通过 MHC Ⅰ类分子抗原提呈途径提呈给 CD8⁺ T 细胞。除此以外,内源性抗原在某些情况下也可通过 MHC Ⅱ类分子抗原提呈途径加以提呈,这一现象称为交叉提呈（cross-presentation）。交叉提呈方式可与经典抗原提呈途径并存,可使一种抗原经不同途径被加工提呈,扩大了免疫应答的范围。交叉提呈在免疫耐受、抗胞内感染和肿瘤免疫中发挥作用。

（四）脂类抗原的提呈途径

脂类抗原不能被 MHC 限制性 T 淋巴细胞识别。脂类抗原主要通过 APC 表面的 CD1 分子进行提呈。CD1 是非 MHC 基因编码产物,与 MHC Ⅰ类分子具有 30% 的同源性,属于非经典 MHC Ⅰ类分子。内源性和外源性脂类抗原均可被 CD1 分子提呈,可识别 CD1 分子及其所提呈脂类抗原的细胞有 γδ T 细胞、NK T 细胞等。CD1 提呈途径在机体抗微生物感染和脂类抗原免疫应答中起重要作用。

（韩妮萍）

第三节　适应性免疫细胞

在适应性免疫应答中处于核心地位的免疫细胞主要是 T 淋巴细胞和 B 淋巴细胞。

一、T 淋巴细胞

T 淋巴细胞来源于骨髓淋巴样干细胞,在胸腺分化、发育和成熟,是胸腺依赖性淋巴细胞（thymus-dependent lymphocyte）,简称 T 细胞。成熟的 T 淋巴细胞具有很大异质性,表现为膜分子的表达差异和生物学作用的不同。

（一）T 淋巴细胞的分化和发育

T 细胞前体由骨髓进入胸腺,称为胸腺细胞（thymocyte）。胸腺细胞经皮质浅层、皮质深层及髓质区移行并逐渐分化发育成熟。胸腺微环境是诱导并调控 T 细胞分化发育的关键因素,由胸腺基质细胞（胸腺上皮细胞、树突状细胞、巨噬细胞等）及表达的黏附分子、分泌的细胞因子（如 IL-1、G-CSF、IL-12、GM-CSF TNF-α、IFN-α 等）和胸腺激素构成。T 细胞在胸腺内的发育过程如下:

1. 获得多样性 TCR 的表达　早期胸腺细胞位于胸腺皮质,不表达 TCR 和 CD3 分子,不能识别抗原,也不表达 CD4 和 CD8 分子,故称为双阴性细胞（double negative cell, DN cell）。

T细胞在胸腺内逐渐分化成熟,逐渐表达功能性TCR,并同时表达CD4和CD8,形成双阳性细胞(double positive cell,DP cell),T细胞获得识别多样性抗原的能力。

2. T细胞发育的阳性选择(positive selection)　若T细胞TCR的αβ链能与胸腺基质细胞表面MHC Ⅱ类或MHC Ⅰ类分子以适当的亲和力结合,T细胞克隆即被选择,继续分化为CD4$^+$或CD8$^+$单阳性细胞(single positive cell,SP cell);若T细胞TCR的αβ链不能与胸腺基质细胞表面MHC Ⅱ类或Ⅰ类分子结合,即发生凋亡而致克隆清除,该过程即为T细胞发育的阳性选择。阳性选择过程中,T细胞如与MHC Ⅰ类分子结合,则CD4分子表达下调至完全丢失,CD8分子表达上调,最终分化为CD8$^+$T细胞;如与MHC Ⅱ类分子结合,则CD8分子表达下调至完全丢失,CD4分子表达上调,最终分化为CD4$^+$T细胞。T细胞由此获得了识别抗原的MHC限制性。

3. T细胞发育的阴性选择(negative selection)　阳性选择后的SP细胞若能识别胸腺皮质与髓质交界处的树突状细胞和巨噬细胞表面的自身抗原肽-MHC Ⅰ类分子复合物或自身抗原肽-MHC Ⅱ类分子复合物,即发生凋亡而致克隆清除;不能识别自身抗原肽-MHC Ⅰ类分子复合物或自身抗原肽-MHC Ⅱ类分子复合物的T细胞则继续发育,此过程即T细胞发育的阴性选择。T细胞由此获得对自身抗原的耐受性。

只有经历阳性选择和阴性选择后的T细胞,才能分化为具有MHC限制性、仅识别异物抗原的CD4$^+$T细胞或CD8$^+$T细胞,即免疫功能成熟的T细胞,进而离开胸腺迁移到外周血液,并进入外周免疫器官。

（二）T淋巴细胞表面的膜分子

存在于T细胞表面的膜分子,既可作为细胞表面标志,也是体现其不同生物学作用的功能分子。

1. TCR-CD3复合物　由TCR分子与CD3分子组成(图4-6)。①TCR即T细胞受体,有TCRαβ(由α链、β链组成的异二聚体)和TCRγδ(由γ链、δ链组成的异二聚体)两种类型,每个T细胞克隆仅表达其中一种,分别称为αβ T细胞或γδ T细胞。γδ T细胞被划入固有淋巴细胞(详见本章第一节),αβ T细胞则是参与适应性免疫应答的主体,如不特别说明,通常所说的T细胞属αβ T细胞。②CD3具有五种肽链,即γ、δ、ε、ζ和η,均为跨膜蛋白。γ、δ和ε的胞外区各有一个Ig样结构域。通过这些结构域之间的相互作用,分别形成γε和δε异二聚体。ζ和η的胞外区很短,以二硫键连接,形成ζζ二聚体或ζη异二聚体。此三组二聚体的胞浆区均带有免疫受体酪氨酸激活模体,负责将抗原刺激信号转导至细胞内。TCR与CD3分子的组合为非共价结合。

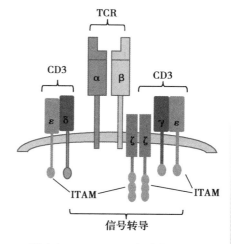

图4-6　TCR-CD3复合物示意图
ITAM:免疫受体酪氨酸激活模体

2. 共受体　CD4和CD8是TCR的共受体(co-receptor),但表达在不同的T细胞群体上。①CD4是一种单链跨膜糖蛋白,其胞膜外区有4个Ig样结构域,远膜端的2个结构域能与MHC Ⅱ类分子的免疫球蛋白样结构域结合,并参与活化信号转导,催化CD3的ITAM酪氨酸磷酸化。②CD8是由α肽链和β肽链组成的异二聚体或两条α链组成的同二聚体,其α肽链和β肽链的胞膜外区各含一个Ig样结构域,能与MHC Ⅰ类分子的α3结构域结合,有助于稳定细胞毒性T细胞(CTL)和APC间的相互作用,并参与活化信号转导,催化CD3的

ITAM 酪氨酸磷酸化。

3. 共刺激分子　是存在于 T 细胞膜上决定其是否活化的重要黏附分子。①CD28 为二聚体,表达于成熟 T 细胞表面,其配体是 B 细胞和 APC 表面的 B7 分子家族,即 CD80(B7.1)、CD86(B7.2)。CD28 与 CD80/86 结合后,可为 T 细胞活化提供共刺激信号(costimulatory signal),即"第二活化信号",以促进 T 细胞的增殖、分化及合成 IL-2。共刺激信号缺乏,则可使 T 细胞转向失能(anergy)状态。②CD154 即 CD40 配体,主要表达于活化的 T 细胞。与 B 细胞表面相应受体 CD40 结合,可调节 B 细胞的活化,产生双向效应。即一方面为 B 细胞活化提供共刺激信号,另一方面通过增强 APC 上 B7 分子表达及分泌 T 细胞分化相关的细胞因子来继续促进 T 细胞的活化。③CD2 又称淋巴细胞功能相关抗原 -2(LFA-2),表达于成熟 T 细胞,是 T 细胞的重要标志之一。其配体为 APC 或靶细胞上的 CD58(LFA-3)分子,CD2 与相应配体的相互作用可加强 T 细胞与 APC 或靶细胞间黏附,为 T 细胞提供协同刺激,促进 T 细胞活化。

4. 共抑制分子　①CD152 又称细胞毒性 T 细胞活化抗原 -4(CTL activation antigen-4,CTLA-4),是 T 细胞活化的负调节分子。其胞浆区具有 ITIM,提供 T 细胞活化的抑制信号。CD152 与 CD28 具有共同配体 CD80/86,且亲和力显著高于 CD28。故其与 CD28 竞争性结合 CD80/86 的结果,可抑制 T 细胞过度活化,系机体调控免疫应答强度的重要反馈机制。②程序性死亡蛋白 -1(programmed death-1,PD-1)是重要的共抑制分子,表达于活化 T 细胞,配体为 PD-L1(programmed death ligand-1)和 PD-L2(programmed death ligand-2,PD-L2)。PD-1 与配体结合后,可抑制 T 细胞的增殖及 IL-2 和 IFN-γ 等细胞因子的产生,并抑制 B 细胞的增殖、分化和 Ig 的分泌。PD-1 还参与外周免疫耐受的形成。

5. 细胞因子受体　多种细胞因子通过与 T 细胞表面相应受体(IL-1R、IL-2R、IL-4R、IL-6R 及 IL-7R 等)结合而参与调节 T 细胞活化、增殖和分化。静止和活化的 T 细胞其表面细胞因子受体的种类、密度及亲和力差别很大。例如,静止 T 细胞仅表达低亲和力的 IL-2R,而活化 T 细胞可表达高亲和力的 IL-2R,因此,激活的 T 细胞能接受较低水平 IL-2 的刺激而增殖。

6. 丝裂原受体　可与有丝分裂原结合,促使静止状态的 T 细胞活化、增殖、转化为淋巴母细胞。植物血凝素和伴刀豆球蛋白是最常用的 T 细胞丝裂原。

此外,T 细胞还表达某些类型的 Fc 受体、补体受体和 MHC Ⅰ类分子,活化 T 细胞尚可表达 MHC Ⅱ类分子。

(三) T 淋巴细胞的不同生物表型及其功能

参与适应性免疫应答的 αβ T 细胞按膜分子的表达类型,主要分为 CD4⁺ T 细胞和 CD8⁺ T 细胞;按生物学作用分为辅助性 T 细胞(helper T cell,Th cell)、细胞毒性 T 细胞(cytotoxic T lymphocyte,CTL;或 cytotoxic T cell,Tc cell)和调节性 T 细胞(regulatory T cell,Treg cell);按激活状态分为初始 T 细胞、效应 T 细胞和记忆 T 细胞。

1. CD4⁺ T 细胞和 CD8⁺ T 细胞　外周成熟 T 细胞分为:①CD4⁺ T 细胞,为 MHC Ⅱ类分子限制性 T 细胞,功能上主要分为辅助性 T 细胞(Th 细胞)、调节性 T 细胞(Treg 细胞)两群;②CD8⁺ T 细胞,为 MHC Ⅰ类分子限制性 T 细胞,功能上主要为细胞毒性 T 细胞(CTL)。

2. 辅助性 T 细胞、细胞毒性 T 细胞和调节性 T 细胞　就活化后 T 细胞的生物学作用而言,可粗略分为产生间接效应作用并辅助其他效应细胞激活的 Th 细胞、产生直接细胞毒作用的 CTL 和主要表现抑制性调节作用的 Treg 细胞三大类。

(1) Th 细胞:膜分子表型多为 CD4⁺ T 细胞,按激活后分泌细胞因子的格局,Th 细胞又可分为:①Th1 细胞:分泌 IL-2、IFN-γ、IL-12 和 TNF-β/α 等类型的细胞因子,辅助或促进 Tc 细胞、NK 细胞、巨噬细胞的活化和增殖,形成以细胞毒作用为主导的细胞免疫效应,在抗胞内病原菌感染及多种疾病的发生过程中发挥着重要作用,所分泌的细胞因子可抑制 Th2 细胞的活化及效应作用。②Th2 细胞:分泌 IL-4、IL-5、IL-6 和 IL-10 等类型的细胞因子,辅助 B 细胞增殖并产生不同类别的抗体,形成以抗体生物学作用主导的体液免疫效应,在机体对胞外病原体感染和环境变应原的应答过程中发挥着重要作用,所分泌的细胞因子可抑制 Th1 细胞的活化及效应作用。③Th17 细胞:以分泌 IL-17、IL-21、IL-22 为特征,参与多种慢性炎症和自身免疫病。Th17 的增殖依赖于巨噬细胞所分泌的 IL-23,但受 Th1、Th2 细胞因子的抑制。④Tfh 细胞:滤泡辅助型 T 细胞,分泌 IL-21,位于淋巴滤泡中,通过细胞膜表面分子和产生细胞因子等多种途径作用于淋巴滤泡生发中心 B 细胞,参与体液免疫。⑤Th22 细胞:分泌 IL-22 为主,IL-22 可与腺泡细胞、肝细胞、角质形成细胞、结肠上皮下肌成纤维细胞等作用,诱导其产生细胞因子、趋化因子、急性反应蛋白等炎症因子和多种抗菌肽。⑥Th9 细胞:分泌 IL-9、IL-10,可促进肠炎和实验性变态反应性脑脊髓炎(EAE)的病理过程。

(2) CTL:膜分子表型多为 CD8$^+$ T 细胞,经抗原受体介导产生特异性细胞毒作用,其机制为:①分泌穿孔素及颗粒酶介导靶细胞凋亡;②分泌肿瘤坏死因子、淋巴毒素或通过高表达 FasL 与靶细胞表面的相应受体/配体结合,启动靶细胞凋亡。

(3) Treg 细胞:膜分子表型多为 CD4$^+$ T 细胞,具有抑制性免疫调节功能,以转录因子 Foxp3$^+$ 为其细胞特征,可抑制性调节其他效应 T 细胞的活化与增殖,其调节机制与诱导 T 细胞表面负调节分子表达、分泌抑制性细胞因子及调控 APC 作用有关。

3. 初始 T 细胞、效应 T 细胞和记忆 T 细胞 以有无接受抗原刺激及是否处于增殖阶段划分,可将 T 细胞分为:①初始 T 细胞(naïve T cell,Tn cell),即未经抗原激活的 T 细胞,高水平表达 CD62L 和 CD45RA;②效应 T 细胞(effector T cell,Teff cell),即经抗原激活的所有功能类型 T 细胞,高水平表达高亲和力 IL-2 受体,以及 CD44 和 CD45RO;③记忆 T 细胞(memory T cell,Tm cell),即经抗原激活后再次回复静止状态的 T 细胞,表达 CD44 和 CD45RO。Tm 细胞有较长存活期,可分两类,即效应性记忆 T 细胞(Tem),居于炎症组织内,完成即刻起效的快速应答活动;中枢性记忆 T 细胞(Tcm),居于淋巴结副皮质区,在抗原再次刺激下可重新分化为效应细胞。

二、B 淋巴细胞

成熟 B 淋巴细胞也具有一定的异质性,按其膜分子表达的差异分为 B1 细胞(详见本章第一节)与 B2 细胞两群,B2 细胞是参与适应性免疫应答的主体,如无特别说明,文中所指 B 细胞为 B2 细胞。

(一) B 淋巴细胞的分化和发育

B 细胞源于骨髓淋巴样干细胞。早期 B 细胞的增殖分化与骨髓造血诱导微环境密切相关,骨髓基质中的细胞因子和黏附分子是 B 细胞发育的必要条件。B 细胞发育分为两个阶段(图 4-7),第一阶段在造血组织内进行,前 B 细胞的胞质内首先出现 μ 链,随后产生轻链,装配成 IgM,表达于其细胞膜表面形成 SmIgM,发育为不成熟 B 细胞。随后表达 SmIgD,分化为成熟 B 细胞(未接触抗原前称初始 B 细胞)。此过程不需抗原刺激,被称为 B 细胞分化的非抗原依赖期。在第二阶段,成熟 B 细胞离开骨髓进入外周免疫器官,受抗原刺激后活化,SmIgM 丢失,B 细胞继续增殖分化为浆细胞,产生特异性抗体,部分 B 细胞分化为记忆 B 细胞,此阶段称为抗原依赖期。在 B 细胞发育过程中逐渐获得能识别不同抗原的多样性 BCR 表达。同 T 细胞一样,B 细胞在分化成熟过程中也经历阴性选择和阳性选择。通过阴性选择,B 细胞获得自身耐受能力;经阳性选择的 B 细胞克隆大部分分化为分泌高亲和力抗体的长

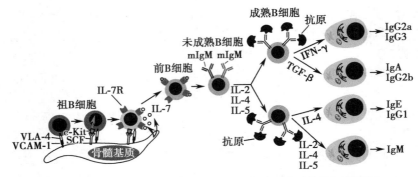

图 4-7 B 淋巴细胞分化和成熟示意图

寿命浆细胞迁移至骨髓,并在较长时间内产生抗体;少部分分化为记忆 B 细胞定居于外周,当再次遇到相同抗原时,产生快速、高效的回忆反应。B 细胞的阳性选择不但促进抗体亲和力成熟,而且同时伴有 Ig 的类别转换。

（二）B 淋巴细胞表面的膜分子

1. BCR-CD79a/b 复合物 由 BCR 分子与 CD79a/b 分子两部分组成(图 4-8):①BCR 即膜免疫球蛋白(mIg),以单体形式存在,能特异性结合抗原,但其胞质区很短,不能直接将抗原刺激的信号传递到 B 细胞内,需要其他分子的辅助来完成 BCR 结合抗原后信号的传递。未成熟 B 细胞表达 mIgM,成熟 B 细胞同时表达 mIgM 和 mIgD,活化和记忆 B 细胞 mIgD 表达消失。②CD79a/b 也称为 Igα(CD79a)、Igβ(CD79b)。两者形成二聚体,其胞内段含有免疫受体酪氨酸激活模体,作用与 TCR-CD3 复合物中的 CD3 分子相似。

2. 共受体 表达于成熟 B 细胞上,系由 CD19、CD21、CD81 和 CD225 分子以非共价键形成的复合体,可辅助 B 细胞活化。

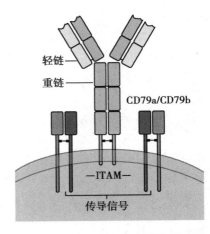

图 4-8 BCR-Igα/Igβ 复合物示意图

3. 共刺激分子 与 T 细胞之共刺激分子作用相似,如:①CD40 是 B 细胞表面最重要的共刺激分子,其配体为表达于活化 T 细胞表面的 CD154(CD40L)。T 细胞活化后,CD40L 表达上调,与 CD40 相互作用,作为 B 细胞活化的"第二活化信号";②CD80/CD86 表达在活化 B 细胞表面,是 T 细胞 CD28 和 CD152 的配体,CD80/CD86 与 CD28 相互作用,提供 T 细胞激活的第二信号;CD80/CD86 与 CD152 相互作用,则可抑制 T 细胞活化。

4. 共抑制分子 B 细胞所表达的 CD22,因胞内段含有免疫受体酪氨酸抑制模体,也可对 B 细胞活化产生负调节作用。

5. 细胞因子受体 B 细胞表面表达 IL-1R、IL-2R、IL-4R、IL-5R、IL-6R、IL-7R 及 IFN-γR 等多种细胞因子受体。细胞因子通过与 B 细胞表面相应受体结合而参与或调节 B 细胞活化、增殖和分化。

6. Fc 受体 是细胞表面能与免疫球蛋白 Fc 片段相结合的结构,多数 B 细胞表达 IgG Fc 受体Ⅱ(FcγRⅡ),与免疫复合物中的 IgG Fc 片段结合,BCR 和 FcγRⅡ分别识别抗原 - 抗体复合物中抗原和抗体 Fc 片段,使两者交联,引发抑制信号,防止抗体生成过多。

7. **补体受体** 多数 B 细胞表面表达 CR1(CD35) 和 CR2(CD21)。CR1 也称 C3b 受体，主要见于成熟 B 细胞，在 B 细胞活化后表达增高，CR1 与相应配体结合可促进 B 细胞活化。CR2 也是 EB 病毒受体。

8. **丝裂原受体** 可与某些有丝分裂原结合，使 B 细胞激活并增殖分化为淋巴母细胞。

成熟 B 细胞表达高密度的 MHC Ⅰ类和Ⅱ类分子。除浆细胞外，B 细胞在整个分化发育过程中均表达 MHC Ⅱ类分子。

（三）B 淋巴细胞的不同生物表型及其功能

B 细胞具有复杂的亚群组成，按照不同的分类方法，B 细胞可分为多个亚群，不同亚群具有各自独特的生理功能。

1. CD5$^+$ B 细胞和 CD5$^-$ B 细胞 CD5$^+$ B 细胞称为 B1 细胞，主要参与固有免疫；CD5$^-$ B 细胞称为 B2 细胞，主要参与适应性免疫。

2. **抗体产生性 B 细胞和调节性 B 细胞** B2 细胞是主要的抗体产生性 B 细胞。其主要功能为：①产生抗体：B2 细胞主要识别蛋白质抗原，是参与体液免疫应答的主要细胞。受特异性抗原刺激后，在 T 细胞辅助下，这群细胞大量增殖，形成生发中心。在此细胞经历类别转换、体细胞高频突变和亲和力成熟，最终分化为浆细胞，产生高亲和力抗体。②提呈抗原：B2 细胞是一类专职性抗原提呈细胞，具有抗原提呈功能，可借其 BCR 结合可溶性抗原，经内化、加工和处理，以抗原肽 -MHC 分子复合物形式提呈给 T 细胞。③分泌细胞因子：活化的 B 细胞还可产生多种细胞因子，参与免疫调节、炎症反应等过程。

1996 年后，陆续有研究发现存在着一群对抗体形成起抑制作用的 B 细胞生物表型，被称为调节性 B 细胞(regulatory B cell，Breg cell)。其特征是通过产生 IL-10、TGF-β 等抑制性细胞因子来影响其他免疫细胞，发挥免疫调节功能。

3. **初始 B 细胞、浆细胞和记忆 B 细胞** 以有无接受抗原刺激及是否处于增殖阶段划分，可将 B 细胞分为：①初始 B 细胞，即未经抗原激活的 B 细胞；②浆细胞，即经抗原激活的抗体形成细胞，这部分细胞可分为两类：短寿浆细胞是最常见的效应细胞；长寿命浆细胞则可由外周淋巴器官转入骨髓后长期存活，并在再次应答时成为主要效应细胞；③记忆 B 细胞，一部分完成体细胞高频突变与类别转换的 B 细胞可分化为记忆 B 细胞，滞留于淋巴滤泡或参与淋巴细胞再循环。当再次应答发生时，可快速分化为浆细胞。

（史丽云）

复习思考题

1. 简述 NK 细胞的生物学功能和作用机制。
2. 简述内源性抗原的提呈过程。
3. 简述 T 细胞的亚群及分类依据。

PPT 课件

❖❖❖ **第五章** ❖❖❖

免 疫 应 答

　　免疫应答(immune response)指机体免疫系统识别和清除抗原性异物的过程,根据种系进化、个体免疫系统的发育及免疫效应机制,可分为固有免疫应答和适应性免疫应答。两者相互依存,紧密配合,共同执行免疫功能,维持机体内环境的稳定。

第一节　固有免疫应答

　　固有免疫系统由固有免疫屏障、固有免疫细胞和固有免疫分子组成。当病原体侵入,宿主皮肤、黏膜等屏障结构起防御作用,如其突破屏障,固有免疫细胞和固有免疫分子即刻激活并发挥效应,将病原体和异物清除,此过程即为固有免疫应答。固有免疫应答出现在宿主抗感染免疫应答的早期阶段,以非特异性方式识别和清除病原体,应答无免疫记忆,不产生免疫耐受,启动和参与适应性免疫应答。

一、固有免疫细胞的识别机制

　　固有免疫细胞不表达特异性抗原受体(TCR/BCR),通常表达模式识别受体(PRR),此类受体多为胚系基因编码,泛特异性识别病原体、损伤或死亡的异常细胞表达的相关分子模式(PAMP/DAMP)。

　　(一) 病原体相关分子模式和损伤相关分子模式

　　固有免疫细胞的识别对象是分子模式,包括作为外源性危险信号的病原体相关分子模式(PAMP)和作为内源性危险信号的损伤相关分子模式(DAMP)。

　　1. 病原体相关分子模式(pathogen associated molecular pattern,PAMP)　是某些病原体或其产物共有的、进化高度保守的分子结构,如甘露糖、脂多糖、磷壁酸、肽聚糖、细菌的鞭毛蛋白、病毒双链 RNA 和酵母多糖等,可被固有免疫细胞 PRR 识别。

　　2. 损伤相关分子模式(damage associated molecular pattern,DAMP)　损伤、缺氧、应激和炎症等因素造成组织细胞损伤,可释放内源性危险信号因子,即 DAMP。DAMP 多为机体细胞内的胞浆蛋白、核蛋白,以及部分代谢分子,通常由受损或坏死细胞快速释放,或由某些激活的免疫细胞(如 Mφ、DC 等)释放,如高速泳动族蛋白 1(high mobility group box 1,HMGB1)、热激蛋白(heat shock protein,HSP)、尿酸结晶、胞外基质降解产物等。

(二)模式识别受体

模式识别受体(pattern recognition receptor,PRR)主要表达于固有免疫细胞膜表面、胞内器室膜上和血清中的可识别 PAMP/DAMP 的受体。根据分布、识别方式,将 PRR 分为以下 3 类:

1. 信号转导型 PRR　表达于细胞表面、内体、溶酶体或胞浆中,与 PAMP/DAMP 结合后,能通过特定的信号转导途径诱导不同基因表达,调控针对不同病原体或损伤细胞的固有免疫应答和炎症反应,主要包括 Toll 样受体、NOD 样受体、RIG-1 受体和识别 DNA 的受体等。

2. 内吞型 PRR　是表达于固有免疫细胞膜表面的跨膜受体,主要有甘露糖受体(mannose receptor,MR)、清道夫受体(scavenger receptor,SR)和补体受体(complement receptor,CR)等,识别病原体结构,如甘露糖、岩藻糖残基、氧化的低密度脂蛋白、LPS、磷壁酸及磷脂酰丝氨酸(凋亡细胞重要表面标志)等,介导吞噬细胞对病原体和受损细胞的摄取和运输,参与病原体在溶酶体中的降解及病原体蛋白质的加工和处理。

3. 分泌型 PRR　分布于血液和淋巴液中,主要有甘露糖结合凝集素(MBL)、C 反应蛋白(CRP)和脂多糖结合蛋白(LBP)等,可结合细菌、酵母菌等病原体组分,通过激活补体、参与炎症等方式清除病原体。

二、固有免疫应答时相

固有免疫应答可分为即刻固有免疫阶段、早期固有免疫应答阶段和适应性免疫应答启动阶段。

(一)即刻固有免疫阶段

在病原体或异物进入机体 0~4 小时做出响应,主要由皮肤、黏膜的屏障作用和体内预存 / 即刻生成的固有免疫成分发挥作用。主要包括:①抗菌肽、溶菌酶、补体、急性期蛋白等,通过各自机制发挥清除异物作用;②局部巨噬细胞迅速吞噬突破屏障进入的病原体;③中性粒细胞在趋化因子作用下,进入感染部位,发挥吞噬杀菌作用。绝大多数病原体感染终止于此时相。

(二)早期固有免疫应答阶段

作用时相为 4~96 小时,是病原体或异物突破固有免疫屏障后的早期诱导性应答阶段。感染局部组织细胞产生的趋化因子可将周围组织中的吞噬细胞募集至炎症部位,以增强局部抗感染作用。活化的巨噬细胞产生大量促炎细胞因子和炎症介质,使血管中的单核细胞和中性粒细胞进入感染部位,进一步增强、扩大机体固有免疫应答和炎症反应,促进病原体或异物的清除。同时,活化的 NK 细胞、NK T 细胞、γδ T 细胞和 B1 细胞等也参与清除病原体的过程。

1. 吞噬作用　吞噬细胞的吞噬杀伤作用是固有免疫应答的重要效应。吞噬细胞主要包括单核巨噬细胞和中性粒细胞,DC 也具有吞噬功能。吞噬作用包括识别、吞噬和消化 3 个主要阶段。吞噬细胞通过 PRR 识别 PAMP/DAMP,将病原体摄入吞噬泡或胞质内的囊泡后形成吞噬体,吞噬体与溶酶体融合形成吞噬溶酶体。通过氧依赖及非氧依赖机制杀伤、降解摄入的病原体及异物。

(1)氧依赖杀伤机制:主要指经呼吸爆发过程形成的反应性氧中间物(reactive oxygen

intermediate，ROI)(如过氧化氢、单态氧、超氧阴离子等物质)和经一氧化氮合成酶催化精氨酸形成的反应性氮中间物(reactive nitrogen intermediate，RNI)(如一氧化氮、亚硝酸盐等)形成对病原体的杀灭。

(2) 非氧依赖杀伤机制：包括溶酶体中溶菌酶对革兰氏阳性菌细胞壁的破坏、多种水解酶对病原体的消化降解、糖酵解产生的酸性环境对病原体的抑制、杀灭，以及防御素、乳铁蛋白介导的杀灭作用。

(3) 胞外陷阱机制：中性粒细胞胞外陷阱(neutrophil extracellular trap，NET)机制可抑制病原体感染。NET主要由核质形成并释放到细胞外，其中含有纤维状DNA、某些颗粒(如丝氨酸蛋白酶)及胞质蛋白。释放到胞外的NET能与细菌结合，降解细菌的毒性物质，并通过高浓度的丝氨酸蛋白酶杀死病原体。NET来自：①死亡中性粒细胞的释放，在细胞受到病原体刺激后2~3小时出现；②未损伤中性粒细胞的分泌，在病原菌刺激中性粒细胞数分钟即可形成。NET是中性粒细胞的一种有效降低机体细菌载荷并控制炎症反应的方式。

2. 细胞毒作用 NK细胞、γδ T细胞和NK T细胞等固有免疫细胞主要通过细胞毒作用非特异性杀伤病原体和靶细胞。NK细胞主要分布于外周血及脾脏，感染、组织损伤时，NK细胞在趋化因子作用下离开血液循环进入感染部位；γδ T细胞主要分布于皮肤、肠道、呼吸道及泌尿生殖道的黏膜和皮下组织；NK T细胞主要分布于骨髓、肝脏和胸腺等部位。这些细胞识别病原体成分被激活，可以分泌大量的细胞因子和趋化因子，发挥细胞毒作用、介导炎症反应和参与免疫调节。

3. B1细胞作用 B1细胞可识别并结合某些病原体(如细菌多糖等物质)，产生快速而强烈的应答，在48小时内即可产生以IgM类为主的低亲和力抗体，该类抗体可结合相应抗原，通过激活补体，在肠道固有层和腹腔等部位发挥非特异性抗感染作用。

嗜酸性粒细胞表达多种趋化因子受体和补体受体等，也具有吞噬作用，但作用缓慢，胞质中含有嗜酸性颗粒，颗粒内含有过氧化物酶和酸性磷酸酶等大量水解酶，对蠕虫具有较强的杀伤作用，主要介导抗寄生虫感染免疫。嗜碱性粒细胞的胞质嗜碱性颗粒内含有组胺、肝素、血清素、白三烯等，也是参与和调控炎症反应的重要固有免疫细胞。

(三) 适应性免疫应答启动阶段

96小时后，接受抗原刺激的巨噬细胞及树突状细胞作为专职性抗原提呈细胞，可将抗原加工处理为抗原肽，提呈给T细胞，启动机体适应性免疫应答。

三、固有免疫应答与适应性免疫应答的关系

固有免疫应答和适应性免疫应答间存在着紧密合作、互为补充和相互调控的关系。

(一) 固有免疫应答启动适应性免疫应答

抗原特异性T细胞的激活有赖于双信号刺激，DC和Mφ等固有免疫细胞可将经其加工处理的抗原肽提呈给T细胞，从而提供T细胞活化的第一信号；同时，Mφ通过表面PRR识别病原生物PAMP后，共刺激分子表达增加，可提供T细胞激活的第二信号。

(二) 固有免疫应答参与适应性免疫应答

固有免疫细胞和分子可协同抗体和效应T细胞发挥免疫效应：①抗体在吞噬细胞、NK细胞、补体等参与下，通过调理吞噬、ADCC、补体活化等机制，杀伤清除病原体和靶细胞；②在胞内病原体感染时，效应T细胞与Mφ相互作用，产生IFN-γ活化吞噬细胞和NK细胞等，使其吞噬杀伤能力显著增强，从而扩大了适应性免疫应答。

（三）固有免疫应答调控适应性免疫应答

固有免疫细胞通过表面 PRR 与不同种类病原生物识别，可产生多种细胞因子，诱导初始 T 细胞分化为不同亚群，进而影响适应性免疫应答的类型；活化 NK 细胞产生的 IFN-γ 可促进 APC 表达 MHC 分子和抗原提呈作用，增强机体适应性免疫应答能力。

———————————————————————●（韩妮萍 姜 昕）

第二节 适应性免疫应答

T 淋巴细胞、B 淋巴细胞以高度特异的抗原受体（TCR/BCR）对抗原进行识别，继而活化、增殖、分化，产生效应清除抗原的过程称为适应性免疫应答（adaptive immune response），可形成免疫记忆及免疫耐受。适应性免疫应答可人为分为抗原识别、细胞活化和抗原清除 3 个连续的阶段；根据介导细胞不同，分为 T 细胞介导的细胞免疫应答和 B 细胞介导的体液免疫应答。

一、T 细胞介导的细胞免疫应答

胸腺内发育成熟的初始 T 细胞进入血液循环，穿越淋巴结的高内皮细胞小静脉到达外周免疫器官，若遭遇并识别 APC 提呈的特异性抗原，即产生免疫应答；若未遭遇则离开淋巴组织重新进入淋巴细胞再循环。

（一）抗原识别阶段

初始 T 细胞不能识别天然抗原，只能识别和结合由 APC 加工处理后的抗原肽 -MHC 分子复合物（peptide-MHC complex，p-MHC），T 细胞与 APC 的识别具有双识别和 MHC 限制性的特点。

1. APC 向 T 细胞提呈抗原　APC 摄入外源性抗原，主要通过溶酶体途径加工处理成抗原肽，与其表达的 MHC Ⅱ类分子结合形成 p-MHC Ⅱ，提呈给 CD4⁺ T 细胞；胞质内产生内源性抗原，主要通过胞质溶胶途径加工处理成抗原肽，与 APC 的 MHC Ⅰ类分子结合形成 p-MHC Ⅰ，提呈给 CD8⁺ T 细胞。具体过程详见第四章第二节。

2. 抗原的识别　T 细胞对抗原识别时，不仅是 TCR 识别抗原肽，还要识别荷肽的 MHC 分子类型，此现象即 MHC 限制性（MHC restriction），亦称为双识别。这种识别经历 T 细胞与 APC 非特异结合与特异结合两阶段。

（1）非特异结合阶段：受趋化因子作用进入淋巴结皮质区的初始 T 细胞与 APC 发生随机接触，通过其表面的一组黏附分子（LFA-1、CD2、ICAM-3 等）与 APC 上对应的受体（ICAM-1、CD58、LFA-3 等）形成短暂、可逆性结合和试配。如果 TCR 与 p-MHC 不能形成特异性结合，APC 即与 T 细胞解离，离开淋巴结进入血液循环；若两者形成特异性结合，即可进入 APC 与 T 细胞的特异结合阶段。

（2）特异结合阶段：首先发挥作用的一对分子是淋巴细胞功能相关抗原 -1（lymphocyte function associated antigen-1，LFA-1）和细胞间黏附分子 -1（intercelluar adhesion molecule-1，ICAM-1）。当 TCR 与 p-MHC 形成特异性结合后，T 细胞诱导 LFA-1 变构并增强其与 APC 表面 ICAM-1 的亲和力，同时通过细胞骨架运动促使膜分子重新分布。T 细胞和 APC 间多对 TCR 与 p-MHC 汇聚成簇，加之周围黏附分子、信号转导分子的紧密接触形成的瞬时性特殊结构称为免疫突触（immunological synapse，IS）（图 5-1）。T 细胞与 APC 间长达数小时甚至数日的接触是 T 细胞活化分化所必需的，免疫突触不仅增强两者间的亲和力，还参与 T 细胞活化信号形成及转导，从而促进 T 细胞活化和发挥效应。

笔记栏

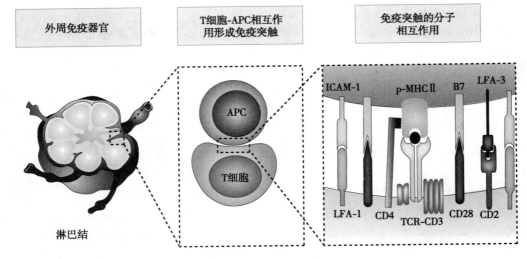

图 5-1　免疫突触示意图

（二）细胞活化阶段

初始 T 细胞活化需要 2 个不同细胞外信号的共同刺激，即"双信号模式"。在辅助受体 CD4 或 CD8 作用下，p-MHC 与 TCR 结合提供 T 细胞活化的第一信号，此为抗原特异性信号；在免疫突触内，T 细胞与 APC 间的共刺激分子形成第二活化信号，又称协同刺激信号或共刺激信号，此为非特异性信号。共刺激分子众多，最重要的是 T 细胞表面的 CD28 与 APC 表面的 B7（CD80/CD86），当两者结合后，CD28 向 T 细胞内传递信号，促进 T 细胞产生 IL-2 等细胞因子并促使初始 T 细胞分化。病原体及其成分、固有免疫应答阶段产生的 IFN-γ 可增强 APC 表达共刺激分子 B7，提供第二信号，引发 T 细胞活化和对病原体的清除效应；如只有第一信号而缺乏第二信号时，T 细胞处于不应答状态，称为失能。正常组织及静息 APC 不表达或低表达共刺激分子，缺乏第二信号可使自身反应性 T 细胞处于失能状态，有利于自身免疫耐受的维持。

1. CD4+ T 细胞 /CD8+ T 细胞的活化　CD4+ T 细胞以 p-MHC Ⅱ作为活化的第一信号，APC 表达的共刺激分子（如 B7 等）为其活化提供第二信号，因此，CD4+ T 细胞总可以率先顺利活化，并成为整个免疫应答过程的"启动者"。CD8+ T 细胞活化需要更为强烈的第二信号。虽然有核细胞均能表达 p-MHC Ⅰ，但这些细胞通常缺乏共刺激分子，不足以活化 CD8+ T 细胞，因此，初始 CD8+ T 细胞的活化必须依赖 DC，其主要活化方式为（图 5-2）：①Th 细胞非依赖性活化：某些病毒感染时，成熟 DC 可被完全活化而高表达共刺激分子，直接向 CD8+ T 细胞提供活化双信号，刺激其合成 IL-2，促进自身增殖、分化，无需效应性 CD4+ T 细胞（Th 细胞）辅助；②Th 细胞依赖性活化：多数情况下，CD4+ T 细胞和 CD8+ T 细胞识别同一 DC 提呈的特异性抗原，CD4+ T 细胞首先活化后，旁分泌 IL-2 诱导 CD8+ T 细胞活化、增殖和分化；效应性 CD4+ T 细胞（Th 细胞）识别 p-MHC Ⅱ后，其表面 CD40L 与 DC 表面 CD40 结合，上调 DC 表面共刺激分子表达，从而向 CD8+ T 细胞提供足够强度的共刺激信号（第二活化信号），诱导其产生 IL-2 并增殖、分化。

2. CD4+ T 细胞 /CD8+ T 细胞的增殖、分化　活化后的 CD4+ T 细胞经历短暂的 Th0 细胞阶段后，在周围环境细胞因子调控下，可分化为 Th1 细胞、Th2 细胞、Th17 细胞、Treg 细胞等不同生物表型（详见第四章）（图 5-3）。活化后的 CD8+ T 细胞则多数分化为具有细胞毒作用的 CTL。效应 T 细胞增殖、分化一般经历 3 个时相：①扩增相：T 细胞活化后在无抗原刺激条件下仍可持续分裂 7~10 个轮次，使 T 细胞数量持续增多，并分化为效应细胞；②收缩相：

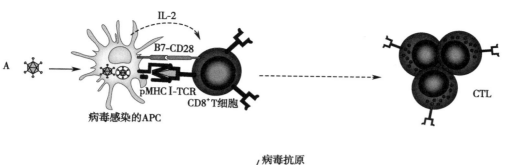

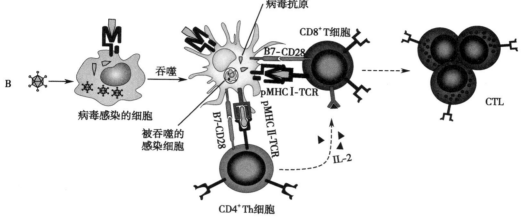

图 5-2 CD8⁺ T 细胞的活化示意图

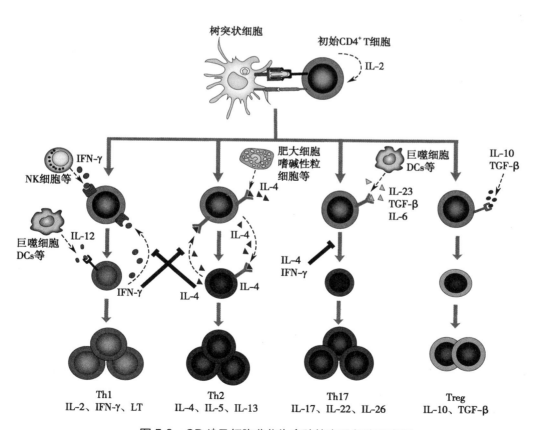

图 5-3 CD4⁺ T 细胞分化为多种效应 T 细胞示意图

当抗原急剧下降后,数量较大的效应 T 细胞可出现激活诱导的细胞凋亡与细胞因子撤退性的细胞凋亡,从而使 T 细胞数量减少;③记忆相:部分侥幸逃脱前面两种凋亡命运的 T 细胞转入静止状态,成为记忆 T 细胞。记忆 T 细胞可分为两类:效应性记忆 T 细胞(Tem)居于炎症组织内,完成即刻起效的快速应答活动;中枢性记忆 T 细胞(Tcm)居于淋巴结副皮质区,在抗原再次刺激下可重新分化为效应细胞。

（三）抗原清除阶段

不同的 T 细胞亚群分化为具有不同效应的 T 细胞,其功能大致包括辅助、杀伤和抑制 3 类,这些效应的最终目的均为清除抗原,维护机体内环境的稳态。

1. CD4⁺ T 细胞的效应

（1）Th1 细胞的效应:主要有两方面:①Th1 细胞通过直接接触诱导 CD8⁺ T 细胞分化为 CTL;②Th1 细胞通过释放 IL-2、IFN-γ 和 LT 等细胞因子募集和促进单核巨噬细胞和淋巴细胞的活化增殖,诱导细胞免疫应答。Th1 细胞对 Mφ 的辅助和促进作用在宿主抗胞内病原体感染中具有重要意义,其分泌的 IFN-γ 可活化 Mφ,促进其杀菌、抗原提呈及诱导炎症反应;IFN-γ 还可促进 B 细胞产生具有调理作用的抗体,进一步增强 Mφ 对病原体的吞噬。Th1 细胞产生的 IL-2 也能促进 Th1 细胞、Th2 细胞、CTL 和 NK 细胞等活化增殖,放大免疫效应;TNF-α 和 LT 可活化中性粒细胞,促进其杀伤病原体(图 5-4)。

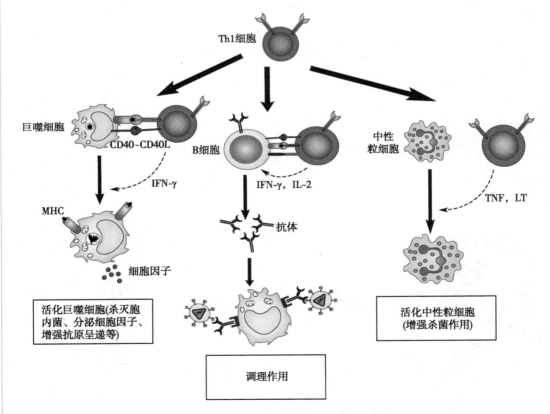

图 5-4 Th1 细胞免疫学效应示意图

（2）Th2 细胞的效应:Th2 细胞主要通过细胞间相互作用和分泌细胞因子辅助 B 细胞介导体液免疫应答,在抗胞外病原体感染和超敏反应中发挥重要作用。

1）辅助体液免疫应答:Th2 细胞表达的 CD40L 与 B 细胞表达的 CD40 结合,提供 B 细胞活化的第二信号;Th2 细胞分泌的 IL-4、IL-5、IL-10 和 IL-13 等细胞因子辅助 B 细胞活化及 Ig 的类别转换,产生 IgA、IgE 等不同类别的抗体,发挥中和作用。

2)介导超敏反应和抗寄生虫免疫:IL-4 和 IL-13 等可促进 B 细胞产生 IgE,IL-5 可促进嗜酸性粒细胞活化,参与 I 型超敏反应和抗蠕虫感染。

(3)Th17 细胞的效应:Th17 细胞主要通过分泌 IL-17、IL-21 和 IL-22 等细胞因子诱导以中性粒细胞为主的炎症反应,吞噬和杀伤细菌和真菌等胞外病原体,维持消化道等黏膜屏障的完整性,在固有免疫应答中发挥重要作用,是参与炎症及自身免疫病的重要成分。①IL-17 是促炎细胞因子,通过刺激局部组织细胞产生趋化因子,招募中性粒细胞和单核细胞,并刺激中性粒细胞活化和增殖;也可刺激局部组织释放防御素抗感染;②IL-22 促进局部组织释放防御素,促进角质细胞增殖,增强免疫屏障的修复和功能;③IL-21 通过自分泌放大 Th17 细胞的效应,刺激 CD8$^+$ T 细胞和 NK 细胞活化增殖产生效应,参与 B 细胞介导的体液免疫应答。

(4)Tfh 细胞的效应:Tfh 细胞分泌 IL-21,表达 CD40L 和诱导性共刺激分子(ICOS),分别与 B 细胞表面的 CD40 和诱导性共刺激分子配体(ICOSL)结合,参与 B 细胞分化过程中的信息传递,促进 B 细胞存活和协助其活化增殖,促进生发中心的形成和浆细胞生成抗体的类别转换和亲和力成熟,维持长时间体液免疫应答。

(5)Treg 细胞的效应:Treg 细胞通常在免疫应答的晚期被诱导产生,通过分泌的 IL-10、TGF-β 和 IL-35 等免疫抑制因子及细胞接触方式抑制其他效应 T 细胞的增殖活化,发挥负向免疫调控作用,调控炎症反应程度和防止自身免疫病的发生。

2. CD8$^+$ T 细胞的效应 效应性 CD8$^+$ T 细胞(CTL)是细胞免疫最重要的效应细胞,能高效、特异性杀伤胞内感染病原体、肿瘤细胞等各种靶细胞,其细胞毒作用机制如下(图 5-5)。

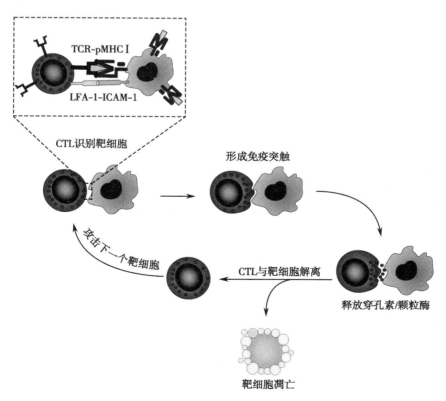

图 5-5 CD8$^+$ T 细胞免疫学效应示意图

（1）穿孔素-颗粒酶途径：CTL 通过释放穿孔素、颗粒酶等细胞毒性颗粒物质杀伤靶细胞。穿孔素是成孔蛋白，与补体 C9 具有 20% 基因同源性，在 Ca^{2+} 存在下，12~16 个穿孔素分子插入靶细胞膜上，形成穿膜孔道，改变细胞渗透压，最终导致细胞溶解。颗粒酶则是一种丝氨酸蛋白酶，可通过穿孔素形成的穿膜孔道直接进入胞内，或借助颗粒酶受体内吞进入靶细胞内。入胞后的颗粒酶水解细胞内多种生理底物，启动靶细胞凋亡过程。

（2）死亡受体途径：活化 CTL 表面迅速大量表达 FasL 或分泌 TNF-α 等分子，FasL 与靶细胞表面 Fas 结合，通过 Fas 分子胞内段的死亡结构域（death domain，DD），引起凋亡酶级联反应，激活内源 DNA 内切酶等，最终导致细胞结构损毁而使细胞凋亡。TNF-α 与靶细胞表面的 TNFR1 结合，TNFR1 与 Fas 同属死亡受体超家族成员，其作用与 Fas/FasL 类似，通过 TNFR1 胞内段的死亡结构域，引起靶细胞凋亡。

T 细胞介导的细胞免疫在抗胞内感染、抗肿瘤免疫中发挥重要作用。当抗原被清除以后，T 细胞免疫应答的结局与转归是：一方面 T 细胞应答水平下降，恢复到静息或自身稳定状态；另一方面是在 T 细胞增殖分化阶段产生的记忆 T 细胞以长寿命、功能静息的状态长久继续存活，以介导和加强再次免疫应答。

二、B 细胞介导的体液免疫应答

成熟 B 细胞离开骨髓进入外周免疫器官，如未遭遇相应抗原即在数周内死亡；若遭遇相应抗原，即通过 BCR 与之结合，进而活化增殖，分化为浆细胞，产生抗体发挥免疫效应，此过程称为 B 细胞介导的体液免疫应答。如无特别说明，执行特异性免疫应答的 B 细胞即指 B2 亚群。

（一）抗原识别阶段

B 细胞对 TD 抗原的识别与 T 细胞识别抗原的机制不同，BCR 可直接识别蛋白质、多糖、脂类等多种天然抗原，且既能识别完整抗原的天然构象，也能识别降解抗原暴露的空间构象。

（二）细胞活化阶段

B 细胞的活化也需要双信号，活化后信号转导途径与 T 细胞相似（图 5-6）。

1. **B 细胞活化的第一信号**　BCR 与抗原表位特异性结合提供 B 细胞活化的第一信号，此为特异性抗原刺激信号。BCR 胞浆区短，无信号转导功能，识别并结合抗原后 BCR 发生交联，激活蛋白酪氨酸激酶，使 CD79a/b 胞浆区 ITAM 磷酸化，启动级联信号转导过程，激活转录因子调控 B 细胞的激活过程。在成熟 B 细胞表面的 CD19/CD21/CD81/CD225 共受体能显著降低 B 细胞活化所需阈值，提高 B 细胞对抗原刺激的敏感性。

2. **B 细胞活化的第二信号**　Th 细胞与 B 细胞表面多对共刺激分子相互作用提供 B 细胞活化的第二信号，此为共刺激信号。最重要的是 CD40/CD40L，CD40 组成性表达于 B 细胞表面，Th 细胞识别抗原活化后表达 CD40L，CD40/CD40L 结合提供 B 细胞活化的第二信号。与 T 细胞类似，如果没有第二信号，B 细胞不能活化，会进入失能状态。

3. **体液免疫应答中 T 细胞、B 细胞的相互作用**　B 细胞对抗原的免疫应答需要 Th 细胞辅助，一方面 B 细胞活化的共刺激信号需由 Th 细胞提供，另一方面 Th 细胞分泌的细胞因子为 B 细胞活化、增殖和分化所必需。T 细胞与 B 细胞的作用是双向的：BCR 结合抗原获得第一信号后，B 细胞作为专职性抗原提呈细胞，将其识别内化的抗原加工处理以抗原肽-MHC Ⅱ类分子复合物的形式提呈给 Th 细胞的 TCR，提供 T 细胞活化第一信号，两者间形成免疫突触；同时，B 细胞表达 B7 分子，与 Th 细胞表面的 CD28 结合，提供 T 细胞活化的第二信号。由此，Th 细胞获得双信号活化后表达 CD40L，再与 B 细胞表面的 CD40 结

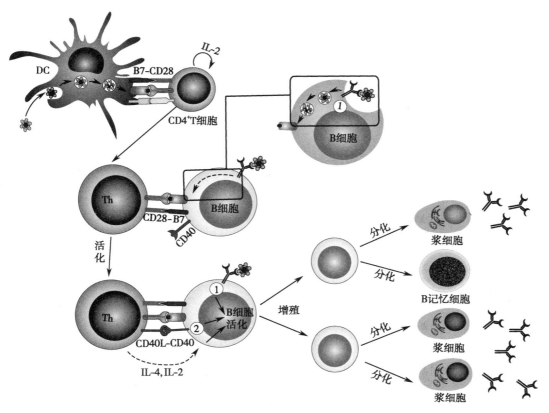

图 5-6 B 细胞活化示意图

合,为 B 细胞活化提供必需的第二信号,同时 Th 细胞分泌的多种细胞因子(如 IL-4)等促进 B 细胞的活化。

活化后的 B 细胞,一部分迁移至淋巴组织髓质,增殖并分化为浆细胞,此类浆细胞为短寿浆细胞,多产生 IgM 类抗体,并于 2 周内逐渐凋亡;另一部分与辅助其活化的 Th 细胞共同迁移至淋巴滤泡,继续增殖形成生发中心。B 细胞在生发中心经过一系列的分化发育过程(体细胞的高频突变、受体编辑、类别转换)形成长寿命浆细胞和记忆 B 细胞。长寿命浆细胞多迁移至骨髓,分泌具有更高亲和力和特异性的 IgG、IgA 及 IgE 类抗体,而记忆 B 细胞则进入淋巴细胞再循环。

(三)抗原清除阶段

B 细胞的抗原清除效应主要通过其分泌的抗体体现。B 细胞增殖分化为浆细胞后,浆细胞大量分泌抗体,不同类型的抗体通过不同的生物学效应清除抗原。抗体的生物学作用包括中和作用、活化补体发挥效应(主要是经典途径)、调理作用、ADCC 等,在第三章已详细介绍,此处不再赘述。

(四)体液免疫应答抗体产生的一般规律

抗原初次进入机体所引发的特异性免疫应答称为初次免疫应答(primary immune response)。初次免疫应答末期,随着抗原被逐步清除,多数效应 T 细胞和浆细胞死亡,抗体浓度下降,与此同时,在应答过程中形成的记忆 T 细胞和记忆 B 细胞得以长久保存。相同抗原再次刺激机体,记忆 T 细胞 / 记忆 B 细胞引发的更为迅速高效的特异性免疫应答,称为再次免疫应答(secondary immune response)。两种免疫过程中 B 细胞的活化、效应和抗体产生呈现不一样的规律(图 5-7)。

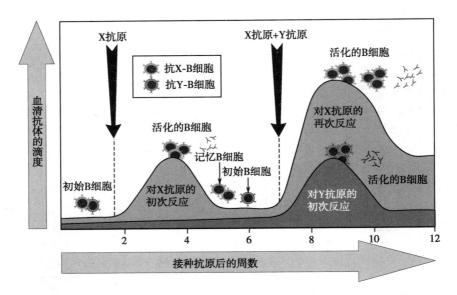

图 5-7 初次免疫应答和再次免疫应答示意图

1. 初次免疫应答 初始淋巴细胞活化的阈值较高,对双信号的要求较为严格,活化、增殖、分化的时间较长,因此抗体的形成水平较低,亲和力较低,维持时间较短。

初次免疫应答抗体产生过程可分为 4 个阶段:

(1) 潜伏期:从机体接受抗原刺激到可在血清中检测出针对此抗原的特异性抗体的阶段。多数情况下潜伏期从几天到几周不等。抗原的性质、剂量、进入机体的途径、是否同时应用佐剂及宿主的生理状态都可影响潜伏期的长短。

(2) 对数增长期:特异性抗体呈现相对较快的增长阶段,IgM 首先出现,并先于 IgG 达到较高水平,随后 IgG 呈现快速增长。

(3) 平台期:当机体内抗体的产生与降解达到一个相对平衡状态,且血清中抗体滴度维持在较高水平,即为平台期,持续时间从数天到数周不等。

(4) 下降期:随着时间的推移,体内外来抗原被逐渐清除,免疫应答强度逐渐减弱,产生的特异性抗体数量逐渐减少,而被降解和与抗原结合被清除的抗体逐渐增加,血清中的抗体浓度进一步下降。在几周或几个月后,针对这一特定抗原的抗体会逐渐恢复到遇到这一特定抗原前的水平。

2. 再次免疫应答 与初次免疫应答明显不同,记忆 T/B 细胞活化的阈值较低,其活化、增殖、分化迅速,抗体的效应水平较高,亲和力高,维持时间较长(表 5-1)。其过程与初次免疫应答也有所不同:①潜伏期较初次免疫应答短;②对数期抗体浓度增加较快;③平台期抗体浓度较初次免疫应答高,维持时间长;④高抗体水平下降缓慢。

表 5-1 初次免疫应答和再次免疫应答特性比较

特性	初次免疫应答	再次免疫应答
所需抗原量	高	低
抗体产生的诱导期	长	短
高峰浓度	低	高
维持时间	短	长
Ig 类别	主要为 IgM	IgG、IgA 等
亲和力	低	高
特异性	低	高

三、免疫应答的结局和转归

免疫应答的结局和转归指免疫应答导致的最终结果。免疫应答的本质是区分"自己"和"非己",目的是将"非己"物质清除。但往往由于多种因素的作用,其结果有以下两种:①对"非己"物质积极响应:表现在两个方面,一方面清除"非己"物质,发挥保护机体的作用,称为免疫保护;另一方面清除的同时也造成机体组织与细胞的损伤,称为免疫损伤,因此有学者形象地将此喻为"双刃剑";②对"非己"物质消极响应:主要表现为免疫系统对特定抗原的免疫无反应状态,称为免疫耐受。另外,由于 T 淋巴细胞和 B 淋巴细胞在激活后有一部分可以分化为记忆 T 细胞和记忆 B 细胞,由于记忆 T/B 细胞的存在,针对病原体的应答模式和强度会随着病原体接触次数的增加而有所增强,故而可形成免疫记忆。因此,免疫应答的结果最终可归为免疫保护与免疫损伤、免疫耐受和免疫记忆的形成。

（一）免疫保护与免疫损伤

无论是固有免疫应答还是适应性免疫应答的发生,都同时形成免疫保护与免疫损伤的双重作用。前者表现为病原体的抑制、杀灭,毒素的中和及受感染细胞的清除;后者表现为各类炎症介质、吞噬细胞释放的蛋白酶、细胞毒细胞等所造成的组织损伤,以及由清除感染细胞而形成的器官功能障碍等。多数情况下,免疫应答活动所形成的损伤比较轻微,不以疾病状态表现,人们只观察到其保护效应。但在损伤较为严重、出现相应临床症状时,免疫应答即以免疫损伤的形式显现,此类以临床疾病状态显现的免疫损伤称为超敏反应(见本章第三节)。另外,在微生物感染(尤其是病毒)的情况下,激活免疫系统,机体可短期内分泌大量细胞因子,引发全身炎症反应综合征,严重者可导致多器官功能障碍综合征,称为细胞因子风暴(cytokine storm),这属于免疫系统清除感染所造成的免疫病理,亦属于免疫损伤的一种。

（二）免疫耐受

免疫耐受可天然形成,如机体对自身组织抗原的免疫耐受;也可后天获得,如人工注射某种抗原后诱导的获得性耐受。主要表现为原来具有应答能力的 T、B 细胞克隆,受多种因素影响,丧失反应性,产生免疫耐受,这类耐受能持续一段时间,但可能随诱导因素的消失而逐渐消除,重新恢复对相应抗原的免疫应答能力。

（三）免疫记忆

免疫记忆是适应性免疫应答的重要特征之一。免疫记忆指机体再次遇到初次致敏抗原后出现二次增强性应答,表现为免疫系统对曾接触的抗原启动更为迅速和有效的免疫应答。免疫记忆有利于防止持续性感染,也是实施预防接种并取得成效的生物学基础。适应性免疫记忆由淋巴细胞承担,包括记忆 T 细胞和记忆 B 细胞,两者是对特异性抗原有记忆能力的长寿命淋巴细胞。

第三节　免疫病理

免疫应答是把"双刃剑"。正常情况下,免疫应答可以保护机体维持自身生理平衡。如果免疫应答水平过高或过低,或针对自身的免疫耐受被打破,所出现的异常应答可导致相关免疫性疾病的发生,如超敏反应、免疫缺陷病、自身免疫病等。

一、超敏反应

超敏反应(hypersensitivity)亦称变态反应(allergy),是机体受到某些抗原刺激时,出现生理功能紊乱或组织细胞损伤等异常的适应性免疫应答。根据超敏反应的发生机制和临床特点,将其分为Ⅰ型、Ⅱ型、Ⅲ型、Ⅳ型。

（一）Ⅰ型超敏反应

Ⅰ型超敏反应也称速发型超敏反应(immediate hypersensitivity),主要由 IgE 介导,发生快、消退也快。

引起超敏反应的抗原称为变应原(allergen)。Ⅰ型超敏反应往往发生于再次暴露于变应原后的数分钟至数小时内。临床上常见的变应原有药物或化学性变应原(如青霉素、磺胺、普鲁卡因、有机碘化合物等)、吸入性变应原(如花粉颗粒、尘螨及排泄物、真菌菌丝及孢子等)、食物变应原(如奶、蛋、鱼、虾、蟹、贝等蛋白质类)。IgE 主要由鼻咽、扁桃体、气管和胃肠道黏膜下固有层淋巴组织中的浆细胞产生,这些部位也是变应原易于侵入并引发Ⅰ型超敏反应的部位。

Ⅰ型超敏反应的发生机制(图 5-8):变应原进入机体后,诱导特异性 B 细胞产生抗体 IgE。IgE 为亲细胞抗体,其 Fc 片段能与肥大细胞或嗜碱性粒细胞表面的 Fc 受体(FcεRⅠ)结合,形成致敏的肥大细胞或嗜碱性粒细胞,使机体处于对该变应原的致敏状态。相同的变应原再次接触致敏机体后,变应原同时与致敏细胞表面的 2 个以上相邻 IgE 结合,使多个 FcεRⅠ交联形成复合物,启动活化信号,使致敏细胞脱颗粒,释放多种生物活性物质,如组胺、激肽释放酶、白三烯(leukotriene,LT)、前列腺素 D2(prostaglandin D2,PGD2)、血小板活化因子(platelet activating factor,PAF)等。根据反应发生的快慢和持续时间的长短,可分为速发相反应和迟发相反应。前者通常在接触变应原后数秒内发生,可持续数小时,主要由组胺、前列腺素等引起,表现为毛细血管扩张,血管通透性增高,平滑肌收缩,腺体分泌增加;后者在接触变应原 4~6 小时发生,可持续数天,为局部的嗜酸性粒细胞浸润为特征的炎症反应。

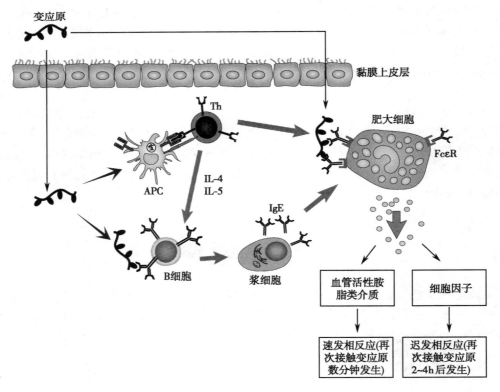

图 5-8　Ⅰ型超敏反应发生机制示意图

临床上常见的全身过敏反应有药物过敏性休克(青霉素过敏最为常见)、血清过敏性休克(动物免疫血清),局部过敏反应有过敏性哮喘、过敏性鼻炎、胃肠道过敏、荨麻疹等。

（二）Ⅱ型超敏反应

Ⅱ型超敏反应是由抗体（IgM 或 IgG）识别靶细胞膜或细胞膜外基质抗原,经补体、吞噬细胞或 NK 细胞参与,引起的以细胞溶解或组织损伤为主的病理性免疫反应。

其损伤机制为:①IgG 或 IgM 与靶细胞表面抗原结合后,通过经典途径激活补体,导致靶细胞溶解,以及通过补体裂解产物 C3b、C4b、iC3b 介导的调理作用,使靶细胞破坏;②IgG 类抗体与靶细胞表面抗原结合后,通过 Fc 片段与效应细胞表面 Fc 受体结合,通过调理作用或 ADCC 介导细胞损伤。

临床常见疾病有 ABO 血型不符引起的输血反应、新生儿溶血症、自身免疫性溶血性贫血、药物过敏性血细胞减少症、肺出血 - 肾炎综合征、甲状腺功能亢进症等。

（三）Ⅲ型超敏反应

血液循环中的可溶性抗原与相应抗体结合形成可溶性免疫复合物（immune complex, IC）,正常情况下机体通过单核巨噬细胞吞噬可清除 IC。Ⅲ型超敏反应是由中等大小的 IC 沉积于局部或全身多处毛细血管基底膜后激活补体,所产生的 C3a 和 C5a 与肥大细胞的相应受体结合,可使肥大细胞活化,释放组胺,并趋化中性粒细胞至免疫复合物沉积部位。中性粒细胞于吞噬免疫复合物时释放蛋白水解酶、胶原酶和弹性纤维酶等,引起血管损伤。故临床多见为局部血管炎(阿蒂斯反应)、血清病、链球菌感染引起的肾小球肾炎等。

（四）Ⅳ型超敏反应

Ⅳ型超敏反应是由 T 细胞介导的炎症损伤,由致敏 T 细胞再次接触抗原后引发。此型超敏反应发生较慢,通常在再次接触抗原 24~72 小时出现炎症反应,故又称为迟发型超敏反应（delayed hypersensitivity）。

Ⅳ型超敏反应按 T 细胞产生效应的方式,分为 CD4[+] T 细胞引起的迟发型超敏反应炎症和 CD8[+] T 细胞造成的细胞毒性损伤两类。常见于结核病、接触性皮炎、多发性硬化、类风湿关节炎及 1 型糖尿病等。

四型超敏反应的比较,见表 5-2。

表 5-2　四型超敏反应比较

特征	Ⅰ型	Ⅱ型	Ⅲ型	Ⅳ型
抗体或效应 T 细胞	IgE	IgG,IgM	IgG,IgM	Th1、Th17、CTL
抗原	变应原	细胞性抗原	可溶性抗原	可溶性抗原、细胞性抗原
发生时间	15~30 分钟	数分钟至数小时	3~8 小时	48~72 小时或更长
参与成分	肥大细胞、嗜碱性粒细胞	抗体、补体、巨噬细胞	补体、肥大细胞、中性粒细胞	T 淋巴细胞、巨噬细胞
疾病	药物过敏性休克、哮喘	自身免疫性溶血	阿蒂斯反应、血清病	接触性皮炎、肉芽肿

二、免疫缺陷病

免疫缺陷病（immunodeficiency disease,IDD）是因遗传因素或其他原因造成免疫系统先天发育障碍或后天损伤所致的综合征。患者因免疫细胞发育、分化、调节和代谢的异常,出现一系列临床表现,对病原体甚至条件性病原微生物易感性增加,对自身免疫病及超敏反应性疾病易感,某些肿瘤(如淋巴细胞恶性肿瘤)的发生率增高。按病因不同分为原发性免疫缺陷病(primary immunodeficiency disease,PIDD)和获得性免疫缺陷病(acquired immunodeficiency disease,AIDD)两类。

(一)原发性免疫缺陷病

PIDD 又称先天性免疫缺陷病(congenital immunodeficiency disease,CIDD),由免疫系统遗传缺陷或先天发育不全所致,多于幼年起病。PIDD 已经超过 350 种,每年有超 20 种新发现疾病。主要分为以下几类:

1. T、B 细胞联合免疫缺陷病　可同时累及机体细胞免疫和体液免疫的 PIDD,T、B 细胞分化发育中任一分子的基因突变都可引起免疫缺陷病。重度联合免疫缺陷病(severe combined immunodeficiency disease,SCID)由 T 细胞发育异常和 / 或 B 细胞发育不成熟引起,多见于新生儿和婴幼儿,易发生肺炎、脑膜炎等严重感染。某些 SCID 患者表现为慢性皮疹,是由于母亲 T 细胞进入胎儿而未被排斥(胎儿缺乏 T/B 细胞或其功能)导致移植物抗宿主反应,即母亲 T 细胞对胎儿组织发生免疫攻击。

2. 抗体缺陷为主的原发性免疫缺陷病　是一类以抗体生成及抗体功能缺陷为特征的疾病,患者一般有血清 Ig 减少或缺乏,出生后 7~9 月龄开始发病,患儿对肿瘤和自身免疫病易感,对有荚膜的化脓性细菌易感,但对真菌和病毒不易感。

3. 先天性吞噬细胞数量和 / 或功能缺陷　这类疾病包括中性粒细胞分化缺陷、运动缺陷、呼吸爆发缺陷、对分枝杆菌病的遗传易感缺陷及其他缺陷 5 种疾病。临床表现为化脓性细菌和真菌的反复感染,轻者仅累及皮肤,重者则感染重要器官而危及生命。

4. 补体缺陷病　多为常染色体隐性遗传,由补体固有成分、调节蛋白或补体受体中任一成分缺陷引起。补体固有成分缺陷患者表现为系统性红斑狼疮样综合征、抗感染能力低下、易发生化脓性细菌感染。补体调节蛋白或补体受体缺陷者表现为抗感染能力降低。

此外,PIDD 还包括免疫失调性免疫缺陷病、固有免疫缺陷病、自身炎性反应性疾病引起的免疫缺陷病及已经定义明确的免疫缺陷病等。

(二)获得性免疫缺陷病

获得性免疫缺陷病是因感染、肿瘤、理化等因素导致暂时或永久性免疫功能受损,人群发病率较高,各年龄组人群均可发病。

1. 获得性免疫缺陷病的诱发因素　主要由感染、恶性肿瘤、射线和药物、营养不良等诱发,还可继发于肝肾功能不全性疾病、糖尿病、库欣综合征、大面积烧伤等。

2. 获得性免疫缺陷综合征(acquired immunodeficiency syndrome,AIDS)　是因人类免疫缺陷病毒(human immunodeficiency virus,HIV)感染并破坏机体 CD4$^+$ T 细胞和单核巨噬细胞,引起细胞免疫严重缺陷,导致的以机会性感染、恶性肿瘤和神经系统病变为特征的临床综合征。

(三)免疫缺陷病的治疗原则

控制或最大限度降低病原体感染;采用抗体或其他成分替代疗法补充免疫缺陷部分;采用干细胞移植以提高缺陷的免疫系统功能。

三、自身免疫病

免疫系统具有区别"自己"和"非己"的能力,对非己抗原能发生免疫应答,对自身抗原则无应答或低应答,称为免疫耐受。自身免疫病(autoimmune disease,AID)是在某些遗传因素和环境因素等内因和外因诱发下自身免疫耐受状态被打破或自身免疫性细胞调节异常,免疫系统对自身抗原产生持续迁延的免疫应答,造成了自身组织细胞损伤或功能异常而导致的临床疾病。

（一）自身免疫病的发病机制

1. 自身抗原改变　主要有：①免疫隔离部位抗原释放：手术、外伤或感染等情况下，隔离抗原可与免疫系统接触，导致自身免疫病；②自身抗原改变：生物、物理、化学及药物等因素可使自身抗原发生改变，引起自身免疫病；③分子模拟：有些微生物与人体成分有相同或类似的抗原表位，在感染人体后激发的免疫应答，也能攻击含有相同或类似表位的人体细胞或细胞外成分；④表位扩展：指免疫系统先针对抗原的优势表位发生免疫应答，如果未能及时清除抗原，可对隐蔽表位发生免疫应答，如系统性红斑狼疮、类风湿关节炎和胰岛素依赖型糖尿病患者均可观察到表位扩展现象。

2. 免疫系统异常　主要有自身反应性淋巴细胞清除异常、免疫忽视的打破、淋巴细胞的多克隆激活、活化诱导的细胞死亡障碍、调节性 T 细胞功能异常、MHC Ⅱ类分子表达异常等。

3. 遗传因素　大多数自身免疫病被多个易感基因所影响，其中影响最大的是 HLA 基因。在环境因素的影响下，自身免疫病发生相关基因通过影响机体对自身免疫耐受的维持及自身免疫应答的水平，促进自身免疫病的发生和发展。

4. 其他因素　一些自身免疫病的易感性与性激素相关。如女性易患多发性硬化症、系统性红斑狼疮，男性易患强直性脊柱炎。自身免疫病多见于老年人，可能由于老年人胸腺功能低下或衰老导致免疫系统功能紊乱，更易发生自身免疫病。

（二）自身免疫病的基本特征

患者体内可检测到高效价的自身抗体/自身反应性 T 细胞，且由这些细胞介导对自身成分的免疫应答，造成组织细胞损伤或功能障碍，病情转归与自身免疫应答的强度相关，应用免疫抑制剂治疗有效。通过血清或淋巴细胞转输可以被动转移疾病，应用自身抗原或自身抗体可在动物复制出具有相似病理变化的自身免疫病模型。疾病的发生有一定的遗传倾向，且与性别和年龄相关，如女性、老年多见。

（三）自身免疫病的治疗原则

自身免疫病是免疫耐受异常所引起的对自身抗原的免疫应答，治疗原则主要有：①去除引起免疫耐受异常的因素，如防治感染；②抑制对自身抗原的免疫应答，如应用免疫抑制剂；③重建对自身抗原的特异性免疫耐受（诱导免疫耐受）。

（史丽云）

复习思考题

1. 简述固有免疫应答的识别特点。

2. 简述 T 细胞活化的双信号。

3. 青霉素引起的过敏性休克机制是什么？应如何预防？

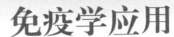 **第六章**

免疫学应用

免疫学诞生于医学应用的实践过程,又循着"理论指导应用,应用又完善理论"的螺旋方式不断前进,不断完善的理论和不断进步的技术创造出无数服务于临床医学实践和生命科学研究的应用性成果,主要体现于免疫预防、免疫诊断和免疫治疗。

第一节 免 疫 预 防

免疫预防是根据适应性免疫应答的原理,采用人工免疫方法,给机体接种免疫活性物质(抗原或抗体),使其获得相应免疫力,以达到预防疾病的目的。

根据接种的物质不同,人体获得免疫力的方式也不同,可分为人工主动免疫接种(artificial active immunization)与人工被动免疫接种(artificial passive immunization)(表 6-1)。

表 6-1　人工主动免疫接种与人工被动免疫接种的特点

	人工主动免疫接种	人工被动免疫接种
输入物质	抗原(疫苗、类毒素)	抗体、细胞因子
免疫力出现时间	1~4 周后	注入后立即生效
免疫力维持时间	数月至数年	2~3 周
应用	多用于预防	多用于治疗或紧急预防

一、人工主动免疫接种

人工主动免疫接种是给机体接种含有抗原的生物制品,诱导机体发生适应性免疫应答,产生特异性抗体和/或效应淋巴细胞,从而到达预防疾病的目的,也称为预防接种。人工主动免疫接种所产生的效应物出现较慢,维持时间较长,常用于疾病的长远预防和计划免疫。人工主动免疫接种采用的生物制品统称为疫苗(vaccine),包括灭活疫苗、减毒活疫苗、类毒素、亚单位疫苗、结合疫苗、合成肽疫苗、基因工程疫苗等。

（一）灭活疫苗

灭活疫苗（inactivated vaccine）又称死疫苗，是用物理或化学方法杀死经人工纯培养的病原体而制成，如乙型脑炎疫苗、百日咳疫苗、狂犬病疫苗等。死疫苗失去致病性但保留免疫原性，可刺激机体产生免疫力。由于死疫苗不能在体内生长繁殖，对机体的免疫作用较弱，为获得强而持久的免疫效果，需多次接种，用量较大，接种后局部和全身不良反应较明显。死疫苗的优点是易于保存，无毒力回复突变的可能。

（二）减毒活疫苗

减毒活疫苗（attenuated vaccine）是采用人工诱导变异或直接从自然界筛选的减毒或无毒的病原体制成，如脊髓灰质炎疫苗、卡介苗等。活疫苗接种剂量小，只需接种 1 次，不良反应较轻。某些活疫苗（如脊髓灰质炎疫苗）经口服后不仅可产生全身免疫，还可产生局部 sIgA，发挥黏膜免疫保护作用，免疫效果优于灭活疫苗。减毒活疫苗的缺点是稳定性较差，不易保存，且有毒力回复突变的可能，故须严格制备和鉴定。

（三）类毒素

类毒素（toxoid）是将细菌外毒素用 0.3%~0.4% 甲醛处理后，失去毒性、保留免疫原性而制成，如白喉类毒素、破伤风类毒素等。将类毒素接种人体可预防相应外毒素引起的疾病，接种动物可生产抗毒素。类毒素还可与灭活疫苗混合使用，如制成白百破三联疫苗。

（四）亚单位疫苗

在天然抗原携带的多种表位中，只有少数能激发机体发生保护性免疫应答。使用各种化学、物理方法提取病原体中能刺激机体产生保护性免疫的活性片段制成的疫苗，称为亚单位疫苗（subunit vaccine），如脑膜炎球菌的荚膜多糖、流感病毒的神经氨酸酶、百日咳杆菌的丝状血凝素等成分均可制备亚单位疫苗。亚单位疫苗去除了病原体中与保护性免疫无关而且有害的成分，毒性显著低于全菌疫苗。亚单位疫苗的不足之处是免疫原性低，常需加入适当佐剂才能产生较好的免疫效果。

（五）结合疫苗

结合疫苗（conjugate vaccine）是将抗原成分与某种蛋白成分结合，提高其免疫原性的新型疫苗。如细菌荚膜多糖属于 TI 抗原，免疫效果较差，若用化学方法将多糖与白喉类毒素共价连接，后者作为蛋白质载体，促使其成为 TD 抗原，则显著提高荚膜多糖疫苗的免疫效果。目前已使用的结合疫苗有流感嗜血杆菌 b 结合疫苗、脑膜炎球菌多糖疫苗、肺炎链球菌疫苗等。

（六）合成肽疫苗

合成肽疫苗（synthetic peptide vaccine）根据病原体具有免疫保护作用抗原表位的氨基酸序列设计并合成。由于合成肽分子小，免疫原性弱，因此需交联载体制备。此类疫苗的优点是：①可以大量生产，解决某些病原生物因难以培养而造成原料缺乏的困境；②既无病毒核酸疫苗传播感染的危险性，亦无减毒活疫苗返祖的危险性；③可制备多价合成疫苗，如在同一载体上连接多种人工合成免疫保护有效组分的氨基酸序列，即具有多价疫苗的作用。

（七）基因工程疫苗

基因工程疫苗（genetic engineering vaccine）是使用重组 DNA 技术克隆并表达保护性抗原基因，利用表达的抗原产物或重组体本身制成的疫苗，也称为遗传重组疫苗（genetic recombinant vaccine），包括重组抗原疫苗、重组载体疫苗、核酸疫苗、转基因植物疫苗等。如将编码乙肝病毒表面抗原（HBsAg）的病毒基因插入酵母菌基因组中，经发酵后生产 HBsAg，即成为重组 HBsAg 疫苗。

（八）核酸疫苗

核酸疫苗（nucleic acid vaccine）也称为 DNA 疫苗（DNA vaccine），是将编码病原生物有

效蛋白抗原的基因插入质粒中构建重组质粒,再将其转染宿主组织细胞,使其表达病原体蛋白抗原,从而诱导机体产生适应性免疫。核酸疫苗注入机体后可在体内持续表达,诱发体液免疫和细胞免疫应答。该疫苗只需接种 1 次即可获得持久有效的免疫保护,亦没有减毒活疫苗回复突变的潜在危险性。

二、人工被动免疫接种

人工被动免疫接种是通过给机体注射含有特异性抗体的免疫血清(如抗毒素)或细胞因子等制剂,使机体迅速获得适应性免疫效应的方法,常用于感染性疾病的紧急预防或治疗。人工被动免疫接种的特点是注射后立即发挥免疫效应,作用维持时间较短。传统的人工被动免疫接种生物制品是免疫血清与人免疫球蛋白。随着基因工程技术的发展,日益增多的单克隆抗体和细胞因子制剂加入这一行列中。

(一)抗毒素

抗毒素(antitoxin)是由细菌类毒素免疫动物(如马)后获得的免疫血清经分离纯化制成。抗毒素含有特异性抗体,主要用于治疗或紧急预防细菌外毒素和动物毒素所致的疾病,如白喉、破伤风、肉毒中毒等。另一方面,抗毒素对人而言是异种蛋白而具有免疫原性,可能引起严重的超敏反应。

(二)丙种球蛋白

丙种球蛋白(gamma globulin)是广泛使用的另一类免疫血清制剂,包括人血浆丙种球蛋白和人胎盘丙种球蛋白两种。人血浆丙种球蛋白从正常人血浆中提取,主要含 IgG 和 IgM;人胎盘丙种球蛋白由健康产妇胎盘血液中分离获得,主要含 IgG。由于大多数成人患过多种疾病,经历过隐性感染及疫苗接种,故血清中含有针对常见病原体的抗体,主要用于免疫功能低下人群。

(三)人特异性免疫球蛋白

人特异性免疫球蛋白来源于恢复期患者、含高效价特异性抗体供血者及接受类毒素和疫苗免疫者的血浆。与丙种球蛋白相比,人特异性免疫球蛋白含高效价特异性抗体。

三、计划免疫

计划免疫(planed immunization)是根据某些特定传染病的疫情监测和人群免疫状况分析,制定科学、长期、有计划的预防接种程序,按照程序利用相应的免疫制剂进行人群预防接种,使人体获得针对特定传染病的免疫力,从而达到控制、消灭相应传染病的目的。计划免疫包括儿童基础免疫程序与成人特殊免疫程序。其中,儿童计划免疫是确保儿童健康成长的重要手段。

我国卫生部于 1985 年颁布了适合我国国情的推荐儿童免疫程序(表 6-2),并着手考虑建立成人特殊免疫程序。于 2007 年开始实施"扩大免疫计划",将疫苗可预防的传染病增加到 15 种,其中结核、脊髓灰质炎、百日咳、白喉、破伤风、麻疹、乙型肝炎是全国范围的计划免疫,而新增的甲肝疫苗、乙脑疫苗、流脑多糖疫苗、风疹疫苗、腮腺炎疫苗、钩端螺旋体病疫苗、出血热疫苗和炭疽疫苗则根据疫情每年由卫生部指导在全国或部分地区进行免疫接种。

表 6-2 我国儿童计划免疫程序表

疫苗名称	接种对象月(年)龄	接种剂次	预防病种
乙肝疫苗	0、1、6 月龄	3	乙型病毒性肝炎
卡介苗	出生时	1	肺结核
脊髓灰质炎疫苗	2、3、4 月龄,4 周岁	4	脊髓灰质炎

续表

疫苗名称	接种对象月（年）龄	接种剂次	预防病种
百白破疫苗	3、4、5月龄，18~24月龄	4	百日咳、白喉、破伤风
白破疫苗	6周岁	1	白喉、破伤风
麻疹疫苗	8月龄	1	麻疹
麻腮风疫苗	18~24月龄	1	麻疹、流行性腮腺炎、风疹
乙脑疫苗	8月龄，2周岁	2	流行性乙型脑炎
流脑A群多糖菌苗	8~18月龄	2	流行性脑脊髓膜炎
流脑A、C群多糖菌苗	3周岁，6周岁	2	流行性脑脊髓膜炎
甲肝疫苗	18月龄	1	甲型病毒性肝炎

思政元素

扩大免疫规划

　　扩大免疫规划（expend programme immunization，EPI）是1974年WHO向全世界倡导的以接种卡介苗、百白破、麻疹和脊髓灰质炎疫苗等预防6种常见传染病为目标的全球免疫计划。我国于1978年9月正式实施EPI国家免疫规划，这是预防疾病、保障公民健康、促进全球卫生事业发展、从源头上降低医疗成本的一项国家层面的重要措施与手段。2002年，在"4苗防6病"的基础上，乙肝疫苗被纳入我国EPI；2007年，纳入了甲肝疫苗、流脑疫苗、麻疹风疹腮腺炎联合疫苗等，变为"14苗防15病"；2016年，对疫苗进行了优化和替代，未来继续扩大EPI的范围和受益人群是我国卫生健康事业的重要发展目标。EPI的实施对我国防治感染性疾病具有重大意义，通过脊髓灰质炎强化免疫和建立敏感的急性迟缓性麻痹监测系统等措施，实现了我国无脊髓灰质炎的目标；通过新生儿接种乙肝疫苗，儿童乙肝感染得到有效控制。

第二节　免疫诊断

　　血清学诊断方法对临床疾病诊断，尤其是感染性疾病的诊断意义重大。近年来，免疫检测技术飞速发展，新技术的应用越来越广泛，其涵盖面已从最初的传染病诊断扩展到肿瘤、超敏反应、自身免疫病的诊断及微量蛋白质、激素和药物的测定。免疫检测技术具有较高的特异性，可为疾病的诊断、疗效评价、预后判断和防治提供可靠依据。

一、血清学反应

　　血清学反应（serologic response）是基于体外抗原抗体特异性反应原理而设计的一系列以抗原或抗体为检测目标的实验诊断技术与方法。

　　（一）传统血清学反应

　　传统血清学反应主要包括凝集反应、沉淀反应、补体参与的反应和中和反应等，反应操作简便，技术成熟，直接观察抗原抗体结合的现象，但灵敏度低，对于标本中的微量抗原无法检出，目前在临床诊断中已较少应用。

1. 凝集反应（agglutination reaction） 颗粒性抗原（如细菌、红细胞或表面带有抗原的颗粒性载体）与相应抗体结合，在一定条件下可形成凝集的现象。可用于临床 ABO 血型鉴定和细菌快速血清学诊断。

2. 沉淀反应（precipitation） 可溶性抗原与相应抗体结合，在有适量电介质存在下，经过一定时间，于半固体凝胶中形成沉淀现象。沉淀反应的抗原可以是多糖、蛋白质、类脂等，目前在药物成分检测和纯度鉴定中使用。

（二）免疫标记技术

免疫标记技术（immunolabeling technique）是用荧光素、酶、放射性核素或化学发光物质等标记抗原或抗体，进行抗原 - 抗体反应的检测，具有快速、灵敏、规范化操作的优点，可以定性、定量、定位地检测分子和细胞，是目前应用最为广泛的免疫学检测技术。

1. 免疫荧光法（immunofluorescence，IF） 是用荧光素与抗体连接成荧光抗体，再与待检标本中的抗原反应，置于荧光显微镜下观察，抗原 - 抗体复合物散发荧光，借此对抗原进行定性或定位。可用于检测多种病原体的抗原、抗体，或鉴定免疫细胞膜抗原。

2. 酶免疫测定（enzyme immunoassay，EIA） 用酶标记一抗或二抗检测特异性抗原或抗体的方法，包括酶联免疫吸附试验（enzyme linked immunosorbent assay，ELISA）和免疫组织化学技术（immunohistochemistry technique）。由于具有方法简单、特异性强等优点，广泛应用于临床诊断和科学研究。

3. 放射免疫测定（radioimmunoassay，RIA） 用放射性核素标记抗原或抗体进行免疫学检测。该法兼有放射性核素的高灵敏度和抗原 - 抗体反应的特异性，检测灵敏度达皮克（pg）水平。该法常用于测定微量物质，如胰岛素、生长激素、甲状腺素、孕酮等激素，以及吗啡、地高辛和 IgE 等。

4. 化学发光免疫分析（chemiluminescence immunoassay，CLIA） 是将发光物质（如吖啶酯、鲁米诺等）标记抗原或抗体，发光物质在反应剂（如过氧化阴离子）激发下生成激发态中间体，当回复至稳定的基态时发射光子，通过自动发光分析仪测定光子产量，可反映待检样品中抗体或抗原含量。该法灵敏度高，常用于检测血清超微量活性物质（甲状腺素等激素）。

5. 免疫胶体金技术（immune colloidal gold technique，ICGT） 是以胶体金作为示踪剂标记抗原 / 抗体检测未知抗体 / 抗原的方法。胶体金是由氯金酸（$HAuCl_4$）在还原剂（如白磷、抗坏血酸、枸橼酸钠、鞣酸等）作用下，聚合成为特定大小的金颗粒，并由于静电作用成为一种稳定的胶体状态，称为胶体金。胶体金密度高，颗粒聚集后呈红色，在碱性条件下，其所带负电荷与蛋白质正电荷可靠静电引力结合，可用于标记多种大分子，如白蛋白、免疫球蛋白、激素和糖蛋白等。胶体金免疫沉积法是近年来兴起的快速诊断技术。

二、免疫细胞及其功能检测

人体外周血中存在不同种类的免疫细胞，检测这些细胞的数量、功能及合成的细胞因子是评估免疫功能状态的重要依据，可用于辅助诊断某些疾病和观察临床治疗效果。

（一）细胞数量测定

这类检测多采用荧光素标记的 CD 分子抗体，用流式细胞术检测外周血中细胞，可以进行细胞的鉴定、分类计数，计算细胞相对比值（如 CD4$^+$/CD8$^+$）和绝对值，对自身免疫病、免疫缺陷病的检测具有重要意义。

（二）细胞功能测定

各类免疫细胞的功能检测中包括了淋巴细胞转化试验、特异性与非特异性的细胞毒试验、抗体形成细胞的检测及细胞吞噬能力和胞内杀伤能力的功能检测。由于这些试验都需要以特定细胞群体为试验对象,亦随之派生了许多细胞分离方法。

（三）细胞因子检测

细胞因子在免疫细胞的发育、增殖和分化过程中起重要作用,也是调节免疫应答的主要分子。检测细胞因子及其受体不仅在基础免疫学的研究中具有重要意义,也是临床探索疾病成因、判断预后和考核疗效的辅助指标。细胞因子检测主要依赖生物学检测法、免疫学检测法和分子生物学检测法。

第三节 免 疫 治 疗

免疫治疗（immunotherapy）是利用免疫学原理,针对疾病的发病机制,采用生物制剂或药物调节机体的免疫功能,最终达到治疗疾病的目的。根据调节的机制和手段不同,免疫治疗可分为免疫激活疗法和免疫抑制疗法。

一、免疫激活疗法

免疫激活疗法用于治疗慢性感染、肿瘤和免疫缺陷,调节、增强和恢复机体免疫功能,常用制剂有抗体、免疫细胞及生物应答调节剂等。

（一）抗体

1. 多克隆抗体　临床常用的多克隆抗体为人丙种球蛋白与各种抗毒素。

2. 单克隆抗体和遗传工程抗体　单克隆抗体和遗传工程抗体具有特异性好、纯度高、易于大量生产等优点,因此广泛应用于肿瘤等疾病的临床治疗。除抗体单独使用外,抗体的恒定区可与化学合成药物、生物毒素和放射性同位素偶联,此时抗体作为“向导”特异性结合肿瘤细胞表面的抗原,继而由偶联物在局部杀伤靶细胞,此过程称为单克隆抗体靶向治疗。靶向疗法与传统的放疗和化疗比,具有特异性高、药物剂量小的优点。

（二）免疫细胞

患者（主要为肿瘤患者）体内淋巴细胞的杀伤功能受到抑制,可将其在体外激活、增殖后回输患者体内,增强其淋巴细胞杀伤肿瘤的能力或激发机体抗肿瘤免疫效应。如肿瘤浸润淋巴细胞（tumor infiltrating lymphocyte,TIL）是从实体肿瘤组织中分离、体外经 IL-2 诱导活化增殖后的淋巴细胞,再回输患者体内治疗肿瘤;嵌合抗原受体修饰的 T 细胞（chimeric antigen receptor engineered T cell,CAR-T）是直接将识别肿瘤抗原的抗体片段基因与 T 细胞活化所需信号分子胞内段基因结合,构建成 CAR 导入患者的 T 细胞,用于非实体瘤的治疗。这种采用患者自身的免疫细胞治疗疾病的方法称为细胞过继免疫治疗（adoptive cellular immunotherapy）。此外,造血干细胞移植、肿瘤细胞疫苗等也用于肿瘤等疾病的治疗。

（三）生物应答调节剂

生物应答调节剂（biological response modifier,BRM）对免疫功能正常者无激活作用,而对免疫功能异常者,尤其对免疫功能低下的患者有免疫激活或调节作用,是一类具有广泛生物学活性的制剂,包括细胞因子、微生物及其产物、中药和植物多糖及化学合成药物等。

1. 细胞因子　细胞因子种类繁多,生物学功能广泛,目前已在临床应用的仅是少数几种作用相对专一的细胞因子,如 IFN、GM-CSF、IL-2、IL-12、EPO 等,主要用于病毒感染、免疫缺陷病、自身免疫病、造血功能异常和肿瘤的免疫治疗。

2. 细菌制剂　卡介苗、短小棒状杆菌等具有佐剂的作用,接种人体后可刺激淋巴细胞非特异性活化,同时也增强巨噬细胞和 NK 细胞的细胞毒功能,提高患者抗肿瘤的能力。

3. 化学合成药物和中草药　一些化学合成药物和中草药具有明显的免疫激活作用,能通过不同方式增强机体的免疫功能,如左旋咪唑、黄芪多糖、人参皂苷等,能激活吞噬细胞功能,促进 T 细胞产生 IL-2,增强 NK 细胞活性。

二、免疫抑制疗法

免疫抑制疗法用于治疗超敏反应、自身免疫病,也用于治疗重症感染、炎症,以及减轻移植排斥反应等,目前应用的免疫抑制剂包括化学合成药物、微生物制剂和单克隆抗体等。

(一) 化学合成药物

1. 糖皮质激素　可抑制巨噬细胞的趋化作用,阻止巨噬细胞摄取和处理抗原,干扰 CTL 攻击和杀伤靶细胞,临床多用于炎症、超敏反应和某些自身免疫病的治疗,以及移植排斥反应的预防。

2. 硫唑嘌呤　属嘌呤类抗代谢药物,能抑制 DNA 复制和蛋白质合成,阻止细胞分裂,对细胞免疫及体液免疫均有抑制作用,临床用于减轻移植排斥反应和抗感染治疗。

3. 环磷酰胺　属烷化剂,能抑制细胞分裂,处于增殖、分化阶段的 T 细胞、B 细胞对烷化剂均较敏感,从而使细胞免疫和体液免疫均受抑制,临床主要用于治疗肿瘤、自身免疫病和移植排斥反应。

(二) 微生物制剂

1. 环孢素 A　是真菌代谢产物的提取物,选择性作用于 T 细胞,抑制 T 细胞对 IL-2 的反应性,阻止其活化,主要用于预防移植排斥反应,治疗自身免疫病。

2. FK-506　属大环内酯类抗生素,其作用与环孢素 A 相似,抑制作用更强且副作用小,是抗移植排斥反应的首选药物。

(三) 单克隆抗体

1. 抗细胞表面分子单克隆抗体　如抗 CD3、抗 CD4 单克隆抗体用于预防移植排斥反应和治疗类风湿关节炎等。

2. 抗细胞因子单克隆抗体　如抗 IL-1、抗 TNF-α 单克隆抗体用于治疗类风湿关节炎等慢性炎性疾病。

三、中药的免疫治疗作用

先秦时期的中医学相关典籍中即有丰富而朴素的免疫学思想与实践的记载。如《黄帝内经》中有“正气存内,邪不可干”,明代《免疫类方》正式提出“免疫”一词,其意为免除疫病的危害。阴阳学说、藏象理论、气血津液理论、邪正学说及相关治则治法无不体现着现代免疫的理念,这些理论一直指导中医学的理论与临床、养生与预防的实践。人们已经逐渐认识到中药在机体免疫调节的应用具有广阔前景。其一,中药可增强机体细胞免疫与体液免疫,促进淋巴细胞、单核巨噬细胞及造血干细胞的功能;其二,中药具有免疫抑制作用,可减少炎症因子的释放,抑制或消除抗体的产生,抑制 T 细胞的增殖等;其三,某些中药或复方具有免疫调节功能,使过高或过低的免疫反应恢复正常,体现了中医学“整体观”与“阴阳平衡”的思想。

————●（史丽云）

复习思考题

1. 免疫现象是一种自然的生命现象。在人类建立人工主动免疫接种与人工被动免疫接种之前,自然界是否也存在着主动免疫与被动免疫的方式? 试举例说明。

2. 简述疫苗的概念。

第二篇

医学病原生物学基础

笔记栏

PPT 课件

第七章 病原生物学概述

学习目标

病原生物是引起机体感染的最主要外因，包括微生物与寄生虫。人体正常菌群也会引起机会性感染。对病原生物的控制应视情况选择适当方法。

1. 掌握感染、正常菌群和机会性感染的含义；感染的类型；消毒、灭菌、防腐、无菌、清洁和无菌操作等概念。
2. 熟悉影响感染的因素、常用消毒灭菌方法及其主要用途。
3. 了解病原生物学研究历程、生物安全。

在疾病的病因中，寄生于宿主并引起感染的生物是最主要的外因。这类生物因子统称为病原（pathogen），包括微生物与寄生虫。在人类疾病史中，病原生物造成过严重的后果，至今人类的健康与生命依然受到许多已知与未知病原生物的威胁。

第一节　病原生物学的研究历程与范畴

病原生物学是在人类对自身及其他动植物感染性疾病的探究过程中逐步建立和不断发展的，其中以引起人类感染的病原生物（医学病原生物）为主要研究目标的科学称为医学病原生物学。

一、病原生物学的研究历程

1675 年，荷兰人 Leeuwenhock（列文虎克）发明了可观察细菌的显微镜，并记录下细菌的形态，这使微生物开始走入人类的视野。19 世纪中叶，法国微生物学家 Pasteur（巴斯德）在欧洲有关自然发生论的科学大论战中，采用一系列科学实验方法并由此得出细菌致病学说，使人们对发酵、腐败、疾病等现象成因的认识发生了根本性改变，细菌致病学说也为医学病原生物学的诞生奠定了基础。

思政元素

巴斯德与鹅颈烧瓶实验

受固有思维影响和对学术权威的迷信，巴斯德生活的年代欧洲人普遍认为自然发生论是一条不容置疑的真理。巴斯德在科学实验过程中对此理论产生怀疑，为此他进行了著名的鹅颈烧瓶实验：通过鹅颈瓶的瓶颈将空气中的尘埃（微生物）与烧瓶中的肉汤阻隔,肉汤不腐败;若让瓶颈中的尘埃与肉汤接触,则肉汤很快腐败。为了进一步证明腐败与微生物的关系,他采集各地空气进行实验。研究结果表明:越是空气洁净的地方(微生物少),肉汤变质越慢。随后,他又根据这一新认知创建了巴氏消毒法来解决实际问题。巴斯德用一系列实验和实践,使人们抛弃了自然发生论。巴斯德以严谨求实的治学态度,用实践去检验理论,最终推动微生物学的进步。

微生物学的另一位奠基人德国学者 Koch(郭霍),创用琼脂固体培养基,使细菌分离及纯培养成为可能,还创用抗酸染色方法和实验动物感染,为发现传染病的病原菌提供了手段,并提出了确定病原体的著名法则——郭霍法则(Koch's postulate),即:①同一种疾病中应能查见相同的病原菌;②在宿主体内可分离、培养得到纯的病原菌;③以分离、培养所得的病原菌接种易感动物,可引起相同的疾病;④从人工感染动物体内可重新分离、培养获得纯的病原菌。这个法则至今依然成为人们认识新现病原体的"金科玉律"。

随着显微镜、细菌染色方法、细菌培养方法的应用,大量病原生物及其感染机制被发现,如 Pasteur 对葡萄球菌的发现,Koch 对炭疽杆菌、结核分枝杆菌、霍乱弧菌的发现,Bilharz 对埃及血吸虫的发现,Demarquay 对丝虫幼虫的发现,Laveran 对疟原虫的发现,Grassi 和 Ross 对疟原虫的生活史的描述等。这些工作不仅确认了各种感染性疾病的病原体和传播过程,更为重要的是,经过这一系列的研究工作,第一代的病原生物学家建立起了现代病原生物学研究的基本理论、基本方法与基本范式,从而开创了以病原生物学研究为先导的生命科学新纪元。其中,医学病原生物学研究所取得的成就极大地延长了人类的平均预期寿命。

进入 20 世纪 50 年代,随着生物化学、遗传学、免疫学、分子生物学的发展和应用,推动了病原生物学的迅猛发展。新的病原生物不断被发现并得到深入研究,例如引起获得性免疫缺陷综合征的人类免疫缺陷病毒,引起高致死性出血热的埃博拉病毒,引起慢性致死性中枢神经系统疾病牛海绵状脑病(疯牛病)的朊粒,导致输血后肝炎的丙型肝炎病毒,造成腹泻性疾病的星状病毒,引起严重急性呼吸综合征的 SARS 病毒,引起莱姆病的伯氏疏螺旋体,造成腹泻病的小隐孢子虫,引起巴布亚新几内亚新生儿死亡的福勒伯尼类圆线虫等。应用分子生物学技术,对病原生物致病机制的研究已深入分子水平和基因水平;越来越多的病原体基因组测序完成;利用基因分型方法来分析待检菌的遗传学特征,应用于病原生物的分类、新种鉴定和流行病学调查;在临床病原生物学检验中,开发了多种类型的快速病原生物学检验技术,提高了感染性疾病的诊断效率;采用分子生物学技术分离或制备了多种新型疫苗,如核酸疫苗,用于传染性疾病的预防;新型抗生素和新型抗病毒制剂不断被研发并上市。

在病原生物学的发展过程中,有 50 余位科学家因有突出贡献而荣获诺贝尔奖。我国学者也为此做出了重大贡献:黄祯祥发现并首创了病毒体外细胞培养技术,为现代病毒学奠定了基础;汤飞凡首次分离出沙眼衣原体,为准确找到沙眼治疗的药物奠定了基础,被称为"衣原体之父";屠呦呦因发现抗疟药青蒿素挽救无数人的生命而荣获 2015 年诺贝尔生理学或医学奖。

但相对人类面临的感染性疾病的威胁,新现和再现感染性疾病的病原学研究、重要病原生物的致病性研究、新型疫苗的制备研究、临床病原生物学诊断新技术的开发研究等依然任重而道远。

二、医学病原生物学的研究范畴

在自然界中,营寄生生活的微生物和部分低等无脊椎动物可对其宿主造成损害。人类对这种生物学行为及损害机制的探究形成了广义的病原生物学。而针对直接威胁人类健康的医学病原生物所开展的全面探究则形成了医学病原生物学。

医学病原生物学研究范畴包括医学病原生物的生物学特性、与人类宿主的关系、致病机制，以及相应的检测与防治方法。

第二节　病原生物的类群

病原生物是与现代生物分类学所界定的生物类群相重叠的生物学概念。习惯上根据医学病原生物的生物学特性，分为医学微生物与医学寄生虫两部分。医学微生物（medical microbe）又称病原微生物（pathogenic microorganism），指可以侵犯人体，引起感染甚至传染病的微小生物，具有体积微小、结构简单、肉眼看不见、需要借助光学显微镜或电子显微镜才能观察到的特点。根据结构组成等特性，将医学微生物分为医学病毒（非细胞型微生物）、医学细菌（原核细胞型微生物）、医学真菌（真核细胞型微生物）；医学寄生虫属真核生物，主要包括医学原虫、医学蠕虫和医学节肢动物。

一、医学病毒

医学病毒（medical virus）属于非细胞型微生物（acellular microorganism），其特点为：①无细胞构造，形体微小，主要成分仅为核酸和蛋白质；②单一核酸类型，DNA 或 RNA；③无自主代谢，增殖完全依赖宿主细胞。

根据病毒核酸的类型和复制方式，将病毒划为 3 类：DNA 病毒、RNA 病毒和逆转录病毒。

二、医学细菌

医学细菌（medical bacterium）属于原核细胞型微生物（prokaryotic microorganism），其特点为：①均为单细胞生物，形体细小，可依靠光学显微镜观察；②结构简单，核分化程度较低，无核膜和核仁，为裸核，染色体呈环状 DNA 团块结构；细胞器欠发达，无线粒体、内质网、高尔基体；缺少细胞骨架；③增殖方式单一，绝大多数以二分裂方式繁殖。

由于支原体、衣原体、立克次体、螺旋体和放线菌等的结构和组成与细菌接近，故在分类学上将它们列入广义的细菌范畴。

三、医学真菌

医学真菌（medical fungus）属于真核细胞型微生物（eukaryotic microorganism），其特点包括：①生物体形式多样，既有单细胞型也有多细胞型；②细胞结构复杂，细胞核有核膜和核仁，核酸多以染色体形式存在；细胞器发达，具有线粒体、内质网、高尔基体；有细胞骨架；③增殖方式多样，具有无性繁殖与有性繁殖等多种方式。

医学真菌主要包括子囊菌门的表皮癣菌、毛癣菌、小孢子癣菌、毛结节菌、假丝酵母菌、肺孢子菌、曲霉菌、镰刀菌、青霉菌、组织胞浆菌等；担子菌门的隐球菌、糠秕马拉色癣菌等；接合菌门的毛霉菌等。

四、医学寄生虫

医学寄生虫（medical parasite）又称人体寄生虫（human parasite），是一大类营寄生生活的多细胞、无脊椎的低等动物和单细胞的原生生物，包括医学原虫、医学蠕虫和医学节肢动物三大类。

（一）医学原虫

医学原虫（medical protozoan）指寄生人体并致病的单细胞寄生虫，属原生动物界，主要包括鞭毛虫、纤毛虫、叶足虫和孢子虫。

（二）医学蠕虫

医学蠕虫（medical helminth）指寄生人体并致病的多细胞无脊椎动物，属动物界。因其依赖肌肉的收缩进行蠕动状运动，所以通称为蠕虫，主要有线虫、吸虫、绦虫和棘头虫等。

（三）医学节肢动物

医学节肢动物（medical arthropod）指直接致病和传播疾病的节肢动物，主要涉及昆虫纲（蚊、蝇、蚤等）和蛛形纲（螨、蜱等）。

第三节　感　染

对人体构成威胁的病原生物与人类之间形成寄生与宿主的关系，受害的人类处于宿主地位，获益的医学病原生物则是寄生物。

一、感染的含义与分类

感染（infection）是病原体的致病性与宿主免疫力之间相互抗衡的过程。感染的发生、发展与结局受诸多因素影响，了解与掌握影响感染的因素可以使人类在与病原生物斗争的过程中占据主动地位。

（一）感染的影响因素

影响感染的因素包括病原体、宿主免疫力及环境。

1. 病原体　病原体对感染的影响主要反映在致病性（pathogenicity）与数量两方面，且两者关系成反比。

（1）致病性：指病原体侵入机体引起宿主病理损伤的能力，由病原生物的种属特异性所决定。不同种类的病原体引起不同的病理变化和特定的临床症状，如结核分枝杆菌引起结核病，疟原虫引起疟疾，流感病毒引起流感等。

病原体致病性的强弱程度一般以毒力（virulence）来衡量，多采用半数致死量（median lethal dose，LD_{50}）或半数感染量（infectious dose 50%，ID_{50}）表示。LD_{50} 或 ID_{50} 指在规定时间内，通过指定感染途径，使一定体重或年龄的某种动物半数死亡或出现疾病症状所需的最小病原体数量或毒素量。LD_{50}/ID_{50} 数值越小表示毒力越强。

（2）数量：在大多数感染过程中，病原体的侵入数量决定感染的状态与形式，就同一个体而言，少者可不出现临床疾病表现，多者可出现明显的临床症状。

2. 宿主免疫力　是感染发生、发展的重要限制因素。宿主免疫力由固有免疫与适应性免疫两部分组成。前者对病原体构成防御屏障，在感染早期发挥主要的清除、杀灭病原体作用及限制病原体播散作用；后者可特异性针对特定病原体形成高效的清除机制，并可形成与维持长期的特异性免疫作用。但宿主免疫力也可能在感染过程中成为致宿主机体组织损伤的重要原因。

3. 环境　环境对于感染的影响主要表现于：①提供病原生物的生存条件，多数病原体的传播具有地域性，这是因为病原体的生存或传播病原体的媒介生物的生存需要一定的地理、气候条件，如在我国日本血吸虫的分布限于长江流域；②形成病原生物的适宜传播途径，如消化道传播的病原体与环境中水污染及食品污染密切关联,而乙脑病毒、疟原虫的感染则与受温度、湿度影响的媒介蚊子的虫口密度互相平行;③增加人群的易感因素,人口流动、生活条件与习惯的改变及医源性因素均可增加与病原体接触的机会,使人群易感因素增加。

（二）感染的类型

感染可有多样复杂的临床表现与过程,因此可在不同层面上进行分类。

1. 基于病因的感染分类　根据引起感染的病原体类型可分为细菌性感染、病毒性感染、真菌性感染、寄生虫感染。

2. 基于流行病学意义的感染分类　从流行病学意义上感染分为显性感染（apparent infection）、隐性感染（inapparent infection）、潜伏性感染（latent infection）与病原携带状态（carrier state）。显性感染与隐性感染以是否出现临床疾病表现作为区分;潜伏性感染特指病原体以隐伏状态寄生于宿主细胞内的一种感染,这一感染状态一般发生于显性感染或隐性感染之后,潜伏性感染的病原体在一定条件下可被激活,重新引起临床症状;病原携带状态则特指临床感染表现消失后,病原体在机体的潴留状态。显性感染、隐性感染与病原携带状态都是流行病学意义上的传染源,尤其是隐性感染与病原携带状态,因其缺乏明显的临床感染表现,常常因被忽视而成为最主要的病原体传播来源,因此在流行病学上具有十分重要的意义;潜伏性感染一般不形成病原体的播散。

3. 基于病原体来源的感染分类　可将感染分为外源性感染（exogenous infection）与内源性感染（endogenous infection）。外源性感染指病原生物来自环境入侵所造成的感染;内源性感染指体内潜在的病原生物及机会致病病原体所引起的感染,内源性感染一般具有条件依赖性。

4. 基于临床病程的感染分类　临床病程短于 6 个月的感染称为急性感染（acute infection）,临床病程长于 6 个月的感染称为慢性感染（chronic infection）。

5. 基于发生部位的感染分类　感染发生局限于局部组织、器官的称为局部感染（local infection）;感染因血行播散而弥散于全身的称为全身性感染（systemic infection）。

6. 基于特定发生环境的感染分类　易于或集中在某个特定环境发生的感染以该环境定名,如社区获得性感染（community-acquired infection）与医院内感染（nosocomial infection）。

医院内感染指患者或医务人员在医院环境内发生的感染。医院内感染又称院内感染、医院感染或医院获得性感染,是伴随着医院的建立而发生的问题,随医疗事业发展的规模化也更加复杂化,已成为国内外面临的重要公共卫生问题。医院感染的来源主要有:①内源性医院感染,由自身体内微生物（正常菌群和潜伏的病原生物）大量繁殖而导致的感染;②外源性感染,包括交叉感染、环境感染及医源性感染（iatrogenic infection）。交叉感染指患者之间或患者与医护人员之间的直接接触,或通过生活用品的间接接触而发生的感染。医源性感染指患者在医护人员进行治疗、诊断和预防过程中,由于所用器械消毒不严格而造成的感染。

虽然医院感染与社区获得性感染的临床症状基本相似,但因院内感染病原体较为特殊,多为耐药,其治疗方案与社区获得性感染的治疗方案迥然不同。

（三）感染的意义

感染对病原生物和人类的进化都具有重要意义,是两者共同进化的结果。

对于病原生物,感染所造成的选择压力,可促使其产生的遗传突变被选择性地保留,从而影响病原生物的致病性、宿主转换等生物学性状,并对人类的疾病及疾病发生过程产生巨大影响。

对于人类,感染具有双重意义。一方面,感染使人类的免疫系统经受选择的压力而不断进化,促使免疫系统建立适应性免疫,以致大多数感染以隐性感染方式发生;另一方面,严重感染(尤其是烈性传染病)在很多方面给人类带来灾难,如历史上瘟疫曾多次造成人口剧减,给社会发展带来极大影响。感染还可导致机体的免疫系统功能异常,引发免疫缺陷性疾病和免疫损伤性疾病。

二、正常菌群与机会性感染

从群体生物学和生态学的角度观察人体,可以将人体视作人的真核细胞群与各类微生物群体组成的生物共同体,即人体微生物生态系统(microbial ecosystem),其中的微生物参与人体的正常代谢及免疫防御,是人体不可或缺的一部分。当人体微生物生态系统发生异常时,这些微生物与人类的共存形式会发生改变,可能引发感染的发生。

(一)正常菌群

在人体体表及与外界相通的腔道(如口腔、鼻腔、肠道、泌尿生殖道等)表面存在大量的正常情况下对机体无害的微生物群,称为正常菌群(normal flora)。据测算,人体体表与体内的微生物数量可达人体自身细胞数量的 10 倍。正常菌群的生理作用主要表现如下:

1. 生物拮抗作用 指分布在皮肤、黏膜的正常微生物群可拮抗外源病原生物,起到生物屏障作用。①代谢干扰:如专性厌氧菌在代谢过程中产生、释放有机酸,降低局部环境中的 pH 值与氧化还原电势,使不耐酸和需氧的外源致病菌生长繁殖受到抑制;②占位性保护:如正常微生物群与黏膜上皮细胞紧密接触,形成一层膜菌群,干扰致病菌的定植;③营养竞争:处于主导地位的庞大正常微生物群在营养的争夺中占据优势,不利于外源致病菌的生长与繁殖。

2. 营养作用 指位于人体消化道的正常菌群有的能合成维生素 B_2、维生素 B_{12}、维生素 K 等供人体利用,有的能帮助食物营养的消化和吸收,或参与某些物质的代谢(如胆汁代谢、胆固醇代谢)、转化(如激素转化)等过程。

3. 免疫激活作用 正常菌群作为抗原可促进宿主免疫器官的发育、刺激免疫系统的成熟与免疫应答,产生的免疫物质能抑制对与之有共同抗原的肠道致病菌。

4. 代谢调节作用 正常微生物群与人体有着复杂的生态关系,现已有实验表明正常菌群参与免疫系统、神经系统和内分泌系统的调控,其异常与过敏性疾病、肥胖、糖尿病、乳糜泻、自闭症、抑郁症等疾病的发生有一定的联系。此外,正常菌群还可参与机体抗衰老、抗肿瘤等作用。

(二)机会性感染

正常微生物群在演替过程中可维持相对恒定状态,并与宿主和环境之间相互依赖、相互制约,形成微生态平衡,维持机体的健康状态。但在某些特定条件下,机体微生态平衡被打破,某些不致病的正常菌群可以引发感染致病,将此时的正常菌群称为机会致病菌(opportunistic pathogen)或条件致病菌(conditioned pathogen),这一感染称为机会性感染(opportunistic infection)。机会性感染发生的条件主要有:①菌群失调:指应用抗生素治疗过程中,宿主某部位寄居的微生物发生种群改变或数量的大幅度变化。如失调超出正常机体适应能力,出现一系列临床症状,称为菌群失调(dysbacteriosis),常出现由真菌与耐药菌造成的二重感染。②宿主免疫功能下降:在应用大剂量糖皮质激素、抗肿瘤药物、放射治疗或艾滋病晚期,可造成患者免疫功能降低,使某些正常菌群在原寄居部位能穿透黏膜等屏障,引起局部组织或全身性感染。③正常菌群的寄居部位改变:例如大肠埃希菌在肠道通常不致病,但如果进入泌尿道或手术时通过切口进入腹腔、血液,则可引发尿道炎、腹膜炎、败血症等。

第四节　病原生物控制与生物安全

人类在与病原生物的危害进行斗争的过程中,建立与发展了病原生物控制的概念与方法,这彻底改变了人类在与病原生物相互斗争过程中长期处于被动的生存状态,使人类的健康状态和医疗环境发生了根本性的改变。

同时,在实验室从事病原生物学研究时,为了保证人类和环境的安全,有必要建立一系列的规范和措施,以防止潜在危险性因子的暴露及播散,达到生物安全的目的。

一、病原生物控制的基本概念

病原生物控制是人类疾病控制的一个重要分支,通常指对病原生物的分布、数量、增殖状态的调控行为。

(一)消毒

消毒(disinfection)指杀灭物体上的病原生物,但不一定能杀灭细菌芽胞的方法。用于消毒的化学药物称为消毒剂(disinfectant)。消毒剂在常用浓度下通常仅能杀灭细菌的繁殖体或病毒。

(二)灭菌

灭菌(sterilization)指杀灭物体上包括细菌芽胞在内的所有病原生物的方法。灭菌的结果是无菌,因此比消毒更彻底。在医疗用品中,凡是进入人体血液、组织和体腔的医用器材,如手术器械、注射用具、内窥镜、引流管等,都必须达到灭菌标准。

(三)无菌

无菌(asepsis)指物体中无任何活的微生物存在。经过灭菌的物品是无菌的。无菌操作(aseptic technique)指防止微生物进入人体或其他物品的操作技术,其所用器具材料须先经灭菌处理,如外科手术时防止细菌进入创口。

(四)防腐

防腐(antisepsis)指抑制非生命体中病原生物的繁殖、防止腐败变质的方法。用于防腐的化学制剂称为防腐剂。

(五)清洁

清洁(cleaning)指通过除去尘埃和一切污秽以减少微生物数量的过程。广泛应用于医院环境,以及物品消毒、灭菌前的处理。

二、病原生物控制的主要方法

消毒灭菌主要借助物理和化学方法,对环境中的病原生物进行控制。

(一)物理控制方法

多种物理因素(如热力、辐射、过滤、干燥和低温等)均对病原生物的生长繁殖产生一定的影响,并由此达到消毒灭菌的目的。

1. 热力灭菌法　高温对病原生物具有杀灭作用,其机制是高温可引起蛋白质变性、核酸降解、细胞膜损伤等,造成病原生物生长受到抑制或死亡。

热力灭菌法可分为干热灭菌法与湿热灭菌法两大类。

(1)干热灭菌法:在无水的状态下,利用高温使病原生物脱水、大分子变性而被杀灭。一般细菌繁殖体在干热状态下经 80~100℃ 1 小时可被杀死,而芽胞则需更高温度和更长时间才能被杀死。干热灭菌法主要适用于耐高温的玻璃制品、金属制品等的灭菌。常用方法有：①焚烧：是一种彻底的灭菌方法，适用于污染物品或动物尸体的处理；②灼烧：直接用火焰灭菌，适用于接种环、试管口等的灭菌；③干烤：利用烤箱灭菌，一般采用160℃2小时或170℃1小时，适用于高温下不变质、不损坏、不蒸发、不易燃的物品，如玻璃器皿、瓷器等耐高温物品的灭菌；④红外线：是波长为0.77~1 000μm的电磁波，尤其在1~10μm波长范围其热效应最强，其热效应只能在照射物品的表面产生，因此不能均匀加热物体，此法多用于医疗器械和餐具消毒。

（2）湿热灭菌法：主要通过加热煮沸或产生水蒸气的热量进行消毒灭菌。常用的方法有：①巴氏消毒法：此法由巴斯德创建而得名，利用较低温度杀死液体中某些特定的微生物，而不破坏其中不耐热的成分。通常为61.1~62.8℃30分钟或72℃15秒。此法多用于酒类、牛乳类制品的消毒。②煮沸法：在1个大气压下水的沸点温度是100℃，一般细菌繁殖体5分钟能被杀灭，芽胞则需1~2小时才被杀灭。多用于餐具、玻璃器皿、一般外科器械等的消毒。③流通蒸汽消毒法：利用1个大气压下100℃的水蒸气持续15~30分钟可杀灭细菌的繁殖体，但不能杀灭芽胞。常用的器具是流通蒸汽灭菌器或蒸笼等。主要用于一般外科器械、注射器、餐具及不耐高热物品的消毒。④间歇蒸汽灭菌法：将需要灭菌的物品先进行流通蒸汽消毒以杀灭其中的繁殖体，然后放入37℃培养箱中过夜，使残存的芽胞萌发为繁殖体，次日再进行流通蒸汽消毒。如此连续3次即可达到灭菌的效果。此法适用于不耐高温高压物品的灭菌，如特殊培养基等。⑤高压蒸汽灭菌法：是一种最常用、灭菌效果最好的方法。高压蒸汽灭菌器是一种密闭耐高压蒸锅，通过加热产生蒸汽，使灭菌器内部蒸汽压力达到103.4kPa（1.05kg/cm²），温度可达121.3℃，持续15~20分钟，即可杀灭包括细菌芽胞在内的所有微生物。此法应用范围较广，适用于普通培养基、生理盐水、玻璃器皿、手术器械、敷料等耐高温、耐湿物品的灭菌。

2. 辐射杀菌法 紫外线、X射线、β射线、γ射线、微波等多种电磁辐射可杀死微生物。

（1）紫外线：波长在240~280nm的紫外线（包括日光中的紫外线）具有杀菌作用，尤以波长265~266nm者作用最强，因为这与DNA的吸收光谱范围一致。其杀菌机制主要是紫外线作用于DNA分子，使一条链上相邻的两个胸腺嘧啶共价结合形成二聚体，干扰DNA的复制与转录，导致病原生物变异或死亡。紫外线照射20~30分钟即可杀死空气中的病原生物。但紫外线穿透力弱，普通玻璃、纸、尘埃和水蒸气等都对其有阻挡作用，因此仅适用于空气、物体表面的消毒灭菌，例如无菌室、手术室及实验室等的空气消毒，或用于不耐热物品的表面消毒。杀菌波长的紫外线对人体皮肤、眼睛均有损伤作用，应注意防护。

（2）电离辐射：主要包括β射线和γ射线等。其杀菌机制在于使受照射分子发生电离，瞬间产生大量的自由基，损伤细胞膜、破坏DNA复制、引起酶系统紊乱而导致病原生物死亡而杀死病原体。常用的辐射源为放射性核素⁶⁰Co，可产生γ射线，其穿透力强，但作用时间慢，安全措施要求高。常用于大量一次性医用塑料制品消毒，也可用于生物制品、药品和食品的消毒灭菌，而不破坏其营养成分。

（3）微波：微波是波长为1~300mm的电磁波。微波通过介质时使内部极性分子快速运动，分子间互相碰撞和摩擦，产生热能而灭菌。微波的热效应必须在有含水量的条件下才能显示出来，在干燥条件下，即使延长消毒时间也不能达到有效灭菌。微波穿透力较强，可穿透玻璃、塑料薄膜和陶瓷等物品，但不能穿透金属。此法多用于食品、药品、非金属器械及餐具等的消毒。

3. 滤过除菌法 利用物理阻留的方法除去液体或空气中的病原生物，以达到无菌目的。所用的器具是滤菌器，其滤板含有微细小孔（直径为0.22μm左右），只允许液体或气体通过，而大于滤菌器孔径的病原生物则不能通过。一般可除去细菌，但不能除去体积微小的病毒、支原体和某些 L 型细菌。此法常用于一些不耐高温、亦不能用化学方法处理的液体(如血清、细胞培养液、毒素、抗生素等)除菌。

4. 干燥与低温抑菌法　干燥和低温具有很好的抑菌作用,也具有一定的杀菌作用。①干燥法:干燥可使某些微生物细胞脱水、蛋白质变性、生命活动停止而死亡。干燥法主要用于保存食品、药品。②低温法:低温可使微生物的新陈代谢减慢,但不能杀灭微生物,故常用于保存菌种、食品和药品。可采用冷冻真空干燥法保存微生物数年至数十年。

(二) 化学控制方法

许多化学药物具有抑制或杀死病原生物的作用,常被用于病原生物的控制。具有杀菌作用的化学药物称为消毒剂,由于其对病原生物和人体组织细胞的作用无选择性,通常只能外用或用于环境的消毒。

1. 消毒剂的作用机制　消毒剂主要的作用机制包括:①促使病原生物蛋白质变性或凝固:酚类、醇类、醛类、重金属盐类(高浓度)、酸碱类等均具有此作用。如乙醇可引起菌体蛋白构型改变,造成蛋白变性凝固。②干扰病原生物的酶系统和代谢:某些重金属盐类(低浓度)、氧化剂等与病原生物某些酶分子上的 -SH 结合,而使相关酶失去活性。甲醛、环氧乙烷能使病原生物核酸发生烷基化。③损伤病原生物的细胞膜:苯扎溴铵(新洁尔灭)、酚类(低浓度)、肥皂、脂溶剂等能降低细胞膜的张力,增高通透性,使菌体胞内物质逸出,胞外液体内渗,导致病原生物裂解死亡。

2. 常用消毒剂　消毒剂化学性质、作用机制各不相同,可根据目的选用不同的消毒剂。常用消毒剂种类、常用浓度及使用范围见表 7-1。

表 7-1　常用消毒剂的种类、常用浓度及使用范围

类别	名称	常用浓度	使用范围
醇类	乙醇	70%~75%	皮肤、物体表面消毒
酚类	石炭酸	3%~5%	皮肤、地面及器皿表面消毒
	甲酚(来苏儿)	2%~5%	皮肤、地面及器皿表面消毒
双胍类	氯己定(洗必泰)	0.02%~0.05%	皮肤、黏膜、物体表面消毒
烷化剂类	甲醛	10%	物体表面、室内空气消毒
	戊二醛	2%	精密仪器、内窥镜等消毒
	环氧乙烷	50mg/L	器械、纺织品、一次性塑料制品消毒
重金属盐类	升汞	0.05%~0.1%	非金属器皿消毒
	红汞(勿与碘同用)	2%	皮肤、黏膜及小创伤消毒
	硫柳汞	0.1%	生物制品防腐,手术部位消毒
	硝酸银	1%	新生儿滴眼,预防淋病奈瑟球菌感染
氧化剂	高锰酸钾	0.1%	皮肤、黏膜消毒
	过氧化氢	3%	口腔黏膜消毒,伤口冲洗
	过氧乙酸	0.2%~0.5%	塑料、玻璃制品消毒
卤素类	氯	200~500mg/L	饮水及游泳池消毒
	漂白粉	10%~20%	饮水、地面、厕所、排泄物消毒
	氯胺	0.2%~0.5%	空气、物体表面、衣服(0.1%)消毒
	碘酒	2.5%	皮肤消毒
	碘伏	0.2%~0.5% 有效碘浓度	皮肤、黏膜消毒

续表

类别	名称	常用浓度	使用范围
表面活性剂类	苯扎溴铵(新洁尔灭)	0.05%~0.1%	皮肤、黏膜消毒、器械消毒
	杜灭芬	0.05%~0.1%	冲洗皮肤伤口,橡胶、塑料、金属、棉织物等制品消毒
染料	龙胆紫	2%~4%	浅表创伤消毒
酸碱类	醋酸	5~10ml/m³ 加等量水熏蒸	空气消毒
	乳酸	1g/100m³	空气消毒
	生石灰	12.5%~25%	地面、排泄物消毒

三、影响病原生物控制的因素

对病原生物的控制措施往往会受多种因素的影响,而呈现效果差异。

(一)病原生物的种类、生活状态与数量

不同种类的病原生物对各种消毒灭菌方法的敏感性不同,如寄生虫虫卵在 70℃ 30 分钟可被杀死;细菌繁殖体、真菌在湿热 80℃ 5~10 分钟可被杀死,而芽胞在湿热 120℃ 10 分钟才能被杀灭。物品上病原生物越多,杀灭需要的时间越长,或需要更高的消毒剂浓度。

(二)消毒灭菌的方法、强度及时间

大多数消毒剂在高浓度时起杀菌作用,低浓度时则只有抑菌作用,但醇类例外,浓度为 70%~75% 乙醇或 50%~80% 异丙醇消毒效果最好,更高浓度能使表面蛋白质迅速凝固影响其继续渗入,减弱杀菌效力。通常作用时间越长、浓度越大,效果越好。采取不同的消毒灭菌方法对病原生物的作用也有差异,例如结核分枝杆菌经 70% 乙醇、30 秒即可死亡,而在 0.1% 苯扎溴铵中可长时间存活。

(三)被消毒物品的性质与性状

金属制品煮沸 15 分钟可达到消毒效果,而衣物则需 30 分钟。物品的体积、包装也会妨碍其内部的消毒,体积过大、包装过严会妨碍其内部的消毒。

(四)环境酸碱度、温度和有机物

环境中温度、湿度及 pH 可影响消毒灭菌的效果。温度升高可提高消毒剂的消毒能力,如温度增高 10℃,含氯消毒剂的杀菌时间减少 50%~60%。空气湿度可影响紫外线的消毒效果,相对湿度过高,可阻挡紫外线。醛类、季铵盐类表面活性剂在碱性环境中杀灭微生物效果较好,酚类和次氯酸盐类则在酸性条件下杀灭微生物的作用较强。消毒物品中若含有机物(如蛋白质),则会与消毒剂结合,并阻挡消毒剂与病原菌的接触,减弱消毒效果,因此排泄物、分泌物的消毒应选择受有机物影响小的消毒剂,如漂白粉、生石灰等。

四、生物安全常识

1975 年著名的 Asilomar 会议召开后,美国 NIH 在《NIH 实验室操作规则》中第一次提到生物安全(biosafety)概念。近年来,人们在与病原生物的反复较量中,越来越重视这一概念。

(一)生物安全的基本概念

生物安全指避免危险生物因子造成实验室人员伤害,或避免危险生物因子污染环境、危害公众的综合措施。主要包括病原生物实验室的生物安全及对突发性危害事件的正确处理。

生物安全所涉及的对象主要包括天然生物因子的危害性、转基因生物和生物技术可能

带来的潜在威胁。其中由病原生物导致的安全问题,如生物武器、生物恐怖、重大传染病暴发流行等,是人类社会所面临的最重要和最紧迫的生物安全问题。

本部分主要介绍病原生物实验室的生物安全。动物实验室的生物安全防护水平高于体外操作的生物安全防护水平,在此不详细介绍。

(二)病原生物危害程度的分级

1983年世界卫生组织(WHO)出版了《实验室生物安全手册》(*Laboratory Biosafety Manual*)第1版,并分别于1997年和2004年出版了第2版和第3版。该手册将病原生物依照危险度等级分为4级。30多年来,该手册为世界各国提供了有关生物安全观念的有益参考和指南。

据此,2004年11月国务院常务会议通过了国务院424号令《病原微生物实验室生物安全管理条例》,根据病原微生物的传染性、感染后对个体或群体的危害程度,将病原微生物分为4类,其中一类和二类病原微生物统称为高致病性病原微生物。我国卫生部在2006年1月制定的《人间传染的病原微生物名录》中,又将4类微生物进行了细化:①列入一类(相当于WHO的危险度4级)的有29种病毒,如类天花病毒、克里米亚-刚果出血热病毒(新疆出血热病毒)、埃博拉病毒等;②列入二类(相当于WHO的危险度3级)的有51种病毒,如口蹄疫病毒、高致病性禽流感病毒、艾滋病毒、乙型脑炎病毒等;10种细菌,如炭疽杆菌、结核分枝杆菌、霍乱弧菌等;4种真菌,如粗球孢子菌、马皮疽组织胞浆菌等;其他病原生物5种,如疯牛病致病因子等;③列入三类(相当于WHO的危险度2级)的有80种病毒,包括肠道病毒、EB病毒、乙型肝炎病毒、单纯疱疹病毒、麻疹病毒等;细菌145种,如金黄色葡萄球菌、化脓性链球菌、致病性大肠埃希菌等;55种真菌,如黄曲霉、白假丝酵母菌、新型隐球菌等;其他病原生物1种,如瘙痒病致病因子;④列入四类(相当于WHO的危险度1级)的有6种病毒,如豚鼠疱疹病毒、金黄地鼠白血病病毒等。

2008年12月,由中华人民共和国国家质量监督检验检疫总局和中国国家标准化管理委员会发布的《实验室 生物安全通用要求》(GB 19489—2008),对微生物危险等级也进行了4类划分。

(三)生物安全实验室的分级及管理

实验室生物安全指那些用以防止发生病原体或毒素无意中暴露及意外释放的防护原则、技术及实践。

国际上将生物实验室按照生物安全等级(biosafety level,BSL)分为P1(protection level 1)、P2、P3和P4从低到高4个等级。我国政府在国务院424号令《病原微生物实验室生物安全管理条例》中,根据病原微生物的生物安全等级(BSL),也规定了相应的实验室等级,共有4级,以BSL-1、BSL-2、BSL-3和BSL-4表示,其中BSL-1防护水平最低,BSL-4防护水平最高(表7-2)。条例还对采集病原微生物样本的条件进行了规定。条例还规定,对中国尚未发现或者已经宣布消灭的病原微生物,任何单位和个人未经批准不得从事相关实验活动。

表7-2 病原微生物安全实验室的分级

实验室生物安全级别和用途	操作的病原微生物等级*	实验室操作和个人防护	实验室必须配备的关键设施和设备
一级(BSL-1) 基础实验室,用于基础的教学、研究	四类	微生物操作技术规范	开放实验台
二级(BSL-2) 用于初级卫生服务、诊断、研究	三类	微生物学操作技术规范、个人防护服、生物危害标识、人员进入制度、健康监测、污染废弃物处置	Ⅱ级生物安全柜(防护操作中可能生成的气溶胶)、高压蒸汽灭菌器(污染废物灭菌)、应急喷淋

实验室生物安全级别和用途	操作的病原微生物等级 *	实验室操作和个人防护	实验室必须配备的关键设施和设备
三级(BSL-3)防护实验室,用于专门特殊的诊断、研究	二类	在二级的基础上增加特殊防护服、人员进入制度、上岗前体检、健康监测、污染废弃物处理	负压、高效过滤器等送排风系统、Ⅲ级或Ⅱ级生物安全柜等基础设施、双扉高压蒸汽灭菌器
四级(BSL-4)最高防护实验室,用于危险病原研究	一类	在三级的基础上增加气锁入口、出口淋浴、污染物品的特殊处理、正压防护服	负压、高效过滤器等送排风系统、Ⅲ级生物安全柜、双扉高压蒸汽灭菌器及污水灭菌系统

注:* 病原微生物等级参照《病原微生物实验室生物安全管理条例》(2004 年)和《人间传染的病原微生物名录》(2006 年)

（姜　成）

复习思考题

1. 接触毒力强的病原菌就一定会致病吗？为什么？
2. 我们体内的微生物越少越健康,这种观点对吗？试说出你的理由。

◇◇◇ **第八章** ◇◇◇

医 学 病 毒

▶ **学习目标**

　　医学病毒属于非细胞型微生物,是引起人类感染性疾病中最常见的病原体,病毒性疾病是对人类健康构成重大危害的疾病之一。充分认识医学病毒对控制病毒性疾病的传播具有深远意义。

　　1. 掌握病毒的形态与结构、增殖与培养、感染与免疫。

　　2. 熟悉病毒的变异现象、变异机制。

　　3. 了解医学病毒感染的检测与防治。

　　以人类细胞为主要宿主的非细胞型微生物称为医学病毒。已发现的病毒类型(双链DNA病毒、单链DNA病毒、双链RNA病毒、单链RNA病毒)中都有一些成员可列入医学病毒。在病原生物中,就对人类形成的危害而言,医学病毒无论从波及范围、危害程度和控制难度上都居首位,并且是近年来对人类健康构成重大威胁的新现与再现病原生物中为数最多的一类。

第一节　病毒的形态与结构

　　病毒形态微小,结构简单,多数病毒仅有一种类型核酸(DNA或RNA),严格活细胞内寄生。

一、病毒的形态与特征

　　完整成熟的病毒颗粒称为病毒体(virion),是病毒在细胞外的典型结构形式,并具有感染性。病毒体大小的测量单位为纳米(nm)。在电子显微镜下,不同病毒大小差异极为悬殊,如米米病毒(mimivirus)的直径可达到800nm,而细小DNA病毒则小至18~22nm。

　　病毒形态各异(图8-1),多数病毒呈球形或近似球形,如脊髓灰质炎病毒、疱疹病毒;有些为杆形,如烟草花叶病毒;有些是砖块形,如天花病毒、牛痘病毒;有些是子弹形,如狂犬病毒。多数动、植物病毒呈规则的几何形状。某些昆虫病毒可呈多角形,表面包裹四面、长方、六面和十二面等多角形的蛋白质晶体。细菌病毒中有些则呈蝌蚪状。

　　病毒大小的测定,除了可以在高分辨率电子显微镜下直接测量外,也可用分级过滤法,根据其可通过的超滤膜孔径来估计;或用超速离心法,根据其形状与沉降速度之间的关系来推算。

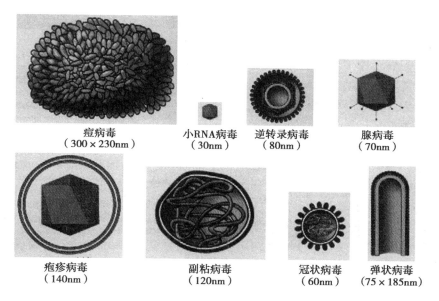

痘病毒
（300×230nm）

小RNA病毒
（30nm）

逆转录病毒
（80nm）

腺病毒
（70nm）

疱疹病毒
（140nm）

副粘病毒
（120nm）

冠状病毒
（60nm）

弹状病毒
（75×185nm）

图 8-1　各类病毒大小、形态示意图

二、病毒的结构

病毒体的基本结构由核心（core）与衣壳（capsid）共同组成，两者合称核衣壳（nucleocapsid），某些病毒在核衣壳外包绕着脂质双层的外膜，称为包膜（envelope）（图 8-2）。

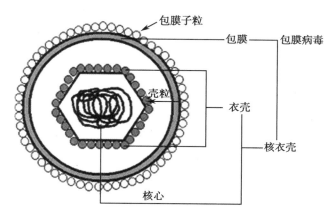

包膜子粒

包膜 —— 包膜病毒

壳粒

衣壳

核衣壳

核心

图 8-2　病毒体结构示意图

（一）核心

病毒核心主要由核酸构成，形成病毒基因组。某些病毒核心也可带有病毒复制所需的核酸聚合酶、蛋白水解酶、反式作用因子等蛋白质成分。病毒核心一般仅含 1 种核酸（DNA或 RNA）。

构成病毒基因组的核酸具有多种形式，形状上有线形和环形之分；构成上有双链、单链之分；单链核酸有正链、负链之分；完整性上有分节段与不分节段之分；数量上有单倍体与二倍体之分；核酸序列上有含重复序列与不含重复序列之分。其中，单正链 RNA 可发挥mRNA 的功能，这类病毒核酸在除去衣壳后，可以非病毒体形式进入易感宿主细胞完成复制过程，故又称为感染性核酸。

病毒基因组的大小差别悬殊，最小的细小病毒 5kb（仅 2 个基因），最大的米米病毒则有

笔记栏

800kb（近 1 000 个基因）。病毒基因组采取高度简并原则，其可读框存在重叠，便于充分利用有限的核酸，扩大遗传信息量。

病毒核心是病毒遗传信息的储藏场所，可主导病毒的生命活动、形态发生、遗传变异和感染性。病毒核心内可携带核酸聚合酶、蛋白水解酶、反式作用因子等非结构蛋白，是病毒复制过程中极为重要的自身调控物质。

（二）衣壳

衣壳是病毒编码的主要结构蛋白。衣壳由壳粒（capsomer）这一形态亚单位按一定几何构型堆垒而成。壳粒由一至数条多肽组成，其中的多肽称为结构亚单位。组成衣壳的壳粒数量与排列方式是病毒分类的依据。

病毒壳粒的排列方式一般分为：①立体对称型：壳粒形成 20 个等边三角形的面、12 个顶和 30 条棱的立体结构，如腺病毒、脊髓灰质炎病毒等；②螺旋对称型：壳粒沿螺旋形的病毒核酸呈规则的重复排列，通过中心轴旋转对称，如弹状病毒等；③复合对称型：同时具有上述两种对称型的病毒，如痘病毒、噬菌体等。另外，还有一些病毒壳粒的排列不属于上述任何一种类型。

衣壳赋予病毒固有外形，保护病毒核酸免遭环境中核酸酶的破坏。无包膜病毒的衣壳蛋白还具有病毒吸附蛋白（viral attachment protein，VAP）作用，如腺病毒衣壳上由线状聚合多肽和球形末端蛋白组成的纤维突起，可以与宿主细胞的整合素类黏附分子选择性结合。衣壳蛋白具有免疫原性，是病毒分型的依据之一。

（三）包膜

包膜是某些病毒在成熟过程中通过宿主细胞的膜结构（核膜、内质网、高尔基体、细胞膜等）时获得的，带有包膜的病毒称为包膜病毒。病毒包膜为脂质双层，表面嵌有多种蛋白质。其中某些蛋白质为病毒基因编码的结构蛋白，在病毒表面呈棘状突起，称为纤突（spike）。多数病毒的纤突具有病毒吸附蛋白功能，是重要的致病因子，如流感病毒的血凝素、人类免疫缺陷病毒的 gp120 等。

病毒包膜具有如下生物学意义：①构成病毒的表面抗原，可诱发机体免疫应答；②参与病毒的感染，包膜上的纤突作为病毒吸附蛋白，构成了病毒感染性的基础，包膜病毒经脂溶剂处理失去包膜后便丧失了感染性；③具有保护核衣壳的作用。

某些包膜病毒在衣壳与包膜之间存在病毒编码的一种结构蛋白——基质蛋白，如流感病毒的基质蛋白 M1 等，其主要功能是把内部的核衣壳蛋白与包膜联系起来，此区域称为被膜。

第二节　病毒的增殖与培养

病毒的增殖以病毒基因组为模版，通过转录、翻译形成新的病毒核酸、蛋白，并加以装配而形成新一代病毒体，这一过程称为自我复制（self-replication），简称复制。

一、病毒的增殖

从病毒侵入易感细胞到最后子代病毒从细胞内释出，称为一个复制周期（replicative cycle）。复制周期持续的时间因病毒类型而异，多数病毒在 24 小时以上。

（一）病毒的复制周期

典型的复制周期分为吸附（adsorption）、穿入（penetration）、脱壳（uncoating）、生物合成

(biosynthesis)、装配(assembly)、成熟(maturation)、释放(release)7 个步骤。

1. 吸附 病毒吸附蛋白与宿主细胞病毒受体的选择性结合称为吸附,故吸附可反映病毒的亲嗜性。病毒与细胞最初依赖偶然碰撞和静电作用发生接触,然后通过吸附蛋白与相应细胞受体形成吸附。宿主细胞的病毒受体是病毒吸附发生的关键,如脊髓灰质炎病毒受体(PVR)为一种免疫球蛋白超家族成员、鼻病毒受体是细胞黏附分子 CD54、EB 病毒受体是补体受体 CD21。有些病毒受体由两种以上的细胞膜蛋白共同组成,如 HIV-1 的受体由 CD4 与共受体 CCR5 或 CXCR4 共同构成。病毒吸附过程受离子强度、pH、温度等环境条件影响。

2. 穿入 病毒进入宿主细胞的过程称为穿入,穿入有 3 种方式:

(1)融合:即经病毒包膜与宿主细胞膜融合,病毒体进入宿主细胞。副黏病毒多以融合方式进入,如麻疹病毒、腮腺炎病毒包膜上有融合蛋白,带有一段疏水氨基酸,介导细胞膜与病毒包膜的融合。

(2)胞饮:是哺乳动物细胞具有的一种摄取能力,病毒可借此完成穿入。当病毒与受体结合后,在细胞膜的特殊区域处可内陷形成膜性囊泡,在囊泡内低 pH 环境作用下,可诱导病毒的吸附蛋白结构发生变化,最终导致病毒包膜与囊泡膜融合。如流感病毒的穿入即如此。

(3)直接进入:某些无包膜病毒(如脊髓灰质炎病毒)与宿主细胞受体结合,衣壳蛋白构型发生变化并被水解,病毒核酸释放,穿过细胞膜至细胞质,衣壳仍留在胞外。

3. 脱壳 病毒入胞后脱去衣壳的过程称为脱壳,穿入和脱壳往往是一个连续过程,经吞噬作用进入细胞的病毒,衣壳可经吞噬体中的溶酶体酶降解而脱去。有的病毒可因穿入过程的衣壳构型改变而将核酸释出,如脊髓灰质炎病毒。痘病毒则在穿入后,自己合成病毒脱壳所需的酶类,完成脱壳。

4. 生物合成 子代病毒核酸的复制与病毒蛋白质的合成称为生物合成。在这个过程中,尚无成熟的病毒颗粒形成,称为隐蔽期(eclipse period)。病毒的生物合成一般首先形成病毒 mRNA,并翻译非结构蛋白(早期蛋白),如转录酶、聚合酶、内切酶、连接酶等,以保证子代病毒核酸的转录,然后开始子代病毒核酸转录与结构蛋白(晚期蛋白)的翻译。多数 DNA 病毒需结合到宿主细胞核内的转录起始位点上,故其生物合成在核内进行。多数 RNA 病毒的转录可依赖自身携带的 RNA 依赖的 RNA 多聚酶,故其生物合成在胞浆内进行(逆转录病毒须形成前病毒,其生物合成在细胞核内进行)。因此,病毒的生物合成可因其核酸类型的不同而存在差异。

(1)双链 DNA 病毒:如单纯疱疹病毒、腺病毒的生物合成分 3 个阶段,首先是早期转录和翻译,在宿主细胞核内依赖 DNA 的 RNA 聚合酶的作用下,病毒 DNA 转录出早期 mRNA,并转移至胞质核糖体,翻译合成早期蛋白。随后进行子代病毒 DNA 的复制,在解链酶的作用下病毒 DNA 解链,按半保留方式复制,合成 2 条与亲代 DNA 结构完全相同的子代 DNA。最后是晚期转录和翻译,以大量的子代 DNA 为模板,转录晚期 mRNA,经翻译合成结构蛋白(晚期蛋白),为病毒装配做准备。

(2)单链 DNA 病毒:生物合成以单链 DNA 为模板,合成 1 条互补链形成双链 DNA 复制中间体,然后解链以新合成的互补链为模板复制子代 DNA,以另一条链为模板转录 mRNA 后,进一步翻译病毒蛋白。

(3)单正链 RNA 病毒:病毒 RNA 的碱基序列与 mRNA 完全相同,不但是复制子代病毒的模板,且本身具有 mRNA 功能。病毒进入细胞脱壳后,单正链 RNA 可直接附着到宿主细胞核糖体上,翻译出病毒 RNA 多聚酶等非结构蛋白及结构蛋白。RNA 复制以单正链 RNA 为模板,在病毒 RNA 多聚酶作用下合成 1 条互补负链,形成双链 RNA 复制中间体,再以负链为模板,复制出子代病毒的基因组 RNA。

(4) 单负链 RNA 病毒:病毒 RNA 碱基序列与 mRNA 互补,单负链 RNA 病毒自身携有 RNA 依赖的 RNA 聚合酶,可催化合成互补正链 RNA,形成复制中间体,然后以正链 RNA 为模板,既合成子代负单链 RNA,又翻译出病毒的结构蛋白和非结构蛋白。

(5) 双链 RNA 病毒:由其负链 RNA 复制出子代正链 RNA,再由子代正链 RNA 复制子代负链 RNA。其复制为非对称型,也不遵循半保留复制原则。子代 RNA 全部为新合成 RNA。其正链 RNA 可作为 mRNA 翻译病毒的结构蛋白和非结构蛋白。

(6) 逆转录病毒:逆转录病毒以亲代 RNA 为模板,在依赖 RNA 的 DNA 聚合酶(逆转录酶)作用下合成互补负链 DNA,形成 RNA:DNA 杂交中间体,再由病毒的 RNA 酶 H 降解 RNA,以负链 DNA 为模板形成双链 DNA(即 DNA:DNA)后转入细胞核,双链 DNA 在整合酶的作用下被整合入宿主 DNA 中,成为前病毒。前病毒 DNA 在细胞核内转录出病毒 mRNA,病毒 mRNA 在细胞质中翻译出子代病毒的结构蛋白和非结构蛋白。前病毒 DNA 也同时转录子代病毒 RNA,在胞浆内装配。

(7) 嗜肝 DNA 病毒:这一类病毒很特殊,如乙型肝炎病毒(HBV)的基因组复制与上述 6 类均不同。病毒 DNA 借助宿主细胞的分子伴侣进入宿主细胞核内,经病毒 DNA 多聚酶作用补全 DNA 双链缺口,形成完整的共价闭合环状 DNA(covalently closed circular DNA,cccDNA)。以此 cccDNA 中的负链为转录模板,借助宿主细胞的 RNA 多聚酶Ⅱ,转录形成 0.8kb、2.1kb、2.4kb、3.5kb 四种 mRNA。此四种 mRNA 可转移入胞质,依托宿主细胞核糖体翻译结构蛋白与非结构蛋白,其中 3.5kb mRNA 又可作为前病毒基因组参与病毒颗粒的装配。在完成初步装配的病毒颗粒内,前病毒基因组在逆转录酶作用下逆转录为负链 DNA,形成 RNA:DNA 中间体,随后经 DNA 多聚酶作用形成新的子代病毒双链 DNA。

5. 装配 子代病毒核酸与加工后的病毒结构蛋白组合成病毒体的过程称为装配。装配是蛋白质与蛋白质、蛋白质与核酸相互识别的有序过程,这个过程可以分为衣壳的形成与核酸的嵌入两部分。衣壳的形成可以有两种方式:一种为自发装配,即核酸与衣壳蛋白相互识别,由壳粒围绕核酸聚集而成,这种装配方式多见于衣壳呈螺旋对称的病毒;另一种为指导装配,具有 20 面体立体对称衣壳的病毒采用这种装配方式,如腺病毒、乳头瘤病毒、乙型肝炎病毒等。在指导装配方式中,还可以细分为有明显区别的两种装配途径,其中衣壳装配与基因组包裹一步完成的叫作协同装配,如脊髓灰质炎病毒;先组成衣壳的蛋白质外鞘,再将基因组插入衣壳中的称为顺序装配,如疱疹病毒。

6. 成熟 装配完的病毒并不一定具有感染性,不具备感染性的病毒颗粒被称为未成熟病毒颗粒或原病毒。由原病毒转变为具有感染性的病毒颗粒的过程称为成熟。无包膜病毒的成熟主要是对潜在的病毒吸附蛋白进行修饰与改造,如糖基化和蛋白水解。糖基化一般在高尔基体上完成,蛋白水解则发生于病毒的出膜过程。经蛋白水解的病毒吸附蛋白具有更稳定的空间构象及更利于与病毒受体结合的吸附能力。包膜病毒的成熟还需获得包膜,并在包膜表面表达纤突。

7. 释放 子代病毒体脱离宿主细胞的过程称为释放。释放的方式有:

(1) 裂解:宿主细胞因病毒感染而发生裂解后,病毒释放到周围环境中,见于无包膜病毒,如腺病毒、脊髓灰质炎病毒等。

(2) 出芽:见于有包膜病毒,如疱疹病毒在核膜上获得包膜、流感病毒在细胞膜上获得包膜而成熟,再以出芽方式释放出成熟病毒。

此外,子代病毒也可通过细胞间桥或细胞融合方式进入邻近细胞。

（二）病毒的异常增殖与干扰现象

并非所有的病毒都能够顺利完成在宿主细胞内的增殖过程,当宿主细胞不能提供病毒增殖所需条件、阻断了病毒增殖环节,以及病毒自身的调控基因缺失时,所出现的增殖受阻现象称为病毒的异常增殖。病毒的异常增殖主要与顿挫感染和缺陷病毒有关。如果两种病毒同时感染同一细胞,会发生病毒间的影响而出现病毒干扰现象。

1. 病毒的异常增殖　顿挫感染(abortive infection)是病毒异常增殖的一种表现,指病毒进入宿主细胞后不能合成自身成分,或虽能合成部分或全部病毒成分,但不能装配和释放的现象。其原因主要是宿主细胞不能为病毒增殖提供必要的环境条件。这类不能为病毒增殖提供条件的细胞称为非容纳细胞,反之则为容纳细胞。病毒在非容纳细胞内呈顿挫感染,而在另一些细胞内则可能增殖,引起感染。如:人腺病毒感染人胚肾细胞能正常增殖,若感染猴肾细胞则发生顿挫感染。对人腺病毒而言,人胚肾细胞为容纳细胞,猴肾细胞则为非容纳细胞。

缺陷病毒(defective virus)指在宿主细胞内不能完成复制周期或不能形成具有感染性病毒体的病毒。但缺陷病毒可因其他病毒的共同感染而获得增殖条件,可帮助缺陷病毒完成增殖的病毒称为辅助病毒(helper virus)。如腺病毒伴随病毒就是一种缺陷病毒,用任何细胞培养都不能增殖,但当和腺病毒共同感染细胞时却能产生成熟病毒,腺病毒便成为辅助病毒。丁型肝炎病毒(HDV)也是缺陷病毒,必须依赖乙型肝炎病毒(HBV)或丙型肝炎病毒(HCV)才能完成复制。缺陷病毒虽然不能复制,但在某些状态下却可干扰其他病毒体复制,故又称其为缺陷干扰颗粒(defective interfering particle,DIP)。

2. 干扰现象　当两种病毒感染同一细胞时,可发生一种病毒抑制另一种病毒增殖的现象,称为病毒的干扰现象。干扰现象不仅可发生在不同种病毒之间,也可在同种不同型或不同株病毒之间发生。发生干扰的主要机制为:①一种病毒诱导细胞产生的干扰素抑制另一种病毒的增殖;②病毒吸附时与宿主细胞表面受体结合而改变了宿主细胞代谢途径,阻止了另一种病毒吸附、穿入等复制阶段的实现。

二、病毒的人工培养

目前采用的病毒培养方法主要有动物接种、鸡胚接种和组织细胞培养3种方法。

（一）动物接种

对病毒生物学特性的研究可进行动物接种,常用的动物有鼠、兔和猴等,接种途径有鼻内、皮内、皮下、脑内、腹腔及静脉等。目前动物接种已很少用于临床实验,仅用于研究病毒的致病性、确定病原体、进行疫苗和新药评价等。

（二）鸡胚接种

有些病毒(如流感病毒、痘病毒和腮腺炎病毒等)可在鸡胚中进行增殖,鸡胚的羊膜腔和尿囊腔可用于这些病毒的培养。

（三）组织细胞培养

即将离体组织块或分散的组织细胞置于培养瓶内生长,再接种病毒后进行培养。用于病毒培养的细胞有:①原代细胞:来自动物或人的组织细胞,它对多种病毒的易感性高,主要用于标本中病毒的分离;②二倍体细胞:在传代过程中保持二倍体性质,可用于多种病毒的分离和疫苗的制备等;③传代细胞:能在体外持续传代的细胞系,由突变的二倍体细胞传代或肿瘤细胞建系而成。对细胞培养的病毒,可根据其对细胞的影响而建立相应鉴定方法,如通过观察致细胞病变效应(cytopathic effect,CPE)、空斑形成等可测定产生细胞病变的病毒,如疱疹病毒等;而红细胞凝集则可用于检测具有血凝素类纤突的病毒,如正黏病毒、副黏病毒等。

第三节　病毒的遗传与变异

作为依赖宿主细胞的非细胞型微生物,病毒体受到宿主细胞的选择压力,其变异发生率远高于原核与真核细胞生物。而这种高频变异恰恰是新现病毒产生的基础,也是减毒活疫苗形成和病毒抗药性产生的基础。

一、病毒的变异现象

病毒突变株(mutant)指因基因改变而发生某些生物特性改变的毒株,是病毒变异的主要表现形式。突变株的生物学表型可涉及许多方面,如病毒空斑的大小、病毒颗粒形态、抗原性、宿主范围、营养要求、细胞病变及致病性等。常见的病毒突变株包括条件致死性突变株、宿主范围突变株、耐药突变株等。

(一)条件致死性突变株

条件致死性突变株指在某种条件下能够增殖、而在条件改变后不能增殖的病毒株。温度敏感突变体(temperature-sensitive mutant, ts mutant)是典型的条件致死性突变株。ts 突变株在 28~35℃条件下可增殖(称为容许性温度),而在 37~40℃条件下不能增殖(称为非容许性温度)。ts 突变株常具有减低毒力而保持其免疫原性的特点,是生产疫苗的理想毒株。脊髓灰质炎病毒减毒活疫苗即为此类变异株。

(二)宿主范围突变株

宿主范围突变株指因病毒基因组改变影响了宿主感染范围的突变株。这类突变株能感染野生型病毒所不能感染的细胞,因此可利用这一特性制备疫苗,如狂犬病毒疫苗。

(三)耐药突变株

耐药突变株指因编码病毒酶基因的改变而降低了靶酶对药物的亲和力或作用的突变株,可使病毒对药物不敏感,是临床耐药性形成的遗传基础。

二、病毒变异的机制

病毒变异的机制主要包括基因突变、基因重组与重配、基因整合和非重组变异。

(一)基因突变

基因突变是病毒变异中最主要的机制。病毒基因复制时可发生自发突变,自发突变率为 $10^{-8} \sim 10^{-6}$。其基因组可因碱基序列置换、缺失或插入而发生改变。此外,物理因素(如紫外线或 X 射线)或化学因素(如亚硝基胍、氟尿嘧啶或 5- 溴脱氧尿苷)也可诱发病毒突变。

(二)基因重组与重配

两种病毒感染同一宿主细胞发生基因的交换称为基因重组,重组病毒体含有来自两个病毒的核苷酸序列,能够产生具有两个亲代特征的子代病毒,并能继续增殖。基因重组不仅可发生于两个活病毒之间,也可发生于一种活病毒和另一种灭活病毒之间,甚至两个灭活病毒之间。基因分节段的 RNA 病毒,通过交换 RNA 节段而进行的重组被称为重配(reassortment)(图 8-3)。

(三)基因整合

在病毒感染过程中,病毒基因组中某一片段插入宿主染色体 DNA 中,使病毒基因组与细胞基因组重组的过程称为整合。多种可引起肿瘤的病毒、逆转录病毒等均有整合特性。整合既可引起病毒基因组的变异,也可引起宿主细胞基因组的改变而导致细胞发生增生、转化。

笔记栏

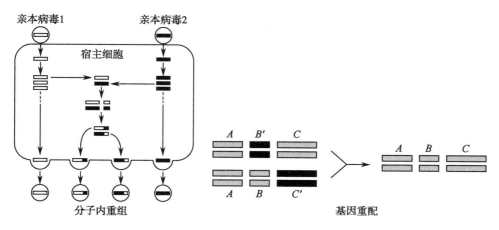

图 8-3 病毒基因重组(分子内重组与基因重配)示意图

(四) 非重组变异

当两种病毒感染同一细胞时,除可发生基因重组外,也可发生病毒基因产物的相互作用,包括互补作用、表型混合等,导致子代病毒发生表型变异。

目前,病毒遗传变异的研究被广泛应用于病毒性疾病的诊断、治疗和预防,如利用病毒的变异株(减毒株)、基因重组株制备减毒活疫苗、基因工程疫苗、核酸疫苗、多肽疫苗等特异性疫苗。

第四节 病毒的感染与免疫

一、病毒感染

病毒感染机体后,侵入易感细胞增殖,一方面引起宿主细胞结构损害和功能障碍,同时激发机体对病毒的免疫应答,导致免疫病理损伤。

(一) 病毒感染的致病机制

病毒感染的致病机制包括病毒对宿主细胞的直接损伤作用和病毒感染引起的免疫损伤作用。

1. 病毒对宿主细胞的直接损伤作用 侵入宿主细胞的病毒可引起宿主细胞的病理改变。

(1) 杀细胞效应:病毒在宿主细胞内增殖成熟后短时间大量释放子代病毒,造成细胞破坏而死亡,称为病毒的杀细胞效应或溶细胞感染,主要见于无包膜、杀伤性强的病毒,如脊髓灰质炎病毒、腺病毒。溶细胞感染的发生机制可能是:①阻断细胞大分子合成:由病毒编码的早期蛋白(酶类等)通过各种途径抑制、阻断(或降解)细胞自身核酸的复制、转录和蛋白质合成,导致细胞坏死;②细胞溶酶体结构和通透性的改变:病毒感染可造成宿主细胞的溶酶体膜通透性增高或破坏,溶酶体中的酶类释出可致细胞自溶;③毒性蛋白作用:如腺病毒表面的蛋白纤维突起,对宿主细胞即有毒性作用;④细胞器损伤:病毒感染可损害细胞核、内质网、线粒体等,使细胞出现浑浊、肿胀、团缩等改变,杀细胞效应所表现的细胞学改变(如细胞变圆、聚集、融合、裂解或脱落等)即为病毒的致细胞病变效应(CPE)。

(2) 稳定状态感染:有些病毒(多为包膜病毒)在增殖过程中,对细胞代谢、溶酶体膜影响较小,并以出芽方式释放病毒,其过程缓慢、病变较轻、短时间内不表现细胞溶解和死亡,称为病毒的稳定状态感染。病毒的稳定状态感染常造成细胞膜成分改变和细胞膜受体的破坏。如麻疹病毒、副流感病毒感染细胞的膜成分发生改变,导致与邻近细胞融合,利于病毒扩散。稳定状态感染的细胞,经病毒长期增殖释放多次后,最终仍可引起细胞死亡。

(3) 包涵体形成:细胞受病毒感染后,在细胞质或细胞核内出现光镜下可见的斑块状结构,称为包涵体。病毒包涵体由病毒颗粒或未装配的病毒成分组成,也可以是细胞对病毒作用的反应物。包涵体可破坏细胞的正常结构和功能,有时也引起细胞死亡。如狂犬病毒感染后,在脑细胞的胞浆内出现嗜酸性包涵体,称内氏小体(Negri body),可作为病毒感染的辅助诊断。

(4) 细胞凋亡:凋亡是由基因启动的细胞程序性死亡过程。一些病毒(如腺病毒、流感病毒、人乳头瘤病毒和人类免疫缺陷病毒等)感染细胞后,可激活细胞凋亡基因,导致细胞凋亡。

(5) 细胞增生与转化:少数病毒感染细胞后促使细胞 DNA 合成,促进细胞增殖,并使细胞形态发生变化,失去细胞间接触性抑制,这些细胞生物学行为的改变,称为细胞转化。人类病毒中的 HSV、CMV、EBV、HPV 和腺病毒中的某些型别能转化体外培养细胞。具有细胞转化能力的病毒具有致瘤的潜能,其中有些病毒已被明确可引发肿瘤,如引起宫颈癌的HPV。

(6) 病毒基因整合:病毒的核酸结合到宿主细胞染色体 DNA 中,称为整合。病毒基因组整合有两种方式:一种为全基因组整合,如逆转录病毒复制过程中前病毒 DNA 整合入细胞 DNA 中;另一种为失常式整合,即病毒基因组中部分基因,或 DNA 片段随机整合入细胞DNA 中,多见于 DNA 病毒。整合的病毒 DNA 可随细胞分裂而传入子代细胞。作为前病毒的整合基因可在宿主细胞内引起复制而造成细胞损伤,如 HIV。部分不表达的整合基因也可因对宿主细胞整合处基因的影响,而导致宿主细胞基因的失活或激活。有些病毒整合基因还可编码对细胞有特殊作用的蛋白(如 SV40 病毒的 T 蛋白引起细胞转化),成为病毒致肿瘤的重要机制。

2. 病毒感染引起的免疫损伤作用　在病毒与机体免疫系统相互抗衡的过程中,由病毒感染引起的免疫损伤可以表现为:

(1) 被感染细胞的清除与损伤:当病毒抗原被表达于感染细胞表面时,机体免疫系统对病毒的识别与攻击的同时对感染细胞形成了不可逆的破坏,如果这种被破坏的细胞数量超过机体的代偿限度,则可出现严重的临床后果,如重症肝炎时的肝衰竭等。

(2) 病毒抗原引发的超敏反应:从细胞内释出的病毒或病毒蛋白可与相应的抗体形成免疫复合物,这些免疫复合物可引起超敏反应性疾病的发生。如登革热病毒在体内与相应抗体在红细胞和血小板表面结合,激活补体,导致血细胞和血小板破坏,出现出血和休克综合征;乙肝病毒抗原 - 抗体复合物可沉积于肾小球基底膜,引起肾小球肾炎等。

(3) 诱导自身免疫反应的发生:病毒感染可改变细胞膜表面结构,使之成为非己物质,或使隐蔽的抗原暴露或释放,导致机体对这些细胞产生免疫应答,从而引起自身免疫病。

(4) 形成继发性免疫缺陷状态:许多病毒感染可引起暂时性免疫缺陷状态,如感染麻疹病毒的患儿对结核菌素皮肤试验应答低下或阳性转为阴性。而 HIV 侵犯巨噬细胞和 CD4[+]T 细胞,可形成细胞免疫缺陷。

(二) 病毒感染的临床类型

根据有无临床症状,病毒感染可分为隐性感染和显性感染。

1. 隐性感染(inapparent infection)　病毒在宿主细胞内增殖但不出现临床症状。隐性感染者虽无临床症状，但仍可获得对该病毒的特异性免疫而终止感染。如脊髓灰质炎和流行性乙型脑炎病毒的感染者大多数为隐性感染，发病率仅占感染者的 0.1%。而有些隐性感染者，不引起机体的特异性免疫应答，病毒不被清除，成为病毒携带者，是重要的传染源。

2. 显性感染（apparent infection） 是病毒侵入宿主细胞后，大量增殖造成细胞严重损伤，机体出现明显临床表现的感染类型。按病程分为急性病毒感染（acute viral infection）与持续性病毒感染（persistent viral infection）。

（1）急性病毒感染：起病急、病程短，除死亡病例外，患者一般可在症状出现后的短时期内彻底清除病毒，故也叫病原消灭型感染。普通感冒、流行性感冒等即属于此类型。

（2）持续性病毒感染：病毒长期存在于宿主体内，时间达数月、数年以至数十年，可表现或不表现临床症状。持续性病毒感染分为 3 种类型：

1）慢性病毒感染：是病毒长期不能清除，并在宿主细胞内持续复制而引起相应临床症状的感染状态，患者临床症状较轻微。如乙型肝炎、丙型肝炎。

2）潜伏病毒感染：是病毒在特定组织、器官内长期存在但不复制的感染状态，一旦病毒被激活，可引起再发感染。如疱疹病毒属的病毒均可引起潜伏性感染。

3）慢病毒感染：是病毒以极长的潜伏期形式在宿主细胞内小量复制，不出现临床症状，待病毒复制达一定数量后方表现临床症状并呈进行性加重的感染形式。如儿童期感染麻疹病毒后，极少数患者可在青春期出现亚急性硬化性全脑炎（subacute sclerosing panencephalitis，SSPE）。

（三）病毒的传播方式

病毒的传播有 2 种方式：垂直传播（vertical transmission）与水平传播（horizontal transmission）。前者指亲代与子代之间的传播方式，后者指个体之间的传播方式。

1. 垂直传播 指病毒经胎盘、产道传播给胎儿，或经哺乳等由亲代传给子代的方式。如风疹病毒、单纯疱疹病毒、人巨细胞病毒、人乳头瘤病毒、乙型肝炎病毒、人类免疫缺陷病毒等的传播。

2. 水平传播 病毒在人群不同个体间的传播方式。包括呼吸道传播，如流感病毒、麻疹病毒、腮腺炎病毒、风疹病毒等的传播；消化道传播，如甲型肝炎病毒、轮状病毒、诺如病毒等的传播，经消化道传播的病毒多呈暴发性流行态势；媒介传播，如流行性乙型脑炎病毒、黄热病毒、登革病毒等的传播；输血传播，如乙型肝炎病毒、丙型肝炎病毒、人类免疫缺陷病毒等的传播；性传播，如人乳头瘤病毒、单纯疱疹病毒、人类免疫缺陷病毒、乙型肝炎病毒等的传播。

二、抗病毒免疫

机体抗病毒免疫包括固有免疫与适应性免疫两部分。两者在限制病毒复制与彻底清除病毒过程中具有重要意义。

（一）固有免疫

固有免疫是机体抗病毒的第一道防线，其中干扰素（interferon，IFN）和自然杀伤细胞在抗病毒中起主要作用。

1. 干扰素 IFN 是由病毒或其他 IFN 诱导剂诱导人或动物细胞产生的一类糖蛋白，它具有抗病毒、抑制肿瘤及免疫调节等多种生物活性。病毒、原虫及其他细胞内寄生物、细菌脂多糖、人工合成的双链 RNA 等均可诱导细胞产生干扰素，其中以病毒和人工合成的双链 RNA 诱生能力最强。受干扰素诱生剂作用的巨噬细胞、淋巴细胞及体细胞均可产生干扰素。根据其抗原性不同，干扰素分为 IFN-α、IFN-β 和 IFN-γ 三种，其中 IFN-α 和 IFN-β 统称为 I

型干扰素,IFN-γ 为Ⅱ型干扰素。IFN-α 主要由人白细胞产生,IFN-β 主要由人成纤维细胞产生,IFN-γ 由 T 细胞产生。前两者的抗病毒作用强于免疫调节和抑制肿瘤作用,后者的免疫调节和抑制肿瘤作用强于抗病毒作用。

干扰素不能直接灭活病毒,但能诱导细胞合成多种抗病毒蛋白,主要的抗病毒蛋白有 2′-5′ 腺嘌呤核苷合成酶(2′-5′A 合成酶)、蛋白激酶、核糖核酸酶等,这些酶通过降解病毒 mRNA 或抑制病毒蛋白的合成发挥抗病毒的作用(图 8-4)。

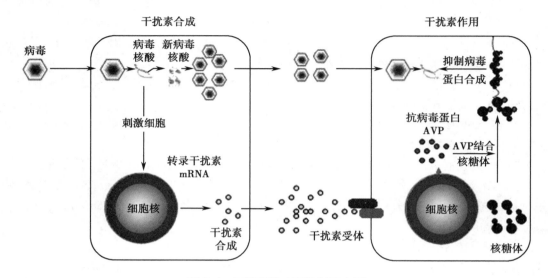

图 8-4　干扰素抗病毒机制示意图

2. NK 细胞　具有杀伤病毒感染的靶细胞作用。NK 细胞没有特异性抗原识别受体,其杀伤作用不受 MHC 限制。NK 细胞与靶细胞作用后,一般在体内 4 小时即可出现杀伤效应。NK 细胞对靶细胞的杀伤与其释放的细胞毒性物质及细胞因子有关。①穿孔素:可溶解病毒感染的细胞;②颗粒酶:从穿孔素在靶细胞上形成的孔洞进入细胞,通过激活核酸内切酶,使细胞 DNA 断裂,引起细胞凋亡;③肿瘤坏死因子:与相应受体结合,启动靶细胞程序性死亡。

(二) 适应性免疫

病毒抗原具有较强的免疫原性,可诱导机体产生有效的体液免疫和细胞免疫。其中尤以细胞免疫对病毒的清除更显重要。

1. 细胞免疫　对细胞内病毒的清除主要依赖于 CTL 和 Th 细胞释放的细胞因子,它们主要在病毒感染的局部发挥作用。病毒抗原诱生的 CTL 一般于 7 天左右开始发挥杀伤作用。CTL 通过释放穿孔素和颗粒酶使靶细胞裂解,或表达 FasL 介导靶细胞的凋亡。活化的 Th 细胞可释放多种细胞因子,刺激 B 细胞增殖分化,活化 CTL 和巨噬细胞,辅助和参与体液和细胞免疫应答。

2. 体液免疫　机体在病毒感染后,能产生针对病毒多种抗原成分的特异性抗体,主要是 IgM、IgG 和 IgA。针对游离病毒,抗体能够与病毒吸附蛋白结合,阻断病毒感染的发生。这种可消除病毒感染能力的抗体称为中和抗体,其对应的病毒表面抗原称为中和抗原。中和抗体的作用机制包括:①改变病毒表面构型,或与吸附于易感细胞受体的病毒表位结合,从而阻止病毒吸附和侵入易感细胞;②与病毒形成免疫复合物,易于被巨噬细胞吞噬和清除;③与无包膜病毒结合并将其覆盖,可阻断病毒在进入细胞时脱壳;④与包膜病毒表面抗原结合后,通过激活补体使病毒裂解。除中和抗体外,尚有针对病毒内部抗原(如核蛋白、复制酶等)的抗体,或针对与病毒入侵易感细胞无关的表面抗原的抗体,这些抗体称为非中和抗体,一般不产生保护作用,但可用于诊断病毒感染。此外,病毒在细胞内增殖,使细胞膜表面表达病毒抗原,抗体与其结合,通过发挥调理作用、ADCC,导致病毒感染细胞的损伤和死亡。

第五节 医学病毒感染的检测

病毒感染的实验室诊断从检测对象上可分为病原学检测、免疫学检测与基因检测 3 类。

一、标本采集与送检

除遵循基础护理学所规定的相应标本采集要求外,对病毒感染标本的采集还需强调以下几点:①生物安全意识:为提高检出率,临床病毒感染标本一般采自病毒颗粒富集部位,故常具有很强的传染性,采集者须提高自我保护意识,严格执行有关生物安全的防护措施;②交叉污染意识:为提高目的病毒检出率,采集标本时应避免交叉污染,须注意无菌操作及对标本的抗菌处理;③低温储存意识:病毒具有在室温中易灭活的生物学特性,故需要进行分离培养的标本在送检过程中应注意低温保存;④合理采集意识:临床病毒感染标本的采集,应考虑哪些组织为所检测病毒的靶器官及是否形成病毒血症,以选择合适的标本来源。如用于免疫学检测的标本,尚应考虑疾病潜伏期的长短及发病进程。

二、病原学检测

(一)形态学检测

病毒的形态学检测分为电子显微镜检测与光学显微镜检测。前者用于检测病毒颗粒的形态,通常含高浓度($\geq 10^7$ 颗粒 /ml)病毒颗粒的标本,可直接镜检;较低病毒浓度的标本则需经超速离心富集病毒后再镜检。后者主要用于检测细胞内由病毒引起的病变,如包涵体,结合患者临床表现,可做出诊断。

(二)分离培养

对于不能富集病毒颗粒的标本,可经细胞培养、鸡胚接种、动物接种等合适的病毒培养方式以扩增病毒,然后通过血凝试验、中和试验、空斑形成试验、半数组织培养物感染量(50% tissue culture infectious dose,$TCID_{50}$)测定等相应方法对病毒进行鉴定,或收集病毒培养液做形态学检测。

(三)核酸检测

常用的病毒核酸检测技术包括核酸杂交方法(如原位杂交、斑点杂交等)、聚合酶链反应(polymerase chain reaction,PCR)、基因芯片(gene chip)、基因测序技术。除可作为发现病原体的定性检测外,对病毒核酸拷贝数的定量比较也可用于疗效评价。

三、免疫学检测

病毒蛋白具有抗原性,故可采用免疫学检测方法对病毒感染做出诊断。病毒感染的免疫学检测可分为抗原检测和抗体检测两类。

(一)抗原检测

利用已获得的抗病毒血清(抗体)可检测送检标本中的相应病毒抗原。所采用的方法有ELISA、免疫荧光法、放射免疫测定、免疫印迹法等,这些检测方法可用于确诊。

（二）抗体检测

利用已获得的病毒抗原可检测患者体液中的相应抗体,所采用的方法与检测抗原类似。因患者康复后,特异性抗体仍能维持相当长时间,故仅有高滴度的抗体水平和 IgM 型特异性抗体检测才具有确诊意义。

（梅　雪）

复习思考题

1. 试从病毒的结构组成和复制方式角度,对病毒给予一个定义。
2. 试述病毒感染所致免疫病理损伤的主要机制。

第九章

医 学 细 菌

医学细菌属于原核细胞型微生物,种类繁多,是引起人类感染性疾病的常见病原体。具有特征性的生物学性状和感染免疫特点。
1. 掌握细菌的典型形态、基本结构和特殊结构;细菌增殖的条件;细菌的遗传变异机制。
2. 熟悉细菌的代谢与营养、机体抗菌免疫的类型。
3. 了解医学细菌感染的检测与防治。

医学细菌包括与人类和谐共处的伴生菌(正常菌群)及引起人类疾病的病原菌,两者在适当的条件下可相互转化,而人类的健康与疾病恰恰与这些细菌的结构、形态、代谢、增殖及遗传变异息息相关。

第一节　细菌的形态与结构

一、细菌的形态

细菌体积微小,通常以微米(μm)作为测量单位,需借助光学显微镜观察其形态与结构。在营养丰富的悬浮培养条件下,浮游的单个细菌按基本形态可分为球菌(coccus)、杆菌(bacillus)和螺形菌(spirillar bacterium)三大类,某些细菌也表现为其他特定形态(图 9-1)。

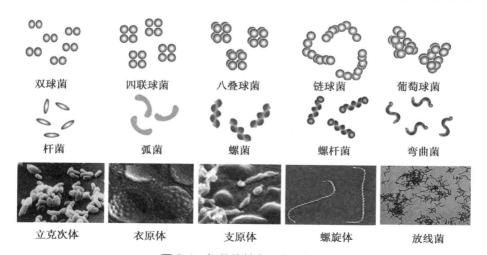

双球菌	四联球菌	八叠球菌	链球菌	葡萄球菌
杆菌	弧菌	螺菌	螺杆菌	弯曲菌
立克次体	衣原体	支原体	螺旋体	放线菌

图 9-1　细菌的基本形态示意图

（一）球菌

球菌多数呈圆球形或近似球形，直径在 $1\mu m$ 左右。由于细菌繁殖时分裂平面不同，分裂后菌体之间相互黏附程度不一，可形成不同的排列方式。

1. 双球菌　细菌在 1 个平面分裂，分裂后两个菌体成对排列。如肺炎链球菌、脑膜炎奈瑟菌。

2. 链球菌　细菌在 1 个平面分裂，分裂后多个菌体粘连在一起呈链状。如溶血性链球菌。

3. 葡萄球菌　细菌在多个不同平面上分裂，形成不规则葡萄状。

4. 四联球菌　细菌在 2 个互相垂直的平面上分裂，分裂后 4 个菌体粘连在一起呈正方形。

5. 八叠球菌　细菌在 3 个互相垂直的平面上分裂，分裂后 8 个菌体粘连在一起呈立方体，如藤黄八叠球菌。

（二）杆菌

杆菌多数呈直杆状分散存在，也有的杆菌略带弯曲。不同杆菌的大小相差较大，大的如炭疽杆菌长 $3\sim10\mu m$，中等的如大肠埃希菌长 $2\sim3\mu m$，小的如布鲁氏菌仅长 $0.6\sim1.5\mu m$。菌体两端多呈钝圆形，少数两端平齐（如炭疽杆菌）或尖细（如梭状芽孢杆菌）。呈链状排列者称为链杆菌（如炭疽杆菌）；杆菌末端膨大呈棒状者称为棒状杆菌（如白喉棒状杆菌）；菌体短小近乎椭圆形者称为球杆菌（如布鲁氏菌）；呈分枝生长趋势者称为分枝杆菌（如结核分枝杆菌）；末端呈分叉状者称为双歧杆菌。

（三）螺形菌

螺形菌菌体呈弯曲状，根据菌体弯曲数分为两类。

1. 弧菌　菌体长 $2\sim3\mu m$，只有 1 个弯曲，体短呈弧形或逗点状，如霍乱弧菌。

2. 螺菌　菌体长 $3\sim6\mu m$，有 2 个以上弯曲，呈螺旋状，如小螺菌（鼠咬热螺旋体）。有的菌体细长弯曲呈弧形或螺旋形，称为螺杆菌，如幽门螺杆菌。

（四）其他形态菌

有些细菌形态较复杂且没有固定形态，故又称为非规则菌。主要包括：

1. 支原体　无细胞壁，形态多样，可呈球状、杆状、丝状或分枝状等。

2. 衣原体　多为圆形或椭圆形，在不同生活周期中呈现不同的形态。

3. 立克次体　具有多形性，可呈球状、杆状或丝状。

4. 螺旋体　菌体细长柔软，弯曲呈螺旋状。

5. 放线菌　呈菌丝状生长，产生的孢子丝形态多样，呈放射状或不规则形态。

细菌的形态因种类和生长环境不同而发生变化。同种细菌的形态受温度、pH、培养时间和培养基成分等因素影响甚大。在适宜的生长条件下，细菌在光学显微镜下可显现典型形态；在不利环境或菌龄老化时，细菌可失去其典型形态。因此，需选择适宜条件下处于对数生长期的细菌进行形态观察。在自然界及人和动物体内，绝大多数细菌黏附在有生命或无生命物体表面，形成细菌生物被膜（bacterial biofilm，BF）（详见本章第四节细菌的感染与免疫）。

二、细菌的结构

细菌属原核细胞型微生物，其基本结构包括细胞壁（cell wall）、细胞膜（cell membrane）、细胞质（cytoplasm）和核质（nucleoplasm）等。有些细菌除了基本结构外，还具有特殊结构，如荚膜（capsule）、鞭毛（flagellum）、菌毛（pilus）和芽孢（spore）等（图 9-2）。

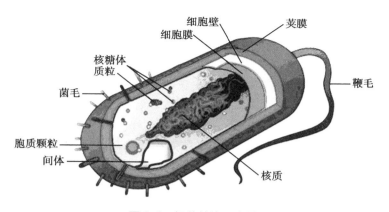

图 9-2 细菌结构示意图

（一）细菌的基本结构

1. 细胞壁　细胞壁包绕在细菌细胞膜的外侧，是一种无色透明、坚韧而有弹性的结构，其折光性强，在光学显微镜下不可见。细胞壁的主要功能是维持细菌的固有形态，保护细菌抵抗低渗环境，与细胞膜共同参与菌体内外物质交换。革兰氏染色可将细菌分为革兰氏阳性菌（G⁺菌）与革兰氏阴性菌（G⁻菌），其细胞壁组成具有明显差异（表 9-1，图 9-3）。

表 9-1　革兰氏阳性菌与革兰氏阴性菌细胞壁结构比较

	革兰氏阳性菌	革兰氏阴性菌
结构	四肽侧链与五肽交联桥形成三维立体框架结构	由四肽侧链形成二维平面网状结构
肽聚糖	含量丰富，可多达 50 层，比较坚韧	含量少，1~3 层，较疏松
类脂质	<2% 细胞干重	0~20% 细胞干重
磷壁酸	+	-
外膜	-	+

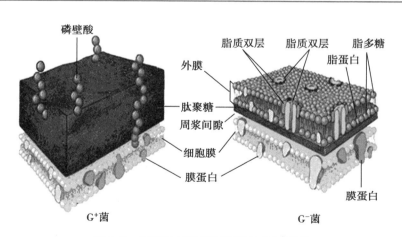

图 9-3　G⁺菌与 G⁻菌细胞壁结构示意图

（1）革兰氏阳性菌细胞壁：G⁺菌的细胞壁位于细胞膜外，由肽聚糖（peptidoglycan）层及磷壁酸共同组成。G⁺菌的肽聚糖层较厚，可多达 50 层，由聚糖骨架、四肽侧链和五肽交联桥相互交织而成。各种细菌细胞壁的聚糖骨架基本相同，由 N- 乙酰葡糖胺和 N- 乙酰胞壁酸交替间隔排列，经 β-1,4 糖苷键连接而成。不同细菌的四肽侧链的组成与连接方式有所不同,如葡萄球菌四肽侧链的氨基酸组成依次为 L- 丙氨酸、D- 谷氨酸、L- 赖氨酸和 D- 丙氨酸。甘氨酸五肽将相邻四肽中第 3 位的 L- 赖氨酸和第 4 位的 D- 丙氨酸相连,构成机械强度十分坚韧的三维立体框架结构。在肽聚糖层穿插的长链状磷壁酸为革兰氏阳性菌细胞壁特有成分,是由磷酸二酯键连接核糖醇或甘油残基而成的多聚物。按照其结合部位可分为壁磷壁酸和膜磷壁酸两种,壁磷壁酸和细胞壁中肽聚糖的 N- 乙酰胞壁酸连接,膜磷壁酸和细胞膜上的脂质连接,又称脂磷壁酸,另一端均游离于细胞壁外。磷壁酸抗原性强,是革兰氏阳性菌重要的表面抗原。某些细菌(如金黄色葡萄球菌)的磷壁酸具有黏附宿主细胞的功能,其作用类似菌毛,与细菌的致病性有关。

某些革兰氏阳性菌细胞壁表面有一些特殊的表面蛋白,如金黄色葡萄球菌的 A 蛋白、A 群链球菌的 M 蛋白等,与细菌致病性和抗原性相关。

(2) 革兰氏阴性菌细胞壁:G⁻ 菌细胞壁由外膜、周浆间隙及悬浮于周浆间隙中的肽聚糖组成。G⁻ 菌的肽聚糖层较薄,仅 1~3 层,由聚糖骨架和四肽侧链两部分组成,无五肽交联桥连接。聚糖骨架的组成与 G⁺ 菌相同,但是四肽侧链第 3 位的氨基酸不是 L- 赖氨酸,而是被二氨基庚二酸(DAP)取代。DAP 与相邻四肽侧链上第 4 位的 D- 丙氨酸相连,形成二维平面网状结构,较为疏松,使得肽聚糖层韧性和强度较弱。

G⁻ 菌的外膜位于细胞壁肽聚糖的外侧,是 G⁻ 菌特有的成分,包括脂质双层、脂蛋白和脂多糖(lipopolysaccharide,LPS)。①脂质双层:结构类似细胞膜,中间镶嵌有一些特殊蛋白质,允许水溶性分子通过,参与特殊物质的扩散过程,同时也是细菌素、性菌毛及噬菌体的受体;②脂蛋白:其脂质部分与外膜的脂质双层连接,蛋白部分连接于肽聚糖的四肽侧链上;③脂多糖:由脂质双层向细胞外伸出,由脂质 A、核心多糖和特异多糖组成,即革兰氏阴性菌的内毒素(endotoxin)。脂质 A 是与宿主细胞脂多糖结合蛋白和脂多糖受体结合的主要结构,无种属特异性,故不同细菌内毒素所致生物学效应相似;核心多糖由较少种类的单糖组成,具有抗原性,与菌属特异性相关;特异多糖由若干个寡糖重复单位组成,每个重复单位由 3~5 个单糖组成,构成 O 抗原(菌体抗原),与细菌血清型相关。

G⁻ 菌的周浆间隙含有多种酶类(如蛋白酶、核酸酶、解毒酶等)和特殊结合蛋白,对细菌获取营养、排出毒性物质有重要作用。周浆间隙中存在着多种连通细胞膜与外膜的通道,以构成细菌的各型分泌系统。

(3) 细胞壁的医学意义:临床对感染性疾病的治疗可选择相应的抗菌药物以破坏肽聚糖的结构或抑制其合成,从而破坏细胞壁而杀伤细菌。如溶菌酶能切断肽聚糖中 N- 乙酰葡糖胺和 N- 乙酰胞壁酸间的 β-1,4 糖苷键连接,破坏聚糖骨架,从而引起细菌裂解。青霉素可通过干扰四肽侧链与五肽交联桥之间的连接,使细菌不能合成完整的肽聚糖,从而杀伤细菌。革兰氏阳性菌由于肽聚糖含量多,对溶菌酶和青霉素作用敏感。革兰氏阴性菌由于肽聚糖含量少,且无五肽交联桥并有外膜保护,溶菌酶和青霉素对其作用甚微。因人体细胞无细胞壁,故这些药物或酶对其不会造成损伤。

(4) 细胞壁缺陷型:细菌受到某些理化或生物因素(如溶菌酶、溶葡萄球菌素、青霉素、胆汁、抗体、补体等)的刺激后,细胞壁的肽聚糖结构合成受抑,可造成细胞壁受损或缺失。这种细胞壁缺陷型细菌首先由英国的 Lister 研究所于 1935 年发现并以此命名为 L 型细菌(L-form bacteria)。L 型细菌特点有:①菌体呈高度多形性,如球形、杆状和丝状等,大小不一,着色不匀,大多数革兰氏染色呈阴性;②普通培养基难以培养,其营养要求基本与原菌相似,但需在高渗低琼脂含血清的培养基中生长;③生长繁殖较原菌缓慢,一般培养 2~7 天后可见中间较厚、四周较薄的荷包蛋样细小菌落,去除诱发因素后,如尚含有残存的肽聚糖者可以恢复为原菌;④某些 L 型细菌仍有一定的致病力,通常可引起慢性感染,并经常发生于使用某些作用靶点为细菌细胞壁的抗菌药物(如 β- 内酰胺类药物)的治疗过程中。临床上如遇有明显症状而标本常规细菌培养阴性者,应考虑 L 型细菌感染的可能性,宜做 L 型细菌的专门分离培养,并及时更换抗菌药物。

2. 细胞膜 又称质膜,为紧贴细胞壁肽聚糖的内侧及细胞质外层的一层柔软而有弹性、具有半渗透性的生物膜。其基本结构是脂质双层,中间镶嵌有多种具有特殊作用的酶和载体蛋白。与真核细胞不同之处在于细菌的细胞膜不含胆固醇(支原体除外)。

细胞膜的主要功能包括:①选择性渗透和物质转运作用:与细胞壁共同完成菌体内外的物质交换。②生物合成作用:细胞膜上的多种合成酶参与肽聚糖、磷壁酸、磷脂、脂多糖等的生物合成。③呼吸作用:细胞膜上有多种呼吸酶,参与细胞的呼吸过程,与能量产生、储存和利用有关。④形成间体:细胞膜向胞浆内陷折叠成囊状物,称为间体(mesosome),其功能类似真核细胞的线粒体,多见于革兰氏阳性菌。间体的形成有效地扩大了细胞膜的面积,使其酶的含量和能量的产生增加,可发挥类似于真核细胞线粒体的作用,参与细菌呼吸、生物合成及分裂繁殖,故亦称为拟线粒体。同时,作为细菌分裂时 DNA 的结合位点,参与 DNA 的复制和细胞分裂。⑤分泌水解酶和致病性蛋白:细菌能分泌水解酶到细胞外或周浆间隙中,将高分子有机化合物分解成能透过细胞膜的小分子物质。

膜蛋白是细菌细胞膜的重要组成成分,与细菌的合成代谢、致病物质形成与分泌以及胞内外信号转导密切相关。

(1)青霉素结合蛋白(penicillin-binding protein,PBP):是 G⁺ 菌的重要膜蛋白,具有转肽酶活性,是合成 G⁺ 菌肽聚糖五肽交联桥的关键酶,因其可与青霉素结合而得名。青霉素与转肽酶结合后可抑制肽聚糖四肽侧链与五肽交联桥或 DAP 之间的连接,从而破坏细胞壁的完整性,发挥杀菌作用。

(2)蛋白分泌系统:G⁻ 菌的多种膜蛋白与外膜蛋白、辅助蛋白(信号肽酶或伴侣蛋白等)等一起可形成多种分泌系统以完成分泌性致病物质的输出。Ⅰ型分泌系统主要涉及分泌毒素类物质,几乎存在于所有细菌中,结构相对简单;Ⅱ型分泌系统是 G⁻ 菌中的常规代谢途径,可向细胞外分泌胞外酶、蛋白酶、毒素和毒性因子,破坏宿主细胞,引起组织坏死和病变;Ⅲ型分泌系统是许多 G⁻ 致病菌分泌致病蛋白质的主要途径,其编码基因位于毒力质粒或染色体毒力岛区域内;Ⅳ型分泌系统可介导质粒 DNA 在细菌间的相互传递或毒力因子从细菌向宿主细胞内的转移。

(3)双组分调节系统:为可感应外界环境信号并对其做出反应的调控系统,广泛存在于 G⁺ 菌和 G⁻ 菌中,参与细菌基本生命活动,并与病原菌的毒力和致病性密切相关。该系统由感受器激酶(即组氨酸蛋白激酶,为跨膜蛋白)和效应调控蛋白(又称反应调节蛋白,为胞内蛋白)组成。外界信号与感受器激酶的膜外配体相结合,使组氨酸自身磷酸化后将信号传递给 DNA 结合蛋白即效应调控蛋白,从而产生调控作用。

3. 细胞质 是无色透明胶状物,由水、蛋白质、脂类、核酸及少量糖和无机盐组成。细胞质内含有多种酶,是细菌新陈代谢的主要场所。细胞质中还有质粒、核糖体、胞质颗粒等结构。细胞质中的核酸主要是 RNA,易被碱性染料着色。

(1)核糖体(ribosome):是合成蛋白质的场所,游离于细胞质中,数量可达数万个,化学成分为 RNA 和蛋白质。细菌核糖体沉降系数为 70s,由 50s 和 30s 两个亚基组成。有些抗生素(如链霉素或红霉素)能分别与细菌核糖体的 30s 亚基或 50s 亚基结合,从而干扰蛋白质的合成而导致细菌死亡。因真核细胞的核糖体为 80s,由 60s 和 40s 两个亚基组成,故这些药物对人类的核糖体无作用,即不会造成对人体细胞的破坏。

(2)质粒(plasmid):是细菌染色体外的遗传物质,为存在于细胞质中不依赖于染色体而独立复制的环状闭合双链 DNA 分子。质粒携带有遗传信息,可控制细菌的某些特定遗传性状,如菌毛、细菌素和耐药性的产生等。同时也可赋予细菌某些新的遗传性状,如抗生素抵抗、紫外线抵抗、外毒素等,有利于其在特定环境下的生存。质粒具有自我复制能力,可通过接合方式在细菌间转移,是细菌获得某些遗传基因的重要方式。质粒并非细菌生长所必需,可自行丢失或经人工处理而消除。

医学上重要的质粒包括:①F 因子(fertility factor,致育因子):编码细菌性菌毛。带有 F 因子的细菌(F^+ 菌)可产生性菌毛,称为雄性菌;无 F 因子的细菌(F^- 菌)不产生性菌毛,称为雌性菌。F^+ 菌可通过性菌毛把某些遗传物质以接合的方式传递给 F^- 菌,使其获得 F^+ 菌的某些遗传性状。②R 质粒(rresistance plasmid,抗药质粒):决定细菌耐药性的产生。③细菌素质粒:编码各种细菌产生的细菌素,如 Col 因子(colicinogenic factor,大肠杆菌素生成因子)编码大肠埃希菌的大肠菌素。④毒力质粒:编码与细菌致病性有关的毒力因子,如破伤风痉挛毒素、炭疽毒素均由毒力质粒编码产生。⑤降解性质粒:编码可降解某些难以分解的有机物(如甲苯、石油等)的酶类,主要存在于假单胞菌中,在环境保护和污染环境的治理方面有重要的应用前景。⑥代谢性质粒:编码代谢过程相关的酶类,控制细菌某一特殊的代谢过程,如沙门菌获得乳糖发酵的质粒后可发酵乳糖。

(3) 胞质颗粒:多为细菌储存的营养物质,包括糖原、淀粉、多糖、脂类和磷酸盐等。胞质颗粒并非细菌恒定结构,常随菌种、菌龄及环境而变化。当营养充足时,胞质颗粒较多;养料和能源短缺时,颗粒减少甚至消失。异染颗粒是胞质颗粒的一种,嗜碱性强,亚甲蓝染色呈紫色,常用于细菌的鉴定,如白喉棒状杆菌可见异染颗粒位于菌体两端。

4. 核质 为细菌的遗传物质,又称拟核或核区,多位于菌体中央,没有核膜、核仁和有丝分裂器。核质是由一条双链环状的 DNA 分子反复回旋盘绕而成的松散网状结构,每个菌体中有 1~2 团,呈球形、棒状或哑铃形。核质的功能与真核细胞的染色体相似,是细菌遗传变异的物质基础。与真核生物 DNA 分子分为若干个复制子不同,细菌的 DNA 往往只有 1个复制子,并且不含内含子。

在细菌染色体上,可存在一段分子量相对较大(20~100kb)的染色体片段,系编码细菌毒力因子的基因簇,称为毒力岛或致病性岛。毒力岛编码的基因产物多为分泌性蛋白和细胞表面蛋白,如溶血素、菌毛等。一些毒力岛还编码细菌的分泌系统、信息转导系统和调节系统。毒力岛是由病原菌通过基因水平转移(转导、接合、转化)获得的外源 DNA,在致病过程中起着十分重要的作用。一种病原菌可同时有多个毒力岛,同一个毒力岛也可在不同细菌中存在。

(二) 细菌的特殊结构

1. 荚膜 是某些细菌细胞壁外包绕的一层黏液性物质,化学成分为多糖或多肽。黏液性物质紧密附着于细胞壁、边界明显者称为荚膜;黏液性物质疏松附着在菌体表面、边界不明显者称为黏液层。荚膜厚度大于 0.2μm 的称大荚膜,普通光学显微镜下可见;荚膜厚度小于 0.2μm 的称为微荚膜,在光学显微镜下不易看到。荚膜对碱性染料亲和力低,用普通染色法不易着色,但用荚膜染色法或用墨汁负染,可清楚看到与周围界限分明的荚膜。

荚膜的形成受遗传的控制和环境条件的影响,一般在动物体内或含有血清、糖的培养基中容易形成,在普通培养基上或连续传代后则易消失。有荚膜的细菌在固体培养基上可形成黏液(M)型或光滑(S)型菌落,失去荚膜后变为粗糙(R)型菌落。荚膜的化学成分随细菌种类不同而有差异,多数细菌的荚膜为多糖,如肺炎链球菌等;少数细菌的荚膜为多肽,如炭疽杆菌等;个别细菌的荚膜为透明质酸。另外,荚膜具有抗原性,对细菌的鉴别和分型有重要作用。

荚膜不是细菌的必需结构,但它可贮存水分,提高细菌对干燥的抵抗力。同时,荚膜多糖可使细菌彼此粘连,或黏附于组织细胞表面形成细菌生物膜。荚膜能保护细菌抵抗宿主吞噬细胞的吞噬及消化作用,也能保护细菌免受有害物质(如溶菌酶、补体、抗菌抗体及抗菌药物等)的损伤,增强细菌的侵袭力,因而荚膜是病原菌的重要毒力因子。

2. 鞭毛　所有的弧菌和螺菌、多数杆菌和少数球菌菌体表面附着有细长呈波状弯曲的丝状物,称为鞭毛,是细菌的运动器官。具有鞭毛的细菌在液体环境中能自由运动,且有化学趋向性,常向富含营养处聚集,并可逃离有害物质。有些细菌的鞭毛与致病性有关,如大肠埃希菌和变形杆菌可借助鞭毛的运动从尿道进入膀胱,从而引起尿路逆行感染。霍乱弧菌、空肠弯曲菌等可通过活泼的鞭毛运动穿透小肠黏膜表面的黏液层,黏附于肠黏膜上皮细胞,产生毒性物质而致病。鞭毛蛋白具有抗原性,通常称为鞭毛抗原(H抗原)。鞭毛菌的动力和鞭毛的抗原性可用于细菌鉴定和分类。常用悬滴法直接观察活菌的位移运动,也可用培养法检查鞭毛在半固体培养基中的动力。有些细菌(如霍乱弧菌、空肠弯曲菌)的鞭毛与细菌的黏附有关,是细菌致病的重要因素。鞭毛很细,须用电子显微镜观察,或经特殊染色才能在普通光学显微镜下观察到。

根据鞭毛的数目和位置,可将鞭毛菌分为4类(图9-4):①单毛菌:只有1根鞭毛,位于菌体一端,如霍乱弧菌;②双毛菌:菌体两端各有1根鞭毛,如空肠弯曲菌;③丛毛菌:菌体一端或两端有一丛鞭毛,如铜绿假单胞菌;④周毛菌:菌体周身遍布许多鞭毛,如伤寒沙门菌。

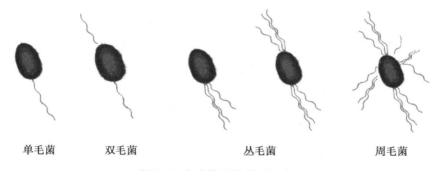

| 单毛菌 | 双毛菌 | 丛毛菌 | 周毛菌 |

图9-4　细菌鞭毛的类型示意图

3. 菌毛　菌毛为遍布于菌体表面的毛发状物,较鞭毛短而直,需用电子显微镜才能看到(图9-5)。其化学组成主要为菌毛蛋白,具有抗原性。菌毛根据功能不同分两种类型。

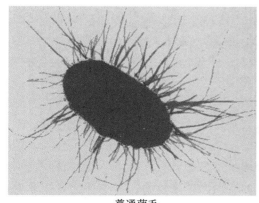
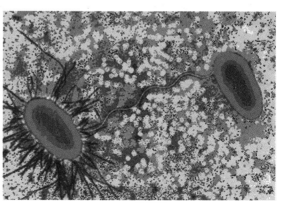

| 普通菌毛 | 性菌毛 |

图9-5　菌毛的形态

（1）普通菌毛：长 0.2~2μm，直径 3~8nm，数目可达数百根，遍布细菌的表面。普通菌毛具有黏附性，细菌可借此与呼吸道、消化道或泌尿道黏膜细胞表面的特异性受体结合并在该处定植，进而侵入细胞内。无菌毛的细菌则易随黏膜的纤毛运动、肠蠕动或尿液冲洗而被排出体外。因此，普通菌毛是某些细菌引起感染的必需起始环节，与细菌致病性有关，丧失菌毛，致病力亦随之消失。

（2）性菌毛：比普通菌毛长而粗，仅有 1~4 根，中空呈管状。有性菌毛的细菌称为 F⁺ 菌或雄性菌，无性菌毛的细菌称为 F⁻ 菌或雌性菌。雄性菌与雌性菌接合时，雄性菌能通过性菌毛将质粒或染色体 DNA 传递给雌性菌，从而使后者获得雄性菌的某些遗传特性。细菌的耐药性、毒力等均可通过此种方式进行传递。

4. 芽胞　某些细菌在一定环境条件下，细胞质脱水浓缩，在菌体内形成一个多层膜状结构的圆形或卵圆形小体，称为芽胞。芽胞是细菌的休眠形式，其形成是由染色体上的相关基因调控的。细菌在有利生长环境中，这些基因可被阻遏而不表达，一旦外界环境不利（如营养缺乏）时，这一阻遏即可消除，从而形成芽胞。成熟的芽胞具有多层膜结构，核心是芽胞的原生质体，含有细菌原有的核质和核糖体、酶类等基质。核心的外层依次为内膜、芽胞壁、皮质、外膜、芽胞壳和芽胞外壁，将其层层包裹，成为坚实的小体。芽胞折光性强，壁厚，通透性低，普通染色法不易着色，须用特殊染色法才能着色（图 9-6）。芽胞的大小、形状、位置等随菌种而异，常用于细菌的鉴别，如破伤风梭菌芽胞为正圆形，比菌体大，位于顶端，状如鼓槌；肉毒梭菌芽胞亦比菌体大，位于次极端；炭疽杆菌的芽胞为卵圆形，比菌体小，位于菌体中央。

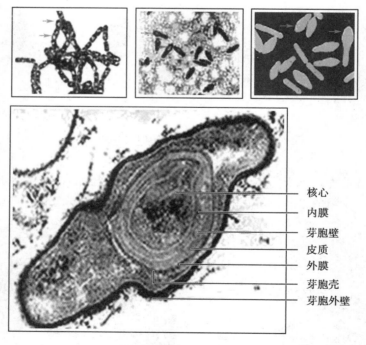

图 9-6　芽胞的形态与结构

芽胞表面含有较厚的角蛋白样外壳，其中含有的 2,6- 吡啶二羧酸是芽胞的特有成分，使其对热力、干燥、化学消毒剂、辐射等理化因素均有强大的抵抗力。一个芽胞只能形成一个菌体，故芽胞不是细菌的繁殖方式。芽胞形成后，在适宜条件下，可发芽成为繁殖体，而后迅速大量增殖而致病。杀灭芽胞最可靠的方法是高压蒸汽灭菌法。

三、细菌形态与结构的检测

细菌形态和结构的检测法分为不染色标本检测法与染色标本检测法。前者主要用于活菌动力的观察;而对细菌形态、大小、排列方式、染色性及具体结构的观察仍需借助染色标本观察。如需研究细菌的超微结构,则需借助电子显微镜。

(一)不染色标本的观察

常用悬滴法或压滴法,在普通光学显微镜、暗视野显微镜或相差显微镜下观察细菌的运动。

(二)染色标本的观察

无色透明的菌体经染色后,不仅可以清楚地观察到其形态特征,而且可以根据细菌染色特性的不同,对细菌进行鉴别和分类。细菌染色法分为单染法和复染法。单染法仅用1种单一的染料进行染色,主要观察细菌的形态、大小和排列方式。复染法应用2种或2种以上的染料进行染色,可根据细菌的结构将其染成不同的颜色,不仅可以观察细菌的形态,还可对细菌进行鉴别。如:①革兰氏染色(gram staining):1884年由丹麦细菌学家 Christian Gram 发明,是鉴定细菌最基本的染色法,可按细菌对染料的吸附特性将细菌分成革兰氏阳性(G^+)菌和革兰氏阴性(G^-)菌(图9-7);②抗酸染色(acid-fast staining):主要用于鉴别结核分枝杆菌、麻风分枝杆菌等抗酸菌;③特殊染色法:包括针对鞭毛的镀银染色法,针对异染颗粒的奈瑟染色法,以及针对荚膜的负染色法等。

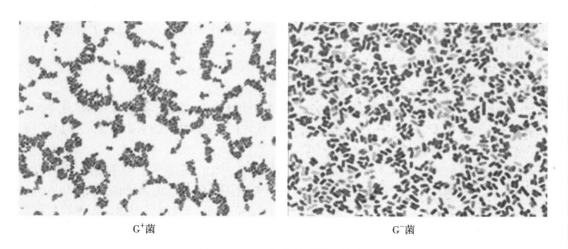

G⁺菌   G⁻菌

图9-7　不同细菌的革兰氏染色

第二节　细菌的增殖与培养

细菌的增殖与其新陈代谢密切关联,既需要从环境中摄取营养物质,同时也向外环境释放代谢产物。

一、细菌的代谢与营养

(一)细菌的代谢

细菌增殖过程所需能量主要由生物氧化作用获得,故按最终受氢体的类型,细菌的能量代谢途径可分为:①发酵,以各种有机物为最终受氢体;②需氧呼吸,以氧为最终受氢体;③厌氧呼吸,以其他非氧无机物为最终受氢体。细菌能量代谢途径的不同,决定了其对气体需求的不同、对营养物质利用的不同及最终代谢产物的不同。

细菌能量代谢过程所产生的多种分解产物可以成为鉴别不同类型细菌的重要生化检验依据。如利用吲哚试验和硫化氢试验检测具有分解色氨酸和含硫氨基酸(如胱氨酸、甲硫氨酸)能力的致病菌;利用对不同糖类的分解能力以检测多种不同肠道杆菌科的细菌。

细菌合成代谢过程中所形成某些产物可以对人类造成影响。如作为致病性物质的毒素和酶类,可以对人体产生危害;而维生素与抗生素等代谢产物则可服务于人类健康。

对细菌代谢过程的了解,使人类掌握了细菌的人工培养。并由此了解到细菌致病的机制,对致病菌做出准确的诊断,找到合适的治疗手段。同时也为利用细菌代谢产物造福人类创造了条件。

(二)细菌的营养

营养物质是构成细菌菌体成分的主要原料,也是细菌生命活动能量的来源。细菌生长繁殖所需要的营养物质主要有以下几类。

1. 水 是细菌生长的必要成分,细菌对物质的吸收、渗透、分泌、排泄及代谢过程均需在有水的条件下进行,细菌所需的营养物质及代谢产物必须先溶于水才能被吸收利用或排出菌体外。

2. 碳源 细菌主要从含碳化合物(如糖类)中获得碳源,以合成菌体的糖类、脂类、蛋白质、核酸等成分,从而为细菌提供能量。

3. 氮源 细菌多以有机氮化物(如氨基酸、蛋白胨)作为氮源,用于合成菌体的蛋白质、酶、核酸等。

4. 无机盐类 细菌生长需要钾、钠、钙、镁、铁、硫、磷等无机盐类,其作用是构成菌体成分,调节菌体内外渗透压和酸碱平衡,活化菌体的各种酶类等。

5. 生长因子 是某些细菌生长所必需而又不能自身合成的有机化合物,如氨基酸、嘌呤、嘧啶、B族维生素等。此外,某些细菌还需要特殊的生长因子,如来自血液的X因子和V因子等,以完成菌体的生命活动。

由于各种细菌的酶系统不同,代谢活性各异,对营养物质的需求也各不相同。根据细菌所利用的能源和碳源不同,将细菌分为两大营养类型:①自养菌:该类细菌以简单的无机物为原料,所需能量来自无机物的氧化或光合作用;②异养菌:该类细菌必须以多种有机物(如蛋白质、糖类等)为原料,才能合成菌体成分并获得能量。异养菌根据营养的来源又分为以动植物尸体、腐败食物等作为营养物质的腐生菌和寄生于活体内、从宿主的有机物中获得营养的寄生菌两种类型。所有的病原菌都是异养菌,大部分属寄生菌。

二、细菌的增殖

(一)细菌增殖的条件

细菌增殖的基本条件包括营养物质、温度、气体、酸碱度等。

1. 营养物质 充足的营养物质(见前述)可以为细菌的新陈代谢及生长繁殖提供必要的原料和充足的能量。

2. 温度 各类细菌生长对温度的要求不一,可分为:①嗜冷菌:生长温度范围为 $-5\sim30\,^\circ\!C$,最适温度为 $10\sim20\,^\circ\!C$;②嗜温菌:生长温度范围为 $10\sim45\,^\circ\!C$,最适温度为 $20\sim40\,^\circ\!C$;③嗜热菌:生长温度范围为 $25\sim95\,^\circ\!C$,最适温度为 $50\sim60\,^\circ\!C$。大多数病原菌生长最适温度为 $37\,^\circ\!C$,故实验室中常用 $37\,^\circ\!C$ 恒温箱培养细菌。

3. 气体　细菌生长繁殖需要的气体主要是氧和二氧化碳。根据细菌对氧的需求情况，可将细菌分为 3 类：①专性需氧菌：具有完整的呼吸酶系统，必须在有氧的环境中才能生长，如结核分枝杆菌、霍乱弧菌等。其中某些细菌在低氧环境（5%~6%）下生长良好，氧浓度 >10% 可抑制其生长，称为微需氧菌，如空肠弯曲菌、幽门螺杆菌等。②专性厌氧菌：缺乏完善的呼吸酶系统，只能在无氧环境中进行发酵，有游离氧存在时，不但不能利用分子氧，而且还能受其毒害，甚至死亡，如脆弱拟杆菌、破伤风梭菌等。③兼性厌氧菌：兼有需氧呼吸与无氧发酵两种功能，在有氧或无氧环境中均能生长，但在有氧时生长较好，大多数病原菌属此类。多数细菌在代谢过程中自身产生的二氧化碳可满足其生长的需要。某些细菌（如脑膜炎奈瑟菌、淋球菌）在初次分离培养时，必须供给 5%~10% 的二氧化碳才能生长。

4. 酸碱度　每种细菌都有一个可生长的 pH 范围，以及最适生长的 pH。大多数病原菌生长的最适 pH 为 7.2~7.6，个别细菌（如霍乱弧菌）在 pH 8.4~9.2 的碱性条件下生长最好，结核分枝杆菌生长的最适 pH 为 6.5~6.8。细菌代谢过程中因分解糖类产酸使 pH 下降，不利于细菌生长，细菌可通过细胞膜的质子转运系统调节细胞内的 pH。

（二）细菌繁殖的方式与生长曲线

1. 繁殖方式　细菌一般以简单的二分裂方式进行无性繁殖。细菌的繁殖速度与细菌的种类及其所处的环境条件有关。在适宜条件下，多数细菌繁殖速度很快，一般 20~30 分钟分裂一次，称为一代。个别细菌繁殖速度较慢，如结核分枝杆菌需 18~20 小时才分裂一次，故结核患者标本培养需要较长时间。由于细菌繁殖过程中营养物质逐渐耗竭，有害代谢产物逐渐积累，经过一段时间后，细菌繁殖速度逐渐减慢，死亡菌数增多，活菌增长率亦随之下降并趋于停滞。

2. 生长曲线　将一定量的细菌接种于定量的液体培养基中培养，间隔不同时间分别取样检测活菌数量。以培养时间为横坐标，培养物中活菌数的对数为纵坐标，可绘出一条反映细菌增殖规律的曲线，称为生长曲线（图 9-8）。生长曲线分为 4 个时期：

（1）迟缓期（lag phase）：为细菌进入新环境的短暂适应阶段，为 1~4 小时。此期细菌体积增大，代谢活跃，但分裂迟缓，主要是为细菌的分裂繁殖合成各种酶类和代谢产物，为今后的增殖准备必要的条件。

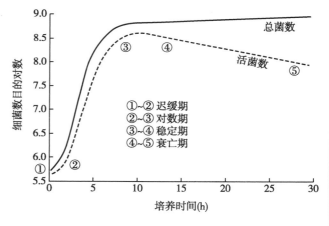

图 9-8　细菌的生长曲线

（2）对数期（logarithmic phase）：细菌培养至 8~18 小时，活菌数以恒定的几何级数增长，生长曲线图上细菌数的对数呈直线上升至顶峰。细菌在此期处于稳定状态，生长迅速，细菌的大小、形态、染色性、生理活性等都较典型，对抗生素等外界环境的作用也较为敏感。因此，研究细菌的生物学性状（形态染色、生化反应、药物敏感试验等）或遗传变异等应选用该期的细菌。

（3）稳定期（stationary phase）：由于培养基中营养物质的消耗、毒性代谢产物积聚、pH 下降，使细菌的繁殖速度逐渐减慢，死亡数缓慢增加，此时，细菌繁殖数与死亡数处于平衡状态。一些细菌的芽胞、异染颗粒、外毒素和抗生素等代谢产物大多在此期产生。

（4）衰亡期（decline phase）：细菌繁殖速度减慢或停止，死菌数迅速超过活菌数。此期细菌形态显著改变，生理代谢活动也趋于停滞。此期细菌形态、染色性和生理性状常有改变，如菌体变长、肿胀、畸形或出现衰退型及菌体自溶，难以辨认。革兰氏染色性亦可不稳定。

三、细菌的人工培养

细菌的人工培养对研究各种细菌的生物学性状及各种感染性疾病的诊断与防治等具有重要意义。根据不同标本及不同培养目的,可选用不同的接种和培养方法。绝大多数胞外菌及兼性胞内菌都可在体外进行人工培养,少数专性胞内菌也可通过细胞培养、鸡胚或动物接种进行人工培养。病原菌的人工培养一般采用 35~37℃,培养时间多数为 18~24 小时,但有时需根据菌种及培养目的做最佳选择,如细菌的药物敏感试验则应选用对数期的细菌进行培养。

(一)培养基的种类

培养基(culture medium)是按照细菌生长繁殖所需要的各种营养物质人工配制的无菌营养基质。培养基按其理化性状可分为液体、半固体和固体 3 种类型。液体培养基可供细菌大量增菌及鉴定使用;在液体培养基中加入 0.2%~0.7% 的琼脂即成为半固体培养基,常用于细菌动力的观察及保存菌种;如琼脂量为 1.5%~2% 时,即为固体培养基,常用于细菌的分离培养及菌种保存等,又分为平板及斜面两种类型(图 9-9)。

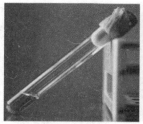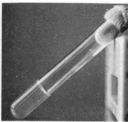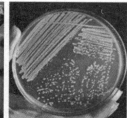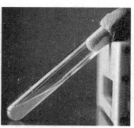

液体培养基　　　　半固体培养基　　　　平板固体培养基　　　　斜面固体培养基

图 9-9　不同种类的培养基

按用途的不同又可将培养基分为 5 类。

1. 基础培养基　含有细菌生长繁殖所需要的基本营养成分,适用于大多数细菌的生长,如肉汤培养基、普通琼脂培养基和蛋白胨水等。

2. 营养培养基　在基础培养基中加入葡萄糖、血液、血清、酵母浸液等营养物质,专供营养要求较高或有特殊营养需求的细菌生长。如链球菌、肺炎链球菌的生长需要含有血液、血清;结核分枝杆菌的生长需要加入鸡蛋、马铃薯、甘油等。最常用的营养培养基是血琼脂平板。

3. 选择培养基　在培养基中加入某些化学物质,以抑制某些细菌生长、促进目的培养细菌的生长繁殖,从而将目的菌株选择出来,这类培养基叫选择培养基。如培养肠道致病菌的 SS 琼脂培养基,含有胆盐,能抑制革兰氏阳性菌,枸橼酸钠和煌绿能抑制大肠埃希菌生长繁殖,而对沙门菌和志贺菌的生长没有影响,故该培养基常用于肠道致病菌的分离与培养。

4. 鉴别培养基　用于培养和鉴别不同细菌种类的培养基称鉴别培养基。它是利用各种细菌分解糖类和蛋白质的能力及其代谢产物的不同,在培养基中加入特定的作用底物和指示剂,观察细菌分解底物的情况,从而鉴别细菌。如伊红 - 亚甲蓝培养基是最常用的鉴别培养基,因大肠埃希菌能分解乳糖形成紫色菌落,而致病性沙门菌和志贺菌不能分解乳糖形成无色菌落。另外,糖发酵管、硫化氢管、三糖铁培养基等均属鉴别培养基。

5. 厌氧培养基　专供厌氧菌分离、培养和鉴别使用的培养基称厌氧培养基。这种培养基营养成分丰富,含有特殊生长因子(如还原剂),或用物理、化学方法去除环境中的游离氧,以降低氧化还原电势,并加入亚甲蓝作为氧化还原指示剂。通常在液体培养基表面加入凡士林或液体石蜡以隔绝空气,或将细菌接种在固体琼脂培养基上,然后放在无氧环境(如厌氧袋、厌氧箱、厌氧罐)中培养。常用的厌氧培养基有庖肉培养基、巯基乙酸钠培养基等。

（二）细菌在培养基中的生长现象

将细菌接种于液体、固体或半固体培养基中,在适宜条件下培养,可观察到肉眼可见的生长现象。

1. 在液体培养基中的生长现象　大多数细菌在液体培养基中呈现均匀混浊状态;少数链状细菌则呈沉淀生长;专性需氧菌(如枯草杆菌、结核分枝杆菌等)呈表面生长,常形成菌膜。

2. 在固体培养基中的生长现象　固体培养基分为平皿平板和试管斜面两种形式。细菌在平板上一般经过 18~24 小时分离培养后,单个细菌分裂繁殖成一个肉眼可见的细菌集团,称为菌落(colony),在斜面上大多形成菌苔。各种细菌在固体培养基上形成的菌落大小、形状、颜色、气味、透明度、表面光滑或粗糙、湿润或干燥、边缘整齐与否,以及在血琼脂平板上的溶血情况等均有所不同,有助于对细菌的鉴别。

3. 在半固体培养基中的生长现象　半固体培养基黏度低,有鞭毛的细菌在其中仍可自由游走,将细菌用接种针穿刺接种于半固体培养基中,细菌沿穿刺线向外周扩散,呈羽毛状或云雾状混浊生长,穿刺线模糊不清。无鞭毛细菌只能沿穿刺线呈明显的线状生长,穿刺线清晰可辨。因此,半固体培养基常用来检测细菌的动力。

第三节　细菌的遗传与变异

遗传与变异是所有生物的共同生命特征,细菌亦不例外。

一、细菌的变异现象

医学细菌的变异主要表现为形态与结构的变异、毒力变异、耐药性变异、抗原性和酶的变异等。

（一）细菌的形态与结构变异

细菌的形态、大小及结构受外界环境条件的影响可发生变异。细菌在青霉素、抗体、补体和溶菌酶等因素影响下,可失去细胞壁,称为细胞壁缺陷型变异(L 型变异)。

有些细菌变异后可失去荚膜、芽胞、鞭毛。如肺炎链球菌经普通培养基长期培养或传代后,荚膜可逐渐消失,同时毒力也随之减低;炭疽杆菌在培养过程中如改变培养的温度和时间,可失去形成芽胞的能力;变形杆菌在含 0.1% 苯酚的培养基上培养可失去鞭毛,将其转移至一般培养基上培养后,鞭毛又可恢复,这种变异称为 H-O 变异。

细菌菌落主要分为光滑型(smooth,S 型)和粗糙型(rough,R 型)两种。S 型菌落表面光滑、湿润,边缘整齐;R 型菌落表面粗糙、干皱,边缘不整。刚从标本中分离的细菌菌落多为 S 型,长期人工培养后菌落可逐渐变为 R 型,这种变异称为 S-R 变异,此时细菌的理化性状、耐药性、毒力及抗原性等也会发生改变。大多数 S 型菌致病性强,少数细菌(如结核分枝杆菌、炭疽杆菌等)毒力菌株为 R 型。

（二）细菌的毒力变异

细菌毒力的变异包括毒力增强或减弱。如用于预防结核病的卡介苗(BCG)就是牛型结核分枝杆菌经 13 年人工培养,连续传 230 代后,细菌毒力高度减弱,仍保持抗原性的变异株。无毒的白喉棒状杆菌感染 β- 棒状杆菌噬菌体后可获得产生白喉毒素的能力,致其毒力增强。

笔记栏

（三）细菌耐药性变异

细菌对某种抗菌药物由敏感变为耐药,称为耐药性变异。自抗生素广泛应用以来,细菌耐药菌株逐年增加,已成为世界广泛关注的问题。有些细菌可同时耐受多种抗菌药物,称为多重耐药菌株。细菌耐药性变异为临床感染的治疗带来一定困难。为避免因盲目应用抗菌药物而造成耐药菌株的出现,应尽量在用药前做药敏试验,并根据其结果选择敏感药物进行治疗。

二、细菌变异的机制

细菌的变异包括:①基因型变异:指细菌的基因结构发生变化,又称遗传性变异。基因型变异常发生于个别的细菌,不受环境因素的影响,变异不可逆且产生新的遗传性状可稳定地遗传给子代。②表型变异:是由于环境因素引起细菌基因表达的变化,而非基因结构的改变,又称为非基因型变异。这种变化不能稳定遗传给子代,一旦环境因素去除后,可恢复原性状。

基因型变异是细菌进化的主要变异类型,包括基因突变及基因转移重组两种方式。细菌的进化需要不断产生基因型变异,但对每一个细菌来说发生突变的几率极低,如果细菌只有突变而没有细菌之间的基因转移,则难以迅速产生能够适应外界环境的基因组合。而细菌间的 DNA 转移与重组可在短期内产生可以适应环境条件的不同基因型的个体,这是形成细菌遗传多样性的重要原因。

（一）基因突变

突变指细菌的遗传基因发生突然而稳定的改变,导致细菌性状的遗传性变异。突变包括基因突变和染色体畸变。细菌基因突变又称点突变,指基因中 1 个或几个碱基对发生的改变,一般只引起极少数细菌发生较少的性状变异;染色体畸变指大段 DNA 发生改变,常导致细菌死亡。没有发生突变的细菌称为野生株,其表型称为野生型;携带突变的细菌称为突变株。细菌的自发突变率一般在 $10^{-9}\sim10^{-6}$,用人工方法(如高温、紫外线、X 射线或烷化剂、亚硝酸盐、抗生素等)可诱发突变,使诱导突变率提高 10~1 000 倍。

（二）基因的转移和重组

外源性遗传物质包括细菌染色体 DNA 片段、质粒 DNA 及噬菌体基因等。遗传物质由供体菌进入受体菌体内的过程称为基因转移(gene transfer)。转移的基因与受体菌 DNA 整合在一起,称为重组(recombination)。基因的转移与重组主要以转化(transformation)、接合(conjugation)、转导(transduction)等方式进行。

1. 转化　受体菌直接摄取供体菌游离的 DNA 片段,与自身基因重组后获得新的遗传性状的过程称为转化。例如无荚膜肺炎链球菌摄取有荚膜肺炎链球菌 DNA 片段后,与自身基因重组,可转变成带有荚膜的肺炎链球菌。

2. 接合　指遗传物质(如质粒)通过性菌毛由供体菌传递给受体菌,从而改变受体菌的遗传性状的过程。细菌的接合依赖供体菌中所含的接合质粒,能通过接合方式转移的质粒称为接合性质粒,主要包括 F 因子、R 质粒、Col 因子和毒力质粒等。最早发现的接合质粒是大肠埃希菌的 F 因子。带有 F 因子的细菌有性菌毛,称为雄性菌(F⁺ 菌),无 F 因子的细菌称为雌性菌(F⁻ 菌);当 F⁺ 菌与 F⁻ 菌接合时,F⁺ 菌的性菌毛末端与 F⁻ 菌表面受体接合,使两菌靠近并形成通道,F 因子 DNA 中的一条链断开并通过性菌毛通道进入 F⁻ 菌内,单股 DNA 链以滚环方式进行复制,两菌中各自形成完整的 F 因子;F⁻ 菌获得 F 因子后即成为 F⁺ 菌。R 质粒最早在福氏志贺菌耐药的菌株内发现,随后发现很多细菌的耐药性都与 R 质粒的接合转移有关。R 质粒由耐药传递因子和耐药决定因子组成,耐药传递因子与 F 因子功能相似,编码性菌毛;耐药决定因子赋予菌株耐药性。R 质粒通过接合可将耐药基因传递给其他细菌,从而导致耐药菌株的大量增加。

3. 转导　以噬菌体为载体,将供体菌的 DNA 片段转移到受体菌内,使受体菌获得供体菌的部分遗传性状的过程称为转导。

(1) 噬菌体的形态结构:噬菌体是感染细菌、真菌等微生物的病毒。体积微小,需用电子显微镜观察。多数噬菌体呈蝌蚪状,由头部和尾部两部分组成(图 9-10)。头部呈六边形立体对称,由蛋白质衣壳包绕核酸组成。尾部呈管状,中心是尾髓,外包尾鞘。在头、尾连接处有一尾领结构,尾部末端有尾板、尾刺和尾丝。尾丝为噬菌体的吸附器官,能识别宿主菌表面的特殊受体,尾板内有裂解宿主菌细胞壁的溶菌酶,尾髓具有收缩功能,可将头部核酸注入宿主菌。噬菌体与其他病毒一样,采用复制方式增殖。

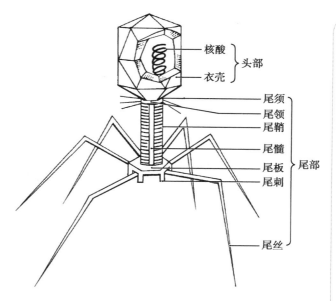

图 9-10　噬菌体的结构示意图

(2) 烈性噬菌体和温和噬菌体:噬菌体感染宿主菌并在细菌体内复制增殖,产生子代噬菌体,引起宿主菌裂解,称为烈性噬菌体(virulent phage)。如噬菌体感染宿主菌后不增殖,而是将其基因整合于宿主菌染色体中,噬菌体 DNA 能随细菌 DNA 复制,并随细菌的分裂而传代,称为温和噬菌体(temperate phage)或溶原性噬菌体(lysogenic phage)。整合在细菌染色体中的噬菌体基因称为原噬菌体(prophage),带有原噬菌体基因组的细菌称为溶原菌(lysogenic bacterium)。原噬菌体偶尔可自发或在某些环境因素诱导下脱离宿主菌染色体,产生成熟噬菌体,导致细菌裂解。温和噬菌体的这种产生成熟噬菌体颗粒和溶解宿主菌的潜在能力,称为溶原性。

(3) 转导和溶原性转换:噬菌体在增殖末期把 DNA 装入衣壳蛋白组成新的噬菌体时如发生装配错误,误将供体菌的 DNA 片段或质粒装入,成为一个转导噬菌体,当它再感染另一宿主菌时可将其所携带的供体菌 DNA 转入受体菌,此过程即为转导。溶原性转换是转导的一种特殊类型,它是由温和噬菌体感染宿主菌时,以原噬菌体形式整合入宿主菌,使其获得噬菌体基因编码的新遗传性状。如携带编码毒素基因的 β- 棒状杆菌噬菌体感染白喉棒状杆菌后,可使无毒性的白喉棒状杆菌获得产生白喉毒素的能力。

在细菌的染色体、质粒及噬菌体中还存在一段特殊的 DNA 序列,称为转座子,它是可以在细菌的染色体、质粒或噬菌体 DNA 分子内或 DNA 分子间移动的 DNA 片段。转座子除携带与转位有关的基因外,还携带耐药性基因、毒素基因和多种代谢相关性酶类基因,它的插入可引起插入基因的突变或相邻基因的表达。转座子携带的耐药性基因在细菌的染色体和质粒之间或质粒和质粒之间转移,导致耐药性基因的播散,与细菌的多重耐药性相关。

第四节　细菌的感染与免疫

由于抗菌药物的问世和不断更新,很多细菌感染性疾病得到了很好的控制,但细菌感染依然是临床上较为常见的感染类型。

一、细菌感染

依照感染细菌所寄居部位的不同,可将其分为胞外菌和胞内菌。胞外菌寄生于组织间隙及血液、淋巴液或组织液中,如葡萄球菌、链球菌、霍乱弧菌、致病性大肠埃希菌、白喉棒状杆菌、破伤风梭菌等。胞内菌可分成:①兼性胞内菌:主要寄生于宿主细胞内,在体外无活细胞的培养基中亦可生长,如结核分枝杆菌、麻风分枝杆菌、伤寒沙门菌、布鲁氏菌、嗜肺军团菌等;②专性胞内菌:只能寄生于宿主细胞内,如衣原体、立克次体等。

胞外菌有较强的致病力,主要引起化脓性感染与由毒素引起的多种损伤。胞内菌具有较强的免疫逃逸能力,其造成的损伤多来自机体免疫系统的清除作用。

(一) 细菌的致病性

细菌的致病性通常指其直接或间接造成宿主病理损害的生物结构与机制。在结构上,可以分为结构性致病物质(非分泌的)与分泌性致病物质;在机制上,包括对宿主的侵袭力、毒性作用及激活机体免疫系统后形成的免疫损伤作用。

1. 侵袭力 细菌突破机体的防御功能,进入体内定居、繁殖及扩散的能力,称为侵袭力。构成侵袭力的主要物质有细菌的结构性致病物质(黏附素与分泌系统等)和分泌性致病物质(荚膜与侵袭性酶类等)。

(1) 黏附素:细菌有效黏附于宿主体表或黏膜上皮细胞是其引起感染的先决条件,细菌的黏附能力与致病性密切相关。具有黏附作用的细菌结构称为黏附素或黏附因子,如革兰氏阴性菌的菌毛、革兰氏阳性菌的膜磷壁酸等。菌毛可通过与细胞表面相应受体的结合选择性吸附于宿主细胞上。膜磷壁酸为菌体表面的毛发样突出物,可使细菌有效黏附于宿主细胞上。

自然界中绝大多数细菌并不是以浮游状态生长,而是借助生物被膜(biofilm)方式生存。生物被膜也称生物膜,是由单一细菌或多种菌种及其分泌的含水聚合性基质(主要为胞外多糖)等所组成的膜状复合体,可以看作集合在一起的细菌群体。生物被膜可阻止大多数杀菌物质和免疫细胞的穿透,对被膜菌起到屏障保护作用,且被膜菌容易发生耐药基因转移,大大提升被膜菌的耐药水平。

细菌感染性疾病大多与生物被膜形成有关,尤其人体内一些机会致病菌,如铜绿假单胞菌、表皮葡萄球菌、大肠埃希菌等,更易形成生物被膜。临床上被膜菌相关感染多见于人工植入的医疗材料(如人工瓣膜、人工关节)、医疗器械和手术材料等引发的感染,也可见于骨髓炎、心内膜炎、慢性中耳炎、尿路感染、龋齿、牙周炎、胆道感染等慢性和难治性感染。

(2) 分泌系统:某些革兰氏阴性菌可分泌特定的黏附蛋白或宿主细胞膜结合蛋白,有助于细菌黏附并侵入宿主细胞中,如志贺菌可通过Ⅲ型分泌系统完成对宿主结肠、直肠部位的肠黏膜上皮细胞的黏附与侵入。

(3) 荚膜:细菌的荚膜是很重要的毒力因素,具有抵抗吞噬及体液中杀菌物质、保护菌体免受抗体中和的作用,从而使致病菌在宿主体内大量繁殖并产生毒性物质而致病,如有荚膜的肺炎链球菌不易被吞噬细胞吞噬和杀灭。此外,A群链球菌的M蛋白、大肠埃希菌的K抗原、伤寒沙门菌的Vi抗原等位于细胞壁表层的荚膜样物质具类似荚膜的功能。

(4) 侵袭性酶:某些细菌能够产生与毒力有关的酶,如致病性葡萄球菌产生的血浆凝固酶,链球菌产生的透明质酸酶、链激酶、链球菌DNA酶等,有助于细菌在机体内的繁殖扩散,甚至能够破坏机体组织细胞,也是细菌致病的重要物质。

2. 毒性作用 指致病菌直接作用于宿主细胞,引起细胞、组织器官损伤,或造成生理功能障碍的毒性作用。细菌产生的毒素根据来源、性质和作用机制不同,可分为外毒素

(exotoxin)和内毒素(endotoxin)两大类。

（1）外毒素：多为革兰氏阳性菌及少数革兰氏阴性菌在代谢过程中产生并分泌到菌体外的毒性物质。外毒素化学成分是蛋白质，易被蛋白酶分解破坏，除葡萄球菌肠毒素外绝大多数不耐热。外毒素毒性作用极强，可直接损伤宿主细胞或细胞间质。外毒素对宿主组织细胞具有高度选择性，引起特异性症状和体征。根据外毒素对宿主细胞的亲和性及作用方式，可分为神经毒素（如破伤风痉挛毒素和肉毒毒素）、肠毒素（如霍乱弧菌肠毒素和葡萄球菌肠毒素等）和细胞毒素（如白喉棒状杆菌毒素）。

（2）内毒素：是革兰氏阴性菌细胞壁中的脂多糖（LPS）。细菌存活时 LPS 是细菌细胞壁的结构，通常不表现出毒性作用，只有当细菌死亡裂解，LPS 才能释放出来发挥毒性效应，故称为内毒素。若细菌大量繁殖后使用敏感的抗菌药物，则可能造成大量内毒素释放而加重病情。

内毒素的化学成分主要为脂类，具有较强的耐热性，加热 100℃经 1 小时不被破坏；免疫原性弱，不能用甲醛脱毒制备类毒素，刺激机体产生的抗体中和作用也较弱。内毒素的活性成分主要为脂质 A，不同革兰氏阴性菌脂质 A 的结构差异不大，故其对机体产生的效应基本相同，主要有发热、白细胞反应、感染中毒性休克和弥散性血管内凝血（DIC）等多种病理生理改变。

（二）细菌感染的临床类型

如同所有病原生物形成的感染，细菌感染也可在不同层面上划分各种类型，如隐性感染与显性感染、外源性感染与内源性感染等。但其临床感染主要以病程与感染累及部位进行划分，按病程分为急性感染与慢性感染。急性感染起病急，病程短；慢性感染则起病较缓慢，病程迁延，可长达数月至数年。按感染累及部位分为局部感染与全身性感染。局部感染时细菌播散的范围比较局限，如化脓性球菌引起的疖、痈等；全身性感染一般由病原体及毒性产物的血行播散所引起。临床上常见类型有：①毒血症(toxemia)：系细菌外毒素经血液播散至特定靶组织、器官所出现的特征性中毒症状；②脓毒血症(pyemia)：系化脓性细菌侵入血流中大量繁殖，并播散至其他组织或器官，产生新的化脓性病灶；③败血症(septicemia)：系致病菌在血液中繁殖后，产生大量毒素所出现的全身中毒症状；④菌血症(bacteremia)：系致病菌在局部病灶中繁殖，释放入血所出现的相应症状；⑤内毒素血症(endotoxemia)：革兰氏阴性菌在血中或病灶内崩解死亡释放大量内毒素至血液，或输入大量内毒素污染的液体而引起的一种病理生理表现。

（三）细菌感染的传播方式

细菌感染的传播方式分为垂直传播与水平传播两大类。

1. 垂直传播　由母亲经胎盘、产道而传播病原体的方式称为垂直传播，致病菌通常难以逾越血胎屏障，故致病菌的垂直传播以产道途径为主，如新生儿的淋病奈瑟球菌、沙眼衣原体感染等。

2. 水平传播　非垂直传播的其他自然传播方式统称水平传播，如：①呼吸道传播，如结核分枝杆菌、脑膜炎奈瑟菌、肺炎链球菌等的传播。经呼吸道传播的致病菌一般具有较强的环境抵抗力。②消化道传播，如大肠埃希菌、霍乱弧菌、伤寒沙门菌等的传播。经消化道传播的致病菌一般具有抵抗胃酸与胆汁的能力，往往可在水中存活较长时间。③媒介传播，如鼠疫耶尔森菌、斑疹伤寒立克次体等的传播。媒介传播的致病菌多数为人兽共患感染。④皮肤、创口接触传播，如葡萄球菌、链球菌、破伤风梭菌、产气荚膜梭菌等的传播。皮肤、创口接触传播多见于化脓性感染致病菌和厌氧芽胞梭菌感染。⑤性传播，如梅毒螺旋体、淋病奈瑟菌、沙眼衣原体等的传播。由性传播方式引起的感染性疾病统称性传播疾病(sexually

transmitted disease,STD)。

细菌感染的传播方式取决于细菌在环境中生存能力的强弱和环境因素对细菌的影响，因此同一种细菌往往可以通过不同的传播途径形成感染。

二、抗细菌免疫

如前所述，细菌感染分为胞外菌感染和胞内菌感染两类，机体对这两类感染的免疫防御方式也不同，针对胞外菌感染及外毒素致病主要依赖体液免疫，而胞内菌感染则主要依赖细胞免疫。

（一）针对胞外菌感染的免疫机制

针对胞外菌的侵入、定植及毒素作用等致病因素，机体的固有免疫和适应性免疫均可发生一定应答，以达到有效阻止细菌入侵、清除毒素及致病物质、形成保护性免疫的防御效果。

1. 固有免疫 在胞外菌感染中，固有免疫主要形成阻挡侵袭的屏障作用、清除细菌的细胞吞噬和杀灭作用，以及补体活化的溶菌作用、各类体液因子的抑菌作用等。

2. 适应性免疫 在胞外菌感染中，适应性免疫主要形成阻挡侵袭的抗体阻断作用、毒素的抗体中和作用、补体经典途径的激活作用、抗体抑菌作用等。受胞外菌激活的 Th2 细胞可辅助形成特异性抗体，而受细菌超抗原激活的 T 细胞可造成较严重的免疫损伤。

（二）针对胞内菌感染的免疫机制

针对胞内寄生菌的入侵，机体固有免疫与适应性免疫均可形成一定的应答，但清除细菌的同时均可引起程度不等的免疫损伤。

1. 固有免疫 在胞内感染中，NK 细胞担负着重要的早期抗胞内菌防御功能，可有效杀伤和控制胞内菌感染。由活化 NK 细胞产生的 IFN-γ，可去除胞内菌对巨噬细胞吞噬、杀灭的抑制作用。

2. 适应性免疫 在胞内感染中，CD4$^+$ T 细胞介导的迟发型超敏反应性炎症机制成为最主要的免疫防御机制，但该机制也是形成严重免疫损伤的主要原因，如结核分枝杆菌感染中结核空洞的形成、肠热症中肠穿孔并发症的出现。中和抗体在胞内菌感染中是否存在并发挥作用尚无定论。

第五节 医学细菌感染的检测

细菌感染性疾病的诊断除了考虑患者的临床症状、体征和一般实验室检查外，最重要的是进行病原学检测。细菌感染的病原学检测包括细菌的形态学检测、细菌的分离培养、生化反应、细菌种属及型别的血清学鉴定、药物敏感试验、病原菌成分（抗原和核酸）及患者血清中特异性抗体的检测。

一、标本采集与送检

细菌感染的病原检测及标本的采集、保存与送检尤显重要。正确采集标本应注意：①根据感染性疾病和目标病原菌的不同特点，正确合理地确定采样部位、时机和次数；②选用恰当的采样用具与器材并严格按照标准规范操作，盛放标本的容器应无菌且便于密封，要根据目标病原菌的特点决定是否使用及选择何种保菌液、运送液或增菌液；③标本采集后尽可能立即送检，如不能及时送检，要根据目标病原菌的特点确定保存条件，如温度、气体环境等，在规定的时间内送至检验科室。

二、病原学检测

(一)形态学检测

形态学检测方法是细菌检验的重要手段之一,可对细菌进行初步鉴别,尤其是标本中细菌的特殊形态或特殊染色方法,如痰液中的抗酸杆菌和脑脊液中的脑膜炎球菌等,有助于对感染细菌的直接诊断。

进行细菌形态学检测,对于细菌含量较高的标本可予直接镜检,而细菌含量较低的标本需经分离培养后再做镜检。细菌菌龄和外界环境是影响其形态和结构的重要因素。只有在规定的标准范围内进行严格操作,才能得出正确的结果。

(二)生化反应

由于不同细菌产生的酶系不同,因而对糖和蛋白质的分解代谢产物各异,故可以通过生化试验测定代谢产物的方式鉴定细菌。常用的生化试验包括:

1. 糖类发酵试验 是鉴定细菌最常用的生化反应,特别用于肠杆菌科细菌的鉴定。若能分解糖类产酸,培养基中的指示剂呈酸性反应;产气的细菌在培养基内部可出现气泡或裂隙。

2. 甲基红试验(MR 试验) 主要用于大肠埃希菌和产气肠杆菌的鉴别,前者阳性,后者阴性。

3. 伏 - 波试验(VP 试验) 将待检菌接种于葡萄糖蛋白胨水培养基,培养后加入反应液后显红色为 VP 试验阳性。

4. 吲哚试验(靛基质试验) 主要用于肠道杆菌的鉴定。将待检菌接种于蛋白胨水培养基中,加入反应液后两液面接触处呈红色为阳性,无色为阴性。

5. 硫化氢试验 常用于肠杆菌科菌属间的鉴定。将待检菌接种于醋酸铅培养基中培养,有黑色沉淀者为阳性,无变化者为阴性。

6. 枸橼酸盐利用试验 以枸橼酸钠为唯一碳源的培养基,培养基中指示剂由浅绿色变为深蓝色为阳性。大肠埃希菌因不能利用枸橼酸盐,此试验为阴性反应。

吲哚(I)、甲基红(M)、VP(V)、枸橼酸盐利用(C)四种试验,常用于鉴定肠道杆菌,总称为IMViC 试验,大肠埃希菌的试验结果为"++--",产气杆菌的试验结果为"--++"。

目前生化试验在临床细菌学检验中已普遍采用微量、快速、自动化的检测系统,并有很多相应的配套试剂供种属鉴定使用。

(三)药物敏感试验

药物敏感试验简称药敏试验或耐药试验,主要目的是了解细菌对各种抗生素的敏感程度,以指导临床合理选用抗生素,从而有助于减少盲目用药导致的细菌耐药。目前常用的药敏试验方法有纸片琼脂扩散法(K-B 法)、稀释法等。K-B 法采取致病菌标本接种在适当培养基上,同时将分别沾有一定量不同抗生素的纸片贴在培养基表面,培养一定时间后观察结果。由于致病菌对各种抗生素的敏感程度不同,在药物纸片周围便出现不同大小的抑制病菌生长而形成的"空圈",称为抑菌环。抑菌环大小与致病菌对抗生素的敏感程度成正比。可以根据试验结果有针对性地选用敏感的抗生素进行治疗(图 9-11)。

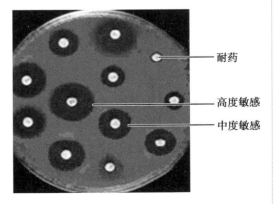

图 9-11 药物敏感试验结果

(四) 核酸检测

决定细菌特性的遗传信息位于细菌的基因组内,包括细菌染色体 DNA 和染色体外遗传物质(质粒 DNA、mRNA 和 16S-23S rRNA),不同种细菌具有不同的基因或碱基序列,故可通过检测细菌特异性基因序列判定细菌感染。常用方法有 PCR、核酸杂交、16S rRNA 基因序列分析和基因芯片等,用于检测不能在体外培养或目前的培养技术不敏感、费用昂贵或耗时长的病原菌。

PCR 技术在细菌的快速鉴定、毒素基因检测、耐药性检测及细菌感染的流行病学调查中已得到广泛的应用。①细菌种属的鉴定:细菌的 G+C mol% 相当稳定,不受培养条件、菌龄和其他外界因素影响。G+C mol% 含量不同的细菌,为不同种细菌,含量相同者可能为同种细菌。最常用的方法是热变性法,此外限制性内切酶片段长度多态性(RFLP)分析、随机扩增多态性 DNA(RAPD)等技术常用于菌株间的差异比较。②细菌种属特异基因的检测:某些基因为细菌种特有或属共有,通过对这些独特的保守基因序列的检测可以鉴定细菌的种或属。③细菌毒力基因检测:可以通过检测细菌毒素基因,如霍乱毒素基因、白喉棒状杆菌的外毒素基因等,以判断是否存在某种细菌的感染。④细菌耐药性检测:细菌对某种抗生素的耐药是由于某些基因发生了突变产生耐药基因所致,可以用 PCR 或基因探针的方法检测和分类。

三、免疫学检测

(一) 抗原检测

检测细菌中特异性抗原可作为病原菌感染的直接证据,还可用于型别鉴定,可直接采用临床标本或在细菌分离培养后进行。多种免疫学方法可用于细菌抗原的检测,常用的有酶联免疫吸附试验(ELISA)、免疫荧光技术、发光免疫测定和免疫印迹法等。

(二) 抗体检测

用已知细菌或其抗原检测患者血清或其他体液中未知抗体及其量的变化,可作为某些病原菌感染的辅助诊断,亦可用于评价人群对某种病原菌的免疫应答水平或疫苗接种效果。因常需采集患者的血清进行抗体检测,故称为血清学诊断。血清学诊断通常取患者急性期和恢复期双份血清标本,当恢复期抗体效价比急性期升高≥4 倍时方有诊断意义。IgM 型抗体出现较早,故在病程早期检测特异性 IgM 型抗体可辅助疾病诊断。

常用于细菌感染的血清学诊断方法有直接凝集试验(诊断伤寒、副伤寒的肥达反应,检测立克次体的外斐反应)、补体结合试验、中和试验和 ELISA 等。

● (马志红)

复习思考题

1. 临床上确诊感染性疾病的金标准是确定病原体,请根据所学知识,说明哪些实验室检测方法可用于细菌感染性疾病的辅助诊断。

2. 人类和细菌的细胞结构及功能存在许多差异,细菌所独有的结构及特点是抗菌药物作用的主要靶点,请根据所学知识,举例说明常用抗菌药物的作用机制及代表药物。

第十章

医 学 真 菌

◆◆◆ ◆◆◆

📝 学习目标

　　医学真菌属于真核细胞型微生物,生物体形式多样,细胞结构复杂,增殖方式多样。

　　1. 掌握真菌的形态与结构、增殖与培养;真菌感染及非感染性真菌病。

　　2. 熟悉抗真菌免疫。

　　3. 了解医学真菌的检测与防治。

　　真菌(fungus)与动物界、植物界并列成为真菌界,分布广泛、数量较大、种类繁多。真菌界分为黏菌门和真菌门,而与医学有关的真菌主要分布在真菌门,涉及其中的子囊菌亚门、担子菌亚门、接合菌亚门和半知菌亚门。其中有些是人体正常微生物群的构成成员,主要分布在体表和与外界相通的部分腔道;较多的则是致病性真菌,可引起感染、中毒、致癌或引发超敏反应。

第一节　真菌的形态与结构

　　真菌形态多样,大小不一,有典型的核结构和完整的细胞器。按形态、结构分为单细胞真菌和多细胞真菌两类:单细胞真菌形态为圆形或卵圆形;多细胞真菌也称丝状真菌(filamentous fungus)或霉菌(mold)。

一、真菌的形态

（一）单细胞真菌

　　单细胞真菌仅具胞体形态。多数单细胞真菌由母细胞以芽生方式进行繁殖,芽生孢子为其繁殖体。某些单细胞真菌(如白假丝酵母菌)以芽生方式繁殖后,芽生孢子持续延长,不断裂,不与母细胞脱离,形成"丝状"结构,称为假菌丝(pseudo hypha)。通常把不产生菌丝的单细胞真菌称酵母型真菌,产生假菌丝的真菌叫类酵母型真菌。

（二）多细胞真菌

　　菌体由多个细胞构成。其结构主要分为菌丝和孢子两部分。真菌种类不同,其菌丝和孢子的形态也不一样,是鉴别真菌的重要依据之一。

　　1. 菌丝(hypha)　为多细胞真菌的营养体,是由成熟的孢子在适宜环境中长出芽管,芽管逐渐延长所形成的丝状结构。不同真菌的菌丝直径不同,一般为 2~30μm。有的菌丝在一定的间距形成横隔,称为隔膜。无隔膜的菌丝,称为无隔菌丝,菌丝前后贯通,多核,生长过程中只有核分裂而无细胞分裂。这类真菌菌丝前端生长旺盛,其中充满原生质,在菌丝后端往往含有大的液泡。有隔膜的菌丝称为有隔菌丝,隔膜把菌丝隔成多个细胞,每个细胞均有核,也可以有多个核。

菌丝体(mycelium)为菌丝不断分枝生长形成的多分枝菌丝簇。按其功能可分为:①营养菌丝:伸入培养基内摄取和合成营养的菌丝。按照真菌摄取营养方式不同,营养菌丝又可特化成假根、吸器、附着枝、附着胞、匍匐枝、菌环等多种类型;②气生菌丝:露出培养基表面的菌丝,其中发育到一定阶段可产生孢子的菌丝称为生殖菌丝。菌丝的形态多种多样,如螺旋状、球拍状、鹿角状、结节状和梳状等,可用于真菌分类。

2. 孢子(spore) 是多细胞真菌的繁殖体,根据其生成形式可分为无性孢子和有性孢子两类。通常病原性真菌多以形成无性孢子为其繁殖形式。

(1) 无性孢子:指不经过两性细胞的融合而形成的孢子(图 10-1)。其主要分为:①叶状孢子(thallospore):由真菌菌丝或菌体细胞直接形成,根据形成方式不同,分为关节孢子(arthrospore)、芽生孢子(blastospore)等;②分生孢子(conidium):是最常见的一种无性孢子,由菌丝末端细胞分裂或收缩而形成,也可从菌丝侧面出芽而形成,根据其形态结构及孢子细胞的数量又分为大分生孢子(macroconidium)和小分生孢子(microconidium);③孢子囊孢子(sporangiospore):是菌丝末端膨大而形成孢子囊,内含许多孢子,孢子成熟后破囊而出。

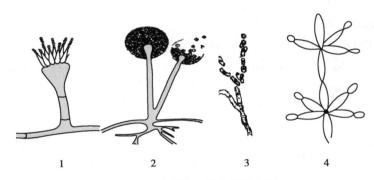

图 10-1 真菌的无性孢子示意图
1. 分生孢子;2. 孢子囊孢子;3. 关节孢子;4. 芽生孢子

(2) 有性孢子:指通过两个细胞融合后经减数分裂形成的孢子。主要有卵孢子、接合孢子、子囊孢子和担孢子,有性孢子绝大多数为非病原性真菌所具有。孢子的形态可作为鉴别真菌种类的依据。

某些真菌可具有单细胞和多细胞两种生长形态,并在不同环境条件下发生形态转换,如申克孢子丝菌、荚膜组织胞浆菌、马尔尼菲青霉菌等,称为双相性(dimorphic)真菌。

二、真菌的结构

单细胞真菌仅有细胞结构,多细胞真菌除具有与单细胞真菌相似的细胞结构外,还包括菌丝和孢子。

真菌的细胞结构包括细胞壁、细胞膜、细胞质和细胞核。

(一)细胞壁

位于细胞膜外层,厚 100~250nm,占细胞干重的 30%。具有维持细胞形状和抵抗渗透压的功能。其主要化学组成有几丁质、纤维素、葡聚糖、甘露聚糖、蛋白质、类脂、无机盐等。细胞壁的骨架以几丁质和葡聚糖为主,这是真菌与植物不同的特征之一。丝状真菌骨架组成以几丁质的含量最高,其作用与菌丝生长和芽管形成有关。酵母菌的骨架组成则以葡聚糖的含量最高,是维持真菌细胞外形的基础。细胞壁的基质是填入骨架缝隙的多糖、蛋白质、脂质及无机盐。基质中的多糖种类较多,如葡聚糖、葡糖胺、葡萄糖、几丁质和半乳糖等。多糖含量在同一真菌细胞壁的不同发育阶段明显不同,其含量可直接影响真菌的形态。蛋白质可单独存在或与多糖组成蛋白多糖。细胞壁中的蛋白多糖具有酶活性,以水解酶居多,可分解基质,使营养物质易于进入胞内,另外,蛋白多糖也是细胞壁的重要抗原成分。脂质中以磷脂为主,脂质的存在可保持水分不被蒸发。无机盐以磷为主,另含少量钙和镁。多细胞真菌的细胞壁分为四层结构,由外向内依次为无定形葡聚糖层(87nm)、糖蛋白形成的粗糙网(49nm)、蛋白质层(9nm)和几丁质微细纤维层(18nm)。

（二）细胞膜

细胞膜为镶嵌蛋白质的磷脂双分子层,含有胆固醇。真菌细胞膜的主要特征是含有大量的麦角固醇类化合物,故易与多烯族抗生素结合,可作为抗真菌药物作用的靶点。

（三）细胞质

细胞质为蛋白质、糖类及无机盐组成的溶胶状物质,水占 70%~85%,悬浮有多种细胞器,主要有线粒体、内质网、膜边体、泡囊和液泡等。

（四）细胞核

核较小呈圆形,每个细胞或菌丝节段中有 1~2 个核,也可多至 20~30 个,具有典型的核形态和结构。真菌 DNA 为线状,与组蛋白结合,分子量大小为 $(6\sim30)\times10^9$ kD,多数真菌细胞是单倍体。

第二节　真菌的增殖与培养

真菌对营养要求较低,具有很强的繁殖能力。

一、真菌的生长条件

医学真菌的繁殖条件与细菌类似,但营养要求更低。

（一）营养

营养是真菌生长繁殖所需要的最基本条件,包括水、碳源、氮源、无机盐及必要的生长因子等。

（二）温度

不同真菌的最适生长温度范围有所差异,浅部真菌一般为 22~28℃,而深部真菌为 37℃。

（三）酸碱度

相对于细菌,真菌对酸碱度的适应范围较窄,多数真菌生长的最适 pH 为 4.0~6.0。

（四）气体

大多数真菌生长繁殖过程中依赖氧气,二氧化碳不利于多数真菌的生长繁殖。

二、真菌的增殖和人工培养

真菌繁殖方式包括无性繁殖和有性繁殖两种。其生长与繁殖条件并不苛刻,故易于人工培养。

（一）真菌的繁殖

大多数真菌兼有无性繁殖和有性繁殖两种繁殖模式,在不同生长阶段出现无性或有性繁殖的交替,形成真菌的生活史。

1. **无性繁殖**　真菌的无性繁殖具有不经过繁殖体阶段或经过繁殖体阶段两种形式。不经过繁殖体阶段的无性繁殖直接由菌丝断裂或单细胞二分裂(裂殖)形成单独个体完成。经过繁殖体阶段的无性繁殖以营养体产生无性孢子的方式完成。真菌营养体产生无性孢子的方式又可分为:①芽殖:由营养体上出芽形成芽生孢子,是最常见的真菌繁殖方式;②裂殖:通过细胞分裂产生子代细胞,少数酵母菌属此类;③芽管:孢子出芽后产生芽管,芽管伸延后形成菌丝;④隔殖:系孢子萌发的一种特殊类型,也称割裂,由孢子囊内的原生质割裂成若干小块,每小块单独发育成一个新生孢子,这类孢子称为内生孢子,如孢子囊孢子。

2. **有性繁殖**　通常以形成有性孢子方式完成,其过程一般包括3个阶段:①质配:两细胞细胞质混合阶段;②核配:两细胞核融合阶段;③减数分裂。

(二)真菌的人工培养

绝大多数真菌对营养的要求不高,常用培养基为沙氏葡萄糖琼脂(Sabouraud's dextrose agar,SDA)培养基(含4%葡萄糖和1%蛋白胨)。真菌的繁殖速度视菌种不同而异,一般需要1~3周才能形成典型菌落。真菌菌落分为酵母菌落、类酵母菌落和丝状菌落等类型。酵母菌落是单细胞真菌形成的菌落,其形态与细菌菌落类似,表面光滑湿润,柔软而致密,如新型隐球菌菌落。某些单细胞真菌在以出芽方式繁殖后,芽管不与母细胞脱离,形成假菌丝,假菌丝由菌落向下延伸到培养基中,这种菌落称为类酵母菌落,如白假丝酵母菌菌落。丝状菌落是多细胞真菌的菌落形态,由大量疏松的菌丝体组成,菌落外观呈棉絮状、绒毛状或粉末状等,菌落正面和背面呈不同的颜色。丝状菌落的形态、结构和颜色常作为鉴别真菌种类的重要依据。

第三节　真菌的感染与免疫

真菌感染并表现有临床症状者称为真菌病(mycosis)。因占真菌感染中绝大多数的浅部真菌感染危害程度较低,故相对于病毒、细菌感染,真菌感染更易被忽视。

一、真菌感染

真菌感染包括致病性真菌感染和机会致病性真菌感染。致病性真菌感染主要是外源性真菌感染,其常见的传播方式为接触传播和呼吸道传播,偶见创口传播。致病性真菌可引起浅部真菌感染(皮肤、皮下)和深部真菌感染。浅部致病性真菌因其具有嗜角质性,在皮肤繁殖后,其机械性刺激引起瘙痒,其代谢产物引起局部炎症等病理损害,如皮肤癣菌感染。深部感染真菌侵袭机体遭吞噬后不被杀死,并在吞噬细胞内繁殖,引起慢性肉芽肿或组织溃疡坏死。机会致病性真菌感染主要是内源性真菌感染,其致病性不强,通常在机体免疫功能紊乱时继发感染,如念珠菌、隐球菌、曲霉菌、毛霉菌等感染。

真菌感染常见的临床类型,按其感染部位有:①浅部真菌感染:是皮肤组织的真菌感染,一般由致病性较强的外源性真菌引起;②皮下组织真菌感染:是皮下组织的真菌感染,多由腐生真菌经创口感染引起;③深部真菌感染:是内脏器官和深部组织的真菌感染,可由外源性真菌引起,也可由内源性真菌所致,内源性真菌引起的感染也称机会性真菌感染。

二、抗真菌免疫

机体抗真菌的免疫包括固有免疫和适应性免疫。固有免疫在防止真菌入侵上发挥重要作用,而适应性免疫对真菌病的恢复具有一定效果。机体一般不能针对真菌感染形成牢固而持久的免疫力。

（一）固有免疫

真菌感染与机体固有免疫状态关系密切,最主要的是皮肤黏膜屏障。若皮肤黏膜破损,真菌可经创口入侵;皮脂腺分泌的不饱和脂肪酸具有杀菌作用,儿童皮脂腺分泌功能不健全,故易患头癣;成年人手足汗多,且掌趾部缺乏皮脂腺,故易患手足癣。皮肤、黏膜局部的正常菌群中也包括真菌,如白假丝酵母菌等。在各种原因引起的机体免疫力下降时导致菌群失调,可继发内源性真菌感染。进入机体的真菌容易被单核巨噬细胞吞噬,但不易被杀死,而在细胞内繁殖引起肉芽肿等病理损害。

（二）适应性免疫

由于真菌细胞壁很厚,补体和抗体对其杀伤作用不强,抗真菌免疫主要依赖细胞免疫。真菌抗原刺激特异性淋巴细胞增殖,释放细胞因子激活巨噬细胞、NK细胞和细胞毒性T细胞等,参与对真菌的杀伤。临床上各种原因引起的T细胞功能抑制会导致播散性真菌感染,如AIDS、恶性肿瘤、使用免疫抑制剂等。

第四节　非感染性真菌病

真菌除能引起感染外,还可引起超敏反应、毒素中毒等,也可诱发肿瘤。

一、真菌性超敏反应

真菌菌丝、孢子等物质被吸入或食入后,可引起呼吸道或消化道超敏反应,如哮喘、过敏性皮炎、荨麻疹等。一些真菌感染也可引起迟发型超敏反应。

二、真菌毒素中毒

常见的产毒真菌主要有镰刀菌属中的禾谷镰刀菌、小麦赤霉,曲霉菌属中的黄曲霉、杂色曲霉,青霉菌属中的黄绿青霉等,其中毒性较强的有T-2毒素、黄曲霉毒素、赭曲霉毒素、黄绿青霉素、红色青霉素及青霉酸等。不同类型的真菌毒素引起的中毒性疾病统称为真菌中毒症(mycotoxicosis)。其表现因毒素类型而异,可累及心脏、肝脏、肾脏等重要器官,以及引起神经系统与血液系统改变,后果较为严重。

真菌毒素中毒有别于真菌感染,其特征为:①无传染性;②抗生素治疗无效;③常与摄入某些特定食物或饲料有关;④具有一定的地区性或季节性。

三、真菌毒素致癌

许多真菌毒素与肿瘤、畸变和细胞突变等病变有关,目前已知有20余种真菌毒素可引起实验动物恶性肿瘤。研究最多是黄曲霉毒素,在动物实验和流行病学调查中均证实,黄曲霉毒素与肝癌的发生密切相关。其他具有致癌作用的真菌毒素还有赭曲霉产生的赭曲霉毒素、镰刀菌产生的T-2毒素、展青霉素等。

第五节　医学真菌感染的检测

医学真菌感染的诊断需结合临床症状,而实验室检测以真菌的形态学检测最为常用,必要时可使用血清学反应、核酸检测技术等。

一、标本采集与送检

遵循基础护理学所规定的相应标本采集要求,处提高生物安全意识、交叉污染意识、低温储存意识外,合理采集标本时还应注意收集适宜部位的标本。可疑浅部真菌感染应取病变部位的毛发、指/趾甲屑及皮屑等,可疑深部真菌感染的患者应根据临床症状和体征选取血液、脑脊液或分泌物、排泄物及痰液等并及时送检,标本滞留一般不超过 2 小时,以免变质污染。

二、病原学检测

真菌的形态学检测和分离培养是病原学检测的最主要手段。

（一）形态学检测

真菌的形态学检测一般采用光学显微镜检测。皮屑、指/趾甲和毛发等致密的标本应先用 10% KOH 微加温处理,溶解角质层和细胞基质后进行镜检。脓、痰或血标本可直接涂片镜检。镜下观察是否有孢子、菌丝或假菌丝。若怀疑新型隐球菌等有荚膜的真菌感染,根据所致疾病选取标本,经墨汁负染后镜检,见有芽生菌体外围绕着宽厚的荚膜即可做出诊断。

（二）分离培养

分离培养一般用于直接镜检不能确诊时。病原性真菌用沙氏葡萄糖琼脂培养基培养,为了防止细菌或腐生性真菌的污染,经常加入放线（菌）酮、青霉素、链霉素或其他抑制性抗生素。如果是皮肤、毛发和甲屑等标本,需经 70% 乙醇或 2% 苯酚浸泡 2~3 分钟杀死杂菌,再经无菌盐水洗净后接种于培养基上,在 25~28℃的条件下培养数日至数周,观察菌落特征。

可疑深部真菌感染的标本可接种于血平板、肉渣培养基或硫酸钠肉汤内,分别在室温和37℃培养数日至数周。必要时可在玻片上做真菌小培养,能在光镜下观察真菌的形态和结构特点及生长全过程,便于鉴别。

三、免疫学检测

血清学诊断可辅助检测深部真菌感染,通常使用的方法是 ELISA、乳胶凝集试验和补体结合等试验。用 ELISA、乳胶凝集试验可检测脑脊液或血液中新型隐球菌的荚膜抗原,经有效治疗后,其抗原效价下降;但是在 AIDS 患者合并新型隐球菌感染时,抗原效价经常会在长时间内维持高水平。

（梅　雪）

复习思考题

1. 比较真菌与细菌在结构上的差异,这些差异在各自致病性上发挥哪些作用?
2. 在沙氏葡萄糖琼脂培养基上培养真菌可形成哪些类型的菌落?

第十一章

医学寄生虫

学习目标

医学寄生虫属于真核生物,包括原虫、蠕虫及医学节肢动物,是一大类在形态、大小、结构、生活史等方面存在巨大差异的生物类群。

1. 掌握医学寄生虫的形态结构、生活史和寄生虫感染的特征。
2. 熟悉抗寄生虫免疫。
3. 了解医学寄生虫感染的检测与防治。

寄生虫为阶段性生活于宿主体表或体内营寄生生活的低等生物,以人体为宿主的寄生虫称医学寄生虫或人体寄生虫,是引起机体感染的又一类重要病原体。

由此类病原体所引起的寄生虫病,曾是威胁占我国人口最大比例的农业生产人群的最主要感染性疾病。目前,经控制和消灭传染源、切断传播途径、保护易感人群等防治措施,我国的寄生虫病防治工作已经取得了举世瞩目的成就,寄生虫的感染率与发病率已降低至中等发达国家水平。但鉴于地区经济发展不平衡,文化习俗与生活习惯的巨大惯性力量等因素,寄生虫感染的威胁仍然是我国欠发达地区的主要健康卫生问题,医学寄生虫也依然是重要的生物性致病因子。

第一节　寄生虫的形态与结构

医学寄生虫涉及原生生物界与动物界约 7 个门类,按其形态特点分为医学原虫(原生生物界的肉足鞭毛门、顶复门和纤毛门)、医学蠕虫(动物界的扁形动物门、线形动物门、棘头动物门)与医学节肢动物(动物界的节肢动物门)三部分,于结构上各有其独特性。

一、原虫的形态与结构

医学原虫(protozoa)虽为单细胞生物,但大小较悬殊,直径 2~200μm 不等。于不同生活史阶段呈现不同形态。根据运动器官的类型,分属肉足鞭毛门动鞭纲与叶足纲、顶复门孢子纲、纤毛门动基裂纲。

肉足鞭毛门动鞭纲的原虫具有鞭毛体、无鞭毛体(或包囊)两种形态,前者呈梭形、细锥形、倒置半梨形等,并带有 1 根或多根鞭毛;后者多呈卵圆形、球形。肉足鞭毛门叶足纲的原虫具有滋养体与包囊两种形态,前者呈叶状伪足的阿米巴形,后者多呈球形。顶复门孢子纲的原虫具有滋养体、裂殖体、配子体、卵囊、子孢子等多种形态,可分别显示环状、阿米巴形、弓形、圆形、细梭形等。尽管原虫形态、大小各不相同,其基本结构都由细胞膜、细胞质和细胞核组成。

（一）细胞膜

也称表膜或质膜，包裹于原虫体表，起维持虫体形态作用，并具有营养、排泄、运动、感觉、侵袭及逃避宿主免疫效应等多种生物学功能。位于胞膜上的配体、受体、酶类或毒素，是原虫与宿主细胞和其寄生环境直接接触的部位，对其寄生生活具有非常重要的意义。细胞膜有不断更新的特点，不良环境下有些原虫在细胞膜外能形成坚韧的保护性囊壁以增强其抵抗力。

（二）细胞质

细胞质由基质、细胞器和内含物组成，是原虫代谢和营养储存的主要场所。

1. 基质　主要成分为水与蛋白质，可组成微丝和微管以支持原虫形态，且与运动有关。部分原虫分内质和外质，外质较透明，呈凝胶状，具有运动、摄食、营养、排泄和保护等功能；内质呈溶胶状，含各种细胞器、内含物和细胞核，它们是细胞代谢和营养储存的主要场所。

2. 细胞器　按功能分为：

（1）膜质细胞器：包括线粒体、高尔基体、内质网、溶酶体等，主要参与细胞的能量合成代谢。有的虫种因代谢特点等而缺少某种细胞器，如营厌氧代谢的肠道阿米巴多无线粒体。

（2）运动细胞器：包括无一定形状的伪足、细长的鞭毛、短而密的纤毛等，某些原虫可有特殊的运动细胞器类型，如阴道毛滴虫的波动膜、某些鞭毛虫的吸盘及为鞭毛提供能量的动基体等。运动细胞器与原虫运动有关，也是原虫分类的重要标志。具有相应运动细胞器的原虫分别称为阿米巴、鞭毛虫和纤毛虫。

（3）营养细胞器：部分原虫有胞口、胞咽、胞肛等，具有摄食和排泄功能。

此外，某些原虫还可有其他的细胞器，如鞭毛虫可有轴柱，纤毛虫多有调节体内渗透压的伸缩泡等。

3. 内含物　原虫胞质内有多种内含物，如食物泡、糖原泡、拟染色体（营养储存小体）、代谢产物（色素等）及共生物（病毒颗粒）等。特殊的内含物也可作为鉴别虫种的依据。

（三）细胞核

细胞核由核膜、核质、核仁和染色质组成。寄生性原虫的核型分2种：泡状核和实质核。寄生性原虫多为泡状核，染色质少且呈颗粒状，分布于核质或核膜内缘，有一个粒状核仁；少数纤毛虫为实质核，核大且不规则，染色质丰富，常有1个以上核仁。染色后的细胞核形态特征是医学原虫病诊断的重要依据。

二、蠕虫的形态与结构

蠕虫（helminth）是多细胞无脊椎动物，借肌肉收缩而运动。分类学上蠕虫包括环节动物门、扁形动物门、线形动物门、棘头动物门中的动物；习惯上医学蠕虫分为吸虫（trematode）、绦虫（cestode）及线虫（nematode）。不同类型的蠕虫，其成虫、幼虫和虫卵的形态结构均显现较大差异。

（一）蠕虫成虫的基本形态与结构

1. 医学吸虫　成虫的特征为背腹扁平，左右对称，体柔软，不分节，无体腔；体形大多呈叶片状或长椭圆形，少数呈扁锥形或近圆柱形，具口、腹吸盘各1个，虫体的营养吸收、移动、吸附及感觉与其吸盘息息相关。除极少数外，均是雌雄同体。

2. 医学绦虫　成虫的特征为带状，白色或乳白色，体长因虫种不同可从数毫米至数米，无口和消化道，缺体腔；虫体一般分为头节、颈节、链体，链体由3~4个节片至数千个节片组成。雌雄同体。

3. 医学线虫　成虫的特征呈线形或圆柱形,体不分节,左右对称;雌雄异体,雌虫较雄虫大,尾端大多尖直,雄虫尾端卷曲或膨大,不同种类虫体的大小长短相差悬殊。

各类蠕虫成虫的结构特点见表 11-1 和图 11-1。

表 11-1　吸虫、绦虫和线虫成虫的主要形态与结构

项目	吸虫(复殖目)	绦虫	线虫
体形	多雌雄同体(除血吸虫)。背腹扁平,具口、腹吸盘	雌雄同体。虫体分节,由头节、颈部和链体构成	圆柱形,雌雄异体。雌虫较大,尾端多尖直。雄虫较小,尾端多向腹面卷曲,少数膨大呈伞状
体壁	由体被和肌肉层组成	由皮层和皮下层组成。皮层最外面有许多微小指状的胞质突起,称为微毛,具吸收营养和固着功能	自外向内分为角皮层、皮下层和纵肌层。虫体表面的角皮层依虫种不同而形成唇瓣、乳突、嵴及雄虫的交合伞/刺等,为虫种鉴定的依据
消化系统	有口(开于口吸盘)、咽、食管和肠管。肠管多于腹吸盘前分为左、右两支,其末端为盲管	缺如	由消化管和消化腺组成,消化管有口孔、口腔、咽管、中肠、直肠和肛门,为完整的消化系统
排泄系统	两侧对称的管状系统,包括焰细胞、毛细管、集合管、排泄囊、排泄管和排泄孔	由焰细胞和与之相连的 4 根纵行排泄管组成	因虫种不同,分为管型排泄系统和腺型排泄系统两种
生殖系统	同体的雌、雄生殖器官末端均通向生殖腔,并开口于生殖孔,行自体受精或异体受精	链体的每个成熟节片内均有雌、雄性生殖器各 1 套	雄性生殖系统为单管型,雌性生殖系统多为双管型
神经系统	咽两侧各有 1 个神经节,每个神经节均向前、后各发出 3 条纵行神经干	头节中的神经节发出 6 根纵行神经干,贯穿链体,在头节和每个节片中有横向的连接支	咽部神经环是神经系统的中枢,向前发出 3 对神经干,支配口周感觉器官;向后发出 3~4 对神经干

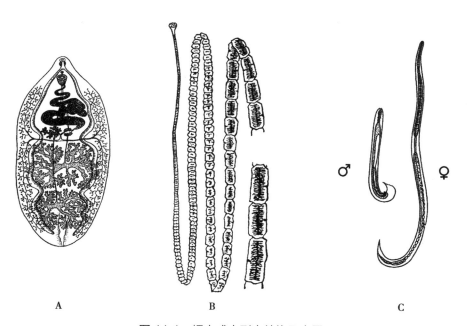

图 11-1　蠕虫成虫形态结构示意图

A. 复殖目吸虫;B. 绦虫;C. 线虫

（二）蠕虫虫卵、幼虫的形态与结构

蠕虫均有卵和幼虫期发育阶段。吸虫、绦虫、线虫的虫卵和幼虫形态与结构差异较大（表 11-2 和图 11-2），有关形态特征具有诊断价值。

表 11-2　吸虫、绦虫、线虫虫卵和幼虫的主要形态与结构

项目	吸虫	绦虫	线虫
虫卵*	卵圆形,多有卵盖,内含卵细胞和卵黄细胞。成熟卵内含 1 个毛蚴,虫卵落入水中方可发育	圆叶目绦虫卵为圆球形,卵壳薄(易脱落),内有厚的胚膜,卵内有 1 个已发育的六钩蚴。假叶目绦虫卵似吸虫卵,为椭圆形,卵壳薄,有卵盖,卵内含 1 个卵细胞和多个卵黄细胞,在水中发育成熟,内含 1 个钩球蚴	多呈卵圆形,有的卵壳外有蛋白质膜(如蛔虫卵)。新鲜虫卵发育程度因虫种而异,卵内可含卵细胞或胚细胞,甚至幼虫。成熟卵内含 1 条线形幼虫**
幼虫	幼虫期增殖(无性增殖)发育,多具毛蚴、胞蚴、雷蚴、尾蚴和囊蚴等阶段,有的缺某个阶段	不同种类的幼虫形态各异。圆叶目由六钩蚴发育为依虫种不同的中绦期虫体,如囊尾蚴、似囊尾蚴、棘球蚴等。假叶目幼虫由钩球蚴经原尾蚴发育为裂头蚴	幼虫为线形,经蜕皮发育,典型具 4 期

注:* 经肠道排出的虫卵常被宿主的胆汁染为黄色或棕黄色;** 有的线虫卵内的胚胎在子宫发育,自阴门排出已是幼虫

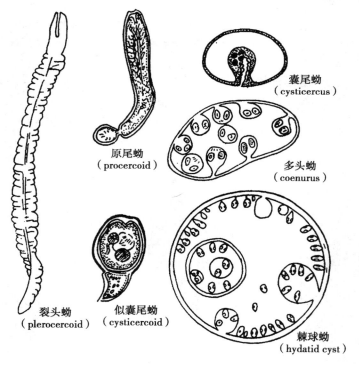

图 11-2　绦虫幼虫形态结构示意图

三、节肢动物的形态与结构

凡以骚扰、刺蜇、吸血、毒害、寄生和传播病原体等方式危害人类健康的节肢动物称医学节肢动物。主要包括昆虫纲(Insecta)、蛛形纲(Arachnida)、甲壳纲(Crustacea)、唇足纲

（Chilopoda）和倍足纲（Diplopoda）。各纲的基本形态与结构见表 11-3。

表 11-3 医学节肢动物各纲成虫的主要特征

项目	昆虫纲	蛛形纲	甲壳纲	唇足纲	倍足纲
虫体	头、胸、腹部	头胸部和腹部或头胸腹愈合成躯体	头胸部和腹部	体窄长,背腹扁平,由头及多个体节组成	体长管形,由头及多个体节组成
触角	1 对	无	2 对	1 对	1 对
翅	1~2 对或无	无	无	无	无
足	3 对	成虫 4 对,幼虫 3 对	5 对	除最后 2 节外,每体节 1 对(第 1 节为有毒爪)	除第 1 节外,每节 2 对
医学重要性	传播疾病	传播疾病	中间宿主	刺蜇人体	皮肤过敏
重要医学种类	蚊、蝇、白蛉、蚤、虱、臭虫、蜚蠊等	蜱、螨、蝎、蜘蛛等	蟹、虾、蝲蛄、剑水蚤等	蜈蚣	马陆

第二节 寄生虫的生活史

寄生虫完成一代生长、发育和繁殖的整个过程称为生活史（life cycle）。生活史包括寄生虫侵入宿主的途径、虫体在宿主体内移行、定居与其离开宿主的方式,以及发育过程中所需要的宿主（包括传播媒介）种类和内外环境条件等。不同寄生虫完成生活史所需宿主的种类和数量不同。

一、原虫的生活史

原虫的生活史包含形态结构、生物学功能不同的几个发育阶段。滋养体是大多数原虫活动、摄食和增殖的阶段,此期有致病性;某些原虫的生活史具有包囊阶段,包囊是原虫为了应对环境变化而呈现的无增殖、不摄食、不运动的阶段,此期具有感染性。医学原虫的生活史有着重要的流行病学意义。根据传播方式常将原虫的生活史分为以下 3 种类型:

（一）人际传播型

原虫完成生活史只需 1 种宿主,通过接触或传播媒介的机械携带而在人群中传播。该型可分为两类:

1. 生活史只有滋养体阶段 原虫以二分裂方式增殖,通过直接或间接接触滋养体而传播,如阴道毛滴虫。

2. 生活史有滋养体和包囊两个阶段 滋养体有运动和摄食功能,是原虫的生长、发育和繁殖阶段;包囊处于静止状态,是原虫的感染阶段,可通过食物或饮水传播,经口感染,如溶组织内阿米巴。

（二）循环传播型

原虫完成生活史需要 1 种以上的脊椎动物宿主作为终宿主和中间宿主,感染阶段在两者间传播。原虫在两种宿主体内分别进行有性和无性生殖,呈世代交替现象,如刚地弓形虫以猫或猫科动物为终宿主,以人、鼠或猪等为中间宿主。

（三）虫媒传播型

原虫完成生活史需在吸血节肢动物体内发育、繁殖至感染阶段，才能再传播给人或动物，如疟原虫（有世代交替）和利什曼原虫（仅无性生殖）的生活史。

二、蠕虫的生活史

根据蠕虫生活史中有无中间宿主，可将其生活史分为直接型和间接型两种：①直接型或单宿主型：生活史简单，不需要中间宿主，其感染阶段污染土壤、食物、水等，经口或皮肤侵入人体，大部分线虫属此类型，在流行病学中称为土源性蠕虫；②间接型或多宿主型：生活史复杂，幼虫在中间宿主体内发育到感染阶段，再经一定方式侵入人体，如吸虫、大部分绦虫和少数线虫，在流行病学中称为生物源性蠕虫。

（一）吸虫的生活史

吸虫的生活史复杂，需要 2 个或 2 个以上的宿主，生活史中有世代交替现象。有性生殖阶段多寄生于脊椎动物（终宿主）体内，虫卵在水中才能发育，吸虫的第一中间宿主多为软体动物（如螺蛳等），在其体内进行复杂的幼体发育和无性增殖；其第二中间宿主为水生动物（如鱼、蟹、虾、蝲蛄等），在其体内可发育至感染阶段，吸虫的感染期有囊蚴（经口感染）与尾蚴（经皮肤感染）。生活史中包括虫卵、毛蚴、胞蚴、雷蚴、尾蚴、囊蚴、童虫与成虫阶段（图 11-3）。虫种不同其生活史亦不相同，如裂体科吸虫（血吸虫）无囊蚴，尾蚴阶段可直接侵入人体而感染；某些虫种的胞蚴（如血吸虫）或雷蚴（如肺吸虫）可增殖 1 代以上。吸虫的终宿主及保虫宿主以人和脊椎动物为主，而其中间宿主多为淡水螺类、鱼、虾、溪蟹及蝲蛄等。

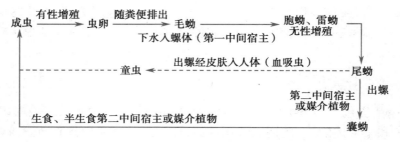

图 11-3　吸虫生活史示意图

（二）绦虫的生活史

绦虫的各发育阶段均为寄生，且生活史复杂。成虫寄生在脊椎动物的消化道，幼虫寄生于脊椎动物或无脊椎动物的组织内，完成生活史需要 1~2 个中间宿主。绦虫发育时期在中间宿主体内的过程称为中绦期或续绦期。圆叶目和假叶目在中间宿主体内的发育差异较大（图 11-4）。

1. 圆叶目绦虫　生活史需 1 个中间宿主（个别种类无中间宿主）。虫卵或孕节自终宿主体内排出，被中间宿主（如哺乳动物）吞食，在消化道内孵化出六钩蚴，而后钻入肠壁，随血流到达组织内，发育成各种中绦期幼虫，幼虫随食物被终宿主误食，于消化道脱囊或翻出头节，发育为成虫，如猪带绦虫和牛带绦虫等。

2. 假叶目绦虫　生活史需 2 个中间宿主。虫卵随宿主粪便排出，需入水孵出钩球蚴，被第一中间宿主（剑水蚤等节肢动物）吞食，发育为原尾蚴，第一中间宿主若被第二中间宿主（鱼或其他脊椎动物）吞食，原尾蚴发育成裂头蚴，终宿主吞食第二中间宿主，裂头蚴于其消化道内发育为成虫，如曼氏迭宫绦虫。

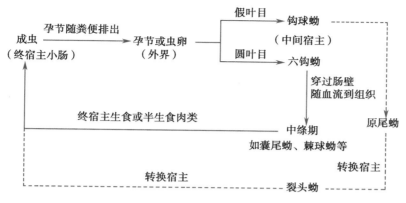

图 11-4　绦虫生活史示意图

（三）线虫的生活史

线虫种类繁多,分布广泛,多营自生生活,少数寄生。我国人体常见的寄生线虫有 10 余种。线虫在发育过程中有虫卵、幼虫和成虫 3 个阶段。幼虫一般蜕皮 4 次,第二次蜕皮后具有感染性,第四次蜕皮后发育为成虫(图 11-5)。根据生活史中有无中间宿主可将线虫分为两型:直接型线虫和间接型线虫。

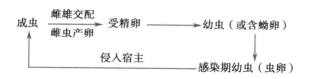

图 11-5　线虫生活史示意图

1. 直接型线虫(土源性线虫)　不需要中间宿主,肠道内寄生线虫多属此型。虫卵在外界适宜环境中发育到感染期虫卵,人经口感染,如蛔虫、鞭虫;或虫卵孵出的幼虫经 2 次蜕皮后发育为感染期幼虫,经皮肤侵入人体,如钩虫。

2. 间接型线虫(生物源性线虫)　需要中间宿主,组织内寄生线虫多属此型。幼虫在中间宿主体内发育到感染期,经口或媒介节肢动物叮咬而感染人体,如人误食含旋毛虫幼虫囊包的肉类而感染旋毛虫、被中间宿主蚊叮咬而感染丝虫。

有些线虫生活史包括自生世代和寄生世代,过程更为复杂,如粪类圆线虫等。

三、节肢动物的生活史

节肢动物的生活史要经过形态、生理和习性等一系列变化,称为变态。根据变态的不同,分为完全变态和不完全变态。

（一）完全变态

生活史中有卵、幼虫、蛹、成虫 4 个阶段,每个阶段形态和习性完全不同,如蚊、蝇等。

节肢动物在发育过程中,卵孵出幼体(幼虫、若虫)称为孵化;幼体发育需要数次蜕皮,每次蜕皮后进入新的龄期,如蚊的幼虫分 4 个龄期,自卵孵出为 1 龄幼虫,蜕皮 1 次后为 2 龄幼虫,蜕皮 2 次后为 3 龄幼虫,蜕皮 3 次后为 4 龄幼虫;幼虫发育为蛹的过程称为化蛹;自蛹中脱出成蚊叫作羽化。

（二）不完全变态

生活史中有卵、若虫、成虫 3 个阶段,如虱、臭虫等;或卵、幼虫、若虫、成虫 4 个阶段,如蜱、螨等。若虫与成虫形态、生活习性相似,仅个体较小、生殖器官未发育成熟。有的在生活史发育过程中需要 1~4 个或更多若虫期,如软蜱。

第三节　寄生虫的感染与免疫

寄生虫感染是一种与社会经济发展方式、文化习俗、生活习惯、地理环境等因素关联密切的病原生物感染。故在流行病学上呈现明显的地方性、季节性和自然疫源性特点。寄生虫感染引起的免疫反应通常难以形成完全的保护性免疫。

一、寄生虫感染

由于原生生物和无脊椎动物与宿主寄生关系的特殊性,大多数寄生虫感染为显性感染、慢性感染,且临床表现易被忽视。仅少数寄生虫(如粪类圆线虫、隐孢子虫等)可表现为隐性感染。寄生虫的急性感染多出现在 1 次被大量感染期病原体侵入时。某些原生生物(如人芽囊原虫)可与人类形成偏利共生,但在特定条件下,可由偏利共生关系转化为寄生关系。出现这种转化时,可引发感染,这种感染形式称为机会性感染。

(一)寄生虫的致病性

寄生虫感染的发生取决于病原体对宿主免疫系统的逃逸、对宿主的直接损伤及因宿主免疫反应而造成的损伤等因素。

1. 寄生虫的免疫逃逸　寄生虫对宿主的侵袭及在宿主体内的生存、增殖均是对宿主免疫系统发生免疫逃逸的后果。此类免疫逃逸系寄生虫与宿主在长期相互适应过程中形成,其机制有:

(1)组织学隔离:寄生虫选择适合生长又与免疫系统有隔离的部位生存,如寄生于脑、眼等部位的囊尾蚴,寄生于红细胞内的疟原虫。

(2)抗原变异:虫体表面抗原的改变是逃避免疫效应的基本机制。如非洲锥虫能有序地更换其表被糖蛋白,产生变异体,影响免疫识别,逃避特异性抗体的作用;恶性疟原虫寄生的红细胞表面也有这种现象。

(3)抗原伪装:虫体表面结合了宿主的抗原或被宿主的抗原包被,如皮肤内的曼氏血吸虫童虫表面没有宿主抗原,但肺期童虫表面结合了宿主的血型抗原,妨碍了宿主免疫系统的识别,以逃避宿主的免疫攻击。

(4)免疫抑制:一些寄生虫可诱导宿主的免疫功能抑制,表现为:①激活抑制性淋巴细胞:某些寄生虫可通过对宿主体内 Treg 细胞的激活,造成宿主的免疫抑制;②分泌虫源性细胞因子:寄生虫可分泌作用于宿主免疫系统的有害细胞因子,干扰宿主对寄生虫的正常免疫应答;③诱导非保护性抗体形成:许多寄生虫可广泛激活多克隆 B 淋巴细胞,形成大量非保护性抗体,并通过独特性 - 抗独特性网络的调节作用抑制特异性保护性抗体的形成。

2. 寄生虫的直接损伤　寄生虫对宿主的损害可发生于侵入、移行、定居繁殖及死亡分解的任何阶段,其损害的方式主要有:

(1)夺取营养:寄生虫在宿主体内或体外寄生,以宿主消化或半消化的食物、体液或细胞为食,用于生长、发育及繁殖。如钩虫寄生在人体肠道,以血液为食,使宿主的蛋白质和铁丧失,引起贫血。有的肠道寄生虫除吸收宿主营养外,还阻碍宿主对营养的吸收,导致宿主营养不良。

(2)机械性损伤:寄生虫侵入宿主,在体内移行或定居,可对局部、附近组织或器官造成损伤、压迫及堵塞等机械性损伤,如并殖吸虫的童虫在宿主体内移行,可引起肝、肺等器官的损伤;细粒棘球绦虫的棘球蚴不仅破坏寄生的宿主器官,还压迫附近组织;蛔虫在肠道内相互缠绕、堵塞,可引起肠梗阻;宿主细胞内寄生的原虫大量繁殖,造成细胞破裂,如疟原虫、利什曼原虫及弓形虫大量繁殖造成细胞破裂。

(3)毒性作用:寄生虫的分泌排泄物和虫体死亡的崩解物等对宿主产生毒性作用,干扰宿主的生命过程,引起局部或全身症状。如溶组织内阿米巴分泌蛋白水解酶,破坏局部组织,侵蚀肠壁或侵犯肝脏等,导致全身症状。

3. 寄生虫感染引起的免疫损伤　寄生虫的致病性也反映在由免疫应答引起的组织损伤中,主要表现为 4 种类型的超敏反应:

(1)Ⅰ型超敏反应:这类反应可以是局部的,也可以是全身性的。如血吸虫尾蚴引起尾蚴性皮炎属局部过敏反应;棘球蚴病患者棘球蚴破裂,其内液体吸收入血产生过敏性休克属全身过敏反应。

(2)Ⅱ型超敏反应:如疟疾,常出现贫血,除了疟原虫直接破坏红细胞外,最重要的原因为红细胞表面虫体抗原与相应抗体结合,通过激活补体或经 ADCC 导致红细胞溶解、破坏。黑热病、血吸虫病、锥虫病的贫血,都属于这种类型。

(3)Ⅲ型超敏反应:如疟疾、血吸虫病患者出现肾小球肾炎由于寄生虫抗原与抗体形成的免疫复合物沉淀在肾小球毛细血管基底膜,激活补体,引起以充血水肿、局部坏死和中性粒细胞浸润为主要特征的炎症反应和组织损伤。

(4)Ⅳ型超敏反应:如皮肤利什曼病局部皮肤结节等。

在寄生虫感染中,有时 1 种寄生虫感染可同时存在多种超敏反应,如血吸虫感染既可有速发型,也可有免疫复合物型。

(二)寄生虫感染的特点

与其他病原体感染相同,寄生虫感染可依照流行病学分为隐性感染、显性感染与带虫者;按照临床类型分为急性感染和慢性感染。但寄生虫感染也存在一些特殊的感染现象。

1. 多寄生现象　人体同时有 2 种或 2 种以上寄生虫寄生称为多寄生现象。不同虫种生活在同一环境中,相互之间常有制约或促进作用。如蛔虫和钩虫同时存在时,对蓝氏贾第鞭毛虫的生长有抑制作用;但短膜壳绦虫的存在则有利于蓝氏贾第鞭毛虫的生存。

2. 幼虫移行症　某些寄生于动物的蠕虫幼虫侵入非正常宿主,不能发育为成虫,幼虫长期存活并在皮下、组织、器官间移行,造成局部和全身病变,称为幼虫移行症。可分为:①内脏幼虫移行症:幼虫在脏器内移行引起局部组织损害及全身症状。如犬弓首线虫是犬肠道常见的寄生虫,人为非正常宿主,人误食其感染的虫卵,幼虫不能发育为成虫,而在人体内移行,引起眼、脑等器官的病变;广州管圆线虫的幼虫可侵犯人的中枢神经系统,引起嗜酸性粒细胞增多性脑膜炎或脑膜脑炎。②皮肤幼虫移行症:以皮肤损害为主,幼虫在浅部皮肤内长期移行引起丘疹、疱疹及水肿;幼虫在皮肤深部移行,出现移动性结节或包块。如禽类和牲畜的血吸虫侵入人体引起尾蚴性皮炎;斯氏狸殖吸虫童虫引起人的皮下游走性结节或包块。

3. 异位寄生　寄生虫在常见寄生部位以外的组织和器官寄生的现象称为异位寄生,由异位寄生引起的损害称为异位损害。如肺吸虫通常寄生于肺部,但也可侵入脑部等器官异位寄生。

幼虫移行症和异位寄生现象对疾病的诊断与鉴别诊断十分重要。

(三)寄生虫病的传播

寄生虫的传播除可分为垂直传播与水平传播外,尚存在自身传播方式。比较特殊的是,寄生虫的感染只发生在其生活史的某一特定阶段,该特定阶段称为感染期。

1. 垂直传播　如弓形虫经胎盘感染,疟原虫等偶尔也可经此途径感染。

2. 水平传播　①呼吸道传播:罕见,蛲虫感染期虫卵质量较轻,易飞扬于空气中,可通过吸入传播;②消化道传播:多见,可因寄生虫的感染期污染食物和水传播,如蛔虫、鞭虫、溶组织内阿米巴等的传播;亦可因寄生虫的感染期寄居于食物传播,如华支睾吸虫、肺吸虫、旋毛虫等的传播;③媒介传播:多见,寄生虫感染期可在节肢动物体内形成,并传播给人类,如丝虫、疟原虫等的传播;④输血传播:罕见,如疟原虫携带者为供血者时,可引起输血传播;⑤皮肤、黏膜侵入传播:多见,如钩虫感染期可以主动从土壤中经皮肤侵入人体,血吸虫感染期可经淡水侵入皮肤;⑥人际接触传播:多见,如阴道毛滴虫可通过直接或间接接触侵入寄居部位,疥螨、蠕形螨可由直接或间接接触而感染。

3. 自身传播　①体外自身传播:如猪带绦虫病患者可通过被污染的手指而误食自身的虫卵引起猪囊尾蚴病;②体内自身传播:如短膜壳绦虫的孕节释出的虫卵可在小肠内孵出六钩蚴,幼虫可钻入肠绒毛膜内发育为似囊尾蚴,再进入肠腔发育为成虫。

二、抗寄生虫免疫

针对寄生虫的入侵,人体免疫系统可形成一系列的应答活动,其中适宜的应答及恰当的效应机制起到清除病原体的作用,而不恰当的免疫效应机制可引起机体损伤并维持病原体的寄生。

(一) 抗寄生虫免疫的针对性

因寄生虫种类的生物差异性极大,故针对寄生虫的免疫亦表现出相应的针对性。

1. 针对原虫感染的免疫机制　抗胞内原虫感染机制主要以细胞免疫应答为主,保护性抗体仅在原虫的细胞外生活阶段具有重要意义。

(1) 固有免疫:主要针对胞外原虫感染,如某些胞外原虫可以激活补体的替代途径和甘露糖结合凝集素途径。巨噬细胞吞噬作用也是重要的抗感染环节。

(2) 适应性免疫:细胞免疫是针对胞内寄生原虫感染的主要防御机制,其中 Th1 细胞免疫应答具有保护作用,Tc 细胞也是机体抗胞内寄生原虫的主要效应细胞。

2. 针对蠕虫感染的免疫机制　抗蠕虫感染的主要机制是 IgE 抗体和嗜酸性粒细胞介导的 ADCC,可形成嗜酸性肉芽肿。

(1) 固有免疫:蠕虫形体较大,吞噬细胞对其杀伤作用较弱,而且一些蠕虫也可以抵抗补体系统的杀伤。虽然固有免疫在抗蠕虫感染中作用甚微,但在限制蠕虫感染性幼虫的数量方面可发挥一定作用。

(2) 适应性免疫:与原虫相类似,不同蠕虫的结构、生活史和致病机制差异很大,因而它们介导的适应性免疫也有差异。因为蠕虫寄生在细胞外的组织中,去除它们则主要依靠 IgE 抗体和嗜酸性粒细胞介导的 ADCC。

(二) 抗寄生虫免疫的特点

寄生虫与宿主长期共同进化形成的免疫逃逸机制使人体对寄生虫感染难以形成有效的免疫保护,是抗寄生虫免疫的主要特点。故针对寄生虫感染的适应性免疫被划分为消除性免疫(sterilizing immunity)与非消除性免疫(non-sterilizing immunity)。

1. 消除性免疫　宿主能消除体内的寄生虫,并对再感染产生完全的抵抗力,临床上表现为完全免疫。如热带利什曼原虫引起的东方疖,宿主获得免疫力后,体内原虫完全被清除,症状消失,且对再感染产生长期的、特异的抵抗力。这种免疫类型在寄生虫感染中非常少见。

2. 非消除性免疫　人体对寄生虫的免疫应答多属这种类型。寄生虫感染后虽可诱导宿主产生一定的免疫力,却不能完全清除体内的寄生虫,但对再感染有一定的免疫力,如用药物彻底驱虫后,宿主的免疫力随之消失。非消除性免疫表现为:①带虫免疫(premunition):系感染寄生虫后,体内产生的免疫力可使寄生虫保持在一个低水平,一旦用药清除残余寄生虫后,宿主已获得的免疫力便逐渐消失,如人感染疟原虫时形成的免疫力可降低疟原虫数量,在疟原虫未被清除前,保持低虫血症时,宿主对同种疟原虫的再感染有一定的抵抗力;②伴随免疫(concomitant immunity):指寄生虫感染可使宿主产生获得性免疫,此免疫力对体内的成虫无明显作用,虫体仍可存活,但对再感染时侵入的童虫有一定的抵抗力。

第四节　医学寄生虫感染的检测

除临床表现外,寄生虫病的诊断很大程度上依赖实验室检测。目前寄生虫感染的常用实验室检测包括病原学检测、免疫学检测等。

一、病原学检测

（一）粪便检测

1. 直接涂片法　可检查蠕虫卵、原虫的活滋养体和包囊,此方法简便。1 份送检粪便标本连做 3 张涂片,可提高检出率。

2. 改良加藤厚涂片法　又称定量透明法,用于检查蠕虫卵、原虫包囊。

3. 浓聚法　其中沉淀法多用于检测蠕虫卵及部分原虫包囊;浮聚法则用于检测部分线虫、绦虫卵和部分原虫包囊。

4. 孵化法　毛蚴孵化法用于检查早期血吸虫感染者;钩虫感染者可采用钩蚴培养法。

5. 透明胶纸法或棉签拭子法　用于检查蛲虫或绦虫感染者。检查绦虫孕节的子宫分支情况,用于绦虫虫种鉴定。

（二）血液检测

1. 血膜染色法　采用薄血膜法及厚血膜法经染色后镜检疟原虫,厚血膜法染色后镜检丝虫微丝蚴。

2. 新鲜血片法　检测丝虫微丝蚴。我国 2 种丝虫微丝蚴具有夜现周期性的特点,故采血时间以晚 10 时至次晨 2 时为宜。

（三）其他常见检测

主要有:

1. 十二指肠液和胆汁检查　用于蓝氏贾第鞭毛虫滋养体、华支睾吸虫卵、肝片吸虫卵、布氏姜片吸虫卵、阿米巴滋养体的检查。

2. 尿液检查　此法用于阴道毛滴虫、丝虫微丝蚴、埃及血吸虫卵检查。

3. 阴道分泌物检查　用于检测阴道毛滴虫。

4. 淋巴结穿刺检查　获取淋巴液以检测利什曼原虫及丝虫成虫。

5. 组织检查　皮肤及皮下组织检查用以检测猪囊尾蚴、曼氏裂头蚴、肺吸虫、皮肤型利什曼原虫、蠕形螨、疥螨等;旋毛虫幼虫可取肌肉检查;取直肠黏膜组织能检测日本血吸虫卵。

二、免疫学检测

（一）皮内试验

寄生虫变应原刺激宿主后,机体内产生亲细胞性抗体(IgE 和 IgG4)。当其与相应抗原结合后,肥大细胞和嗜碱性粒细胞脱颗粒,释放生物活性物质,引起注射抗原的局部皮肤出现皮丘及红晕,以此便可判断体内是否有某种特异性抗体存在。此法用于多种蠕虫病,如血吸虫病、肺吸虫病、姜片吸虫病、囊虫病、棘球蚴病等的辅助诊断和流行病学调查。本法简单、快速,尤其适于现场应用,但假阳性率较高,使其只能在流行区对可疑患者进行筛查,而不能作为患者的确诊依据和疗效考核。

（二）染色试验

将活弓形虫滋养体与正常血清混合,37℃孵育1小时或室温孵育数小时后,大多数虫体失去原有的新月形特征,变为圆形或椭圆形,若用碱性亚甲蓝染色则胞质深染。若将虫体与免疫血清和补体（辅助因子）混合,则对碱性亚甲蓝不着色,虫体仍为原有形态。用于诊断弓形虫病。

（三）间接血凝试验

间接血凝试验主要用于寄生虫病的诊断和流行病学调查,如用于诊断疟疾、阿米巴病、弓形虫病、血吸虫病、囊虫病、旋毛虫病、肺吸虫病和华支睾吸虫病等。

（四）酶联免疫吸附试验

酶联免疫吸附试验用于多种寄生虫感染的诊断和血清流行病学调查。

（李士根）

复习思考题

1. 简述原虫的生活史类型和吸虫、绦虫、线虫的生活史特点。
2. 试述寄生虫感染的特点。

第十二章

常见致病病毒

学习目标

常见致病病毒中对人类健康危害较大的有呼吸道病毒、肝炎病毒、性传播病毒等，其在生物学性状、感染和致病机制等方面各具特点。

1. 掌握常见致病病毒的生物学性状；呼吸道病毒的流行特点；肝炎病毒、逆转录病毒的致病机制。

2. 熟悉疱疹病毒的分类与感染特点。

3. 了解上述各种病毒的检测与防治原则。

人类常见致病病毒可根据其核酸类型划分为 RNA 病毒、DNA 病毒与逆转录病毒；也可按感染途径与感染部位分为呼吸道病毒、肝炎病毒、肠道病毒、虫媒病毒、性传播病毒等。本章采用后一分类方式。

第一节　呼吸道病毒

呼吸道病毒指以呼吸道为侵入门户，在呼吸道黏膜上皮细胞中增殖，引起呼吸道局部感染或呼吸道以外组织器官病变的病毒。主要包括流感病毒、副流感病毒、呼吸道合胞病毒、麻疹病毒、腮腺炎病毒、鼻病毒、冠状病毒及风疹病毒、腺病毒、呼肠病毒等。呼吸道病毒种类多、传播快、传染性强。近年流行的新型冠状病毒肺炎、严重急性呼吸综合征（severe acute respiratory syndrome，SARS）、禽流感、甲型 H_1N_1 流感均由呼吸道病毒引起。

一、流行性感冒病毒

流行性感冒病毒（influenza virus）属于正黏病毒科（*Orthomyxoviridae*），该科病毒为单负链 RNA 病毒。包括 7 个属，分别是四个流感病毒属（*Influenza A/B/C/D virus*），托高土病毒属（*Thogotovirus*），夸兰扎病毒属（*Quaranjavirus*）和传染性鲑鱼贫血症病毒属（*Isavirus*）。除传染性鲑鱼贫血症病毒外，其余均为人类致病病毒，尤以甲、乙和丙型流感病毒最为常见。甲型流感病毒宿主范围广，包括禽类、猪、马、海洋哺乳动物等；乙型流感病毒宿主范围较窄，除感染人类外，可感染猪、海豹、雪貂等哺乳动物；丙型流感病毒宿主范围限于人类。

（一）生物学性状

1. 形态与结构　电镜下流感病毒多呈球形，直径 80~120nm，从患者体内初次分离时病毒可呈长短不一的丝状或杆状（图 12-1）。

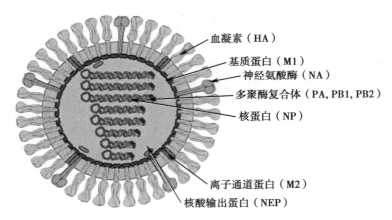

图 12-1　流感病毒结构示意图

（1）核糖核蛋白：呈螺旋对称，由核心和核蛋白构成。其中核心为病毒的核酸及 RNA 多聚酶复合体 PB2、PB1、PA。病毒的核酸为单负链、分节段的 RNA。甲型、乙型流感病毒的基因组总长度为 13.6kb，均由 8 个独立片段构成。丙型流感病毒基因组仅含 7 个独立片段，缺乏神经氨酸酶的编码基因。分节段的核酸组成使病毒在复制过程中易出现基因重组，引起新亚型出现。病毒核蛋白免疫原性稳定，为型特异性抗原。病毒的 RNA 与核蛋白结合后合称为核糖核蛋白（ribonucleoprotein，RNP）。

（2）包膜：流感病毒的包膜为两层结构。其内层为基质蛋白（matrix protein）M1，具有保护核心与维持病毒外形的作用（衣壳样作用），同时具有型特异性；外层为来自宿主细胞膜的脂质双层结构。甲乙两型流感病毒包膜上镶嵌有 3 种膜蛋白：血凝素（hemagglutinin，HA）、神经氨酸酶（neuraminidase，NA）及膜蛋白 M2。HA 和 NA 组成了流感病毒表面的纤突，M2 则镶嵌于包膜中，为一种跨膜蛋白，与病毒复制关系密切。

1）血凝素（HA）：为糖蛋白，构成三棱柱形的三聚体，其中每一单体均由 HA1 和 HA2 两个亚单位组成。HA1 为与宿主细胞病毒受体（唾液酸）的结合部位，其结构序列的改变可导致病毒发生宿主转换。HA2 具有膜融合活性，可促使病毒包膜与宿主细胞膜融合并脱壳。

HA 主要作用：①介导病毒吸附和穿入宿主细胞，可与宿主细胞表面寡聚糖末端的 N- 乙酰神经氨酸（唾液酸）结合；并促使病毒包膜与宿主包膜融合，使病毒核糖核蛋白释放入胞浆。因此 HA 也决定了流感病毒的不同宿主嗜性。②红细胞凝集作用，可与多种动物的红细胞表面受体结合，引起红细胞凝集。③刺激机体产生抗体，该抗体具有中和作用，可抑制HA 引起的红细胞凝集现象，称为血凝抑制抗体。④具有亚型和株的特异性，是甲型流感病毒亚型划分的主要依据之一。根据 HA 抗原性的不同，甲型流感病毒已发现有 17 个 HA 亚型（H1~H17）。

2）神经氨酸酶（NA）：为糖蛋白，是由 4 个同源亚单位组成的四聚体。

主要作用：①参与病毒的释放与扩散，NA 可水解宿主细胞膜表面糖蛋白末端的 N- 乙酰神经氨酸，有利于病毒的释放，并可液化细胞表面的黏液，有利于病毒的扩散；②刺激机体产生抗体，该抗体虽不是中和抗体，但有助抑制病毒的释放和扩散；③具有亚型和株的特异性，根据 NA 抗原性的不同，甲型流感病毒已发现 9 个 NA 亚型（N1~N9）。

2. 分型、变异与流行的关系　流感病毒根据核蛋白（nucleoprotein，NP）和基质蛋白（M1）抗原性的不同可分为甲、乙、丙 3 型。甲型流感病毒又根据 HA 和 NA 抗原性不同分成若干亚型。人流感病毒主要亚型由血凝素 H1、H2、H3 和神经氨酸酶 N1、N2 组合而成。

甲型流感病毒的 HA 和 NA 很容易发生变异，此类变异可分为两种形式：①抗原漂移

（antigenic drift）：指同一亚型内 HA 和 NA 基因不断出现点突变，变异幅度小，属于量变，常引起中小规模流行；②抗原转换（antigenic shift）：指因基因组发生重排造成大幅度变异，即 HA 和 / 或 NA 由原来的亚型转变为新的亚型，属质变，往往造成大规模暴发流行。

乙型流感病毒仅出现抗原漂移，可导致小范围流行；丙型流感病毒则极少引起流行。

3. 病毒复制 与多数 RNA 病毒不同，流感病毒的复制是在宿主细胞核内完成的。包括以下几个主要步骤：①吸附，病毒 HA 与宿主细胞表面唾液酸受体结合。②穿入和脱壳，病毒经胞饮作用进入宿主细胞，在膜蛋白 M2 作用下，进一步活化 HA2 而显示膜融合活性，完成穿入过程，并释放出核糖核蛋白，进入核内。③生物合成，借助病毒自身 RNA 多聚酶与宿主 mRNA 5' 端甲基化引物，启动病毒 mRNA 的转录。在形成病毒 mRNA 后，一方面开始翻译合成病毒早期蛋白，主要为核蛋白（NP）与调节蛋白 NS1；另一方面，以正链 RNA 为模板复制子代病毒 RNA；随后利用宿主细胞的转录、翻译机制，形成病毒晚期蛋白。④装配，子代病毒 RNA 与 RNA 多聚酶及核蛋白（NP）在核内装配形成核糖核蛋白，而 HA 与 NA 则在宿主细胞内质网与高尔基体上糖基化，组合成多聚体，转运至细胞膜等待装配。核内的病毒核糖核蛋白移入细胞质后，经基质蛋白（M1）介导在宿主细胞膜上完成最后装配。⑤成熟，新生病毒的 HA1 和 HA2 两个亚单位由精氨酸连接而处于无感染活性状态，在宿主细胞的精氨酸蛋白酶作用下裂解后显示感染活性。⑥释放，装配成熟的病毒最终以出芽方式释放。由于流感病毒缺乏 RNA 校对酶，因此病毒复制过程差错率较高（约万分之一），这也是流感病毒极易出现抗原转换现象的原因之一。

4. 培养特性 流感病毒的培养常用鸡胚培养和细胞培养。病毒在鸡胚的羊膜腔和尿囊腔，以及人羊膜、猴肾、狗肾等细胞中增殖，但不引起明显的细胞病变，需用红细胞凝集试验或红细胞吸附试验等方法检测培养系统是否存在病毒。

5. 抵抗力 流感病毒抵抗力较弱，对日光、紫外线、干燥，以及甲醛、乙醚、过氧化氢等化学药物敏感。病毒不耐热，56℃ 30 分钟即被灭活；在 4℃能存活 1 周，-80℃能长期保存。

（二）致病性与免疫性

1. 致病性 人群对流感病毒普遍易感。潜伏期为 1~4 天，起病急，以畏寒、头痛、发热、肌肉痛、乏力等中毒症状和鼻塞、流涕、咳嗽、咽痛等上呼吸道症状为主要表现，发热可达 38~40℃，持续 1~3 天，整个病程 5~7 天。婴幼儿、年老体弱者易发生并发症，常以细菌性肺炎、脑病合并内脏脂肪变性综合征（Reye 综合征）等多见，严重者可导致死亡。各型流感病毒一般均不产生病毒血症，只在局部黏膜细胞内增殖。

目前对流感病毒致病性的认识主要有两方面：①血凝素是流感病毒最主要的致病因子，不仅决定了感染的宿主范围，也决定了感染的严重程度。不同类型的血凝素对不同类型唾液酸寡糖的选择性结合决定了流感病毒的宿主范围。病毒进入人体后仅在局部增殖，一般不入血。病毒在呼吸道黏膜上皮细胞中增殖，引起细胞变性、坏死，并可借助于 NA 降低呼吸道黏液层的黏度，有利于病毒的吸附和扩散。②宿主的免疫反应状态决定了感染症状的严重程度，如流感病毒可诱导宿主细胞释放大量促炎因子，被称为细胞因子风暴（cytokine storm），可导致肺部水肿、呼吸衰竭等多器官损伤，具有较高死亡率。

2. 免疫性 机体感染流感病毒后可产生特异性细胞免疫和体液免疫。呼吸道黏膜局部的 sIgA 抗体有阻断病毒感染的作用，但只能存留几个月。血清中抗 HA 抗体为中和抗体，有抗病毒感染、减轻症状的作用，可持续数月至数年；抗 NA 特异性抗体可以抑制病毒的释放与扩散，但不能中和病毒的感染；抗 NP 特异性抗体具有型特异性，可用于病毒的分型。

（三）检测与防治

1. 病原学检测 流感病毒的病原学检测多用于流行病学调查，很少用于临床诊断。临床主要根据临床表现及具有暴发流行的特点来诊断。其检测方法包括：①病毒分离：取患者鼻咽拭子或含漱液，接种鸡胚或培养细胞进行分离培养鉴定；②血清学诊断：一般采用双份血清抗体测定，以患者急性期及恢复期血清同时进行血凝抑制试验，如恢复期比急性期血清抗体效价增长 4 倍以上，有诊断价值；③快速诊断：可用免疫荧光法、ELISA 检测患者呼吸道分泌物及脱落细胞中病毒抗原的成分；④核酸检测：可用核酸杂交、逆转录聚合酶链反应（RT-PCR）或核酸序列分析检测病毒核酸，并可进行病毒分型。

2. 防治　流行性感冒是最常见的人类疾病，每年发病人数在 1 000 万以上。由于流行性感冒病毒基因很容易发生变异，因此目前仍属于人类无法有效控制的病毒之一。流感预防可应用 WHO 推荐的灭活多价流感疫苗。个人预防以养成良好的卫生习惯（如勤洗手）和流行季节减少公众接触为主。

流行性感冒的临床治疗尚无特效方法，以充分休息和对症处理（如退热）为主，可适当选用抗病毒药物。目前已开发的抗流感病毒药物主要分为两类：一类是神经氨酸酶抑制剂，如磷酸奥司他韦（达菲）等；另一类为 M2 蛋白抑制剂，如金刚烷胺类药物。中医学治疗流感有一定经验积累，如桑菊饮、银翘散、玉屏风散等方剂及其加减方对消除、缓解流感症状均有一定效果。

二、冠状病毒

冠状病毒属于冠状病毒科（*Coronaviridae*），该科病毒为单正链 RNA 病毒，现有冠状病毒属（*Coronavirus*）和环曲病毒属（*Torovirus*）两个属。目前所知，冠状病毒科病毒只感染脊椎动物。有些感染人的冠状病毒可导致严重的疾病，如引起严重急性呼吸综合征（severe acute respiratory syndrome，SARS）的 SARS 冠状病毒、引起中东呼吸综合征（Middle East respiratory syndrome，MERS）的 MERS 冠状病毒等。

（一）生物学性状

1. 形态与结构　冠状病毒因其在电镜下呈现冠状结构而得名，该结构为包膜 S 蛋白在包膜表面形成的辐射状纤突。冠状病毒形态不规则，球形或椭圆形，直径 80~160nm。成熟的病毒颗粒由核衣壳和包膜组成。核心为病毒的单正链 RNA，核衣壳蛋白（nucleocapsid protein，N 蛋白）沿 RNA 螺旋排列。包膜上镶嵌有 3 种糖蛋白：①刺突蛋白（spike protein，S 蛋白）：介导病毒与宿主细胞受体的结合与膜融合，是病毒的主要抗原蛋白，可诱导机体产生保护性抗体和特异性细胞免疫；②膜糖蛋白（membrane glycoprotein，M 蛋白）：是含量最高的结构蛋白，是病毒包膜和宿主细胞表面的主要成分，在病毒装配时负责将核衣壳连到包膜上；③包膜蛋白（envelope protein，E 蛋白）：是最小的结构蛋白，参与病毒的组装和释放。M 蛋白和 E 蛋白位于 S 蛋白之间。部分冠状病毒中还包含血凝素酯酶（hemagglutinin esterase，HE）。

2. 病毒复制　冠状病毒可通过胞饮或膜融合方式进入宿主细胞内，胞质中脱壳后，病毒可直接在核糖体上以单正链 RNA 基因组为模板翻译出病毒的 RNA 聚合酶，在 RNA 聚合酶的作用下转录病毒的负链 RNA，随后合成病毒的结构蛋白和子代病毒基因组 RNA。核衣壳的装配在胞质中完成后，在内质网和高尔基体质膜上完成出芽成熟过程。某些病毒在此时会加入病毒的刺突蛋白，但并非所有病毒都如此。聚集在感染细胞胞质中的病毒颗粒，借助空泡与细胞膜融合或通过直接裂解细胞释放到细胞外。

3. 培养特性　人冠状病毒可在人胚肾、肠、肺的原代细胞中生长，细胞病变不明显。SARS 冠状病毒可引起 Vero 细胞和 FRhk-4 细胞的病变效应。

4. 抵抗力　冠状病毒对紫外线和热敏感，病毒的抵抗力与温度呈负相关。在 –60℃的条件下可保存数年,冠状病毒不耐酸碱,对有机溶剂和消毒剂敏感,75% 乙醇、含氯消毒剂、氯仿、过氧乙酸、甲醛均可灭活病毒。

（二）致病性与免疫性

1. 致病性　冠状病毒主要感染成人,经飞沫或接触传播,也可经粪 - 口途径传播,好发于冬春季节。冠状病毒是成人普通感冒的病因之一,除感染呼吸系统外,还可引起胃肠炎及肝肾衰竭等并发症。典型的冠状病毒潜伏期为 3~7 天,一般不超过 2 周,早期主要表现为流涕、浑身不适等感冒症状。不同种的冠状病毒,临床表现不尽相同。SARS 冠状病毒主要侵犯下呼吸道,表现为高热、肌痛、呼吸困难、淋巴结疼痛和胸部 X 线片肺部浸润病灶。MERS主要表现为高热、寒战、咳嗽、肌痛等症状,部分伴有腹泻腹痛、恶心呕吐等消化道症状,重症病例可在肺炎的基础上伴有肝、肾衰竭。

2. 免疫性　普通冠状病毒感染后免疫力不强,甚至不能防御同型病毒的再感染。

（三）检测与防治

1. 病原学检测　应谨慎处理和运输所有疑似感染性标本,必须在符合 WHO BSL3 标准的实验室进行检测。SARS 诊断性检测的方法主要包括血清学检测、细胞培养分离病毒、电子显微镜检测和 PCR 检测。RT-PCR 检测是所有方法中特异性和敏感性最高的方法。

2. 防治　目前 SARS-CoV-2 疫苗已上市,但隔离、检疫和消毒等干预措施仍是控制具有大流行潜力的冠状病毒感染的最有效手段。治疗主要采用对症处理。抗病毒药物和皮质类固醇联合疗法在临床治疗中取得了一定效果。此外,中医辨证论治在 SARS 和 SARS-CoV-2治疗中发挥了重要的作用。

第二节　肝炎病毒

肝炎病毒指以肝细胞为宿主细胞并引起病毒性肝炎的一大类病毒。目前公认的人类肝炎病毒有甲型肝炎病毒、乙型肝炎病毒、丙型肝炎病毒、丁型肝炎病毒和戊型肝炎病毒 5 种。

一、甲型肝炎病毒

甲型肝炎病毒(hepatitis A virus,HAV)属微小 RNA 病毒科(*Picornaviridae*)嗜肝病毒属(*Hepatovirus*),是甲型肝炎的病原体。1973 年 Feinstone 首先采用免疫电镜技术在急性肝炎感染患者的粪便中发现 HAV 颗粒。

（一）生物学性状

1. 形态与结构　电镜下 HAV 颗粒呈球形,直径 27~32nm,无包膜。HAV 呈实心和空心两种颗粒,前者为具有感染性的完整病毒颗粒,后者为缺乏病毒核酸的空衣壳。病毒核心由病毒核酸和非结构蛋白组成。核酸类型为单正链 RNA,长约 7.5kb;非结构蛋白包括 RNA多聚酶和蛋白酶;衣壳为二十面体对称,由衣壳蛋白 VP1~4 组成,其中 VP1~3 能刺激机体产生保护性抗体,VP4 含量少,功能不明确。

2. 培养特性　人类和灵长类动物是 HAV 的自然宿主。HAV 可在原代绒猴肝细胞、传代恒河猴胚肾细胞及人肝癌细胞株、人胚肺二倍体等细胞中增殖,但增殖缓慢且不引起细胞病变。

3. 抵抗力　HAV 对理化因素有较强的抵抗力,可耐受乙醚、氯仿,60℃可存活 4 小时,耐酸碱 pH 2~10 之间稳定,在淡水、海水和毛蚶等水产品中可存活数天至数月;但 100℃ 5分钟可使之灭活,对紫外线、甲醛和氯敏感。

（二）致病性与免疫性

1. 致病性　HAV 通过粪 - 口途径传播，HAV 患者和隐性感染者是重要的传染源。甲型肝炎的潜伏期为 15~50 天，平均 30 天，潜伏期末病毒随粪便排出，传染性强。HAV 经口进入人体，在咽部和唾液腺中增殖，随后到达肠系膜和局部淋巴结增殖，并侵入血流形成病毒血症，最终侵犯肝细胞，在肝细胞内增殖后随胆汁进入肠道并随粪便排出。HAV 在肝细胞中增殖缓慢，不会引起直接的肝细胞损伤，引起肝损伤的机制主要是由于 NK 细胞和 CTL 对感染肝细胞溶解杀伤所导致的免疫损伤。甲型肝炎患者临床表现为恶心、呕吐、乏力、食欲减退、黄疸、肝脾肿大、血清转氨酶升高等。甲型肝炎为自限性疾病，预后良好，一般不会发展为慢性肝炎和携带者。

2. 免疫性　HAV 显性或隐性感染后均可诱导机体产生持久的免疫力。抗 -HAV IgM 在感染早期出现，可维持 2 个月左右，IgG 在感染后期出现，可维持多年，可抵抗 HAV 的再次感染。

（三）检测与防治

1. 检测　病原学检测包括 RT-PCR 检测 HAV 的核酸，ELISA 检测 HAV 特异性抗原等。血清学检测主要通过 ELISA 检测患者血清中特异的抗 -HAV IgM 和 IgG。

2. 防治　做好卫生宣教，加强饮用水源、食物和粪便管理。预防接种甲肝减毒活疫苗或灭活疫苗。治疗多采用抗病毒化学药物治疗，亦可结合中医辨证论治。

二、乙型肝炎病毒

乙型肝炎病毒（hepatitis B virus，HBV）属于嗜肝 DNA 病毒科（*Hepadnaviridae*）正嗜肝 DNA 病毒属（*Orthohepadnavirus*）。乙型肝炎病毒是世界范围内传播最广泛、感染率最高的一种人类肝炎病毒。由于乙型肝炎患者约 10% 可转变为慢性乙肝，部分慢性活动性肝炎又可转变为肝硬化、肝癌，故该病毒危害较大。

（一）生物学性状

1. 形态与结构　在患者血清标本中，电镜下可见 3 种形态的病毒颗粒，即大球形颗粒、小球形颗粒和管形颗粒。

（1）大球形颗粒：是有感染性的完整 HBV 颗粒，是 Dane 及其同事在 1970 年首次发现的，又称为 Dane 颗粒。电镜下的 HBV 颗粒为球形的有包膜病毒，直径 42~47nm（图 12-2）。HBV 的核心由病毒的核酸和 DNA 多聚酶组成。病毒核酸为未闭合环状、双链 DNA，衣壳为二十面体立体对称结构，主要由病毒的核心抗原（HBcAg）组成。病毒包膜蛋白呈现 3 种类型，即大分子包膜蛋白、中分子包膜蛋白与主蛋白。由于此三种包膜蛋白在病毒包膜上所占

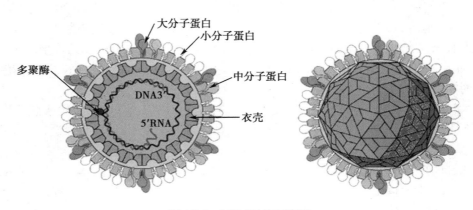

图 12-2　HBV 结构示意图

比例远大于脂质成分,故也有将 HBV 包膜称作外衣壳者。大分子与中分子包膜蛋白起着病毒吸附蛋白的作用。

(2) 小球形颗粒:直径约 22nm,是由 HBV 的表面抗原(hepatitis B surface antigen,HBsAg)聚合而成,颗粒不含 DNA 和 DNA 多聚酶,无感染性。

(3) 管形颗粒:横径约 22nm,长度在 50~500nm,是由小球形颗粒串联形成。

2. 基因结构与编码蛋白

(1) 基因结构:HBV 的基因组为不完全闭合的环状双链 DNA,两链不等长。其中作为转录模板的负链较长,约 3.2kb。较短的正链核苷酸数量不固定,为负链长度的 50%~99%。故不同病毒中正链 3′ 端的位置可变化。正负链 5′ 端为位置固定的黏性末端,在黏性末端两侧各有 1 个由 11 个碱基对组成的直接重复序列 DR1 和 DR2,在 HBV 复制中起关键作用。

模板链含 4 个相互重叠的可读框(open reading frame,ORF)。分别为:①S 区:具有 3 个启动子。由 5′ 端第一个启动子转录的 mRNA 编码大分子包膜蛋白(由 HBsAg、PreS2Ag、PreS1Ag 组成);由 5′ 端第二个启动子转录的 mRNA 编码中分子包膜蛋白(由 HBsAg、PreS2Ag 组成);由 5′ 端第三个启动子转录的 mRNA 编码主蛋白 HBsAg。②C 区:含有 2 个启动子。由 5′ 端第一个启动子转录的 mRNA 编码 1 个较大的 PreC 蛋白,此蛋白经加工后形成 HBeAg,可分泌入血;由 5′ 端第二个启动子转录的 mRNA 编码 HBcAg,即 HBV 的壳粒。③P 区:编码病毒 DNA 多聚酶(逆转录酶)、RNA 酶 H 等。④X 区:编码小分子蛋白 HBxAg(图 12-3)。

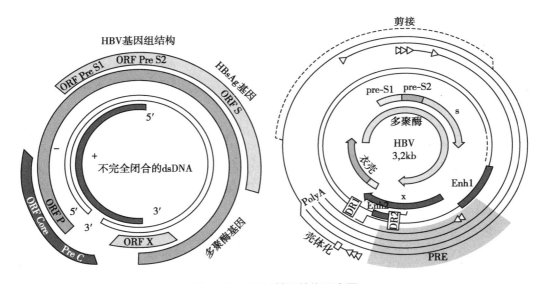

图 12-3　HBV 基因结构示意图

(2) 病毒主要编码蛋白:习惯上,将 HBV 编码蛋白以抗原相称,分别为:①HBsAg:存在于小球形颗粒、管形颗粒及 Dane 颗粒的包膜上,是 HBV 感染的主要标志。HBsAg 可刺激机体产生抗 -HBs 抗体,是具有保护作用的中和抗体。②HBcAg:为 HBV 衣壳成分,由于衣壳外被包膜,故在外周血中很难检测出 HBcAg。HBcAg 抗原性很强,可刺激机体产生抗 -HBc抗体,但此抗体为非中和抗体。③HBeAg:为可溶性蛋白,游离存在于血清中,其在血液中的消长与 Dane 颗粒及 DNA 多聚酶一致。HBeAg 刺激机体产生抗 -HBe 抗体,此抗体常在HBsAg 滴度降低、HBeAg 消失时出现。④HBxAg:为非结构蛋白,可反式激活一些细胞的癌基因,可能与肝癌的发生发展有关。

3. HBV 分型 根据 HBV 包膜蛋白上抗原表位的差异,HBV 分为若干血清型及亚型,如 adw(adw2、adw4、adw4q-)、ayw(ayw1、ayw2、ayw3、ayw4)、adr(adrq 、adrq-)和 ayr。其中抗原表位 a 为各血清型共有,而 d、y 与 w、r 为两组相互排斥的抗原表位。HBV 血清型呈明显的地域与人群分布差异,我国大部分地区主要以 adrq 和 adw2 型为主,新疆、西藏、内蒙古等地区则以 ayw3 型为主。还可根据病毒基因的差异来分型,目前暂分为 A~H 8 型。病毒不同的基因型别可显示出对治疗方法的不同反应性。

4. 病毒复制 HBV 复制过程很复杂,包含逆转录过程。

(1)吸附:HBV 经包膜蛋白 PreS2、PreS1 与肝细胞受体结合,完成吸附。

(2)穿入和脱壳:HBV 穿入肝细胞,脱去衣壳后病毒 DNA 借助宿主细胞的分子伴侣进入宿主细胞核。

(3)生物合成:进入胞核的病毒 DNA 经病毒 DNA 多聚酶作用补全 DNA 双链缺口,形成完整的共价闭合环状 DNA(cccDNA)。以 cccDNA 中的负链为转录模版,借助宿主细胞的 RNA 多聚酶,转录形成 4 种 mRNA,在胞质中翻译成病毒的各种非结构蛋白和结构蛋白。其中转录的全长 mRNA 又可作为病毒基因组复制的模板,故又称其为病毒前基因组。病毒的前基因组、逆转录酶进入病毒衣壳中,以前基因组为模板,逆转录出全长的 HBV DNA 的负链,随之前基因组在 RNA 酶 H 作用下水解。再以负链 DNA 为模板合成不等长的正链。

(4)装配和成熟:当积聚了足够多的子代病毒后,病毒颗粒于内质网或高尔基体上获取带有糖基化包膜蛋白的脂质膜,成熟后释放。

(5)释放:成熟的 HBV 以出芽方式释放,并重新感染其他肝细胞。

HBV 复制时偶有合成的子代病毒 DNA 整合于宿主染色体上的情况发生。由于 HBV 的逆转录酶缺乏自我校对功能,对复制与转录中出现的突变不能予以纠正,故病毒具有很高的变异率。

5. 培养特性 黑猩猩是人以外的唯一 HBV 易感动物。目前尚不能直接进行 HBV 组织细胞培养,但可采用 DNA 转染细胞培养系统,将病毒 DNA 导入肝癌细胞株,这些细胞株可分泌 HBsAg、HBcAg、HBeAg 和 Dane 颗粒。该转染细胞培养系统被用于抗 HBV 药物筛选、疫苗制备及病毒致病机制的研究。

6. 抵抗力 HBV 抵抗力较强,对低温、干燥、紫外线和一般消毒剂均具有耐受性。环氧乙烷、0.5% 次氯酸钠及 2% 戊二醛等可消除其传染性,但仍可保留其抗原性。但需注意,HBV 不能被 70% 乙醇灭活。

(二)致病性与免疫性

1. 致病性 HBV 主要经体液直接接触传播,因此输血、使用血制品及共用注射器成为主要感染途径,而性接触与垂直传播也是极为重要的传播方式。除患者外,无症状的 HBV 携带者更具有流行病学上的传染源意义。

HBV 致病机制尚未完全清楚。通常认为病毒对肝细胞的直接损伤作用不明显,而由病毒特异性抗原和隐蔽性肝特异蛋白抗原(liver specific protein,LSP)诱发的免疫病理损伤则为主要致病机制。主要包括:①细胞介导的病理损伤:Tc 细胞的直接杀伤作用和迟发超敏反应,导致肝细胞破坏;②免疫复合物引起的病理损伤:病毒抗原 - 抗体复合物如沉积于肾小球基底膜、关节滑膜囊等处,导致肾小球肾炎、关节炎、皮疹及血管炎等肝外组织器官的损害。另外,如大量免疫复合物沉积于肝内,可使肝内小血管栓塞,致使大量肝细胞坏死。

临床 HBV 感染可表现为:①无症状 HBV 携带者:感染 HBV 后,患者由于对 HBV 不能形成有效的免疫应答将其清除,对 HBV 处于免疫耐受状态,无明显临床表现;②急性肝炎:初期表现为食欲不振、全身乏力、厌油腻食物、恶心、肝区痛等症状,继之巩膜、皮肤黄染;肝脏可肿大,有充实感,伴有压痛、叩击痛,部分病例伴有脾脏肿大;③慢性肝炎:急性肝炎迁延 6 个月以上,反复出现疲乏、消化道症状、肝区不适、肝脏肿大;肝功能检查示血清转氨酶反复或持续升高;病情迁延反复可达数年;④重症肝炎:表现为起病后黄疸迅速加深、肝脏缩小、有出血倾向、腹水增多,有肝臭、急性肾功能不全和不同程度的肝性脑病,病死率极高。

HBV 感染可造成的主要危害性预后是肝硬化与肝癌的发生。肝硬化发生可能的原因是免疫损伤形成的无序修复状态所致,HBV 感染与肝癌发生两者间的联系可能与 HBxAg 对宿主细胞原癌基因的调控作用及部分病毒 DNA 的整合感染有关。

2. 免疫性 HBV 感染后,机体可产生特异性抗体和效应性CTL。抗 -HBs 抗体、抗 -PreS1 抗体和抗 -PreS2 抗体可直接清除游离的病毒,并阻断病毒对肝细胞的黏附作用,对再感染具有保护作用。CTL 是清除 HBV 感染的主要成分,同时也是造成免疫损伤的主要机制。

(三)检测与防治

1. 病原学检测 自 20 世纪 70 年代发现 HBsAg 后,HBV 的临床检测主要依赖血清学方法。目前常规开展的血清学检测主要针对 HBsAg、HBeAg,以及抗 -HBe 抗体、抗 -HBc 抗体、抗 -HBs 抗体。由这些抗原抗体构成的检测指标组合,不但可以作为病毒感染的指标,而且结合临床感染的发展过程,可以作为疾病进程、预后判断的辅助诊断。

(1)HBsAg 与抗 -HBs 抗体:HBsAg 是机体感染后最先出现的血清学指标。HBsAg 阳性可见于急性乙型肝炎的潜伏期或急性期(大多短期阳性)、慢性乙型肝炎、迁延性和慢性活动性乙型肝炎、乙型肝炎后肝硬化或原发性肝癌等,以及 HBsAg 无症状携带者。急性乙型肝炎一般在 1~4 个月 HBsAg 消失,如持续 6 个月以上则表示向慢性肝炎转化。抗 -HBs 抗体是中和抗体,抗 -HBs 抗体的出现表示曾感染过 HBV,乙肝疫苗接种后应该出现高滴度的抗 -HBs 抗体。抗 -HBs 抗体的出现表示机体对 HBV 免疫力的形成。

(2)HBcAg 与抗 -HBc 抗体:HBcAg 不易在血清中检测到,故只能检测抗 -HBc 抗体。其中血清抗 -HBc IgM 阳性提示 HBV 新近感染、体内有 HBV 增殖且患者血清传染性强。低滴度抗 -HBc IgG 提示既往感染,高滴度提示急性感染。

(3)HBeAg 与抗 -HBe 抗体:HBeAg 阳性表示 HBV 在体内复制及血清具有较强传染性;如转为阴性,提示病毒复制停止。抗 -HBe 抗体阳性提示机体对 HBV 已获得一定的免疫力。

除常规的血清学检测外,近来也推广了病毒 DNA 的核酸检测方法,此法具有较高的敏感性,且可计算病毒载荷。

2. 防治 HBV 感染的预防以控制传染源及切断传播途径为主,针对我国目前存在的 HBV 主要传播途径,加强供血员筛选、围产期宣教及孕前、产前检查都是重要的预防措施,已纳入计划免疫的基因工程重组 HBsAg 疫苗接种更是重要举措。紧急预防可采用注射乙型肝炎免疫球蛋白(HBIG)。对患者用具、分泌物、排泄物的处理也是重要的预防环节。

目前对 HBV 的治疗尚无特效药物。针对病毒逆转录酶的拉米夫定,针对核酸复制的阿德福韦、泰诺福韦、替比夫定和恩替卡韦、α 干扰素等免疫调节剂有一定效果。在降低转氨酶、消退黄疸等对症治疗上,中医药显示一定疗效。

第三节 逆转录病毒

自 1995 年后,国际病毒分类委员会设立了第三类病毒——逆转录病毒。逆转录病毒是含逆转录酶的 RNA 或 DNA 病毒,因其特殊的转录方式而单独设类。逆转录病毒科(*Retroviridae*)是单正链 RNA 病毒。主要人类致病病毒有慢病毒属的人类免疫缺陷病毒

（human immunodeficiency virus，HIV）和 δ 逆转录病毒属的人类嗜 T 细胞病毒（human T-cell lymphotropic virus，HTLV）。

一、人类免疫缺陷病毒

（一）生物学性状

1. 形态与结构　HIV 为有包膜的球形病毒，直径 80~120nm（图 12-4）。

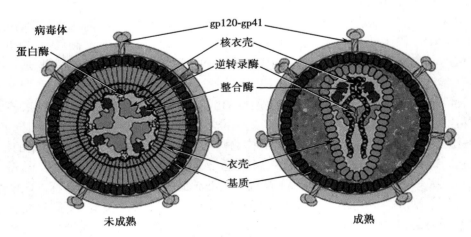

图 12-4　HIV 结构示意图

（1）核衣壳：病毒核心由 2 条同源单正链 RNA 组成，并含有逆转录酶、整合酶、蛋白酶和核衣壳蛋白 P7。其外由衣壳蛋白 P24 构成二十面体立体对称衣壳。HIV 基因组长约 9.8kb，主要基因有：①*gag* 基因：编码分子量约为 55kD 的前体蛋白 P55，经蛋白酶裂解成病毒的核蛋白 P7、基质蛋白 P17 和衣壳蛋白 P24 等结构蛋白。②*env* 基因：编码包膜糖蛋白 gp41 和 gp120。gp120 为三聚体，形成帽状结构，是 HIV 的病毒吸附蛋白，能够与宿主细胞的 CD4 分子形成选择性结合，决定了 HIV 对组织细胞的亲嗜性。gp41 具有膜融合活性。③*pol* 基因：编码逆转录酶（P66/P51）、蛋白水解酶和整合酶。逆转录酶在 HIV 复制过程中具有 3 种酶活性：逆转录酶活性、RNA 酶 H（核酸内切酶）活性及 DNA 聚合酶活性。④2 个调节基因：*tat* 编码反式激活因子，*rev* 编码病毒蛋白表达调节因子。⑤4 个辅助基因：*nef* 编码负调控因子，*vpr* 编码病毒 r 蛋白，*vpu* 编码病毒 u 蛋白，*vif* 编码病毒感染性因子。HIV-2 没有 *vpu*，取而代之的是 *vpx* 基因。在病毒基因组的 5' 端和 3' 端各有一段长末端重复序列（long terminal repeat，LTR），LTR 内含有启动子、增强子。

（2）包膜：HIV 衣壳外有 2 层膜状结构，内层是基质蛋白 P17 组成的内膜，外层则为脂双层包膜。包膜上嵌有 gp120 和 gp41 两种糖蛋白纤突，gp120 位于包膜表面，是 HIV 的病毒吸附蛋白，可与宿主细胞的 CD4 分子形成选择性结合；gp41 为跨膜蛋白，可触发病毒包膜与宿主包膜融合。

2. 分型与抗原变异　HIV 依据基因组成、进化来源和流行区域划分为 HIV-1 和 HIV-2 两型，其中 HIV-1 呈全球性流行，HIV-2 限于西非地区流行。两者的基因序列差异大于 40%。HIV-1 具有很高的变异率，其中 *env* 基因变异率最高，约为千分之一，从而影响病毒的抗原性和对宿主细胞的亲嗜性。感染早期的 HIV 以嗜巨噬细胞型为主，随感染的持续逐渐转为以嗜 T 细胞型为主。

3. 病毒复制　HIV 复制过程为：

（1）吸附与穿入：病毒的包膜纤突 gp120 与宿主细胞 CD4 分子结合，再与辅助受体 CXCR4/CCR5 结合，引起刺突蛋白的构象改变，与跨膜结构分离，跨膜蛋白作为融合蛋白引导病毒与宿主细胞膜融合并进入细胞。

（2）脱壳：进入胞质的 HIV 脱去衣壳，病毒释出基因组正链 RNA 与逆转录酶。

（3）生物合成：病毒基因组 RNA 在逆转录酶作用下转录形成 cDNA，再由宿主 DNA 聚合酶作用形成双链 DNA，环化后进入细胞核，通过病毒携带的整合酶作用，使病毒 DNA 整合入宿主细胞染色体，形成前病毒。此时病毒呈潜伏性感染状态，前病毒可以随宿主细胞的增殖而在宿主体内延续。

（4）装配：只有当前病毒被激活后，才会转录形成子代病毒 RNA 和 mRNA。mRNA 分段运至细胞质，借助宿主细胞的核糖体、内质网、高尔基体翻译出各种病毒蛋白，病毒结构蛋白和子代病毒核酸于宿主细胞膜上装配成完整的病毒颗粒。

（5）释放：未成熟的完整病毒颗粒可以出芽方式释放至细胞外。

（6）成熟：出芽后的病毒颗粒在病毒蛋白酶的裂解作用下，形成多种功能蛋白并聚合为恰当的病毒结构，使病毒具有感染性。

4. 培养特性　HIV 通常具有相对专一的宿主，因而跨种属培养（无论动物接种还是细胞培养）极为困难。病毒受体为人 CD4 分子，故其培养采用有丝分裂原激活的外周血淋巴细胞或淋巴细胞建系细胞（HT-H9、Molt-4 等）。动物接种仅限于黑猩猩或长臂猿。

5. 抵抗力　HIV 对理化因素敏感，在室温下可存活 1 周，56℃加热 30 分钟和 70% 乙醇、10% 漂白粉、0.5% 次氯酸钠、1% 戊二醛或 0.3% H_2O_2 等消毒剂处理 10 分钟均能灭活病毒。

（二）致病性与免疫性

1. 致病性　HIV 以体液接触为主要传播方式，性接触、输血、血制品、共用注射器等为其常见的传播途径。同样，垂直传播也是逆转录病毒感染的一个重要途径。

HIV 引起的免疫缺陷状态可归因于病毒对免疫细胞的直接损伤和免疫系统对感染细胞的杀伤作用。HIV 对 $CD4^+$ T 细胞的损伤机制可以表现在以下几个方面：①受病毒感染细胞的细胞膜上表达的 HIV 抗原，可激活 $CD8^+$ T 细胞的直接杀伤作用，也可与特异性抗体结合，通过 ADCC 致使靶细胞破坏；②gp41 与细胞膜上 MHC Ⅱ类分子有同源性，可诱导产生具有交叉反应的自身抗体，致使 T 细胞损伤；③嗜 T 淋巴细胞性 HIV 毒株感染 $CD4^+$ T 细胞后诱导细胞融合，形成多核巨细胞，导致细胞死亡；④HIV 复制及非整合的病毒 DNA 在细胞大量积聚，抑制细胞的正常生物合成；⑤病毒直接诱导 $CD4^+$ T 细胞凋亡；⑥镶嵌于细胞膜的 gp120 与 CD4 分子发生自融合，破坏细胞膜的完整性和通透性。以上损伤机制中尤以 $CD8^+$ T 细胞的直接杀伤作用最为重要。

对于被感染的静止记忆 T 细胞而言，HIV 始终以前病毒形式存在，不表达任何病毒信息，这使半衰期长达 43 个月的记忆 T 细胞成为一个稳定的病毒库。因此，一旦受 HIV 感染，病毒将无法彻底清除。由 $CD4^+$ T 细胞（Th 细胞）减少所致的免疫功能紊乱可以表现为 $CD4^+/CD8^+$ T 细胞比例倒置、Th1/Th2 比例失衡、B 细胞高度激活（如多克隆高球蛋白血症、骨髓浆细胞增多症、自身抗体水平增高等）、低免疫反应（对多种疫苗接种呈低反应或无反应，形成大量的机会性感染等）及炎症反应亢进。

除感染 $CD4^+$ T 细胞外，HIV 也可感染部分表达 CD4 分子的树突状细胞、巨噬细胞、小胶质细胞，但是否对这些细胞造成损害尚不确知。不过这类细胞可因感染而激活，并对自身组织形成炎症损害已经被证实，如因 HIV 感染而造成的神经系统病变就是实例。

HIV 感染的临床表现随感染进程而异，大体上可分为：①原发感染急性期：指病毒侵入至抗体产生的阶段，一般持续 1~3 周，临床表现为非特异性感染症状，如疲劳、皮疹、头痛、

笔记栏

恶心、盗汗及传染性单核细胞增多症样症状。大多数感染者症状轻微可自行消退。②无症状潜伏期:指可检出抗 HIV 抗体至出现自觉症状的阶段,为 5~15 年(平均 10 年)。其时间长短与感染病毒的数量、型别、感染途径、机体免疫状况的个体差异、营养条件及生活习惯等因素有关。感染者虽无临床症状,但 HIV 持续复制,每日均有大量病毒产生和 CD4$^+$ T 细胞大量丧失。CD4$^+$ T 细胞估计每年平均下降 50~90/µl。③艾滋病相关综合征期(AIDS-related complex,ARC):指感染者出现自觉症状至临床 AIDS 诊断成立的阶段,为 2~3 年,此期感染者出现发热、腹泻、疲劳、盗汗、体重下降等消耗性体征,可检出淋巴结病变和免疫反应异常(如细胞免疫反应下降、CD4$^+$ T 细胞绝对计数降低等)。④典型 AIDS 期(acquired immunodeficiency syndrome,AIDS):一般以患者 CD4$^+$ T 淋巴细胞计数≤200/µl 作为 AIDS 的临床诊断标准。进入 AIDS 期的患者以出现大量机会性感染及罕见肿瘤为主要表现。其常见的机会性感染包括病毒(如巨细胞病毒)、细菌(如结核分枝杆菌)、真菌(如白假丝酵母菌和卡氏肺孢菌)及原虫(如刚地弓形虫)的致死性感染。部分患者还可并发卡波西(Kaposi)肉瘤(与 HHV8 感染有关)和恶性淋巴瘤等恶性肿瘤。神经系统疾病包括无菌性脑膜炎、肌肉萎缩、运动失调及艾滋病痴呆综合征(AIDS dementia complex)等。如无抗病毒治疗,此期自然病程不足 2 年(平均 10~12 个月)。

2. 免疫性　HIV 感染后,可诱导机体产生抗 gp120 抗体、抗 gp41 抗体、抗 p24 抗体,这些抗体能中和游离病毒;CTL 在抗 HIV 感染中发挥重要作用,能杀伤 HIV 感染的靶细胞,但同时也导致 CD4$^+$ T 细胞数量持续下降。由于病毒可以前病毒的形式整合到细胞染色体中,因此机体的免疫应答只能限制病毒感染的进程,并不能彻底清除病毒。

(三) 检测与防治

1. 病原学检测　HIV 感染的检测以血清学检测为主,筛检以抗 HIV 抗体的酶联免疫吸附试验(ELISA)为常用。确诊须采用蛋白质印迹法和免疫荧光染色检测 P24 抗体、糖蛋白 gp120 抗体、gp41 抗体等多种抗体,或以酶联免疫吸附试验检测 P24 病毒抗原,以免误诊。用 PCR 检测 HIV 核酸,不仅可用于诊断,亦可做疾病进程分析和抗病毒药物疗效考核。病毒分离鉴定只能在达到一定生物安全级别的实验室内开展,一般不作临床诊断用。

2. 防治　由于 HIV 疫苗尚未研制成功,因此对 AIDS 的预防关键在于切断传播途径。加强血源管理,强化献血员(也包括器官、精液捐献者)的筛检,控制吸毒人群的注射器共用行为,严厉打击贩毒、吸毒,宣传提倡健康的性生活方式;加强国境检疫,建立疫情检测网络,建立完善的治疗体系;普遍开展预防 AIDS 的宣传教育,提高人群的自我防护意识。

抗逆转录病毒的化学治疗已取得很大进展,目前针对逆转录病毒的化学治疗药物分为 3 类:①逆转录酶抑制剂,包括齐多夫定、拉米夫定、德拉维丁、耐维拉平等,可干扰前病毒的合成,抑制病毒增殖;②蛋白酶抑制剂,如塞科纳瓦、瑞托纳瓦、英迪纳瓦、耐非纳瓦等,可阻断病毒多蛋白裂解,限制病毒成熟;③膜融合抑制剂,如恩夫韦地,可结合病毒融合蛋白,阻断病毒与宿主细胞膜的融合。

HIV 的治疗采用多药联合的高效抗逆转录病毒治疗(highly active antiretroviral therapy,HAART),俗称"鸡尾酒疗法"。该方案一般联合使用 2 种逆转录酶抑制剂和 1 种蛋白酶抑制剂,可将血浆病毒载荷降低到可检测水平以下,改善机体的免疫状况,可观地延长患者的存活时间。但 HAART 不能清除潜伏的前病毒,具有一定毒副作用,且药物昂贵。已发现一些中草药提取物有一定抑制 HIV 作用,有望在防治 HIV 感染、延缓 AIDS 病程等方面起积极作用。

二、人类嗜 T 细胞病毒

人类嗜 T 细胞病毒(human T-cell lymphotropic virus,HTLV)是 20 世纪 70 年代后期发现

的第一个人类逆转录病毒,分 HTLV-1 和 HTLV-2 两型,分别是引起成人 T 细胞白血病和淋巴瘤的病原体。属逆转录病毒科的 RNA 肿瘤病毒亚科。病毒形态结构类似 HIV。HTLV-1 可通过输血、注射或性接触等途径传播,也可经胎盘、产道或哺乳等垂直传播。

第四节　疱疹病毒

疱疹病毒属于疱疹病毒科(*Herpesviridae*),该科为双链 DNA 病毒,目前共有近 100 种病毒,分为 α、β、γ 三个亚科。

多数疱疹病毒科成员都可在二倍体细胞内培养、增殖,但不同亚科成员具有不同的宿主细胞范围。其中 α 疱疹病毒亚科成员宿主范围较宽,在细胞培养中繁殖较快,可产生明显的致细胞病变效应,病毒可在神经节细胞中建立潜伏性感染。β 疱疹病毒亚科宿主范围相对较窄,在细胞培养中繁殖较慢,经常形成巨细胞,易建立病原携带状态,病毒可在分泌腺、淋巴组织、肾组织内建立潜伏性感染。γ 疱疹病毒亚科成员宿主范围最窄,主要为 B 淋巴细胞,病毒可在淋巴细胞中长期潜伏。

引起人类致病的疱疹病毒科成员目前已发现 8 种,分别以人类疱疹病毒 1~8 型统一命名(表 12-1),部分病毒尚袭用原有名称。

表 12-1　人类疱疹病毒分型

型别	原有名称	亚科	所致疾病
HHV-1	单纯疱疹病毒 I 型	α	龈口炎、唇疱疹、角膜炎、结膜炎、脑炎、甲沟炎
HHV-2	单纯疱疹病毒 II 型	α	生殖器疱疹、新生儿疱疹
HHV-3	水痘 - 带状疱疹病毒	α	水痘、带状疱疹、肺炎、脑炎
HHV-4	EB 病毒	γ	传染性单核细胞增多症、伯基特(Burkitt)淋巴瘤、鼻咽癌
HHV-5	巨细胞病毒	β	传染性单核细胞增多症、巨细胞包涵体病、肝炎、间质性肺炎、视网膜炎、婴儿畸形
HHV-6		β	婴幼儿急疹、间质性肺炎、骨髓抑制
HHV-7		β	不明确
HHV-8		γ	Kaposi 肉瘤

人类疱疹病毒感染存在多种类型:①显性感染:指疱疹病毒的原发和再发感染,病毒进入宿主细胞后,大量增殖导致宿主细胞破坏,出现临床症状的感染状态;②潜伏性感染:指原发感染后,未清除的病毒在特定的细胞内,以非活化状态存留,不增殖不引起细胞破坏的感染状态,但该状态的病毒可被再次激活,转为显性感染,形成潜伏性感染是疱疹病毒感染的重要特征之一;③整合感染:指细胞受感染后,病毒基因整合于宿主细胞 DNA 中的感染状态,常可促使细胞转化,是疱疹病毒致癌的主要机制。

一、单纯疱疹病毒

(一) 生物学性状

1. 形态与结构　疱疹病毒科成员在形态学上具有较高相似性。电镜下,单纯疱疹病毒(herpes simplex virus,HSV)呈中等大小、有包膜的不规则球形,直径 120~200nm。在结构上

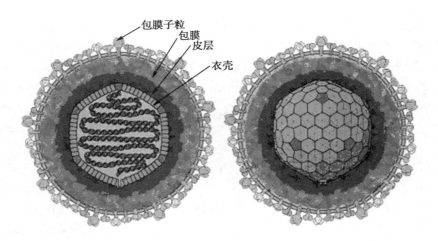

图 12-5 疱疹病毒结构示意图

都由 4 部分组成,即核心、衣壳、皮层和包膜(图 12-5)。

(1) 核衣壳:核心由线性双链 DNA 分子缠绕组成。衣壳由 162 个壳微粒堆砌形成二十面体立体对称结构。疱疹病毒科成员的基因组均为线性双链 DNA,其大小在 120~230kb,含基因 60~120 个。多数疱疹病毒的 DNA 分子由长独特片段(unique long,UL)和短独特片段(unique short,US)共价连接而成,并含内部重复序列与末端重复序列(不同疱疹病毒含有数量、长度不等的重复序列)。长独特片段和短独特片段的末端重复序列可以是正向或反向排列,且两片段的末端重复序列在连接时可呈现多种不同的连接方式,故部分疱疹病毒的 DNA 分子可形成同分异构体。疱疹病毒具有的大量编码基因总体上可分为必需(病毒合成必不可少的)与非必需(与病毒的传播及免疫逃逸相关的)基因两部分。

(2) 皮层:由细胞骨架蛋白组成(少数病毒没有细胞骨架蛋白)的衣壳外无定形蛋白质层,皮层内含有 DNA 病毒复制所需的数十种酶与调节蛋白,具有控制蛋白翻译、保证病毒 DNA 复制、抑制宿主蛋白质翻译等多重生物学作用。

(3) 包膜:由宿主细胞质膜构成,其包膜表面含有 10 余种刺突蛋白,这些蛋白除少数为病毒吸附蛋白(VAP)外,大多参与病毒的免疫逃逸。

2. 病毒复制 病毒的复制过程为:

(1) 吸附:疱疹病毒通常以细胞表面或细胞间质内的蛋白多糖为受体(如单纯疱疹病毒以硫酸乙酰肝素为受体),故对宿主细胞的选择性较宽泛。

(2) 穿入与脱壳:病毒进入宿主细胞后脱去衣壳,释出皮层内含有的多种酶类与调节蛋白,可协助病毒 DNA 进入宿主细胞核,这对于启动病毒 DNA 复制及提供 DNA 复制所必需的酶类都极为重要。

(3) 生物合成:入核后的病毒 DNA 可启动即刻早期蛋白编码基因,这些即刻早期蛋白主要为调节蛋白,可启动早期蛋白和晚期蛋白的转录表达。早期蛋白主要为 DNA 复制所需的酶类,晚期蛋白主要为各种病毒结构蛋白与组成皮层的各种蛋白成分。

(4) 装配与成熟:在核内的子代病毒 DNA 依赖核膜装配成原始的病毒颗粒,转移至细胞质,在细胞质内与内质网及高尔基体上的各种病毒结构蛋白汇合装配为成熟的病毒颗粒。

(5) 释放:不同种类的疱疹病毒可通过出芽或细胞裂解方式释放子代病毒。

除上述复制形式外,疱疹病毒还存在某些与潜伏状态相关的独特形式,如单纯疱疹病

毒具有与 α 基因互补的潜伏性感染相关的多形性 mRNA,即潜伏相关性转录体(latency-associated transcript,LAT)。EB 病毒在细胞内潜伏时,其基因组由线形变为环形,并能以环状附加体(episome)方式游离存在,当出现再发感染的条件时,环状病毒 DNA 可重新线形化,并可进入以上病毒复制周期中。

3. 培养特性　HSV 可以广泛感染动物并在多种原代和传代细胞中培养。常用的实验动物有豚鼠、家兔等,在人胚肺、人胚肾和猴肾等细胞中增殖能引起细胞病变,可见核内嗜酸性包涵体。

4. 抵抗力　HSV 抵抗力较弱,易被脂溶剂灭活。

(二)致病性与免疫性

1. 致病性　疱疹病毒的致病与其特殊的免疫逃逸方式有关。目前认为,疱疹病毒可编码与人 IL-10 相似的病毒型细胞因子,此类细胞因子可与人类细胞上的相应受体结合,引起免疫抑制作用。此外,疱疹病毒的编码蛋白还能够从多个环节阻断 MHC 分子的表达,并以此逃避宿主细胞对病毒抗原的提呈。

单纯疱疹病毒以包膜糖蛋白 gC、gG 的抗原性差异划分为两型(HSV-1 与 HSV-2)。患者和健康病毒携带者是其传染源,病毒主要通过直接密切接触和性接触传播。HSV 经口腔、呼吸道、生殖道黏膜和破损皮肤等多种途径侵入机体。人感染率达 80%~90%,常见的临床表现为黏膜或皮肤局部的集聚疱疹,偶尔也可发生严重的全身性疾病,累及内脏。

(1)原发感染:6 个月以内婴儿多从母体通过胎盘获得抗体,初次感染约 90% 无临床症状,多为隐性感染。HSV-1 原发感染常发生于 1~15 岁,常见的有龈口炎。此外,尚可引起唇疱疹、湿疹样疱疹、疱疹性角膜炎、疱疹性脑炎等。生殖器疱疹多见于 14 岁以后,由 HSV-2 引起,通常局部剧痛,伴有发热、全身不适及淋巴结炎。

(2)潜伏性感染和复发:HSV 原发感染产生免疫力后,将大部分病毒清除,部分病毒可沿神经鞘到达三叉神经节(HSV-1)和骶神经节(HSV-2)细胞中或周围星形神经胶质细胞内,以潜伏状态持续存在,不引起临床症状。当机体发热、受寒、日晒、月经、情绪紧张、使用垂体或肾上腺皮质激素,或机体遭受某些细菌、病毒等感染时,潜伏的病毒激活增殖,沿神经纤维索下行至感觉神经末梢,到达附近表皮细胞内继续增殖,引起复发性局部疱疹。其特点是每次复发病变往往发生于同一部位。最常见的是在唇鼻间皮肤与黏膜交界处出现成群的小疱疹。疱疹性角膜炎、疱疹性宫颈炎等亦可反复发作。

(3)先天性感染:HSV 通过胎盘感染,影响胚胎细胞有丝分裂,易发生流产,或造成胎儿畸形、智力低下等先天性疾病。40%~60% 的新生儿在通过 HSV-2 感染的产道时可被感染,出现高热、呼吸困难和中枢神经系统病变,其中 60%~70% 受感染的新生儿可因此而死亡,幸存者中后遗症可达 95%。

(4)整合感染:有资料表明,HSV-2 整合感染可能与宫颈癌发病相关。

2. 免疫性　HSV 原发感染后会产生中和抗体,可持续多年。抗体可中和游离的病毒,对阻止病毒经血液播散和限制病程有一定作用。T 细胞在清除胞内病毒方面发挥重要作用。但抗体和 T 细胞均不能清除潜伏部位的病毒和防止复发。

(三)检测与防治

1. 病原学检测　刮取感染所致病损部位组织涂片,用荧光素或酶标记特异性抗体检测病毒抗原,或通过原位核酸杂交和 PCR 检测病毒 DNA。潜伏性感染者多采用免疫荧光试验、ELISA 检测特异性抗体。

2. 防治　预防的主要措施是切断传播途径,避免与患者直接接触。HSV-2 感染的孕妇,分娩后立即给新生儿注射丙种球蛋白进行紧急预防。疱疹病毒是最早发现对 DNA 多聚酶抑制剂敏感的病毒,临床可采用阿昔洛韦、更昔洛韦等抗病毒制剂治疗各类疱疹病毒感染。

二、水痘 - 带状疱疹病毒

(一) 生物学性状

水痘 - 带状疱疹病毒(varicella-zoster virus,VZV)与 HSV 的基本性状相似。仅有 1 个血清型。一般动物对 VZV 不敏感,可在人或猴成纤维细胞中增殖,细胞病变缓慢,形成多核巨细胞。

(二) 致病性与免疫性

1. 致病性 原发感染多发生于 3~9 岁儿童,表现为水痘。病毒经呼吸道传播,于咽部淋巴结增殖后入血,再经外周单核细胞内增殖后二次入血,最终定位于皮肤。临床表现为发热、皮疹(向心性分布)等,病程呈自限性。VZV 主要潜伏于脊髓后根神经节或脑神经感觉神经节中,再发感染多见于成人,被激活的病毒沿神经轴突到达所支配的皮肤细胞中增殖,由于疱疹沿神经分布排列呈带状,故称带状疱疹。带状疱疹好发部位为胸、腹部,常发生于身体一侧,以躯干中线为界。偶尔侵犯三叉神经眼支,引起角膜溃疡甚至失明。

2. 免疫性 原发感染后可获终身免疫,但特异性免疫不能清除潜伏在神经节内的病毒,因此不能阻止带状疱疹的发生。

(三) 检测与防治

1. 病原学检测 水痘和带状疱疹的典型临床表现可作为诊断依据。可取疱疹液或病损部位组织涂片,用荧光抗体检测病毒抗原,或通过原位核酸杂交和 PCR 检测病毒 DNA。

2. 防治 预防接种 VZV 疫苗是预防水痘的主要措施。注射高价特异性免疫球蛋白对预防感染、减轻症状有一定效果,但无治疗意义。

第五节 胃肠道病毒

胃肠道病毒指临床上主要经消化道传播的病毒。按照引起的疾病类型不同,主要分为2 类:一类是引起急性胃肠炎的病毒,如轮状病毒、肠道腺病毒、杯状病毒、星状病毒等;另一类是引起肠道外疾病的病毒,如脊髓灰质炎病毒、埃可病毒、柯萨奇病毒等。

一、轮状病毒

轮状病毒属于呼肠孤病毒科(Reoviridae)轮状病毒属,是引起腹泻的重要病原体。

(一) 生物学性状

病毒呈球形,无包膜,有双层衣壳,呈二十面体立体对称。内衣壳壳粒沿核心外缘呈放射状排列,电镜下病毒呈车轮状,故得名。病毒核心为双链 RNA。根据内衣壳抗原性的不同,将轮状病毒分为 A~G 7 个组,引起人类腹泻的主要是 A 组和 B 组。轮状病毒对理化因素有较强的抵抗力,耐酸、耐碱、耐乙醚、氯仿。

(二) 致病性与免疫性

A 组轮状病毒感染最常见,主要引起婴幼儿腹泻,好发于深秋初冬,经粪 - 口途径传播。一方面,病毒侵犯小肠的绒毛细胞,影响肠道的吸收功能;另一方面,病毒产生的肠毒素引起肠液过度分泌,出现严重的水样腹泻。临床上患儿突然发病,出现发热、水样泻,伴呕吐,一般为自限性,病程 3~5 天,严重者可出现脱水和酸中毒,如治疗不及时,可危及生命。B 组轮状病毒引起成人腹泻,可暴发流行。机体感染病毒后产生的特异性抗体,仅对同型病毒感染有保护作用。

（三）检测与防治

取患者粪便进行电镜下直接观察或免疫电镜检查，易检出轮状病毒。PCR 检测病毒核酸灵敏度较高。轮状病毒疫苗接种是有效的预防手段。

二、脊髓灰质炎病毒

脊髓灰质炎病毒属于肠道病毒属，是脊髓灰质炎的病原体，主要侵犯脊髓前角运动神经细胞，引起弛缓性肌肉麻痹，多见于儿童，故该病毒引起的疾病又称为小儿麻痹症。

（一）生物学性状

病毒球形，无包膜，直径为 20~30nm，核心为单正链 RNA，衣壳为二十面体立体对称。病毒有 3 个血清型，各型间无交叉反应。脊髓灰质炎病毒有较强的抵抗力，在粪便中可存活数月。耐酸，不易被胃液和胆汁灭活。对各种氧化剂敏感，如漂白粉、双氧水。

（二）致病性与免疫性

脊髓灰质炎病毒通过粪 - 口途径传播，主要感染 5 岁以下儿童。病毒经口侵入机体后仅限于肠道，不进入血液循环，绝大多数感染者表现为隐性感染或轻症感染。仅有少数感染者，病毒会侵入中枢神经系统，在脊髓前角运动神经细胞中增殖，引起细胞病变，轻者表现为暂时性肢体麻痹，重者则留下永久性弛缓性肢体麻痹后遗症，即脊髓灰质炎。病毒感染后机体可获得对同型病毒的牢固免疫力。

（三）检测与防治

发病 1 周内从咽部及粪便中可分离出病毒，用核酸杂交、PCR 能进行快速诊断。口服脊髓灰质炎疫苗可获得对脊髓灰质炎的牢固免疫力。

● （孙锦霞）

复习思考题

1. 流感病毒容易发生变异的最主要原因是什么？其变异与流行之间有何关系？
2. 甲肝病毒和乙肝病毒在致病性上有何不同？
3. HIV 是如何导致机体免疫功能丧失的？

◇◇◇ **第十三章** ◇◇◇

常见致病细菌

> 📐 **学习目标**
>
> 　　常见致病细菌可分为致病性球菌、致病性杆菌、厌氧菌、支原体、衣原体、立克次体等,是一大组种类繁多、生物学性状各异的原核细胞型病原生物。
> 　　1. 掌握常见致病性球菌、致病性杆菌、厌氧菌的生物学性状和致病机制。
> 　　2. 熟悉支原体、衣原体、螺旋体、立克次体的生物学性状和致病机制。
> 　　3. 了解常见致病菌的检测方法及防治原则。

　　细菌是人类最早关注的致病微生物,人们对常见致病细菌的认识越完善,就越能有效地防控此类感染性疾病。本章主要讲述常见致病细菌的生物学性状、致病性与免疫性、病原学检测方法与防治等。

第一节　致病性球菌

　　球菌(coccus)是广泛分布于自然界的一大类细菌,根据革兰氏染色性不同,分为革兰氏阳性(G^+)球菌和革兰氏阴性(G^-)球菌两大类,前者包括葡萄球菌、链球菌等,后者包括脑膜炎奈瑟菌、淋病奈瑟球菌等。大部分球菌是不致病的腐生菌,少部分有致病性的球菌称为病原性球菌,因其主要引起化脓性炎症,故又称化脓性球菌(pyogenic coccus)。

一、葡萄球菌属

　　葡萄球菌属(*Staphylococcus*)为常见化脓性球菌,是引起人类化脓性感染的主要病原菌,因细菌堆聚成葡萄串状而得名。本属细菌种类很多,多数为不致病的腐生菌或寄生菌,少数有致病性,对人致病的主要是金黄色葡萄球菌(Staphylococcus aureus)。医务人员致病性葡萄球菌的携带率高达 70%,是医院内感染的重要传染源。

　　(一)生物学性状

　　1. 形态与结构　球形,直径 0.5~1μm,革兰氏阳性。呈葡萄串状或单个、成双、短链状排列。无芽胞、无鞭毛,体外培养时一般不形成荚膜,但少数菌株的细胞壁外层可见有荚膜样黏液物质。在某些化学物质(如青霉素)的作用下,可裂解或变成 L 形。葡萄球菌在衰老、死亡时或陈旧培养物中常转为革兰氏阴性。

　　2. 培养特性　营养要求不高,需氧或兼性厌氧,在普通培养基上生长良好。耐盐性强,在含 10% NaCl 培养基中能生长。菌落圆形、隆起、不透明、表面光滑湿润、边缘整齐,直径在 2mm 左右。属内不同菌种可产生金黄色、白色或柠檬色等不同颜色的脂溶性色素并使菌落着色。在血平板上,金黄色葡萄球菌菌落周围可形成完全透明的溶血环。

3. 生化反应 多数菌株能分解葡萄糖、麦芽糖、蔗糖,产酸不产气。致病性葡萄球菌能分解甘露醇产酸。触酶试验阳性,可与链球菌区别。

4. 抗原结构 已发现的抗原在 30 种以上,结构复杂,按化学组成可有多糖抗原、蛋白质抗原和细胞壁成分抗原等。

(1) 葡萄球菌 A 蛋白(staphylococcal protein A,SPA):是 90% 以上的金黄色葡萄球菌细胞壁表面存在的一种蛋白质,不同菌株间含量差异悬殊。SPA 可与人及多种哺乳动物 IgG 的 Fc 片段发生非特异性结合,通过与吞噬细胞争夺 Fc 片段,有效降低抗体介导的调理作用,从而具有抗吞噬作用。

(2) 多糖抗原(polysaccharide antigen,PA):有群特异性,存在于细胞壁。A 群多糖抗原常见于致病性葡萄球菌,化学组成为磷壁酸中的 N-乙酰葡糖胺核糖醇残基。B 群多糖抗原常见于非致病性葡萄球菌,化学组成为磷壁酸中的 N-乙酰葡糖胺甘油残基。

(3) 荚膜多糖:宿主体内的大多数金黄色葡萄球菌表面存在荚膜多糖抗原。荚膜能抑制中性粒细胞的趋化与吞噬作用,并有利于细菌黏附到细胞或生物合成材料表面。

5. 分类

(1) 根据色素和生化反应分类:葡萄球菌属有 30 余种,其中金黄色葡萄球菌、表皮葡萄球菌和腐生葡萄球菌分别代表致病性、条件致病性和非致病性葡萄球菌(表 13-1)。

表 13-1 三种葡萄球菌的主要生物学性状比较

性状	金黄色葡萄球菌	表皮葡萄球菌	腐生葡萄球菌
菌落色素	金黄色	白色	白色或柠檬色
血浆凝固酶	+	-	-
A 蛋白	+	-	-
触酶试验	+	-	-
甘露醇发酵	+	-	-
α 溶血素	+	-	-
耐热核酸酶	+	-	-
致病性	强	弱	无
新生霉素	敏感	敏感	耐药

(2) 根据有无凝固酶分类:可分为凝固酶阳性菌株和凝固酶阴性菌株两大类。凝固酶阳性的金黄色葡萄球菌可被相应的噬菌体裂解,借此可分为 4 个噬菌体群和 23 个噬菌体型。

(3) 根据核酸分析的遗传学分类:依据 16S rRNA 不同,把葡萄球菌属分为 40 种和 24 亚种。

6. 抵抗力 葡萄球菌对外界理化因素的抵抗力较强。对甲紫等碱性染料敏感。该菌易产生耐药性,如耐青霉素 G 的金黄色葡萄球菌菌株(β-内酰胺酶阳性菌株)高达 90% 以上。抗甲氧西林金黄色葡萄球菌(methicillin resistant Staphylococcus aureus,MRSA)具有多重耐药性,已成为医院内感染最常见的病原菌。

(二) 致病性与免疫性

1. 金黄色葡萄球菌

(1) 致病物质:金黄色葡萄球菌随菌株的差异及所携带水平转移遗传物质的不同可产生多种致病物质,主要有:①血浆凝固酶:分游离凝固酶与结合凝固酶两种,前者使血浆内液态纤维蛋白原转为固态纤维蛋白,后者借助纤维蛋白原使细菌凝聚。两者都可阻碍吞噬细胞的吞噬及胞内消化作用,但同时也对局限病灶、防止细菌扩散起作用。②葡萄球菌溶素:系具有溶血作用的一组蛋白质,由质粒编码,其作用机制可能是毒素分子插入细胞膜疏水区,造成细胞溶解。除红细胞外,对白细胞、血小板等也有损伤作用。③杀白细胞素:系以神经节苷脂 GM1 为受体的阳离子通透性增强型细胞毒素,可造成中性粒细胞及巨噬细胞的损伤。④肠毒素:为一组热稳定的可溶性蛋白,目前分 9 个血清型。肠毒素经 100℃加热 30 分钟不被破坏,能够抵抗胃肠液中蛋白酶的水解,具有刺激呕吐中枢的作用。该毒素还具有超抗原作用,可激活多克隆的 T 细胞。⑤表皮剥脱毒素:分 A、B 两型,系以神经节苷脂 GM4 为受体的丝氨酸蛋白酶样毒素,可裂解皮肤细胞间桥小体,破坏细胞间的连接。⑥毒性休克综合征毒素 -1:系极少数金黄色葡萄球菌染色体基因编码的由 194 个氨基酸组成的蛋白质,可通过超抗原作用引起中毒性休克综合征。另外,金黄色葡萄球菌的磷壁酸、荚膜、SPA、肽聚糖等结构也具有黏附和 / 或抗吞噬等作用。

(2) 所致疾病:主要有以下两类:①化脓性疾病:包括局部化脓感染,如伤口化脓、毛囊炎、疖、痈、烧伤创面化脓感染及脓肿等;内脏器官感染,如气管炎、肺炎、脑膜炎、中耳炎、骨髓炎等;全身化脓感染,如败血症、脓毒血症等;②毒素性疾病:如食物中毒、葡萄球菌烫伤样皮肤综合征(staphylococcal scalded skin syndrome,SSSS)、中毒性休克综合征。

(3) 免疫性:人类对葡萄球菌有一定的天然免疫力,只有当皮肤黏膜损伤或机体免疫力降低时,才易引起感染。病后能获得一定免疫力,但不能防止再次感染。

2. 凝固酶阴性葡萄球菌　通常指表皮葡萄球菌和腐生葡萄球菌等。近年来已成为医院内感染的重要病原体。中枢神经系统的感染发病主要与其产生的黏质(slime)有关。黏质系中性糖类、糖醛酸及氨基酸的混合物,该物质具有良好的黏附性能,并可促进细菌生物膜的形成。被膜菌可以轻易地躲避抗生素和机体免疫系统的攻击。

常见的凝固酶阴性葡萄球菌感染形式为:①泌尿系统感染:多为年轻女性的急性膀胱炎、尿路感染,老年男性患者使用器械检查尿道后易发的尿路感染;②败血症:多为新生儿败血症;③术后感染:多见于骨和关节修补术、器官移植、心脏瓣膜修复术等;④医用器械植入后感染:如心脏起搏器安装、动脉插管、人工关节置换等引起的感染。

(三) 检测与防治

1. 病原学检测　常用检测方法有:

(1) 涂片染色镜检:收集细菌生长富集部位临床标本(如脓液、穿刺液、血液等)直接涂片、革兰氏染色、镜检,根据细菌形态、排列特点进行初步诊断。

(2) 分离培养鉴定:将标本接种血平板培养,根据菌落特点、凝固酶试验结果、甘露醇发酵试验结果等鉴定。进一步的型别鉴定可以采用核糖体基因分型法、质粒指纹图谱法、荧光原位杂交和基因扩增等分型法。

(3) 肠毒素检测:取食物中毒患者食用的可疑食物或患者呕吐物用 ELISA 检测葡萄球菌肠毒素,或以特异的核酸杂交和 PCR 检测葡萄球菌是否为产肠毒素菌株。

此外,药物敏感试验有助于葡萄球菌属感染临床治疗方案的确定。

2. 防治　皮肤黏膜损伤后应及时消毒处理。为防止葡萄球菌肠毒素引起的食物中毒,手部等处皮肤化脓性感染者,治愈前不宜从事食品制作或饮食服务行为。金黄色葡萄球菌耐药菌株日益增多,治疗应根据药敏试验结果,选择敏感的抗菌药物。

二、链球菌属

链球菌属(*Streptococcus*)为常见化脓性球菌,广泛分布于自然界、人及动物粪便和健康人鼻咽部,大多为正常菌群,并不致病。对人类致病的主要是 A 群链球菌和肺炎链球菌,引起人类各种化脓性炎症及肺炎、猩红热等。

（一）生物学性状

1. 形态与结构　球形或椭圆形,直径 0.6~1.0μm,革兰氏阳性。呈链状排列,长短不一。无芽胞,无鞭毛。多数菌株在培养早期(2~4 小时)形成透明质酸的荚膜,随后即消失。肺炎链球菌菌体呈矛头状,多成双排列,宽端相对,尖端向外,在痰和脓液中呈单个或短链状,其荚膜成分为多糖。

2. 培养特性　为需氧或兼性厌氧菌。营养要求较高,在含血液、血清、葡萄糖的培养基上生长良好。在血清肉汤培养基中易形成长链,管底呈絮状沉淀。在血琼脂平板上,形成灰白色、表面光滑、边缘整齐、直径 0.5~0.75mm、透明或半透明的细小菌落。由于种类不同,在菌落周围有不同的溶血现象。肺炎链球菌能产生自溶酶,破坏细胞壁而使细菌溶解,故孵育时间超过 48 小时菌落中央下陷呈脐窝状。

3. 生化反应　分解葡萄糖,产酸不产气。不产生触酶,可与葡萄球菌鉴别。除肺炎链球菌外,一般不分解菊糖,不被胆汁溶解。

4. 抗原结构　有多糖抗原(C 抗原)和蛋白质抗原(表面抗原)。多糖抗原系群特异性抗原,是细胞壁的多糖组分。蛋白质抗原具有型特异性,位于 C 抗原外层,包括 M、R、T 等蛋白质抗原等。M 蛋白具有抗补体介导的调理作用及抵抗中性粒细胞的吞噬作用。此外,M 蛋白与心肌、肾小球基底膜有共同抗原,可导致超敏反应性疾病的发生。

5. 分类　链球菌的分类常用下列 2 种方法。

(1) 根据溶血现象分类:根据链球菌在血琼脂平板上的溶血现象分为 3 类:①甲型溶血性链球菌(α-hemolytic streptococcus),亦称草绿色链球菌。其菌落周围有 1~2mm 宽的草绿色溶血环,其中的红细胞并未完全溶解,称甲型溶血或 α 溶血。此类链球菌多为条件致病菌。②乙型溶血性链球菌(β-hemolytic streptococcus),亦称溶血性链球菌。其菌落周围可形成 2~4mm 宽、界限分明、完全透明的无色溶血环,其中的红细胞完全溶解,称乙型溶血或 β 溶血。乙型溶血性链球菌致病力强,常引起人类和动物的多种疾病。③丙型溶血性链球菌(γ-hemolytic streptococcus),亦称不溶血性链球菌。一般不致病,常存在于乳类和粪便中。其菌落周围无溶血环。

(2) 根据抗原结构分类:根据多糖抗原不同,将链球菌分为 20 个血清群(A~H,K~V)。对人致病的链球菌 90% 属于 A 群;A 群链球菌有 M、T、R 和 S 等不同性质的蛋白质抗原,与致病性有关的是 M 抗原。根据 M 抗原不同,A 群链球菌可分为约 100 个型;B 群分 4 个型;C 群分 13 个型等。对人类致病的 A 群链球菌多表现为乙型溶血。

6. 抵抗力　一般链球菌在 60℃ 即可被杀死。对常用消毒剂敏感。在干燥尘埃中生存数月。对青霉素、红霉素、四环素都很敏感,青霉素是首选药物,极少发现耐药株。

（二）致病性与免疫性

1. A 群链球菌

(1) 致病物质:已知有 40 多个基因编码致病相关产物,其中纤维粘连蛋白结合蛋白、细胞壁 M 蛋白系结构性致病因子(见前述),而分泌性致病因子主要有:①链球菌溶血素,包括链球菌溶血素 O(streptolysin O,SLO)、链球菌溶血素 S(streptolysin S,SLS),可溶解红细胞,并破坏血小板与白细胞。其中 SLO 具较强的抗原性,抗链球菌溶血素 O 抗体(anti streptolysin O,ASO)可作为化脓性链球菌感染的辅助诊断。②致热外毒素(pyrogenic exotoxin),又称红疹毒素或猩红热毒素,系原噬菌体编码的毒素蛋白,分 A、B、C 三个血清型,具有超抗原生物学活性。③侵袭性酶,包括透明质酸酶、链激酶(streptokinase,SK)、链球菌 DNA 酶(streptodornase,

SD)。透明质酸酶可分解细胞间质透明质酸,利于病菌扩散。链激酶能使纤维蛋白酶原变成纤维蛋白酶,可溶解血块或阻止血浆凝固,有利于病原菌的扩散。链球菌 DNA 酶为 DNA 酶,能降解脓液中高度黏稠的 DNA,使脓液变稀。

(2) 所致疾病:化脓性链球菌所致的疾病大致分为 3 类:①化脓性疾病:如属于呼吸道感染的扁桃体炎、咽炎、肺炎等;属于皮肤、皮下组织感染的淋巴管炎、丹毒、蜂窝织炎、坏死性筋膜炎等;②毒素性疾病:主要是猩红热,临床表现为发热、咽峡炎、全身弥漫性鲜红色皮疹、草莓舌,疹退后皮肤脱屑等;③超敏反应性疾病:由分子模拟机制引起,如风湿热、风湿性关节炎、风湿性心肌炎、风湿性心内膜炎、风湿性心包炎,以及急性肾小球肾炎等。

(3) 免疫性:A 群链球菌感染后,血清中出现多种抗体。抗 M 蛋白抗体于链球菌感染后的数周至数月内可在患者血清中测出,一般存在 1~2 年,有的甚至长达 10~30 年。患过猩红热后所产生的致热外毒素抗体能建立牢固的同型抗毒素免疫。链球菌因型别多,各型间无交叉免疫力,故常可反复感染。

2. 肺炎链球菌

(1) 致病物质:主要有:①荚膜,是肺炎链球菌的主要毒力因子,有荚膜的肺炎链球菌毒力强,当失去荚膜时,其毒力减低或消失;②肺炎链球菌溶血素 O,可溶解红细胞;③脂磷壁酸,在肺炎链球菌黏附到肺上皮细胞或血管内皮细胞的表面时起重要作用;④神经氨酸酶,能分解细胞膜和糖脂的 N-乙酰神经氨酸,与肺炎链球菌在鼻咽部和支气管黏膜上的定植、繁殖和扩散有关。

(2) 所致疾病:肺炎链球菌仅在感染、营养不良和抵抗力下降等因素致呼吸道异常或受损伤时才引起感染。主要引起人类大叶性肺炎,其次为支气管炎。肺炎后可继发胸膜炎、脓胸,也可引起中耳炎、乳突炎、败血症和脑膜炎等。

(3) 免疫性:感染肺炎链球菌后,机体产生的荚膜多糖型特异性抗体有保护作用,可建立较牢固的型特异性免疫。

(三) 检测与防治

1. 病原学检测　常用检测方法有:

(1) 涂片染色镜检:脓液与血液标本可直接涂片,染色镜检,发现链状排列球菌可做初步诊断。

(2) 分离培养鉴定:脓液标本直接接种于血平板,血液标本需增菌后再分离培养。37℃培养 24 小时,取菌落进行鉴定。肺炎链球菌胆汁溶菌试验、奥普托欣(Optochin)试验阳性。

(3) 血清学试验:抗链球菌溶血素 O 试验(antistreptolysin O test, ASO test),简称抗 O 试验,常用于风湿热的辅助诊断,超过 400U 有诊断意义。

2. 防治　对于不同途径传播的链球菌可通过相应措施预防感染。猩红热患者(多为儿童)因具有较高的传染性须进行隔离。肺炎链球菌感染则可以应用多价荚膜多糖疫苗预防。广谱抗生素,尤其是 β-内酰胺类抗生素疗效肯定。

第二节　致病性杆菌

引起人类疾病的杆菌以革兰氏阴性菌居多,常寄居在人或动物的肠道内,种类繁多,根据生化反应、抗原结构、核酸序列分析,目前确定的有 50 多个属,170 多个种,主要分布在变形菌门(*Proteobacteria*)、螺旋体门(*Spirochaetes*)和衣原体门(*Chlamydiae*)等菌门中。尽管种属复杂,但常引起人类感染的菌种却不到 30 个,主要集中在埃希菌属、沙门菌属和志贺菌属,本节重点介绍这 3 种常见菌属。

一、埃希菌属

埃希菌属(*Escherichia*)有 6 个种,其中大肠埃希菌(Escherichia coli)是临床最常见、最重要的一个种。大肠埃希菌是肠道中重要的正常菌群,并能为宿主提供一些具有营养作用的代谢产物。当宿主免疫功能下降或细菌侵入肠道外组织器官后,可成为机会致病菌,引起肠道外感染。某些血清型的大肠埃希菌具有毒力因子,可引起腹泻。大肠埃希菌在环境卫生和食品卫生学中,常用作被粪便污染的检测指标。大肠埃希菌也是主要的工程菌之一,被广泛用于目的基因的复制和表达。

（一）生物学性状

1. 形态与结构　革兰氏阴性杆菌,大小为 0.4~0.7μm×1~3μm。无芽胞,多数有鞭毛和菌毛,少数有荚膜。

2. 培养　兼性厌氧菌,营养要求不高。在普通培养基上 24 小时形成圆形凸起的灰白色光滑型菌落。

3. 生化反应　活泼,能分解乳糖等多种糖类,产酸产气。对乳糖的利用有助于埃希菌属与沙门菌属、志贺菌属的区别。吲哚、甲基红、伏-波、柠檬酸盐试验(IMViC 试验)常被作为大肠埃希菌的生化鉴定标准,典型大肠埃希菌株 IMViC 试验结果依次为 ++--。

4. 抗原结构　有 O、H、K 抗原。O 抗原 170 种以上,是分群的基础;H 抗原 50 种以上;K 抗原超过 100 种。大肠埃希菌的血清型是按 O∶K∶H 排列表示,如 O55∶K5∶H21。

5. 抵抗力　耐低温。对热的抵抗力较强,55℃ 60 分钟仍可存活。在自然界的水中可存活数周至数月,在温度较低的粪便中可存活更久。胆盐、煌绿对其有明显抑制作用。

（二）致病性

1. 致病物质　主要有 2 类:

(1) 黏附素:大肠埃希菌的黏附素能使细菌紧密黏着在泌尿道和肠道的上皮细胞上,避免因尿液的冲刷和肠道的蠕动作用而被排出。

(2) 外毒素:如志贺毒素、耐热肠毒素、不耐热肠毒素、溶血素 A 等。

此外,还有内毒素、荚膜、载体蛋白和Ⅲ型分泌系统等。

2. 所致疾病

(1) 肠道外感染:多数大肠埃希菌在肠道内不致病,但如移位至肠道外组织器官则可引起肠道外感染。肠道外感染以化脓性感染和尿路感染最为常见。化脓性感染如腹膜炎、阑尾炎、手术创口感染、败血症和新生儿脑膜炎等;尿路感染如尿道炎、膀胱炎、肾盂肾炎等。

(2) 肠道内感染:主要是腹泻性疾病。大肠埃希菌引起的腹泻性疾病是世界各地最常见的公共卫生问题。根据其致病特点和发病机制的不同,主要分为 5 种类型(表 13-2),分别称为肠产毒性大肠埃希菌(enterotoxigenic Escherichia coli,ETEC)、肠侵袭性大肠埃希菌(enteroinvasive Escherichia coli,EIEC)、肠致病性大肠埃希菌(enteropathogenic Escherichia coli,EPEC)、肠出血性大肠埃希菌(enterohemor-rhagic Escherichia coli,EHEC)、肠集聚性大肠埃希菌(enteroaggre-gative Escherichia coli,EAEC)。

表 13-2　致病性大肠埃希菌种类、致病机制和所致疾病

大肠埃希菌	致病部位	主要致病机制	所致疾病
肠产毒性大肠埃希菌(ETEC)	小肠	质粒编码耐热肠毒素和不耐热肠毒素,致使细胞内液和电解质大量分泌	婴幼儿腹泻、旅游者腹泻。水样便、恶心、呕吐、低热

续表

大肠埃希菌	致病部位	主要致病机制	所致疾病
肠侵袭性大肠埃希菌（EIEC）	大肠	侵袭性大质粒，与志贺菌侵袭力的大质粒高度同源。编码外膜蛋白插入细胞膜侵袭结肠黏膜上皮细胞，并在其中繁殖、扩散	成人和儿童菌痢样腹泻。脓血便、里急后重、发热
肠致病性大肠埃希菌（EPEC）	小肠	染色体 eaeA 基因编码紧密黏附素，介导细菌和细胞的紧密结合，使细胞内肌动蛋白重排，导致微绒毛破坏，肠黏膜上皮细胞结构和吸收功能受损，导致严重腹泻	婴幼儿腹泻、水样便、无血便。恶心、呕吐、发热
肠出血性大肠埃希菌（EHEC）	大肠	温和噬菌体编码志贺样毒素（Vero 毒素），阻断蛋白质合成，引起血性腹泻	出血性结肠炎。剧烈腹痛、血便、低热或无热，可并发血小板减少、溶血性尿毒综合征等
肠集聚性大肠埃希菌（EAEC）	小肠	质粒介导集聚性黏附上皮细胞，伴绒毛变短，单核细胞浸润和出血，液体吸收下降	婴幼儿腹泻。持续性水样便、呕吐、脱水、低热，偶有血便

（三）检测与防治

1. 病原学检测

（1）肠外感染：感染部位标本直接涂片、革兰氏染色、镜检，并转种肠道选择鉴定培养基分离培养与鉴定。尿路感染除检测大肠埃希菌外，还应计数，当尿液含菌量≥10 万/ml 时，才有诊断价值。

（2）肠内感染：粪便标本直接接种到选择培养基分离培养与鉴定。

2. 卫生细菌学检测 寄居于肠道中的大肠埃希菌不断随粪便排出体外，可污染周围环境、水源、食品。样品中检出大肠埃希菌越多，说明被粪便污染的程度越严重，也间接表明可能有肠道致病菌污染。因此，卫生细菌学以大肠菌群数作为饮水、食品等粪便污染的指标之一。大肠菌群数指在 37℃ 24 小时内发酵乳糖产酸产气的肠道杆菌，包括埃希菌属、枸橼酸杆菌属、克雷伯菌属及肠杆菌属等。我国《生活饮用水卫生标准》（GB 5749—2006）规定每100ml 饮用水中不得检出大肠菌群。

3. 防治 良好的卫生习惯与严格的食品检查制度是预防致病性大肠埃希菌感染的重要保证。理论上，大肠埃希菌对多数广谱抗生素及抗菌药物敏感，但考虑到近年来抗生素滥用造成的后果，耐药性菌株增加，治疗应根据药敏试验选药。

二、沙门菌属

沙门菌属（Salmonella）是一群寄生在人类和动物肠道中，生化反应和抗原结构相关的革兰氏阴性杆菌。沙门菌属细菌的血清型有 2 500 多种，其中伤寒沙门菌（*S.Typhi*）、甲型副伤寒沙门菌（*S.Paratyphi A*）、肖氏沙门菌（*S.Schottmuelleri*）和希氏沙门菌（*S. Hirschfeldii*）仅对人致病，引起肠热症。猪霍乱沙门菌（*S. Cholerae-suis*）、鼠伤寒沙门菌（*S. Typhimurium*）和肠炎沙门菌（*S. Enteritidis*）等感染动物并可传播给人，是人畜共患性疾病的病原菌。

（一）生物学性状

1. 形态与结构 革兰氏阴性杆菌，大小为 0.6~1μm×2~4μm，有菌毛，绝大多数沙门菌有周身鞭毛，一般无荚膜，均无芽胞。

2. 培养 兼性厌氧菌，营养要求不高，在普通琼脂培养基上可生长，在沙门 - 志贺氏琼脂培养基（SS 培养基）上形成中等大小、无色、半透明的 S 型菌落。

3. 生化反应 不分解乳糖和蔗糖，但能发酵葡萄糖、麦芽糖和甘露糖，除伤寒沙门菌只产酸,其他沙门菌均产酸产气。生化反应对沙门菌属鉴定具有重要意义。

4. 抗原结构　抗原构造复杂,有 O、H、Vi 抗原。

(1) 菌体抗原(O 抗原):为细胞壁脂多糖中特异性多糖部分,以阿拉伯数字顺序排列。每个沙门菌血清型含 1 种或多种 O 抗原。含相同抗原组分的归为一个组,引起人类疾病的沙门菌大多数在 A~E 组。刺激机体产生 IgM 类抗体。

(2) 鞭毛抗原(H 抗原):蛋白质,不耐热,60℃ 15 分钟灭活。H 抗原分第Ⅰ相和第Ⅱ相两种。每一组沙门菌根据 H 抗原不同,可进一步分为不同菌型。刺激机体产生 IgG 类抗体。

(3) Vi 抗原:又称毒力抗原,有抗吞噬作用。可抑制 O 抗原与相应抗体的凝集反应。体内有菌才产生 Vi 抗体,菌清除后,抗体亦消失,故 Vi 抗体检测用于诊断伤寒带菌者。

5. 抵抗力　对理化因素抵抗力不强。湿热 65℃ 15~30 分钟即被杀死。对一般化学消毒剂敏感,但对胆盐、煌绿等耐受性较其他肠道细菌强,常用含有这些成分的选择性培养基分离沙门菌。沙门菌在水中能存活 2~3 周,粪便中存活 1~2 个月,冰冻土壤中可过冬。

(二) 致病性与免疫性

1. 致病物质　细菌经口腔进入机体后,需克服胃酸、肠道正常菌群和肠道局部免疫的作用,才能侵入小肠黏膜而引起疾病。主要有:

(1) 侵袭力:沙门菌可借助菌毛黏附和分泌系统侵入小肠末端派尔集合淋巴结的 M 细胞。

(2) 内毒素:沙门菌死亡后释放出内毒素,可引起发热、白细胞减少,大剂量时导致中毒症状和休克。

(3) 肠毒素:如鼠伤寒沙门菌可产生类似产毒性大肠埃希菌的肠毒素。

2. 所致疾病　患者和带菌者是重要的传染源。此外,来自感染动物污染或消毒不当的奶制品、鸡蛋、禽类、猪和牛等肉类制品都可引起沙门菌病。

(1) 肠热症:包括伤寒沙门菌引起的伤寒,以及甲型副伤寒沙门菌、肖氏沙门菌、希氏沙门菌引起的副伤寒。伤寒和副伤寒的致病机制和临床症状基本相似,只是副伤寒的病情较轻,病程较短。当细菌随污染的食物和水通过胃进入小肠后,穿过黏膜上皮细胞或细胞间隙,侵入肠壁淋巴组织并在肠系膜淋巴结中增殖,经胸导管入血流引起第一次菌血症。细菌随血流入骨髓、肝、脾、胆、肾等器官,患者出现发热、不适、全身疼痛等前驱症状。细菌在上述器官繁殖后,再次入血引起第二次菌血症。此时,患者的症状和体征明显,如持续高热、肝脾肿大、全身中毒症状显著,出现玫瑰疹,相对缓脉等,外周血白细胞可有不同程度的下降,持续 7~10 天。第二次菌血症后的细菌富集于胆囊,可随胆汁排至肠道,一部分随粪便排出体外,一部分再次进入肠壁淋巴组织,引发迟发型超敏反应,造成局部坏死和溃疡。若无并发症,3~4 周后病情开始好转。

病愈后部分患者可继续排菌 3 周至 3 个月,即恢复期带菌者。少数人(约 3%)可排菌达 1 年以上(称长期带菌者)。

(2) 胃肠炎(食物中毒):是最常见的沙门菌感染,约占 70%。由摄入大量鼠伤寒沙门菌、猪霍乱沙门菌、肠炎沙门菌等污染的食物引起。潜伏期 6~24 小时,起病急,主要症状为发热、恶心、呕吐、腹痛、水样泻,偶有黏液或脓性腹泻。严重者伴迅速脱水,可导致休克、肾衰竭而死亡。多见于婴儿、老人和身体衰弱者,多在 2~3 天后自愈。

(3) 败血症:多见于儿童和免疫力低下的成人。病菌以猪霍乱沙门菌、希氏沙门菌、鼠伤寒沙门菌、肠炎沙门菌等常见。症状严重,有高热、寒战、厌食和贫血等,但肠道症状较少见。在部分患者,由于细菌的血流播散,可出现局部化脓性感染,如脑膜炎、骨髓炎、胆囊炎、心内膜炎、关节炎等。

3. 免疫性 肠热症病后可获得牢固免疫力,一般不再感染,以细胞免疫为主。对存在于血流和细胞外的沙门菌,体液免疫的特异性抗体有辅助杀菌作用。胃肠炎的恢复与肠道局部产生的 sIgA 有关。

(三) 检测与防治

1. 病原学检测 常用检测方法有:

(1) 分离培养:根据病程采取不同标本进行分离培养与鉴定。第一周取外周血液,第二周取粪便或尿液,全程均可取骨髓。

(2) 肥达试验(Widal test):肥达试验是用伤寒沙门菌 O 抗原和 H 抗原,以及甲型副伤寒沙门菌、肖氏沙门菌和希氏沙门菌 H 抗原的诊断菌液与受检血清做定量凝集试验,测定相应抗体效价,辅助肠热症诊断的经典血清学试验。其结果分析须考虑:正常抗体水平(一般在 O 凝集价≥1∶80,H 凝集价≥1∶160 时才有诊断价值);动态观察;O 抗体与 H 抗体在诊断上的意义;机体反应。

此外,检测 Vi 抗体有助于诊断伤寒带菌者。

2. 防治 加强食品、饮水卫生管理,防蝇灭蝇,隔离患者和消毒排泄物等是重要的预防手段。目前已研制出预防肠热症的伤寒沙门菌 Vi 荚膜多糖疫苗,接种后有显著保护作用,有效期至少 3 年。治疗以氯霉素为首选药。对氯霉素耐药者可用氨苄西林、环丙沙星等。

三、志贺菌属

志贺菌属(Shigella)俗称痢疾杆菌,是引起细菌性痢疾的病原体。现有 4 个种,分别是痢疾志贺菌(*S. dysenteriae*)、福氏志贺菌(*S. flexneri*)、鲍氏志贺菌(*S. boydii*)和宋氏志贺菌(*S. sonnei*)。

(一) 生物学性状

1. 形态与结构 大小为 0.5~0.7μm×2~3μm 的革兰氏阴性短小杆菌。无芽胞,无鞭毛,无荚膜,有菌毛。

2. 培养特性 兼性厌氧菌,在普通琼脂平板上形成中等大小、半透明的光滑型菌落,在肠道选择培养基上形成无色透明菌落。

3. 生化反应 分解葡萄糖产酸不产气,一般不发酵乳糖(宋氏志贺菌对乳糖迟缓发酵),IMViC 试验结果为 –+––,不产生 H_2S,不分解尿素。

4. 抗原结构 志贺菌属细菌有 O 和 K 两种抗原。O 抗原是分类的依据,分群特异性抗原和型特异性抗原两种,借以将志贺菌属分为 A 群(痢疾志贺菌)、B 群(福氏志贺菌)、C 群(鲍氏志贺菌)和 D 群(宋氏志贺菌),并可在各生物种内划分血清型,其中痢疾志贺菌 10 个血清型、福氏志贺菌 13 个血清型、鲍氏志贺菌 18 个血清型、宋氏志贺菌 1 个血清型。

5. 抵抗力 志贺菌的抵抗力比较弱,加热 60℃ 10 分钟可被杀死。对酸和一般消毒剂敏感。在适宜的温度下,可在水及食品中繁殖,引起水源或食物型的暴发流行。

(二) 致病性和免疫性

1. 致病物质 包括侵袭力和内毒素,有的菌株可以产生外毒素。

(1) 侵袭力:志贺菌先黏附并侵入派尔集合淋巴结的 M 细胞,通过Ⅲ型分泌系统向上皮细胞和巨噬细胞分泌致病物质,诱导细胞膜内陷,导致细菌的内吞。

(2) 内毒素:志贺菌内毒素可破坏肠黏膜,促进炎症、溃疡、坏死和出血。内毒素刺激肠壁自主神经,导致肠功能紊乱,尤其是直肠括约肌痉挛最明显,因而出现腹痛、里急后重等症状。

(3) 外毒素:某些志贺菌属成员可产生志贺毒素,可致宿主细胞蛋白质合成中断。

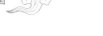

2. 所致疾病 志贺菌引起细菌性痢疾。细菌性痢疾可分为 3 种类型：①急性菌痢：常见发热，下腹痛，里急后重，腹泻，排出脓血黏液便，严重者可脱水、酸中毒等；②中毒性菌痢：多见于小儿，发病急，常无明显的消化道症状，而表现为全身严重的中毒症状，如高热、感染性休克、DIC 及中毒性脑炎等，病死率高；③慢性菌痢：病程超过 2 个月，迁延不愈。急性菌痢治疗不彻底或症状不典型的误诊者、营养不良、胃酸过低伴有肠寄生虫病及免疫功能低下者，易转为慢性菌痢。

3. 免疫性 志贺菌的感染主要限于肠道，一般不侵入血液。因此，抗感染免疫主要依赖消化道黏膜表面的分泌型 IgA（sIgA）。病后免疫期较短且不稳固，除因细菌感染只停留在肠壁局部外，其型别多也是原因之一。

（三）检测与防治

1. 病原学检测 常用检测方法有：

（1）分离培养：粪便标本（中毒性菌痢者可取肛门拭子）直接接种到肠道选择培养基上进行分离培养与鉴定。

（2）快速诊断法：直接凝集试验、免疫荧光菌球法、协同凝集试验、分子生物学方法等可用于快速诊断法。

2. 防治 加强食品、饮水卫生管理，以及防蝇灭蝇、隔离患者和消毒排泄物为预防志贺菌感染的主要手段。治疗可用氯霉素、链霉素、庆大霉素及磺胺、吡哌酸等。

第三节 结核分枝杆菌

结核分枝杆菌与牛分枝杆菌、非洲分枝杆菌、田鼠分枝杆菌、卡式分枝杆菌等归属于分枝杆菌属结核分枝杆菌复合群。

分枝杆菌属（*Mycobacterium*）细菌是一类细长略带弯曲的杆菌，因有分枝生长趋势得名。本属菌的主要特点是细胞壁含有大量脂质，与其染色性、致病性、抵抗力等密切相关。一般染色方法不易着色，经加温或延长染色时间而着色后能抵抗盐酸乙醇的脱色作用，故又称抗酸杆菌（acid-fast bacillus）。结核分枝杆菌（Mycobacterium tuberculosis）是导致人类结核病最重要和最常见的病原体，可侵犯全身各器官系统，以肺部感染最多见。据 WHO 报告，2019年全球约 1 000 万新发病例，超过 140 万人死于结核，结核病已成为一个严重的全球性公共卫生问题。

（一）生物学性状

1. 形态与结构 典型形态为细长略带弯曲的杆菌，大小为 1~4μm × 0.3~0.6μm，呈单个或分枝状散在分布，有时呈 V 形、Y 形、人字形或条索状、短链状排列。无鞭毛，无芽胞，有菌毛。在电镜下可看到菌体外有一层透明区，为微荚膜。结核分枝杆菌为革兰氏阳性菌，但不易着色，一般常用齐 - 内染色（Ziehl-Neelsen staining），结核分枝杆菌可抵抗盐酸酒精的脱色作用而染成红色，而标本中其他细菌、细胞、杂质等被染成蓝色。结核分枝杆菌细胞壁中含有大量脂质，可占细胞壁干重的 60% 以上，脂质大多与多糖或蛋白质结合以复合物形式存在，与细菌抗药性及毒力密切相关。

2. 培养特性 专性需氧菌，营养要求高。在含鸡蛋、甘油、马铃薯、无机盐、孔雀绿等物质的培养基上培养可缓慢生长，常用培养基为罗氏（Lowenstein-Jensen）培养基。该菌生长缓慢，12~24 小时繁殖一代，接种后培养 3~4 周才出现肉眼可见的菌落。菌落呈乳白色或淡黄色，干而粗糙，不透明，许多菌落堆集一处呈花菜状，在液体培养基中可形成有皱褶的菌膜，与真菌菌落相似。

3. 生化反应　结核分枝杆菌耐热触酶试验阴性,抗煮沸试验阳性,煮沸 10 分钟亦不失去抗酸性。

4. 抵抗力　对外界环境与理化因素及一般化学消毒剂的抵抗力较一般繁殖体强。在干痰中可存活 6~8 个月,若能附于尘埃上,可保持传染性 8~10 天。对湿热、紫外线、乙醇的抵抗力弱。在液体中加热 62~63℃ 15 分钟或煮沸、直射日光 2~3 小时,75% 乙醇处理数分钟即死亡。

5. 变异性　结核分枝杆菌可发生形态、菌落、毒力及耐药性等变异。在人工培养基上长期连续传代,其毒力可减弱。在一些抗生素、溶菌酶的作用下,可失去细胞壁结构而变成 L 型细菌,其菌落也可由粗糙型变成光滑型。对异烟肼、利福平、链霉素等药物容易产生耐药性变异。

(二) 致病性与免疫性

1. 致病物质　结核分枝杆菌无侵袭性酶,不产生内毒素与外毒素。其致病性可能与菌体成分、菌体在组织细胞内大量繁殖引起的炎症、代谢产物的毒性及机体对菌体成分产生的免疫损伤等有关。

(1) 脂质:是结核分枝杆菌主要的毒力因子,多呈糖脂或脂蛋白形式。主要包括:①6,6- 双分枝菌酸海藻糖酯(TDM),又称索状因子,是分枝菌酸与海藻糖结合的一种糖脂,可损伤线粒体,影响细胞呼吸,TDM 与巨噬细胞诱导型 C 型凝集素受体结合,诱导 IL-1 和 TNF-α 的产生,促进肉芽肿形成,TDM 还可促进抗原提呈细胞成熟,激活 Th1 和 Th17 反应,具有佐剂特性;②磷脂,能促使单核细胞增生,抑制蛋白酶分解,形成结核结节和干酪样坏死;③硫酸脑苷脂,可抑制吞噬细胞中吞噬体与溶酶体融合,使细菌在吞噬细胞内长期存活;④蜡质 D,能增强机体的细胞免疫,产生迟发型超敏反应。

(2) 蛋白质:ESX-1 型分泌系统是结核分枝杆菌和牛分枝杆菌特有的Ⅶ型分泌系统,以分泌早期分泌抗原 6(early secretory anti-gen-6,ESAT-6)和培养滤液蛋白 10(culture filtrate protein 10,CFP-10)为特征。ESAT-6 和 CFP-10 形成复合物,与细菌免疫逃逸及诱导迟发型超敏反应有关。

(3) 荚膜:结核分枝杆菌荚膜的主要成分是多糖,以及部分脂质和蛋白质。荚膜多糖能够与巨噬细胞表面的补体受体结合,介导细菌的黏附与入侵。当被吞入细胞后,荚膜可抑制吞噬体与溶酶体的融合,对分枝杆菌有一定保护作用。

2. 所致疾病　结核分枝杆菌主要通过呼吸道、消化道和损伤的皮肤侵入易感机体而致病,其中以通过呼吸道感染引起的肺结核为最多见。肺结核又可分为原发感染和继发感染。

(1) 原发感染:常见于儿童。结核分枝杆菌在肺泡局部引起中性粒细胞及淋巴细胞浸润为主的渗出性炎症,称为原发灶。结核分枝杆菌可经淋巴管扩散至肺门淋巴结,引起肺门淋巴结肿大,导致原发综合征。感染 3~6 周后,机体产生迟发型超敏反应。随着适应性免疫的产生,90% 以上原发感染者的病灶纤维化或钙化而自愈。少数患者因免疫力低下,结核分枝杆菌经血流扩散,引起全身粟粒性结核,并常侵犯淋巴结、骨、关节、肾及脑膜,引起相应的结核病。

(2) 继发感染:常见于成年人。结核分枝杆菌可以是潜伏于原发感染灶内的或从外界再次吸入的,由于机体对结核分枝杆菌的适应性细胞免疫已形成,故对再次侵入的结核分枝杆菌有较强的局限能力。因此病灶常限于局部,被纤维囊包围的干酪样坏死灶可钙化痊愈。如干酪样坏死灶发生液化,则病灶内的结核分枝杆菌可经气管、支气管排出,引起传染。

在一定条件下(如血行播散、消化道感染等),结核分枝杆菌也可发生肺外感染,造成结核性脑膜炎、淋巴结核、骨结核、肠结核、肾结核等。

3. 免疫性与超敏反应

（1）免疫性：结核分枝杆菌为兼性胞内菌，细胞免疫在抗结核免疫中发挥重要作用。被细菌抗原激活的 CD4$^+$ Th1 细胞归巢到肺部感染局部建立针对该菌的细胞免疫。CD4$^+$ Th1 细胞释放大量细胞因子，如 IFN-γ、TNF-α 和 IL-2 等，不仅能吸引 T 细胞和巨噬细胞等聚集到炎症部位，还能促进细胞内溶酶体含量增加，酶活性增高，使活化的巨噬细胞对细菌的杀伤能力增强。此外，TNF-α 可诱导细胞凋亡、促进肉芽肿形成，使感染局限化。因此，CD4$^+$ Th1 细胞在抗结核分枝杆菌感染中具有重要作用。CD8$^+$ T 细胞可诱导感染的巨噬细胞裂解或凋亡，还可分泌 IFN-γ 和 TNF-α 等细胞因子发挥抗菌作用，在阻止结核分枝杆菌潜伏性感染的再激活过程中发挥重要作用。

（2）超敏反应：机体获得对结核分枝杆菌免疫力的同时，细菌的某些蛋白质与糖脂可刺激 T 细胞形成致敏状态，当致敏的 T 细胞再次遇到结核分枝杆菌时，即释放出淋巴因子，引起强烈的迟发型超敏反应，形成以单个核细胞浸润为主的炎症反应，容易发生干酪样坏死，甚至液化形成空洞。

（三）检测与防治

1. 病原学检测　常用检测方法有：

（1）涂片染色：标本直接涂片或集菌后涂片，经抗酸染色后镜检，找到抗酸阳性菌可以初步诊断。

（2）分离培养：标本经集菌和酸碱中和处理后，接种于固体培养基，37℃培养 4~6 周后观察特征性菌落。

（3）快速诊断：以针对脂阿拉伯甘露聚糖抗原抗体检测为主的免疫学诊断得到应用。

（4）免疫学检测：常用的有结核菌素皮肤试验（tuberculin skin test，TST）。

2. 防治　WHO 推荐使用卡介苗（BCG），我国将卡介苗列入儿童基础计划免疫。结核分枝杆菌感染的治疗，WHO 倡导直接督导下的短程化疗方案（DOTS 策略）。我国目前也采用此方案，坚持早期、联合、足量、规律和全程用药的抗结核化疗原则。

第四节　厌　氧　菌

厌氧菌是只能在无氧或低氧条件下生长和繁殖，利用厌氧呼吸和发酵获取能量的细菌的总称。包括厌氧芽胞梭菌和无芽胞厌氧菌。

一、厌氧芽胞梭菌属

梭菌属（clostridium）指一群厌氧、革兰氏染色阳性、可形成芽胞的粗大杆菌，广泛存在于土壤、人和动物肠道及粪便中。多数厌氧芽胞梭菌是非致病腐生菌，少数可以引起人类的疾病，如破伤风、肉毒中毒、气性坏疽等。此外，还与皮肤、软组织感染，以及医源性腹泻和肠炎等有关。

（一）破伤风梭菌

1. 生物学性状　细长杆菌，大小为 0.5~2μm×2~18μm，革兰氏染色阳性。周身鞭毛，无荚膜。有芽胞，芽胞呈圆形，直径大于菌体，位于菌体顶端，使细菌呈鼓槌状。严格厌氧，在血平板上，37℃培养 48 小时，形成的菌落较大、扁平、边缘不整齐、似羽毛状，易在培养基表面迁徙扩散，有 β 溶血环。在庖肉培养基中，呈均匀浑浊生长，肉渣部分被消化，微黑色，有腐败臭味。一般不发酵糖类。本菌繁殖体抵抗力与其他细菌相似,但芽胞的抵抗力强,在土壤中可存活数十年。繁殖体对青霉素敏感。

2. 致病性与免疫性

(1) 致病物质:在厌氧环境中,破伤风梭菌芽胞发芽形成繁殖体并在局部繁殖,产生外毒素。破伤风外毒素有 2 种,一种是对氧敏感的破伤风溶血素(tetanolysin),其功能和抗原性与链球菌溶血素 O 相似;另一种是质粒编码的破伤风痉挛毒素(tetanospasmin),是引起破伤风的主要致病物质,为神经毒素,毒性极强,仅次于肉毒毒素,小鼠腹腔注射的半数致死量(LD_{50})为 0.015ng,对人的致死量小于 1μg。

破伤风梭菌最初合成和分泌的痉挛毒素为一条相对分子量约 150kDa 的多肽,释放出菌体时,被细菌或组织中蛋白酶裂解为一条分子量约为 50kDa 的轻链(A 链)和一条 100kDa 的重链(B 链),两条链由二硫键连接。轻链为毒性部分,重链发挥结合神经细胞和转运毒素分子的作用。

破伤风痉挛毒素重链的羧基端结合运动神经元表面的唾液酸受体和邻近的糖蛋白,毒素通过内化进入细胞内,形成含毒素的突触小泡;小泡从外周神经末梢沿轴突逆行向上,到达脊髓前角运动神经元细胞体,内体酸化导致重链氨基端结构变化,轻链进入胞质中。轻链具有锌内肽酶(zinc endopeptidase)活性,可裂解储存抑制性神经递质(γ- 氨基丁酸和甘氨酸)的突触小泡上的膜蛋白,从而阻止抑制性神经递质从抑制性神经元突触前膜释放。

在正常的生理状态下,当神经冲动传入,肢体的一侧屈肌运动神经元兴奋,同时冲动传递至抑制性神经元,使其释放 γ- 氨基丁酸和甘氨酸等抑制性神经介质,抑制同侧伸肌的运动神经元,使屈肌收缩时伸肌自然舒张,肢体协调运动。另外,屈肌运动神经元还受到抑制性神经元的反馈调节,使其兴奋程度受到控制,防止其过度兴奋。破伤风痉挛毒素阻止抑制性神经递质的释放,引起伸肌、屈肌同时强烈收缩,出现强直性痉挛。

(2) 所致疾病

1) 外伤性破伤风:潜伏期几天至数周,平均 7~14 天,与原发感染部位到中枢神经系统的距离相关。破伤风发作的典型表现为咀嚼肌痉挛造成的牙关紧闭、苦笑面容,颈部、背部肌肉持续性痉挛引起角弓反张。患者面部发绀、呼吸困难,大汗淋漓,严重者可因窒息或呼吸衰竭死亡。

2) 新生儿破伤风:又称脐风、七日风。因分娩时使用不洁器械剪断脐带或脐部消毒不严格,破伤风梭菌芽胞侵入脐部所致。病死率高。

(3) 免疫性:主要是抗毒素发挥中和作用。因破伤风痉挛毒素毒性很强,极微量毒素即可致死,而如此少量的毒素尚不足以刺激机体产生抗毒素,因此获得有效抗毒素的途径是进行人工免疫。

3. 检测与防治

(1) 病原学检测:根据典型临床症状和病史即可确诊,病原学检测意义不大。

(2) 防治:治疗遵循中和毒素、清除细菌、控制症状和加强护理的原则。

1) 伤口清创和抗生素治疗:迅速对伤口进行清创、扩创,防止伤口形成厌氧微环境,应用青霉素杀灭繁殖体。

2) 特异性预防:采用注射破伤风类毒素进行主动免疫。

3) 特异性治疗:一旦毒素与神经细胞受体结合,抗毒素就不能中和其毒性作用。因此,应早期、足量使用人破伤风免疫球蛋白(TIG)或破伤风抗毒素(TAT)进行治疗。

(二) 肉毒梭菌

1. 生物学性状　革兰氏阳性粗短杆菌,0.6~1.4μm×4~6μm,芽胞呈椭圆形,直径大于菌体,位于次级端,使菌体呈汤匙状或网球拍状。有鞭毛,无荚膜。严格厌氧,可在普通培养基上生长。芽胞高度耐热,在100℃沸水中可以耐受3~5小时。

2. 致病性与免疫性

(1)致病物质:肉毒梭菌产生的神经毒素肉毒毒素是目前已知的毒性最强的外毒素。毒性比氰化钾强1万倍,纯结晶的肉毒毒素1mg能杀死2亿只小鼠,对人的致死量约为0.1μg。肉毒毒素不耐热,煮沸1分钟即可被破坏。肉毒毒素对酸和蛋白酶的抵抗力强,口服后不易被消化液破坏。肉毒毒素进入小肠后,跨过黏膜层被吸收入血,作用于外周胆碱能神经,重链羧基端结合神经元细胞膜表面的受体(唾液酸和糖蛋白),内化进入细胞质形成含毒素的突触小泡,与破伤风痉挛毒素沿神经轴突上行不同的是,肉毒毒素保留在神经肌肉接点处,含毒素的突触小泡与内体融合、酸化,导致重链氨基端与轻链解离并释放轻链入细胞质中,轻链也具锌内肽酶活性,可灭活神经元突触小泡内参与乙酰胆碱释放的膜蛋白,抑制神经肌肉接头处神经递质乙酰胆碱的释放,导致弛缓性瘫痪。

(2)所致疾病:根据毒素和/或芽胞的侵入途径不同,分为以下类型:

1)食源性肉毒中毒:肉毒梭菌芽胞在厌氧条件下发芽繁殖、产生毒素,误食被其污染的食品可发生单纯毒素性中毒。多见于罐头、腊肉、发酵的豆或面制品。该病的临床表现与其他食物中毒不同,胃肠道症状很少见,以弛缓性瘫痪为主。

2)婴儿肉毒症:婴儿肠道内缺乏拮抗肉毒梭菌的正常菌群,食用被肉毒梭菌芽胞污染的食品(如蜂蜜)后,肉毒梭菌芽胞发芽并繁殖产生毒素,毒素被吸收后致病,严重者因呼吸肌麻痹而猝死。

3)创伤、医源性或吸入性肉毒中毒:若伤口被肉毒梭菌芽胞污染,芽胞在局部厌氧环境中能发芽并释放出肉毒毒素,吸收后导致创伤性肉毒中毒;因美容或治疗而应用肉毒毒素超过剂量,可导致医源性肉毒中毒;肉毒毒素还可被浓缩成气溶胶形式作为生物武器。吸入性肉毒中毒病情进展快速,死亡率高。

(3)免疫性:自然患病后无免疫力。

3. 检测与防治

(1)病原学检测

1)分离培养与鉴定:从粪便和可疑食物中检出产毒的肉毒梭菌具有诊断意义。将标本加热至80℃10分钟杀死所有的细菌繁殖体,再进行厌氧培养分离本菌。

2)毒素检测:取粪便、可疑食物、患者血清等标本检测毒素活性,用标本培养液或食物悬液的上清液分2组进行小鼠腹腔注射,其中一组混合肉毒毒素多价抗毒素,单纯培养液或上清液注射小鼠2天内死亡,混合抗毒素的培养液注射小鼠存活表明培养液中含肉毒毒素。

(2)防治:加强食品卫生管理,低温保存食品抑制芽胞发芽。食用前80℃加热20分钟以破坏毒素。感染者应尽快注射多价抗毒素中和血清中的游离毒素。对症治疗,特别是维持呼吸功能,能显著降低死亡率。

二、无芽胞厌氧菌

无芽胞厌氧菌包括革兰氏阳性和革兰氏阴性的球菌和杆菌,主要寄生在人和动物体表及与外界相通的腔道黏膜表面,构成人体正常菌群。在人体正常菌群中,无芽胞厌氧菌占绝对优势。一般情况下对人体无害,但在某些特定条件下,这些厌氧菌可以作为机会致病菌引起内源性感染。无芽胞厌氧菌有30多个菌属,200多种菌种,与人类疾病相关的包括类杆菌属(*Bacteroides*)、韦荣菌属(*Veillonella*)、丙酸杆菌属(*Propionibacterium*)、消化链球菌属(*Peptostreptococcus*)等。

（一）生物学性状

1. 革兰氏阴性厌氧杆菌　以类杆菌属脆弱拟杆菌（*B.fragilis*）最为重要，该菌的形态特征为两端钝圆而浓染、中间着色浅似空泡状，有荚膜，无芽胞，无鞭毛。可用胆盐 - 七叶苷培养基厌氧条件下培养。

2. 革兰氏阴性厌氧球菌　以韦荣球菌属最重要，代表菌种为小韦荣球菌（*V. parvula*）。直径 0.3~0.5μm，常成对、成簇或短链状排列，无荚膜，无鞭毛，无芽胞。具有高耐酸性。用韦荣球菌培养基培养。

3. 革兰氏阳性厌氧杆菌　代表菌种为丙酸杆菌属痤疮丙酸杆菌（*P. acnes*）。该菌菌体微弯，呈棒状，一端钝圆、另一端尖细，无芽胞，无荚膜，无鞭毛。用卵磷脂 - 吐温 80 营养琼脂培养基或牛心脑浸液为基础的血平板培养。

4. 革兰氏阳性厌氧球菌　对人类有致病作用的是消化链球菌属，菌体小，直径0.5~0.6μm，常成对或短链状排列。在血琼脂平板上形成灰白色、不溶血的光滑型小菌落。

（二）致病性

1. 致病物质　无芽胞厌氧菌可通过荚膜、菌毛等表面结构吸附和侵入上皮细胞和各种组织，产生多种毒素、胞外酶和可溶性代谢物，如肠毒素、胶原酶、蛋白酶、纤溶酶、溶血素、DNA 酶和透明质酸酶等。

2. 所致疾病　无芽胞厌氧菌感染无特定病型，多为局部化脓性感染，如腹膜炎、肺脓肿和脓胸、脑脓肿、盆腔脓肿等，也可侵入血流引起败血症。多呈慢性过程，可遍及全身。

（三）检测与防治

1. 病原学检测　常用检测方法有：

（1）标本采集：注意避免正常菌群的污染，从感染深部吸取渗出物或脓液，厌氧菌对氧敏感，暴露于空气中易死亡，标本采集后应立即排除空气后无菌接种于厌氧标本瓶中，迅速送检并进行厌氧培养。

（2）直接涂片镜检：革兰氏染色，观察细菌形态，初步判断。

（3）分离培养与鉴定：是证实厌氧菌感染的关键步骤，最常用的培养基是牛心脑浸液血平板。送检标本应立即在厌氧环境中接种，置于 37℃厌氧培养 2~3 天，将菌落接种于 2 个血平板，分别置于有氧和无氧环境中培养，两种环境均能生长为兼性厌氧菌，仅在厌氧环境中生长的才是专性厌氧菌。获得纯培养后，再经生化反应等进行鉴定。

（4）分子诊断：核酸杂交和 PCR 可快速诊断。

2. 防治　避免正常菌群侵入非正常寄生部位，及时清创引流防止创伤局部出现微厌氧环境。95% 临床厌氧菌对氯霉素、亚胺硫霉素、氨苄青霉素、氟哌嗪青霉素、甲硝唑、头孢西丁等药物敏感。革兰氏阳性厌氧菌对万古霉素敏感。某些重要部位的感染，如骨髓炎、脑脓肿、心内膜炎等，需进行药敏试验。

第五节　其他常见致病菌

常见的致病细菌，除前述较典型的细菌外，还包括支原体、衣原体、螺旋体和立克次体等。它们均属于原核细胞型微生物，结构组成与细菌相似，故列为广义的细菌范畴。

一、支原体

支原体是一类缺乏细胞壁、呈高度多形性、可通过常用除菌滤器、能在无生命的培养基中生长繁殖的最小原核细胞型微生物。引起人类疾病的支原体隶属支原体属和脲原体属。支原体属有133个种，脲原体属有7个种，主要引起呼吸道与泌尿生殖道感染。

（一）生物学性状

1. 形态与结构　大小一般为0.3~0.5μm，无细胞壁，呈多形性，有球形、杆状、丝状、分枝状等多种形态。革兰氏阴性，但不易着色，一般以吉姆萨染色，呈淡紫色。支原体的细胞膜厚7.5~10nm，可分外、中、内3层，内外两层为蛋白及糖类，中层为脂类，主要为磷脂。胆固醇位于磷脂分子之间，对保持细胞膜完整性具有一定的作用。凡能作用于胆固醇的物质，如洋地黄苷等，能破坏支原体的细胞膜而导致其死亡。

2. 培养特性　以二分裂方式繁殖为主，亦可出芽、分枝形成丝状后断裂呈球杆状颗粒。营养要求较高，在固体培养基上形成中心致密凸起、四周由颗粒包绕的荷包蛋样菌落。

3. 抗原结构　支原体细胞膜抗原由蛋白质和糖脂组成。细胞膜外层蛋白质是其主要特异性抗原，各种支原体均有其特有的抗原结构，较少交叉，在鉴定方面有重要意义。

4. 抵抗力　对各种理化因素的影响敏感，易被消毒剂灭活。支原体对多西环素、红霉素等敏感，对青霉素类不敏感。

（二）致病性与免疫性

1. 致病物质　肺炎支原体以其顶端结构中P1表面蛋白和P30为主要黏附因子，使肺炎支原体黏附于呼吸道上皮细胞表面，定植后侵入细胞间隙，产生过氧化氢等，使宿主细胞触媒失去活力，纤毛运动减弱，RNA及蛋白质合成减少，细胞功能受损乃至死亡脱落；肺炎支原体脂蛋白能刺激炎症细胞释放大量促炎细胞因子，如IL-1、IL-6、TNF-α等，引起组织损伤。脲原体产生尿素酶，可水解尿素生成大量氨，对细胞有急性毒性作用；脲原体脂质相关膜蛋白（LAMP）可刺激单核巨噬细胞分泌TNF-α、IL-1β和IL-6，加重局部组织炎症损伤。

2. 所致疾病　肺炎支原体主要经飞沫传播，可引起原发性非典型肺炎，临床症状较轻，以咳嗽、发热、咽喉痛和肌肉痛为主。脲原体为条件致病菌，主要通过性接触传播，主要引起尿道炎、宫颈炎、盆腔炎及尿路结石等。

3. 免疫性　分泌型IgA及特异性细胞免疫在防止支原体再感染上有一定作用。特异性的CD4+Th1细胞在清除支原体的同时释放大量炎性细胞因子，也能引起自身组织损伤。

（三）检测与防治

1. 病原学检测　由于培养耗时长，通常不用于常规检测。临床上常用冷凝集试验。此外还可采用快速诊断法，如ELISA检测标本中P1蛋白，以及PCR检测标本中支原体DNA。

2. 防治　加强性健康教育，对高危人群及其性伴侣进行监测，患者给予及时治疗。支原体对多西环素、链霉素、红霉素、氯霉素、螺旋霉素等敏感。大环内酯类、喹诺酮类抗生素及多西环素类是治疗脲原体的首选药物，但有耐药菌株。

二、衣原体

衣原体是一类寄生在真核细胞内、有独特发育周期、能通过细菌滤器的原核细胞型微生物。与人类疾病有关的主要有沙眼衣原体（*C. trachomatis*）、肺炎衣原体（*C. pneumoniae*）和鹦鹉热衣原体（*C. psittaci*）等。

（一）生物学性状

1. 形态与结构　衣原体在宿主细胞内生长繁殖时有独特的发育周期，可观察到2种不同的颗粒结构：①原体（elementary body，EB）：直径为0.2~0.4μm，是发育成熟的衣原体，为细胞外形式（具感染性，无繁殖能力），通过吞饮作用进入胞内，由宿主细胞膜包围EB形成空泡，并在空泡内逐渐发育、增大变成始体；②始体（initial body）：又称网状体（reticulate body，RB），为细胞内形式(有繁殖能力,无感染性),是衣原体发育周期中的繁殖型。直径为 0.5~1.0μm,圆形或椭圆形,无胞壁,代谢活泼,以二分裂方式繁殖成熟的 EB 从宿主细胞中释放,再感染新的易感细胞,开始新的发育周期,整个发育周期需 48~72 小时。

2. 培养特性　专性细胞内寄生。多数能在 6~8 日龄鸡胚卵黄囊中生长繁殖,有的也可用小鼠培养和细胞培养。

3. 抗原结构和分类　沙眼衣原体细胞壁的抗原主要分为属、种、型特异性抗原。肺炎衣原体只有 1 个血清型。

4. 抵抗力　耐冷不耐热,60℃仅能存活 5~10 分钟,-70℃可保存数年,对常用消毒剂敏感,红霉素、多西环素和四环素等有抑制衣原体繁殖的作用。

(二)致病性与免疫性

1. 致病物质　衣原体通过皮肤或黏膜微小创面侵入机体后,通过肝硫素作为桥梁,吸附于易感的柱状或杯状上皮细胞,进入细胞内生长繁殖,产生内毒素样毒性物质,抑制细胞代谢并直接破坏细胞。此外,衣原体Ⅲ型分泌系统可通过分泌效应蛋白或将毒力蛋白直接注入宿主细胞而发挥致病作用。衣原体的主要外膜蛋白可引起超敏反应,导致组织损伤。

2. 所致疾病　沙眼生物型和生殖生物型衣原体感染所致疾病有:①沙眼:早期眼睑结膜炎,表现为流泪、脓性分泌物等,后期出现结膜瘢痕、睑板内翻、角膜血管翳,并可致盲;②包涵体结膜炎:表现类似沙眼早期,不出现结膜瘢痕、角膜血管翳;③泌尿生殖道感染:表现为尿道炎、附睾炎、阴道炎或宫颈炎等;④沙眼衣原体肺炎:呈间质性肺炎表现,多见于婴儿。

性病淋巴肉芽肿生物型主要引起性病淋巴肉芽肿,男性表现为化脓性腹股沟淋巴结炎和慢性淋巴肉芽肿,女性表现为会阴、肛门或直肠炎症,严重者出现会阴大面积损伤的慢性生殖器溃疡。

肺炎衣原体与鹦鹉热衣原体是呼吸道疾病的重要病原体,主要引起青少年急性呼吸道感染,可导致肺炎、支气管炎、咽炎和鼻窦炎等。

3. 免疫性　可诱发特异性免疫,以细胞免疫为主。

(三)检测与防治

致病性衣原体的病原学检测以直接镜检发现包涵体为初步诊断依据,以血清学诊断或细菌核酸检测为确诊依据。良好的个人卫生习惯及对于衣原体致病知识的了解是最好的预防措施。衣原体对大环内酯类、喹诺酮类抗生素普遍敏感,沙眼衣原体对磺胺类药物敏感。

三、螺旋体

螺旋体是一类广泛分布于自然界、呈螺旋状、细长柔软、没有外鞭毛但运动活泼的原核细胞型微生物。对人和动物致病的螺旋体有 3 个属:钩端螺旋体属(*Leptospira*)、密螺旋体属(*Treponema*)和疏螺旋体属(*Borrelia*)。

(一)钩端螺旋体属

1. 生物学性状　菌体纤细,6~12μm×0.1~0.2μm,螺旋细密规则,呈串珠状,一端或两端钩状。革兰氏染色不易着色,一般用 Fontana 镀银染色,呈棕褐色。常用柯氏(Korthof)培养基分离培养。抵抗力弱,对干燥、酸、热、紫外线、消毒剂、青霉素类抗生素敏感,能在湿土中越冬,这对钩端螺旋体病的传播有重要意义。

2. 致病性与免疫性

(1)致病物质:主要致病物质有:①黏附素:致病性钩端螺旋体能以菌体一端或两端黏附于细胞,黏附素包括外膜蛋白及钩端螺旋体免疫球蛋白样蛋白;②内毒素样物质:钩端螺旋体的细胞壁中含有类似 LPS 物质;③溶血素:可溶解人红细胞,引起贫血、出血、肝大、黄疸和血尿。

(2) 所致疾病:钩端螺旋体引起的钩端螺旋体病是人畜共患传染病,鼠类和猪为主要传染源和储存宿主。钩端螺旋体在鼠类和猪等动物的肾曲小管中生长繁殖,并随尿排出,污染水源和土壤,可经微小伤口甚至完整皮肤黏膜侵入机体。钩端螺旋体大量繁殖可引起钩端螺旋体血症,随后侵入肝、肾、肺、脑膜等器官、组织,并在其中繁殖引起病变,导致钩端螺旋体病。潜伏期一般 3~14 天。其临床表现复杂,极易误诊。患者可出现高热、头痛、腰痛、结膜充血、腓肠肌疼痛、淋巴结肿大、出血倾向和黄疸等临床症状,以及肝、肾、脑、肺等器官损害。该病的诊断应特别注意地区性、季节性及患者职业。

(3) 免疫性:机体主要依靠特异性抗体清除血循环中的病原体。患者和隐性感染者可获得持久免疫力。

3. 检测与防治

(1) 病原学检测:发病 1 周内取血,第 2 周后取尿,有脑膜刺激症状者取脑脊液,镜检或分离培养与鉴定。凝集反应、间接免疫荧光抗体试验、补体结合试验等不仅用于诊断疾病,也可用于流行病学调查。

(2) 防治:钩端螺旋体病的预防措施主要是消灭传染源、切断传播途径和增强机体抗钩端螺旋体免疫力等。治疗首选青霉素、庆大霉素等。目前我国已成功研制了多价钩端螺旋体外膜疫苗,并纳入流行区域的计划免疫。

(二) 密螺旋体属

密螺旋体属分为致病性和非致病性两大类。致病性密螺旋体主要有苍白密螺旋体和品他密螺旋体两个种,苍白密螺旋体又分为 3 个亚种:苍白亚种(subsp. pallidum)、地方亚种(subsp. endemicum)和极细亚种(subsp. pertenue)。其中苍白亚种称梅毒螺旋体,是人类梅毒的病原体。

1. 生物学性状 7~8μm × 0.1~0.2μm,有 8~14 个致密而规则的小螺旋,两端尖直,运动活泼。固定后的密螺旋体可用 Fontana 镀银染色,菌体呈棕褐色。密螺旋体目前仍不能在细菌培养基中培养,只能接种于家兔睾丸或眼前房内培养。对温度和干燥特别敏感,抵抗力极弱,对肥皂水和一般消毒剂及青霉素、四环素等广谱抗生素、砷剂均敏感。

2. 致病性与免疫性 梅毒螺旋体引起梅毒,人是梅毒的唯一传染源。主要表现为先天性梅毒和获得性梅毒。

(1) 致病物质:梅毒螺旋体有很强的侵袭力,但未发现有内毒素和外毒素。其外膜蛋白、透明质酸酶、荚膜样物质与其致病性有关,其在宿主细胞内繁殖可直接损伤宿主细胞并引起Ⅲ、Ⅳ型超敏反应。

(2) 所致疾病:梅毒螺旋体仅感染人类引起梅毒,梅毒患者是唯一的传染源。梅毒一般分为后天性(获得性)和先天性两种,前者通过性接触传染,后者从母体通过胎盘传染给胎儿。

获得性梅毒临床上分为 3 期:①一期(初期)梅毒:感染后 3 周左右局部出现无痛性硬下疳。多见于外生殖器,其溃疡渗出液中有大量苍白亚种螺旋体,感染性极强。一般 4~8 周后,硬下疳常自愈。②二期梅毒:发生于硬下疳出现后 2~8 周。全身皮肤、黏膜常有梅毒疹,全身淋巴结肿大,有时亦累及骨、关节、眼及其他脏器。在梅毒疹和淋巴结中,存在大量苍白亚种螺旋体。初次出现的梅毒疹经过一定时期后会自行消退,但隐伏一段时间后又出现新的皮疹。一、二期传染性强,但破坏性较小,也称早期梅毒。③三期梅毒:也称晚期梅毒,发生于感染 2 年以后,亦可长达 10~15 年。病变可波及全身组织和器官。基本损害为慢性肉芽肿,局部因动脉内膜炎所引起的缺血而使组织坏死。三期梅毒传染性较小,但对自身损害较大。此期不仅出现皮肤、黏膜溃疡性坏死病灶,而且侵犯内脏器官和组织。

先天梅毒也称胎传梅毒,梅毒孕妇可通过胎盘传给胎儿,导致流产、早产或死胎,或出生梅毒患儿。梅毒患儿可有梅毒性鼻炎、天疱疮、斑丘疹,可呈锯齿形牙、间质性角膜炎、先天性耳聋、鞍形鼻等特殊体征。

(3) 免疫性:机体以细胞免疫为主,对梅毒的免疫属感染性免疫,即有梅毒螺旋体感染时才有免疫力。在感染的所有阶段,患者可产生梅毒螺旋体特异性抗体和抗心磷脂抗体。抗心磷脂抗体又称为反应素,能与生物组织中某些脂类物质发生反应,无保护作用,仅用于梅毒血清学诊断。

3. 检测与防治

(1) 病原学检测:密螺旋体的检测,除暗视野显微镜直接镜检外,主要依赖血清学检测。非密螺旋体抗原试验常用于初筛,常用方法的是快速血浆反应素试验(rapid plasma regain, RPR)试验。密螺旋体抗原试验常用于确诊,常用的是梅毒螺旋体抗体微量血凝试验(MHA-TP test)。梅毒螺旋体特异性 DNA 片段的 PCR 检测对非典型梅毒诊断有重要参考价值。

(2) 防治:加强性健康教育和注重性卫生是降低梅毒发病率的有效措施。梅毒确诊后,应尽早予以彻底治疗,目前多采用青霉素类药物治疗 3 个月至 1 年,以血清抗体转阴为治愈指标,且治疗结束后需定期复查。目前尚无梅毒疫苗。

四、立克次体

立克次体是一类以节肢动物为传播媒介、严格细胞内寄生、革兰氏阴性原核细胞型微生物,可引起人畜共患病。对人类有致病作用的立克次体主要包括立克次体属(Rickettsia)的斑疹伤寒群(typhus group)与斑点热群立克次体(spotted fever group)、东方体属(Orientia)恙虫病立克次体(O. tsutsugamushi)、无形体属(Anaplasma)嗜吞噬细胞无形体(A. phagocytophilum)、埃里希体属(Ehrlichia)的查菲埃里希体(E. chaffeensis)和伊文埃里希体(E. ewingii),以及新立克次体属(Neorickettsia)的腺热新立克次体(N. sennetsu)。

(一) 生物学性状

立克次体呈多形性,以球杆状或杆状为主,大小为 0.2~0.6μm × 0.8~2.0μm。一般不通过细菌滤器。有细胞壁,外有黏液层。常用吉姆萨染色呈蓝色,两级浓染。专性寄生,二分裂繁殖。56℃ 30 分钟可被杀死。对低温、干燥抵抗力较强。对常用化学消毒剂[如石炭酸、酚(来苏儿)等]敏感。对氯霉素和四环素类抗生素敏感,但磺胺类药物可促进其生长繁殖。

(二) 致病性与免疫性

1. 致病物质　主要有内毒素和磷脂酶 A。内毒素的主要成分和生物学活性与细菌内毒素类似。磷脂酶 A 能直接溶解宿主细胞膜和胞内吞噬体膜。另外,立克次体表面黏液层结构有利于黏附到宿主细胞表面,并具有抗吞噬作用。

2. 所致疾病

(1) 普氏立克次体:是流行性斑疹伤寒的病原体,世界各地均有。普氏立克次体的储存宿主是患者,患者是唯一的传染源,体虱是主要传播媒介,以人—虱—人方式传播。人感染立克次体后,经约 2 周的潜伏期,骤然发病,主要症状为高热、头痛、皮疹,可伴神经系统、心血管系统或其他脏器损害。此外,含有立克次体的干燥虱粪也可经空气侵入呼吸道和眼结膜导致感染。

(2) 地方性斑疹伤寒立克次体:又称莫氏立克次体,是地方性斑疹伤寒的病原体,主要流行于非洲和南美洲。鼠是主要储存宿主,鼠蚤是主要传播媒介,鼠蚤叮咬、吸取人血时将立克次体传染给人。该病临床症状与流行性斑疹伤寒相似,但发病缓慢且症状较轻,很少累及中枢神经系统、心肌等。

（3）恙虫病立克次体:引起恙虫病。恙螨是储存宿主和传播媒介。通过恙螨的叮咬在鼠间及人间传播。临床表现为高热、皮疹、淋巴结肿大,在叮咬处先出现红色丘疹,成水疱后破裂,溃疡处覆以黑色焦痂是恙虫病的特征之一。

3. 免疫性　感染后可产生细胞免疫和体液免疫,细胞免疫更为重要。

（三）检测与防治

将取自患者的标本接种于易感动物,待其发病后再取材染色镜检。外斐反应对诊断立克次体感染具有重要参考价值。杀灭虱、蚤、螨和鼠等立克次体的传播媒介和储存宿主,改善易感人群的生活条件,加强个人防护。斑疹伤寒的预防可接种斑疹伤寒减毒疫苗。治疗可选用氯霉素、四环素等敏感抗生素。

五、放线菌

放线菌是一类丝状或链状、呈分枝生长、能形成孢子的原核细胞型微生物。放线菌属成员多为机会致病菌。致病性放线菌主要为放线菌属和诺卡菌属中的菌群。放线菌是抗生素的主要产生菌。

（一）生物学性状

革兰氏阳性,非抗酸性丝状菌,菌丝细长无隔有分支,末端膨大呈棒状。人工培养比较困难,营养要求高,生长缓慢,厌氧或微需氧。在血平板上经 37℃培养 4~6 天可形成灰白色或淡黄色圆形微小菌落,不溶血。在患者病灶组织和脓样分泌物中可形成肉眼可见的黄色小颗粒,称为硫磺样颗粒(sulfur granule),是放线菌在组织中形成的菌落。将硫磺样颗粒制成压片或组织切片,显微镜下可见放射状排列的菌丝,类似菊花状。

（二）致病性与免疫性

放线菌属的衣氏放线菌致病性较强,主要存在于口腔等与外界相通的腔道,属于正常菌群。在机体免疫力下降、口腔黏膜损伤、拔牙等情况下,可引起软组织化脓性炎症等内源性感染,表现为慢性肉芽肿,常伴有多发性瘘管,排出特征性硫磺样颗粒。病变最常见于面颈部,也可引起胸部、腹部、盆腔及中枢神经系统等感染。放线菌属的内氏放线菌、龋齿放线菌等与龋齿和牙周炎相关。抗感染免疫以细胞免疫为主,血清无保护作用,也无诊断价值。

（三）检测与防治

1. 病原学检测　放线菌感染检测主要是在脓液、痰液和组织中寻找硫磺样颗粒;对可疑颗粒制成压片,经革兰氏染色,镜检特征性菊花状菌丝。必要时可用沙氏葡萄糖琼脂和血平板进行分离培养,经涂片、革兰氏染色和菌落镜检鉴定。

2. 防治　注意口腔卫生,及时治疗牙病或口腔黏膜损伤;脓肿应充分引流,积极处理瘘管,改变厌氧环境。治疗可用青霉素或红霉素等。

（王　平）

复习思考题

1. 金黄色葡萄球菌、A 群链球菌引起化脓性感染时,脓液有何区别? 为什么?

2. 引起人类患肠热症和胃肠炎的沙门菌主要是哪些血清型?

3. 破伤风梭菌致病的主要毒素是什么? 简述其致病机制。

◇◇◇ 第十四章 ◇◇◇

常见致病性真菌

↘ 学习目标

　　医学真菌根据引起感染的部位不同可分为浅部感染真菌、皮下组织感染真菌和深部感染真菌。

　　1. 掌握皮肤癣菌、新型隐球菌、白假丝酵母菌的生物学性状和致病机制。

　　2. 熟悉常见致病性真菌的检测方法。

　　3. 了解常见致病性真菌的防治原则。

　　致病性真菌根据引起感染的部位不同,可分为:①浅部感染真菌,包括皮肤癣菌和角层癣菌;②皮下组织感染真菌,如孢子丝菌和着色真菌;③深部感染真菌,如假丝酵母菌、隐球菌、曲霉、毛霉等。

第一节　浅部感染真菌

　　浅部感染真菌通过寄生或腐生于表皮角质层、毛发、甲板等角蛋白组织而引起浅表感染,一般不侵犯皮下组织和内脏器官,故不引起全身性感染。多因接触患者或病畜而致病。浅部感染真菌可分为皮肤癣菌和角层癣菌两类。其中,皮肤癣菌是引起浅部感染的主要真菌,侵犯角化的表皮、毛发和指/趾甲,引起体癣、股癣和手足癣等,以手足癣最为多见。对人致病的皮肤癣菌可分为 3 个属:毛癣菌属(*Trichophyton*)、表皮癣菌属(*Epidermophyton*)、小孢子癣菌属(*Microsporum*)。

一、毛癣菌属

　　毛癣菌属已知有 20 余种,对人致病的有 10 余种,以红色毛癣菌、紫色毛癣菌和须癣毛癣菌为常见。

(一)生物学性状

　　在 SDA 培养基上,不同毛癣菌的菌落形态可呈绒毛状、粉末状、颗粒状或脑回状,其颜色可为白色、奶油色、黄色、红色、橙黄色或紫色等。显微镜下可见有隔菌丝,菌丝呈螺旋状或鹿角状等;孢子为细长、棒状、薄壁的大分生孢子和侧生、散在或呈葡萄状的小分生孢子。

(二)致病性

　　在常见致病毛癣菌中,红色毛癣菌是我国最常见的皮肤癣菌,主要侵犯皮肤、指/趾甲,偶可侵犯毛发。其引起的股癣以丘疹为主,境界清楚,常缠绵难愈;引起的体癣,类似播散性神经性皮炎或鱼鳞病;引起的手足癣多为角化过度型或鳞屑型,并可伴发甲癣。紫色毛癣菌对人表皮组织有高度亲嗜性,主要引起头黑癣。因头皮早期损害呈灰白色斑片,继之病损头发露出头皮即折断,留下发根如同"黑芝麻点状",故名头黑癣。亦可引起体癣、甲癣。须癣毛癣菌可侵犯皮肤、指/趾甲和毛发。毛发感染时呈发外型,局部炎症比较明显。引起的手足癣多表现为水疱型,指/趾甲感染一般只波及少数几个指/趾甲。引起的体癣、股癣,其皮疹表现为环状,周围可有丘疹及水疱,中央部位的皮肤正常,预后不留色素沉着。亦可引起脓癣、须癣及皮肤肉芽肿,还可引起癣菌疹。

（三）检测与防治

1. 病原学检测　采集病灶皮屑、甲屑或毛发,滴加 10% 氢氧化钾并微加热处理后直接镜检,根据菌丝和孢子特征可做初步诊断。必要时可将标本接种于 SDA 培养基,培养后根据菌落特征、菌丝和孢子特点等鉴定。

2. 防治　注意卫生,尽量避免与患者接触及共用物品。保持鞋袜清洁与干燥,防止皮肤癣菌滋生。治疗主要采用局部用药,如伊曲康唑软膏等。甲癣的治疗比较困难,疗程可达数月之久,且容易复发。

二、表皮癣菌属

表皮癣菌属只有 1 个种,即絮状表皮癣菌（*E. floccosum*）对人有致病性。

（一）生物学性状

絮状表皮癣菌在 SDA 培养基上室温或 28℃时生长较快,菌落开始如蜡状,继而出现粉末状,由白色变成黄绿色。镜检可见菌丝较细、有分隔,偶见球拍状、结节状及螺旋状菌丝。菌丝侧壁及顶端形成大分生孢子,呈棍棒状,壁薄,由 3~5 个细胞组成,无小分生孢子。

（二）致病性

絮状表皮癣菌对人表皮组织有高度亲嗜性,可侵犯人类的皮肤和指甲,可致体癣、足癣、手癣、股癣和甲癣等。絮状表皮癣菌不侵犯毛发。

（三）检测与防治

同致病毛癣菌。

三、小孢子癣菌属

小孢子癣菌属已知有 15 个种,多数具有致病性。我国以奥杜盎小孢子菌、犬小孢子菌、石膏样小孢子菌等几种为常见。

（一）生物学性状

在 SDA 培养基上,小孢子菌呈绒毛状或粉末状、表面粗糙的灰色、橘红色或棕黄色菌落。菌丝有隔,呈梳状、结节状或网球拍状。镜下见厚壁梭形大分生孢子,菌丝侧枝末端可见小分生孢子。

（二）致病性

小孢子癣菌主要侵犯毛发与皮肤,引起头癣或体癣,不侵犯甲板。奥杜盎小孢子菌对人表皮组织有高度亲嗜性,可引起发外型头白癣,偶可引起体癣、甲癣、脓癣、癣菌疹等。犬小孢子菌即羊毛样小孢子菌,是头脓癣、头白癣及体癣的主要病原菌,所引起的癣病局部炎症明显,病程急剧,亦可并发癣菌疹、甲癣及须癣。石膏样小孢子菌的致病作用与临床表现与羊毛样小孢子菌相似。

（三）检测与防治

同致病毛癣菌。

第二节　深部感染真菌

深部感染真菌指能侵袭深部组织和器官的真菌,主要包括隶属子囊菌门的假丝酵母菌属(*Candida*)、肺孢子菌属(*Pneumocystis*)、曲霉菌属(*Aspergillus*)、镰刀菌属(*Fusarium*)、青霉菌属(*Penicillium*)、组织胞浆菌属(*Histoplasma*);隶属担子菌门的隐球菌属(*Cryptococcus*);隶属接合菌门的毛霉菌属(*Mucor*)等。由于抗生素、糖皮质激素、免疫抑制剂、抗癌药物等的广泛使用,各类条件致病性真菌的感染率明显上升。我国最常见的条件致病性真菌为白假丝酵母菌、新型隐球菌,其次为曲霉、毛霉等。

一、假丝酵母菌

(一) 生物学性状

寄居人体的假丝酵母菌属为人体正常共生真菌,有 10 余种,可能成为机会致病性真菌,其中以白假丝酵母菌(*C.albicans*)多见。

白假丝酵母菌又称白念珠菌,呈圆形或卵圆形,革兰氏染色阳性,直径 3~6μm,以出芽方式繁殖,在组织内易形成芽生孢子及假菌丝。培养后在假菌丝中间或顶端常有较大、壁薄的圆形或梨形细胞,可以形成厚膜孢子,为白假丝酵母菌的特征性形态之一。在 1% 吐温 –80 玉米粉琼脂培养基上可形成丰富的假菌丝,同时也产生真菌丝和厚膜孢子;在普通琼脂、血琼脂及沙氏葡萄糖琼脂培养基上 37℃培养 2~3 天后,出现灰白或奶油色、表面光滑、带有浓厚酵母气味的典型的类酵母型菌落,随着时间延长,其菌落增大,颜色变深,质地变硬或有皱褶;血琼脂 37℃培养 10 天,可形成中等大小的暗灰色菌落;在 42℃条件下白假丝酵母菌可生长良好,这一特点可简易区别于都柏林假丝酵母菌。

(二) 致病性

通常存在于健康人的口腔、上呼吸道、肠道及阴道黏膜等部位的白假丝酵母菌,在机体免疫功能下降或正常菌群失调时,则可作为条件致病菌引起感染。

1. 致病物质　白假丝酵母菌的致病物质包括细胞壁甘露糖蛋白的黏附作用、侵袭性酶、生物膜形成等,作为双相菌,假丝酵母菌侵袭机体时表现为菌丝(称组织相或菌丝相),而寄生或血行播散时表现为菌体形式(称酵母相),这增强了该菌寄生、侵入机体、播散和躲避机体防御功能的能力。

2. 所致疾病

(1) 皮肤黏膜感染:皮肤感染好发于潮湿、皱褶部位,可引起湿疹样皮肤白假丝酵母菌病、肛门周围瘙痒症、肛门周围湿疹和指间糜烂症等,易与湿疹混淆。黏膜感染以鹅口疮最多见。鹅口疮好发部位为舌、软腭、颊黏膜、齿龈、咽部等,损害表现为灰白色假膜附着于口腔黏膜上,边缘清楚,周围有红晕,剥除白膜,留下湿润的鲜红色糜烂面或轻度出血,严重者黏膜可出现溃疡、坏死。多发生于体质虚弱的初生婴儿,尤以人工喂养婴儿较多见。成人由于慢性疾病引起机体抵抗力下降、营养失调或各种维生素缺乏时也可发生黏膜白假丝酵母菌感染。鹅口疮也是绝大多数艾滋病患者最常见的继发性感染。

(2) 内脏感染:包括肺炎、支气管炎、肠炎、膀胱炎及肾盂肾炎等,偶尔也可引起败血症。

(3) 中枢神经系统感染:可引起脑膜炎、脑膜脑炎、脑脓肿等,多由原发病灶转移而来。

(三) 检测与防治

1. 病原学检测　常用检测方法有:

（1）直接涂片镜检：脓、痰等标本可直接涂片，经革兰氏染色后镜检。皮屑、甲屑等标本应置玻片上先经 10% KOH 处理后镜检。镜下可见到圆形或卵圆形的菌体及芽生孢子，同时可观察到假菌丝。确诊白假丝酵母菌感染必须同时看到芽生孢子和假菌丝。

（2）分离培养与鉴定：必要时将标本接种于 SDA 培养基中分离培养，25℃培养 1~4 天，形成乳白色（偶见淡黄色）的类酵母型菌落。镜检培养物可见到假菌丝及成群的芽生孢子。一般可根据形态、培养特性及生化反应等进行鉴定。

2. 防治　目前尚无有效的预防措施。对皮肤黏膜感染的治疗可局部涂敷制霉菌素、甲紫、酮康唑和氟康唑等。全身性白假丝酵母菌的治疗可用两性霉素 B 和 5- 氟胞嘧啶等。

二、隐球菌

隐球菌属种类较多，在自然界分布广泛，可在土壤、鸟粪、尤其鸽粪中大量存在，也可存在于人体的体表、口腔及粪便中。新型隐球菌（Cryptococcus neoformans）是该属引起人类感染最常见的病原菌种。

（一）生物学性状

新型隐球菌为酵母型真菌，呈圆形，直径为 4~12μm。菌体外周有一层肥厚的胶质样荚膜，可比菌体宽 1~3 倍。墨汁负染色后镜检，可在黑色的背景中见到圆形或卵圆形的透亮菌体。以芽生方式繁殖，但不生假菌丝。在 SDA 培养基或血琼脂培养基上，25℃和 37℃下数天后即可形成酵母型菌落，初为乳白色、细小菌落，增大后表面黏稠、光滑，并转变为橘黄色，最后变成棕褐色。在麦芽汁液体培养基中，25℃孵育 3 天后呈混浊生长，可有少量沉淀或菌膜。新型隐球菌荚膜由多糖构成，根据其抗原性可分为 A、B、C、D 共 4 个血清型，临床分离株多属于 A 型与 D 型。

（二）致病性

新型隐球菌属于人体正常菌群之一，在机体免疫力降低时可发生内源性感染。新型隐球菌在鸟粪，尤其鸽粪中大量存在，所以人体可通过呼吸道吸入新型隐球菌而引起外源性感染。

1. 致病物质　新型隐球菌荚膜多糖是其重要的致病物质，具有抗吞噬、抑制机体免疫功能、增加免疫耐受性等作用。

2. 所致疾病　由呼吸道吸入后引起感染，初始病灶多为肺部。在肺部引起轻度炎症，一般预后良好。当机体免疫力下降时，可从肺部播散至全身，侵犯其他部位，其中最易侵犯中枢神经系统，引起慢性脑膜炎，表现为剧烈头痛、发热、呕吐和脑膜刺激症状。若不及时治疗，常导致患者死亡。

（三）检测与防治

1. 病原学检测　常用检测方法有：

（1）直接镜检：痰、脓液、离心沉淀后的脑脊液沉渣等标本经墨汁负染后镜检，若见到圆形或卵圆形的有折光性的菌体，外周有透明的肥厚荚膜即可确诊。

（2）分离培养与鉴定：将标本接种于 SDA 培养基，25℃或 37℃培养 2~5 天即可形成典型的隐球菌菌落。从菌落中取菌染色后镜检，可见到圆形或卵圆形菌体，无假菌丝。

（3）血清学试验：ELISA、乳胶凝集试验等方法检测血清和脑脊液标本中的隐球菌抗原。

2. 防治　控制鸽子的数量，避免接触鸽粪或用碱处理鸽粪，有利于控制本病的发生。肺部或皮肤病变，可用 5- 氟胞嘧啶、酮康唑、伊曲康唑等治疗。中枢神经系统隐球菌病可选

笔记栏

用两性霉素 B 静脉滴注或伊曲康唑口服,必要时加用鞘内注射。

（王 平）

复习思考题

1. 简述皮肤癣菌的种类及致病特点。
2. 简述新型隐球菌的致病性。

第十五章

常见致病寄生虫

◆◆◆　　　◆◆◆

学习目标

　　临床常见的致病寄生虫包括原虫、蠕虫及医学节肢动物,其在生物学性状、致病作用、临床表现等方面各具特点。

　　1. 掌握常见致病原虫疟原虫、刚地弓形虫的生物学性状和致病机制;常见致病蠕虫日本血吸虫、猪带绦虫、钩虫的生物学性状和致病机制。

　　2. 熟悉医学节肢动物对人体的危害。

　　3. 了解常见寄生虫的检测方法和防治原则。

　　致病寄生虫的传播受自然、生物、社会因素影响,因此寄生虫病具有明显的地方性、季节性和自然疫源性。

第一节　致　病　原　虫

　　原虫是单细胞真核生物,分布广泛,种类繁多,虫体微小,结构简单。医学原虫有 40 余种,分别寄生于人体的腔道、体液、组织或细胞内。根据运动细胞器类型和生殖方式,将医学原虫分为动鞭纲、叶足纲、孢子纲和动基裂纲 4 类。

　　动鞭纲(Class Zoomastigophora)原虫以鞭毛作为运动细胞器,主要寄生于人体的消化道、泌尿生殖道、血液及组织内,以二分裂方式繁殖。对人体危害较大的鞭毛虫有杜氏利什曼原虫、阴道毛滴虫和蓝氏贾第鞭毛虫等。

　　叶足纲(Class Lobosea)原虫具有叶状伪足,可做变形运动,因而称之为阿米巴或变形虫。多寄生于人体的消化道和腔道,以二分裂方式繁殖。生活史有滋养体和包囊两个时期。常见的人体寄生阿米巴有 7 种,其中主要的致病虫种为溶组织内阿米巴,少数自生生活的阿米巴偶可侵入人体并致病。

　　孢子纲(Class Sporozoa)原虫均营寄生生活,多寄生于细胞内。无典型的运动细胞器,生活史较复杂,生殖方式有无性的裂体增殖、孢子增殖和有性的配子生殖。对人体危害较严重的有疟原虫(*Plasmodium*)、弓形虫(*Toxoplasma*)和隐孢子虫(*Cryptosporidium*),以及少数肉孢子虫(*Sarcocystis*)与等孢球虫(*Isospora*)等。疟原虫致病性较强,其余多为机会性致病原虫。

　　动基裂纲(Class Kinetofragminophorea)原虫多数营自生生活,仅小袋纤毛虫属营寄生生活,引起人类致病者为结肠小袋纤毛虫(*Balantidium coli*)。

一、疟原虫

已发现的疟原虫有 130 余种,分别寄生于两栖类、爬行类、鸟类、哺乳动物。可引起人体感染的疟原虫主要有 5 种,包括间日疟原虫(*Plasmodium vivax*)、三日疟原虫(*Plasmodium malariae*)、恶性疟原虫(*Plasmodium falciparum*)、卵形疟原虫(*Plasmodium ovale*)和诺氏疟原虫(*Plasmodium knowlesi*),分别引起间日疟、三日疟、恶性疟、卵形疟与诺氏疟。

思政元素

疟疾与青蒿素

1971 年,屠呦呦等中国科学家发现中药青蒿乙醚提取物的中性部分对疟原虫有 100% 的抑制率。1972 年,从该有效部分中分离得到抗疟有效单体,将其定名为青蒿素。青蒿素是具有高效、速效、低毒优点的新结构类型抗疟药,对各型疟疾均有效。针对青蒿素成本高、对疟疾难以根治等缺点,屠呦呦团队又研发出抗疟疗效为前者 10 倍的双氢青蒿素,为国内外开展青蒿素衍生物研究打开了局面。屠呦呦因此获 2011 年美国拉斯克医学奖和 2015 年诺贝尔生理学或医学奖。青蒿素是传统中医药送给世界人民的礼物,也是以屠呦呦为代表的中国科学家集体智慧的体现。

疟疾呈世界性分布。我国以间日疟最常见,其次是恶性疟,三日疟和卵形疟少见。间日疟流行于长江流域以南平原和黄淮下游一带,恶性疟多见于海南省和云南南部山区。

(一)生物学性状

1. 形态与结构 疟原虫各期虫体形态多样。在蚊体发育期分合子、动合子、卵囊、子孢子等;在人体发育期分滋养体、裂殖体和配子体等,其红细胞内所现的形态为病原诊断的主要依据。

疟原虫的基本构造为胞核、胞质和胞膜,在人体红细胞寄生后,出现疟色素。用瑞特或吉姆萨染液染色后,疟原虫核呈紫红色,胞质为天蓝色至深蓝色,疟色素呈棕黄色、棕褐色或黑褐色。现将红内期原虫形态特征描述如下:

(1)滋养体:为疟原虫在红细胞内最早出现的摄食和发育阶段。按发育先后分为:①早期滋养体(环状体):疟原虫侵入红细胞发育的最早时期,胞质环状,淡蓝色,中央为空泡,核深红,位于环的一侧,形状像指环,故又名环状体。此期所寄生的红细胞几乎无改变。②晚期滋养体:环状体经发育虫体增大,核变大,胞质增多,有时伸出伪足,形状不规则,常含空泡,故又名阿米巴样滋养体或大滋养体,其胞质内开始出现疟色素颗粒,为疟原虫利用血红蛋白后的代谢产物。此期被间日疟原虫寄生的红细胞胀大、颜色变淡,开始出现红色的薛氏小点。

(2)裂殖体:晚期滋养体继续发育,虫体渐圆,空泡消失,疟色素增多、集中,核开始分裂,此时称早期裂殖体或未成熟裂殖体。核分裂完成,胞质也随之分裂,并包围每个核,形成相应数目的裂殖子,称为成熟裂殖体。成熟裂殖体中可见疟色素聚集成团,其分布及所含裂殖子数目依虫种而异。

(3)配子体:经过几次裂体增殖,部分裂殖子进入红细胞中发育,胞核增大而不再分裂,胞质增多而无伪足,不再进行裂体增殖而发育为雌、雄配子体或分别称之为大、小配子体。雌配子体的核较致密而位于虫体一侧或居中;雄配子体的核较疏松位于虫体中央。配子体的进一步发育需在蚊胃中进行，否则在人体内经过 30~60 天即衰老变性而被消灭。4 种疟原虫各期形态见表 15-1。

表 15-1　薄血膜中 4 种疟原虫的形态鉴别

	间日疟原虫	恶性疟原虫	三日疟原虫	卵形疟原虫
早期滋养体（环状体）	环较大，约为红细胞直径的 1/3，核 1 个，偶见 2 个，每红细胞内仅寄生 1 个疟原虫	环细小，为红细胞直径的 1/6~1/5，核 1 个或 2 个，每个红细胞内常有数个虫体，且多位于红细胞边缘	胞质深蓝色，环较粗大，约为红细胞直径的 1/3，核 1 个，红色，红细胞内常见 1 个原虫	似三日疟原虫
晚期滋养体	虫体渐增大，形状不规则，伸出伪足，胞质中有空泡，疟色素棕黄色，细小杆状，分散在胞质内	外周血不易见到	体小圆形或带状，胞质致密，空泡小或无，疟色素棕黑色，颗粒状，位于虫体边缘	虫体较三日疟原虫大，圆形，空泡不明显，核 1 个，疟色素似间日疟，但较粗大
未成熟裂殖体	核开始分裂，胞质随着核的分裂渐呈圆形，空泡消失，疟色素开始集中	外周血不易见到	体小圆形，空泡消失，核 2 个以上，疟色素集中较迟	体小圆形或卵圆形，空泡消失，疟色素集中较迟
成熟裂殖体	含裂殖子 12~24 个，平均 16 个，排列不规则，疟色素聚集成堆，偏于一侧或在中部	含裂殖子 8~36 个，通常 18~24 个，排列不规则，疟色素集中一团	含裂殖子 6~12 个，通常 8 个，花瓣状排列，疟色素集中于中央	似三日疟原虫，但疟色素集中在中央或一侧
雌配子体	圆形，胞质深蓝，核深红较致密，常偏于一边，疟色素散在于胞质中	新月形，胞质深蓝，核致密、深红色位于中央，疟色素褐色位于核周围	与间日疟原虫相似，仅虫体较小，疟色素分散	似三日疟原虫，疟色素似间日疟原虫
雄配子体	圆形，胞质色蓝，核淡红色、较疏松，位于中央，疟色素分散于胞质中	腊肠形，两端钝圆，胞质淡蓝色，核疏松、淡红色，位于中央，疟色素黄褐色，在核周围	与间日疟原虫相似，仅虫体较小，疟色素分散	似三日疟原虫，疟色素似间日疟原虫
被寄生红细胞的变化	除环状体外，其余各期均胀大，色淡，有鲜红色的薛氏小点	正常或缩小，常见疏松粗大紫褐色的茂氏小点	正常或缩小，色泽与正常红细胞同，偶可见到齐氏小点	略胀大，色淡，边缘呈锯齿状，有较多红色粗大的薛氏小点

2. 生活史　寄生于人体的 5 种疟原虫生活史基本相同，需要在人（中间宿主）和雌性按蚊（终宿主）两个宿主体内发育，经历无性生殖和有性生殖的世代交替。即疟原虫的生活史可分为人体内发育期与蚊体内发育期两个时期。

（1）人体内发育期：包括在肝细胞内的发育和在红细胞内的发育两个阶段。

1）红细胞外期（简称红外期）：即疟原虫在肝细胞内的裂体增殖。含有疟原虫感染性子孢子的雌性按蚊吸血时，子孢子随蚊唾液进入人体，约 30 分钟后，部分子孢子经血流侵入肝细胞，进行肝细胞内的裂体增殖，形成红外期裂殖体，每个成熟的裂殖体含有许多裂殖子。随着肝细胞破裂裂殖子释出，部分裂殖子入血流侵入红细胞，其余则被吞噬细胞吞噬。完成红外期发育的时间，间日疟原虫为 7~9 天，恶性疟原虫为 6~7 天，三日疟原虫为 11~12 天，卵形疟原虫为 9 天。近年来，学者多认为间日疟原虫和卵形疟原虫的子孢子具有遗传学上不同的两种类型，即速发型子孢子（tachysporozoites，TS）与迟发型子孢子（bradysporozoites，BS）。

在肝细胞内,速发型子孢子先完成红外期裂体增殖,迟发型子孢子则经过一段或长或短的休眠期后,才完成红外期的裂体增殖。处于休眠期的疟原虫称为休眠子,肝细胞内的休眠子与日后疟疾的复发有关。恶性疟原虫和三日疟原虫无休眠子。

2)红细胞内期(简称红内期):即疟原虫在红细胞内的裂体增殖。红外期的裂殖子从肝细胞释放出来,进入血流后很快侵入红细胞内。在侵入红细胞后,裂殖子先形成环状体,摄取营养,发育为大滋养体,继之发育为裂殖体,裂殖体成熟后红细胞破裂,释出裂殖子,部分裂殖子被吞噬细胞消灭,其余再次侵入正常红细胞,重复其红内期的裂体增殖过程。

间日疟原虫完成一代裂体增殖需48小时,恶性疟原虫需36~48小时,三日疟原虫需72小时,卵形疟原虫需48小时。间日疟原虫和卵形疟原虫通常寄生于网织红细胞;三日疟原虫多寄生于较衰老的红细胞;而恶性疟原虫则可寄生于各期红细胞,早期滋养体在外周血液中经十几小时的发育,逐渐隐匿于微血管、血窦或其他血流缓慢处,继续发育成晚期滋养体及裂殖体,这两个时期在外周血液中一般不容易见到。

红内期疟原虫经过几代裂体增殖后,部分裂殖子进入红细胞直接发育为雌性或雄性配子体。在按蚊叮人吸血时成熟的配子体进入按蚊体内继续发育,如未被按蚊吸入,在血中的配子体经一段时间后变性,被巨噬细胞吞噬消灭。

(2)蚊体内发育期:雌性按蚊叮咬疟疾患者后,疟原虫被吸入蚊胃,环状体、晚期滋养体、裂殖体被消化,而雌配子体发育为雌配子,雄配子体则通过出丝现象形成4~8个雄配子,雄配子钻进雌配子体内,受精形成合子,从而完成配子生殖。继之发育为动合子,穿过蚊胃上皮细胞或其间隙,在胃壁的弹性纤维膜下形成圆形的囊合子(又称卵囊)。

卵囊内的核和胞质不断分裂,形成数千乃至上万个子孢子,称孢子增殖。当卵囊成熟后子孢子可逸出,或卵囊破裂子孢子释出(图 15-1),经血腔进入蚊唾液腺。子孢子是疟原虫的感染阶段,当含有子孢子的按蚊再次叮人吸血时,子孢子随蚊分泌的唾液进入人体,重新开始在人体内的发育(图 15-2)。

(二)致病性

红内期为疟原虫致病阶段,其致病随虫株、侵入数量和宿主免疫状况而异。

1. 疾病过程 疟疾发病可分潜伏期、发作、再燃(recrudescence)与复发(relapse)等不同状态。

(1)潜伏期:子孢子进入人体至疟疾发作前的间期为潜伏期,包括疟原虫红外期发育的时间和红内期裂体增殖而使疟原虫达到一定数量引起疟疾发作的时间。潜伏期的长短与进

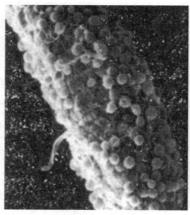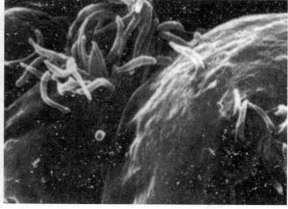

图 15-1 蚊胃上的卵囊和成熟卵囊及子孢子逸出扫描电镜图

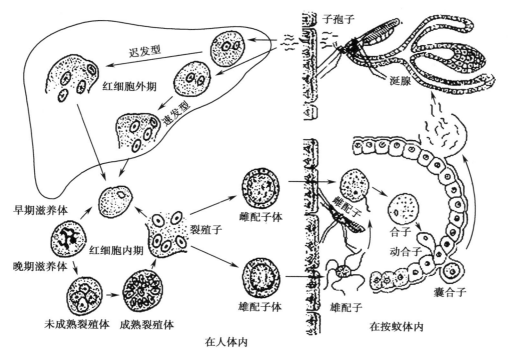

图 15-2　间日疟原虫生活史示意图

入人体的子孢子数量、原虫的种和株及机体的抵抗力有密切关系。恶性疟的潜伏期为 7~27 天,平均 11~12 天;三日疟的潜伏期为 28~37 天,平均 30 天;间日疟的潜伏期,其短潜伏期虫株为 11~25 天,长潜伏期虫株为 6~12 个月,个别可达 2 年之久。

(2) 发作:当裂殖体成熟并胀破红细胞后,血中虫体密度如达到发热阈值(间日疟原虫为 10~500/μl,恶性疟原虫为 500~1 300/μl,三日疟原虫为 140/μl)时,疾病发作。其发作机制过去认为是由于疟原虫的代谢产物、红细胞碎片及残余血红蛋白进入血液,其中部分被多形核白细胞及单核细胞吞噬,产出内源性热原质,与疟原虫的代谢产物共同作用于下丘脑的体温调节中枢引起发热所致。

典型的疟疾周期性发作包括寒战、发热和出汗退热 3 个连续阶段。周期性发作与疟原虫红内期裂体增殖周期相一致。间日疟原虫裂体增殖周期为 48 小时,故隔日发作一次;三日疟原虫裂体增殖周期为 72 小时,故隔 2 日发作一次;恶性疟原虫发育周期为 36~48 小时,但临床表现常为每日发作。如有混合感染、多批原虫感染或疟疾初发原虫增殖不同步时,则疟疾发作可不规则。在间日疟的初发期,由于不同批次的疟原虫先后侵入红细胞发育成熟,出现每日发作。经过几次发作后,机体免疫力增强,淘汰疟原虫数量少的批次,数量占优势的疟原虫批次逐渐同步化,即形成有规律的周期性发作。

(3) 再燃与复发:疟疾初发后,患者无再感染,仅由于残存的红内期疟原虫在一定条件下大量增殖而引起的发作,称为再燃。疟疾初发停止后,若血液中的疟原虫已被彻底清除,未经蚊媒传播感染,而肝细胞内的迟发型子孢子开始其红外期发育,继之侵入红细胞进行裂体增殖,引起临床症状发作,称为复发。恶性疟原虫及三日疟原虫无迟发型子孢子,故无复发,仅有再燃;间日疟原虫及卵形疟原虫则既有再燃又有复发。

2. 临床表现　除典型发作表现外,以贫血、脾肿大为主要表现。

(1) 贫血:疟原虫在红细胞内进行周期性裂体增殖,导致红细胞裂解。发作次数越多、病程越长,则贫血越严重,尤以恶性疟原虫显著。疟疾的贫血并非由单一红细胞被寄生破坏所直接引起。疟疾多次发作后,由于脾功能亢进,大量红细胞被吞噬破坏。宿主产生的抗体可以和含虫红细胞及正常红细胞膜上的疟原虫抗原结合,形成免疫复合物,激活补体,使红细胞溶解。此外,患者骨髓造血功能受抑制,也可能与疟疾贫血有关。

(2) 脾肿大:患者在罹患疟疾早期,脾因充血和吞噬功能增强而肿大。随着发作次数增多,由于疟原虫及其代谢产物的刺激,巨噬细胞和纤维细胞增生,脾可继续增大变硬。由于疟疾发作停止后脾肿大持续存在,可以利用脾肿大率作为判断一个地区疟疾流行程度的指标。

3. 特殊类型　除普通疟疾外,尚可发生:

(1) 凶险型疟疾:因各种原因延误诊断及治疗的患者和无免疫力的重症感染者易引起凶险型疟疾,多见于恶性疟患者,也见于重症间日疟和诺氏疟。临床表现为持续性高热、抽搐、昏迷,特点是病情凶险、发病急骤、死亡率高。常见有脑型(昏迷型)、超高热型、厥冷型和胃肠型等,其中以脑型疟最常见。

(2) 疟性肾病:多见于三日疟患者,系由抗原 - 抗体复合物沉积于肾小球毛细血管基底膜上引起的Ⅲ型超敏反应,严重者可致肾衰竭而死亡。

(3) 输血后疟疾:临床表现与蚊传疟疾相似,但潜伏期短。

(4) 先天性疟疾:因胎盘受损或在分娩过程中母体血污染胎儿伤口所致,胎儿出生后即有贫血、脾肿大、发热。

(5) 婴幼儿疟疾:逐渐起病,精神委顿不安,热型不规则,伴消化道和呼吸道症状,贫血发展快,病死率高。

(三) 检测与防治

1. 检测　常用检测方法有:

(1) 病原学检测:外周血查见疟原虫为确诊依据。

(2) 免疫学诊断:多用于疟疾流行病学调查、防治效果评估及输血对象筛选。

(3) 分子生物学技术:随着分子生物学技术发展的日新月异和推广,近年来一些分子生物学新技术已试用于疟疾的诊断,如核酸探针、PCR 等。

2. 防治　加强和落实灭蚊和传染源防治的综合措施,贯彻因地制宜、分类指导、突出重点的原则。

(1) 预防为主:对易感人群的防护包括个体预防和群体预防,应根据流行环节,因地制宜地采取有效的预防措施。蚊媒防治是预防的重要环节,防孳生、灭幼虫和灭成蚊。药物预防常用乙胺嘧啶或加用磺胺多辛,每种药物使用不宜超过半年。

(2) 抗疟治疗:疟疾的病原治疗能快速杀死红内期疟原虫,迅速控制症状,同时也可控制传染源,防止传播。间日疟采用氯喹和伯氨喹联合治疗,其抗复发治疗可用伯氨喹;恶性疟一般可单用氯喹,在海南、云南等有抗氯喹株存在的地区,宜以青蒿素、咯萘啶与磺胺多辛和乙胺嘧啶合并应用。

二、刚地弓形虫

刚地弓形虫(Toxoplasma gondii),简称弓形虫、弓形体或弓浆虫,广泛寄生于人及多种脊椎动物和鸟类的有核细胞内,引起人兽共患的弓形虫病(toxoplasmosis),是一种重要的机会性致病原虫。该虫呈世界性分布,人群感染较普遍。

(一) 生物学性状

1. 形态与结构　弓形虫发育的过程有 5 种形态:滋养体、包囊、裂殖体、配子体和卵囊。其中滋养体、包囊和卵囊与传播和致病有关。

（1）滋养体：包括速殖子和缓殖子。游离的速殖子呈香蕉形或半月形，一端较尖，一端钝圆，长 4~7μm，最宽处 2~4μm。经吉姆萨染色后可见胞核呈紫红色，位于虫体中央稍近钝圆端，胞浆呈蓝色。急性期速殖子在中间宿主细胞内不断增殖达数个至 20 余个，由宿主细胞膜包裹，形成假包囊。

（2）包囊：圆形或椭圆形，直径 5~100μm，外有一层富有弹性的坚韧囊壁。囊内含数个至数百个缓殖子，其形态与速殖子相似，但虫体较小，核稍偏后。

（3）卵囊：圆形或椭圆形，直径 10~12μm，具 2 层光滑透明的囊壁，未成熟卵囊内充满均匀小颗粒，成熟卵囊内含 2 个孢子囊，每个孢子囊含有 4 个新月形的子孢子。

2. 生活史　弓形虫生活史复杂，在猫科动物体内完成有性生殖，同时也进行无性生殖，因此猫科动物是弓形虫的终宿主兼中间宿主；在人或其他动物体内只能完成无性生殖，为中间宿主。

（1）在终宿主体内的发育：当猫科动物食入带有包囊或假包囊的动物肉类或内脏及成熟卵囊后，包囊内的缓殖子、假包囊内的速殖子及卵囊内的子孢子在小肠腔逸出，侵入小肠上皮细胞发育成裂殖体，进行裂体增殖。经数代增殖后，部分裂殖子发育为雌、雄配子体，配子体进一步发育为雌、雄配子，雌、雄配子受精成为合子，最后形成卵囊。卵囊破上皮细胞进入肠腔，随粪便排出体外。

（2）在中间宿主体内的发育：当猫粪中的卵囊或动物肉类中的包囊、假包囊被中间宿主吞食后，子孢子、缓殖子、速殖子在肠内逸出并侵入肠壁，经血或淋巴进入单核巨噬细胞系统的细胞内寄生，并扩散至全身各器官组织，如脑、肝、心、肺、肌肉、淋巴结等，进入细胞内发育增殖形成假包囊。速殖子增殖到一定数量，胀破宿主细胞，侵入新的组织细胞，反复增殖。在免疫功能正常的机体，部分速殖子侵入宿主细胞后，特别是脑、眼、骨骼肌的虫体增殖速度减慢，转化为缓殖子，并分泌成囊物质，形成包囊。包囊在宿主体内可存活数月、数年或更长。当机体免疫功能低下或长期应用免疫抑制剂时，组织内的包囊可破裂，释出缓殖子，进入其他新的组织细胞继续发育增殖成为速殖子。弓形虫在猫科动物肠外组织中也进行无性生殖形成包囊或假包囊。

此外，弓形虫的感染方式还包括：滋养体经破损的皮肤、黏膜感染人体；受感染孕妇经胎盘感染胎儿；经输血或器官移植感染；经节肢动物携带卵囊污染食物而感染。

（二）致病性

1. 致病作用　弓形虫的致病作用与虫株毒力和宿主的免疫状态有关。①速殖子是弓形虫的主要致病阶段，在细胞内寄生增殖破坏细胞后，逸出的速殖子又可侵犯邻近的细胞，如此反复破坏，因而引起组织的炎症反应、水肿、单核细胞及少数多核细胞浸润。②包囊内缓殖子是引起慢性感染的主要阶段，包囊因缓殖子增殖而体积增大，挤压器官，可致功能障碍。包囊可破裂，释放出缓殖子，一部分缓殖子可侵入新的细胞并形成包囊。③游离的虫体可诱导机体产生迟发型超敏反应，形成肉芽肿及纤维钙化灶，病变多见于脑、眼部等处。宿主感染弓形虫后，正常情况下可产生有效的保护性免疫，一般无明显症状，当宿主免疫功能低下时才引起弓形虫病。

2. 所致疾病

（1）先天性弓形虫病：在孕期感染弓形虫的孕妇，可经胎盘将弓形虫传播给胎儿。孕早期感染可造成流产、早产、畸胎或死胎，其中畸胎发生率最高，如小头畸形、脊柱裂、无脑儿等。怀孕中、晚期感染，受染胎儿多表现为隐性感染，有的出生后数月甚至数年才出现症状，如脑积水、大脑钙化灶、运动障碍，还可表现为弓形虫眼病，可伴有发热、皮疹、消化道症状等。

(2) 获得性弓形虫病:淋巴结肿大是最常见的临床表现,多见于颌下和颈后淋巴结。弓形虫常累及脑和眼部,引起中枢神经系统损害,如脑炎、脑膜脑炎、癫痫和精神异常,弓形虫眼病以视网膜脉络膜炎为多见,也有出现斜视、虹膜睫状体炎、色素膜炎等,多为双侧性病变。艾滋病等免疫缺陷患者可出现严重的全身性弓形虫病,其中多因并发弓形虫脑炎而死亡。

(三) 检测与防治

1. 检测 可取急性期患者的腹水、胸水、羊水、脑脊液、骨髓或血液等,离心后取沉淀物做涂片,或采用活组织穿刺物涂片,经吉姆萨染液染色,镜检弓形虫滋养体。该法简便,但阳性率不高,易漏检。动物接种分离法或细胞培养法是目前比较常用的病原检测法。血清学检测是目前广泛应用的重要辅助诊断手段。近年 PCR 和 DNA 探针技术已广泛用于临床,具有敏感性高、特异性强和早期诊断的价值。

2. 防治 加强动物的监测和隔离,加强食品卫生管理和肉类检疫制度,不吃生或半生的肉、蛋和奶制品。孕妇应避免与猫、猫粪和生肉接触,并定期做弓形虫血清学检测,若在怀孕 5 个月内发现本虫感染,一般应终止妊娠。目前治疗没有特效药,乙胺嘧啶、磺胺类药物对增殖阶段弓形虫有抑制作用,孕妇首选螺旋霉素。

第二节 致 病 蠕 虫

寄生于人体的蠕虫种类很多,仅我国记录的就已逾 120 种,主要分属扁形动物门吸虫纲、绦虫纲与线形动物门尾感器纲、无尾感器纲。

吸虫纲(Class Trematoda)的人体寄生虫生活史较复杂,一般需 2 个或 2 个以上的宿主。各种寄生吸虫的基本结构特征及发育过程相似,对人类的危害也比较大,常见的有日本血吸虫、华支睾吸虫、肺吸虫、布氏姜片吸虫等。

绦虫纲(Class Cestoda)的生物简称绦虫,均营寄生生活,寄生于人体的绦虫有 30 余种,常见的有猪带绦虫、细粒棘球绦虫、曼氏迭宫绦虫等。

尾感器纲(Phasmidea)、无尾感器纲(Aphasmidea)的生物种类多、分布广,多数营自生生活,少部分营寄生生活,极少数既可营自生生活,又可营寄生生活。寄生人体的线虫感染率均较高,常见的有钩虫、似蚓蛔线虫、蠕形住肠线虫、毛首鞭形线虫、丝虫等。

一、日本血吸虫

日本血吸虫(Schistosoma japonicum Katsurada)雌雄异体。寄生于人体的裂体吸虫主要有 6 种,分别是日本血吸虫、曼氏裂体吸虫(*S.mansoni*)、埃及裂体吸虫(*S.haematobium*)、间插裂体吸虫(*S.intercalatum*)、湄公裂体吸虫(*S.Mekongi*)及马来裂体吸虫(*S.malayensis*)。常见的裂体吸虫为前 3 种,我国只有日本血吸虫。

日本血吸虫目前分布于中国、菲律宾及印度尼西亚等亚洲东部国家。在我国曾分布于长江流域及长江以南的 12 个省、市、自治区,对我国人民健康造成长期严重的危害。目前日本血吸虫病仍是我国重点防治的寄生虫病之一。

(一) 生物学性状

1. 形态与结构 日本血吸虫的形态结构涉及成虫、虫卵及幼虫(图 15-3)。

(1) 成虫:雌雄异体,有口、腹吸盘,位于虫体的前部。消化系统有口、食道,食道周围有食道腺,肠管在腹吸盘前分为两支向后延伸,于虫体后约 1/3 处又汇合为单一的盲管。

1）雄虫：粗短呈乳白色或灰白色，背腹扁平，大小为 10~22mm×0.5~0.55mm，口、腹吸盘均较发达，自腹吸盘后，虫体的两侧向腹面卷曲形成抱雌沟，雌虫即栖息于此沟并在此交配，由于抱雌沟的形成，致虫体外观似圆柱形。生殖系统有 7 个睾丸，椭圆形，呈串珠状排列，位于腹吸盘后方的背侧，从每个睾丸发出输出管，汇入腹侧的输精管，向前通入储精囊，开口在腹吸盘后缘的生殖孔。

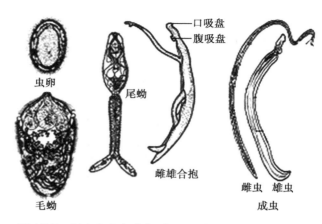

图 15-3 日本血吸虫成虫、虫卵、毛蚴和尾蚴形态示意图

2）雌虫：细长，前细后粗，圆柱形，肠管内含有残存的黑褐色血色素，使虫体后半部呈灰褐色或黑色。大小为 12~26mm×0.1~0.3mm，口、腹吸盘比雄虫的小。消化系统同雄虫。生殖系统有 1 个卵巢，长椭圆形，位于虫体中部，输卵管自卵巢后端发出，绕过卵巢向前延伸，与卵黄管汇合通入卵膜，卵膜外包梅氏腺。子宫管状，与卵膜相接，向前开口于腹吸盘后方的生殖孔。

（2）虫卵：椭圆形，淡黄色，大小为 74~106μm×55~80μm，壳薄，无卵盖，卵的一侧有一个小棘，壳外附有坏死的组织残渣而不光滑，内含毛蚴。毛蚴与卵壳之间有一些大小不等圆形或椭圆形的油滴状分泌物，其内含可溶性虫卵抗原。

（3）毛蚴：梨形，灰白色，半透明，大小为 99μm×35μm。虫体周身披有纤毛，体前端略尖，体内前部中央有一袋状的顶腺，顶腺两侧稍后各有一个长梨形的侧腺。

（4）尾蚴：大小为 280~360μm×60~95μm。尾蚴分体部和尾部，尾分叉，尾部分为尾干和尾叉。体部前端为头器，内有一单细胞头腺，腹吸盘位于体部后 1/3 处，在体部的中后部有单细胞穿刺腺 5 对。

2. 生活史　成虫寄生于人及多种哺乳动物的门脉 - 肠系膜静脉系统。雌虫在终宿主肠黏膜下层的静脉末梢内产卵，多数沉积在结肠壁组织内，小部分虫卵随静脉血回流到肝脏。约需 11 天发育为内含毛蚴的成熟卵，成熟卵可在宿主组织内存活 10~11 天，毛蚴分泌的可溶性抗原可透过卵壳致肠壁组织坏死，形成嗜酸性脓肿。因肠蠕动、腹内压力和血管内压的增高，以及虫卵的重力等作用，含卵的脓肿坏死组织向肠腔溃破，虫卵落入肠腔随粪便排出宿主体外。

含虫卵粪便进入水中，在 20~30℃条件下，经 2~32 小时孵出毛蚴。毛蚴侵入中间宿主钉螺体内，发育为母胞蚴、子胞蚴和尾蚴。尾蚴发育成熟从钉螺体内逸出，在靠近岸边的浅水水面下游动，当人或哺乳动物与尾蚴接触时，尾蚴通过分泌透明质酸酶和胶原纤维酶的溶解作用及体部的伸缩和尾部摆动，侵入宿主体内转变为童虫。然后进入小血管或淋巴管，随血液循环经右心到达肺部，经肺静脉、左心进入体循环，再经肠系膜动脉及毛细血管网进入门静脉，待发育到一定程度后雌雄成虫合抱，再移行到肠系膜静脉及直肠静脉寄居、交配、产卵。从尾蚴侵入人体到虫体发育成熟开始产卵约需 24 天。感染后第 5 周可在粪便中查到虫卵。每条雌虫每日产卵 10 000~30 000 个。成虫寿命一般为 4~5 年，少数可存活 10 年以上（图 15-4）。

（二）致病性

1. 致病机制　日本血吸虫尾蚴经皮肤侵入人体，童虫在人体内移行，成虫在人体内寄生并产卵，虫卵沉积于肝脏和肠壁。尾蚴、童虫、成虫和虫卵均可对人体致病，其中以虫卵所

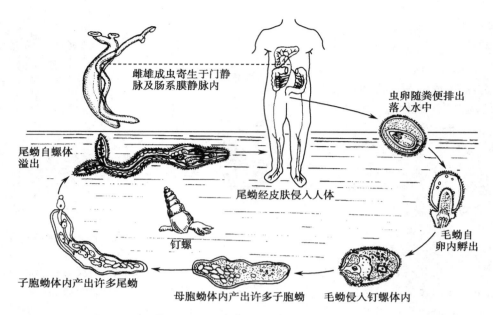

图 15-4　日本血吸虫生活史示意图

致的损害最为严重。

（1）尾蚴：侵入人体皮肤时，由于机械性损伤和毒性作用，导致局部炎症和免疫病理反应，引起尾蚴性皮炎。表现为局部皮肤出现奇痒、灼痛、丘疹、斑疹和水疱，甚至脓疱。有速发型和迟发型两种，前者是抗体介导的Ⅰ型超敏反应，后者为细胞介导的Ⅳ型超敏反应。多见于重复感染者。

（2）童虫：在人体内移行时，引起血管内膜炎症、毛细血管栓塞与破裂，在肺部引起细胞浸润和点状出血。患者出现发热、咳嗽、胸痛、咯血等全身中毒症状。多次重复感染还可出现严重超敏反应，引起哮喘、荨麻疹和嗜酸性粒细胞增多。

（3）成虫：寄生在血管内引起的机械损伤，可致静脉内膜炎和静脉周围炎。代谢物、分泌物和排泄物及脱落的表皮刺激机体产生的免疫复合物，可引发Ⅲ型超敏反应，导致肾小球广泛性损害。

（4）虫卵：是血吸虫的主要致病阶段。卵内毛蚴分泌的蛋白水解酶和糖蛋白等虫卵可溶性抗原可从卵壳微孔渗出，刺激机体的 T 细胞产生淋巴因子，吸引嗜酸性粒细胞和浆细胞等聚集浸润在虫卵周围，形成以虫卵为中心的嗜酸性粒细胞浸润坏死区，即嗜酸性脓肿。患者出现肝脏大、肝区疼痛、肠壁溃疡、腹痛、腹泻和脓血便。

随着卵内毛蚴的死亡，嗜酸性脓肿逐渐被机体吸收，纤维组织大量增生，最后纤维化，使肝小叶结构严重破坏，从而引起肝硬化。由于窦前静脉的广泛阻塞，从而导致门静脉高压，出现肝、脾肿大及腹壁、食管和胃底静脉曲张，甚至发生上消化道出血和腹水等。

2. 临床类型　根据感染虫数、人体免疫状态、营养状况、治疗及时与否，以及是否重复感染等情况，可将日本血吸虫病分为：①急性期：无免疫力的初次严重感染者，临床表现为肝脾肿大、肝区疼痛及压痛，伴有发热等；②慢性期：没有及时治疗或治疗不彻底或少量多次反复感染，可转为慢性血吸虫病，临床表现为腹痛、腹泻、黏液血便、消瘦、乏力及劳动能力减退等；③晚期：随着肝脏和肠壁组织的大量纤维化，临床表现为肝硬化、门静脉高压、巨脾、腹水和上消化道出血及肝性昏迷，甚至结肠壁明显增厚发生癌变，儿童可引起侏儒症。

（三）检测与防治

1. 检测　常用检测方法有：

（1）病原学检测：直接涂片法、水洗沉淀法、毛蚴孵化法、改良加藤厚涂片法（Kato-Katz法）、直肠黏膜活组织检测。

（2）免疫学检测：皮内试验、环卵沉淀试验、酶联免疫吸附试验等。

2. 防治　血吸虫病防治工作是一个系统工程，需综合治理、科学防治、因地制宜、分类指导。目前采用以化学药物治疗为主导和有重点地消灭钉螺这一策略。

二、猪带绦虫

猪带绦虫（Taenia solium）的成虫寄生于人体小肠中，引起猪带绦虫病，幼虫囊尾蚴也可寄生在人的组织内，引起猪囊尾蚴病。

猪带绦虫病广泛流行于世界各地，尤以欧洲国家、中南美洲各国、印度和我国为多见。2014年，联合国粮食及农业组织和世界卫生组织将猪带绦虫病列为十大食源性寄生虫病之首。

（一）生物学性状

1. 形态与结构　猪带绦虫的形态结构涉及成虫、虫卵及囊尾蚴。

（1）成虫：虫体扁平长带状，乳白色，半透明，全长2~4m，包括一个头节、一段颈节和链体。链体共由700~1 000个节片组成，包括未成熟节片、成熟节片和孕节。①头节：圆球形，直径约为1mm，上有4个大而深的杯状吸盘，顶端突起为顶突，上有大小相间的2圈角质小钩；②颈节：虫体的最细部分，与头节间无明显的界限，长约10mm，有再生作用，产生后面的节片；③未成熟节片：短而宽，内部的生殖器官尚未发育成熟；④成熟节片：近正方形，每一节片内均有发育成熟的雌雄两套生殖器官；⑤孕节（妊娠节片）：长方形，每一节片内仅有充满虫卵的子宫，并由子宫主干向两侧各分出7~13个分支（图15-5）。

（2）虫卵：圆球形，壳极薄，排出时壳多已脱落，内层为胚膜，棕黄色，厚而有放射纹，脱壳卵大小为31~43μm，内含六钩蚴。

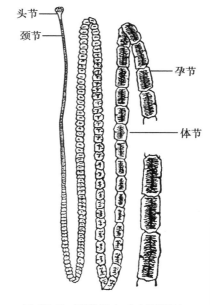

头节
颈节
孕节
体节

图15-5　猪带绦虫成虫示意图

（3）囊尾蚴：椭圆形，乳白色，半透明，大小为8~10mm×5mm，囊内充满液体，囊壁上有一个内陷的头节，头节的形态与成虫相似。含有囊尾蚴的猪肉俗称"米猪肉"或"豆猪肉"。

2. 生活史　猪带绦虫的成虫对宿主的选择性很强，只能寄生于人体，人是猪带绦虫的唯一终宿主。成虫寄生在人体小肠内，以头节上的吸盘和小钩附着在肠黏膜上，通过体表吸取营养物质。虫体发育成熟后，孕节不断从虫体末端脱落，随粪便排出体外。亦有通过肛门时被肛门收缩挤破使虫卵散出。孕节或散出的虫卵被猪或野猪等中间宿主吞食后，在小肠消化液的作用下，经1~3天孵出六钩蚴并钻入肠壁血管或淋巴管，随血流到达猪体全身，尤以运动较多的肌肉（如股、肩、心、舌、颈等处）为多，经60~70天发育为囊尾蚴。猪囊尾蚴平均可存活3~5年，个别可达15~17年。人因食入生的或未熟透的"米猪肉"而感染，在小肠经胆汁刺激，囊尾蚴的头节翻出，附着于小肠黏膜，经2~3个月发育为成虫，成虫寿命可长达20~30年（图15-6）。

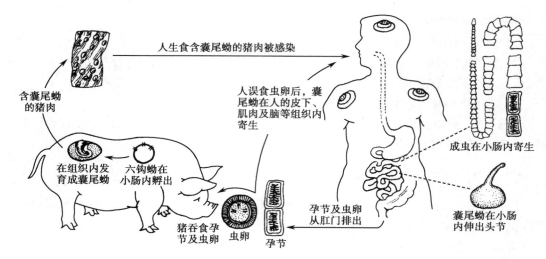

图 15-6 猪带绦虫生活史示意图

人若食入猪带绦虫卵,也可作为本虫的中间宿主。卵内孵化出六钩蚴,随血流达到人体各部位发育为囊尾蚴,引起猪囊尾蚴病。

猪囊尾蚴病的感染方式有 3 种:①异体感染,误食他人粪便中虫卵污染的食物、水等而感染;②自体外重复感染,误食自己排出的虫卵而感染;③自体内重复感染,患者肠内成虫脱落的孕节或虫卵因恶心、呕吐等肠逆蠕动反流至十二指肠、胃处,卵内六钩蚴孵出而造成感染,这种感染往往十分严重。

(二)致病性

猪带绦虫成虫和幼虫囊尾蚴均可寄生于人体,对人体造成损害,但以囊尾蚴的损害最为严重。

1. 成虫　成虫寄生于人体一般为 1 条,也有寄生多条者。患者多无明显症状,粪便中发现节片是常见的就医原因。患者表现为腹部不适、恶心、腹痛、食欲亢进、腹泻等胃肠道症状。还可表现为头痛、头晕、失眠等神经系统症状。

2. 囊尾蚴　囊尾蚴致病主要根据寄生于人体的不同部位分为 3 型。

(1)皮下、肌肉型:囊尾蚴寄生于人体皮下和肌肉引起。表现为皮下成批出现黄豆大小的结节和全身肌肉酸痛。结节好发部位为腹、胸、背和肩。结节的特点:紧靠皮下,圆形或椭圆形,硬如软骨,与周围组织无粘连,无明显的红、肿,无压痛。

(2)眼型:囊尾蚴可寄生于眼的任何部位,但以眼球深部、玻璃体及视网膜下最为多见。表现为头痛、眼痛、眼球突出、视力障碍、失明等。

(3)脑型:囊尾蚴在脑的分布,以大脑皮质运动中枢最为多见。表现为头痛、呕吐、癫痫、瘫痪、昏迷,甚至精神失常等。不易与脑肿瘤和其他神经、精神疾病相区别,预后不良。

(三)检测与防治

1. 检测　患者有无食用"米猪肉"及大便排出节片的病史有助于猪带绦虫病诊断,确诊有赖于病原学检查孕节和虫卵;有无绦虫病史对猪囊尾蚴病诊断有重要意义,诊断方法应根据寄生部位选择皮下结节活检、检眼镜检查和 CT 检查,免疫诊断对深部组织猪囊尾蚴病有重要价值,如 IHA、IFA、ELISA 等。

2. 防治　主要包括:①加强卫生宣传,注意饮食卫生和个人卫生,不吃生猪肉或未熟的猪肉,切生、熟食的刀、砧板要分开等;②加强粪便管理,粪便作无害化处理;③加强肉类检疫,严禁出售"米猪肉";④驱虫治疗,槟榔南瓜子合剂有良好的驱虫效果,也可使用吡喹酮、氯硝柳胺等;治疗猪囊尾蚴病以手术摘除为主。

三、十二指肠钩口线虫和美洲板口线虫

寄生于人体的钩虫(hookworm)主要有十二指肠钩口线虫(*Ancylostoma duodenale*)和美洲板口线虫(*Necator americanus*),分别简称十二指肠钩虫和美洲钩虫。钩虫成虫寄生于人体小肠,引起钩虫病,本病在世界上分布广泛,感染人数约 9 亿,曾是我国五大寄生虫病之一,严重危害人体健康。

（一）生物学性状

1. 形态与结构

（1）成虫:两种钩虫外形相似,虫体细小略弯曲,长 1cm 左右,活时呈肉红色,半透明,死后呈灰白色。虫体前端向背面仰曲,顶端有口囊,其内腹侧缘附有钩齿或板齿。1 对头腺位于虫体前端两侧,开口于口囊两侧,能分泌抗凝素及乙酰胆碱酯酶,可阻止宿主肠壁伤口的血液凝固及降低宿主肠壁蠕动,有利于虫体的附着和吸血。雌虫较大,尾端呈圆锥状,生殖系统为双管型。雄虫较小,尾端角皮膨大成膜质交合伞,有 2 根交合刺,生殖系统为单管型。两种钩虫成虫的形态鉴别见表 15-2。

表 15-2　十二指肠钩虫与美洲钩虫成虫的鉴别要点

鉴别要点	十二指肠钩虫	美洲钩虫
体形	头端与尾端均向腹面弯曲呈"（"形	头端与尾端分别向背面和腹面弯曲呈"∫"形
口囊	腹侧前缘有 2 对钩齿	腹侧前缘有 1 对半月形板齿
交合伞	撑开时略呈圆形	撑开时扁圆形
背辐肋	远端分 2 支,每支再分 3 小支	基部分 2 支,每支再分 2 小支
交合刺	两刺呈长鬃状,末端分开	一刺末端呈钩状,包于另一刺的凹槽中
尾刺	雌虫有	雌虫无
阴门	体腹侧中部略后	体腹侧中部略前

（2）虫卵:两种钩虫卵极相似,不易区别。呈椭圆形,无色透明,大小为 56~76μm×36~40μm。卵壳薄,卵内含 2~4 个卵细胞,卵细胞与卵壳间有明显的空隙,若患者便秘或粪便放置过久,卵内细胞可分裂为桑椹期或发育为幼虫。

2. 生活史　成虫寄生于人体小肠上段,以血液、肠黏膜等为食,雌、雄虫交配后,雌虫产卵,虫卵随宿主粪便排出体外,在温暖(25~30℃)、潮湿、荫蔽、肥沃、氧气充分的土壤中,卵内细胞经 24 小时发育为杆状蚴并孵出,再经 7~8 天蜕皮 2 次后发育为丝状蚴。丝状蚴接触到人体皮肤时,依靠机械性穿刺和酶的作用,从皮肤薄嫩处经毛囊、汗腺口或破损处侵入人体,先在皮下停留 24 小时,后进入皮下静脉或淋巴管,随血流经右心到肺,穿过肺微血管进入肺泡,再循支气管、气管上行至咽部,随吞咽动作被咽下到达小肠,经 2 次蜕皮发育为成虫。自丝状蚴经皮肤感染至成虫产卵,一般需 5~7 周。成虫寿命一般为 3~5 年,也有十二指肠钩虫存活 7 年和美洲钩虫存活 15 年的报道。钩虫丝状蚴除经皮肤感染人体外,也可经口、胎盘、母乳等途径感染。

（二）致病性

两种钩虫的致病作用相似,但十二指肠钩虫的致病作用更为严重。钩虫的幼虫和成虫对人体都有损害,以成虫致病为主。

1. 幼虫致病作用

（1）钩蚴性皮炎:丝状蚴钻入皮肤后,数分钟至 1 小时即可引起局部皮肤针刺、烧灼和奇痒感,继而出现充血斑点或丘疹,1~2 天内出现红肿、水疱,搔破后若继发感染,则形成脓疮。

病程2~3周,继发感染时病程可达1~2个月。

（2）钩蚴性肺炎：丝状蚴移行至肺时,引起局部出血及炎症病变,患者出现咳嗽、痰中带血、哮喘,常伴有畏寒、发热等症状。随着丝状蚴移行离开肺部,症状逐渐消失。

2.成虫致病作用

（1）消化道症状：成虫以钩齿或板齿咬附于肠黏膜,致肠黏膜点状出血及小溃疡。患者表现为上腹部不适及隐痛、恶心、呕吐、腹泻等症状。严重感染者因消化道出血,腹泻可呈柏油样便、血便、血水样便或间断黑便。少数患者出现喜食生米、生豆,甚至泥土、煤渣、碎纸、破布等异常症状,称为"异嗜症",补充铁剂后,大多数患者此现象消失。

（2）贫血：为钩虫对人体最严重的危害。其原因为：①成虫吸血时边吸边排,造成血液丢失；②虫体吸血时,头腺分泌抗凝素,使咬附部位黏膜伤口不易凝血而不断渗血；③虫体经常更换咬附部位,造成多部位出血；④虫体活动造成组织、血管损伤,引起出血；⑤钩虫损伤肠黏膜,影响宿主对营养物质的吸收,可加重贫血。

（三）检测与防治

1.检测　粪便检查虫卵或培养检出幼虫为确诊的依据,常用方法有直接涂片法、饱和盐水浮聚法、改良加藤厚涂片法及钩蚴培养法。

2.防治　钩虫病的防治应采取加强健康宣传教育、加强粪便管理、注意个人防护、查治感染者等综合性的措施。常用驱虫药物有阿苯达唑、甲苯咪唑、左旋咪唑、噻嘧啶等,合并用药可提高效果；中药可用榧子、槟榔、贯众。

第三节　医学节肢动物

节肢动物为无脊椎动物中最大门类,隶属动物界节肢动物门,与医学有关的节肢动物分属于节肢动物门的昆虫纲、蛛形纲、甲壳纲、唇足纲和倍足纲。昆虫纲和蛛形纲在医学上尤具重要意义。

昆虫纲是节肢动物中种类最多、数量最大的类群,与人类健康有着密切的关系,是医学节肢动物中最重要的组成部分。与医学有关的昆虫分属9个目,其中有重要医学意义的种类有蚊、蝇、蚤、虱、白蛉、蜚蠊等。

蛛形纲可分11个亚纲,有医学意义的是蜱螨亚纲、蝎亚纲和蜘蛛亚纲,而其中以蜱螨亚纲最为重要,常见的有蜱、疥螨、蠕形螨、恙螨、尘螨等。

一、医学节肢动物对人体的危害

节肢动物对人体的危害大致可分为直接危害和间接危害两大类。

（一）直接危害

1.骚扰和吸血　蚊、蚤、虱、白蛉、蜱、螨等均能叮刺吸血,被叮刺处有痒感,重者出现丘疹样荨麻疹,影响工作和睡眠。

2.螯刺和毒害　有些节肢动物有毒腺、毒毛或体液有毒,螯刺时将毒液注入人体而使人受害,如毒隐翅虫、毒蜘蛛、蜱等。

3.超敏反应　节肢动物的涎腺、分泌物、排泄物和脱落的表皮都是异种蛋白,可引起超敏反应,如尘螨引起的哮喘、鼻炎等。

4.寄生　很多医学节肢动物在不同时期直接寄生于人体内或体表,可引发疾病,如蝇蛆病和疥疮。

（二）间接危害

医学节肢动物携带病原微生物或寄生虫，造成疾病在人和动物之间传播，这种由节肢动物传播的疾病称为虫媒病，在传染病中具有重要地位。传播虫媒病的医学节肢动物称为媒介节肢动物，简称虫媒。按其传播过程中病原体与节肢动物的关系，可将节肢动物传播疾病的方式分为机械性传播和生物性传播。

1. 机械性传播　节肢动物对病原体仅起着携带、输送的作用。病原体可以附在节肢动物的体表、口器上或通过消化道散播，但其生物学特性不发生变化。如蝇传播痢疾、伤寒等传染病。

2. 生物性传播　病原体在节肢动物体内经历发育和/或繁殖的阶段，具备了感染性，才能传播到新的宿主。根据病原体在节肢动物体内的发育与繁殖的情况，将此种传播方式分为4种。

（1）发育式：病原体在节肢动物体内只有发育而没有繁殖。如丝虫幼虫在蚊体内的发育。

（2）繁殖式：病原体在节肢动物体内只有繁殖而无发育，即病原体仅有数量增多，但无形态变化。如鼠疫杆菌在蚤体内的繁殖。

（3）发育繁殖式：病原体在节肢动物体内不但发育而且繁殖，不仅有形态上的变化，而且在数量上增加。如疟原虫在按蚊体内的发育和繁殖。

（4）经卵传递式：某些病原体不仅在节肢动物体内繁殖，而且能侵入卵巢，经卵传递到下一代或数代进行传播。如乙型脑炎病毒和登革病毒在蚊可以经卵传递。

二、医学节肢动物的防治

医学节肢动物的防治是虫媒病防治工作中的重要环节。常采用综合防治策略。

（一）环境防治

改造和处理医学节肢动物的孳生地和栖息场所，搞好环境卫生，减少或避免人、媒介、病原体三者的接触机会，防止虫媒病的传播。

（二）物理防治

利用各种机械、热、光、声、电等手段捕杀、隔离或驱赶害虫。如装纱窗、纱门防止蚊、蝇等入室，高温灭虱等。

（三）化学防治

使用天然或合成的杀虫剂或驱避剂，毒杀或驱避医学节肢动物。常用的化学杀虫剂包括有机氯类、有机磷类、氨基甲酸酯类、拟除虫菊酯类和昆虫生长调节剂等。

（四）生物防治

生物防治指利用生物或生物的代谢产物以防治害虫。主要包括捕食性生物，如养鱼以捕食蚊幼虫等；致病性生物，如病毒、细菌、真菌、原虫、线虫、寄生蜂等。

（五）遗传防治

应用辐射不育、化学不育、杂交不育、染色体易位等方法处理节肢动物，以控制或消灭节肢动物的一个种群。

（六）法规防治

利用法律、法规或条例，防止媒介节肢动物传入本国或携带至其他国家和地区，对某些重要媒介节肢动物实行监管，或采取强制性措施，包括检验检疫、卫生监督和强制防治等。

三、常见医学节肢动物

（一）蚊

蚊属于双翅目蚊科，种类多，分布广，能传播多种疾病。迄今已知全世界的蚊种有3 500

多种,我国已记录的近 400 种。危害人类健康的蚊种主要为按蚊属(*Anopheles*)、库蚊属(*Culex*)和伊蚊属(*Aedes*)。

1. 形态与结构

(1) 成虫:蚊属小型昆虫,体长 1.6~12.6mm,呈灰褐色、棕褐色或黑色。蚊体分头、胸、腹 3 部分。①头部:近半球形,有复眼、触角及触须各 1 对。在前下方有一向前伸出的刺吸式口器,又称为喙,喙是由上内唇和舌各 1 个、上下颚各 1 对共同组成细长的针状结构,包藏在鞘状下唇内所构成,下唇末端为 1 对唇瓣。雌蚊吸血时,针状结构刺入皮肤,而唇瓣在皮肤外夹住所有的刺吸器官,下唇向后弯曲留在皮外。雄蚊上颚和下颚均退化或几乎消失,故不能刺入皮肤吸血。②胸部:分前胸、中胸和后胸 3 节,各有 1 对足,中胸发达,有 1 对翅,后胸有 1 对由翅演化而成的平衡棒。③腹部:分 10 节,1~7 节明显,末 3 节变为外生殖器。

(2) 卵:长不足 1mm。按蚊卵为舟状,两侧有浮囊浮在水面;库蚊卵为圆锥状,无浮囊,产出后粘在一起形成卵筏浮在水面;伊蚊卵为橄榄状,无浮囊沉于水底。

(3) 幼虫:称为孑孓。刚孵出的幼虫长约 1.5mm,分 4 龄,经 3 次蜕皮后成为四龄幼虫,体长可较一龄幼虫增长 8 倍。幼虫分为头、胸、腹 3 部,各部着生毛或毛丛。头部有触角、复眼、单眼各 1 对,口器为咀嚼式。胸部方形、不分节。腹部细长,可见 9 节,第 8 节有气孔器和气门或呼吸管,是幼虫期分类的重要依据。

(4) 蛹:侧观呈逗点状,胸背两侧有 1 对呼吸管。

2. 生活史　蚊的发育呈完全变态。生活史分卵、幼虫、蛹和成虫 4 个时期,前三期生活于水中,成虫生活于陆地上。卵在水中才能孵化,夏天一般经 2~3 天孵出幼虫。幼虫在30℃和食物充足的条件下,经过 5~8 天发育,蜕皮 4 次成为蛹。蛹不摄食,可在水中游动,常停息于水面,受惊扰时迅速潜入水中。蛹的抵抗力强,在无水条件下,只要有一定的湿度,仍能羽化为成蚊。羽化的成蚊经 1~2 天发育,即行交配、吸血、产卵。

从卵发育到成蚊所需时间取决于温度、食物及环境等因素。通常在 30℃时,卵期 2 天、幼虫期 5~7 天、蛹期 2 天,成虫寿命雄性为 1~3 周,雌性为 1~2 个月,完成一个世代需 9~15 天,一年可繁殖 7~8 代。

3. 危害

(1) 直接危害:以叮咬、吸血和骚扰为主要危害,并可引起虫咬性皮炎。

(2) 间接危害:作为传播媒介,蚊可传播疟疾、丝虫病、流行性乙型脑炎、登革热等疾病。

4. 防治　采取综合防治措施,如铲锄杂草、疏通沟渠、填平积水坑洼、翻盆倒罐等措施防蚊孳生;安装纱窗纱门、挂蚊帐、人工捕打、灯光诱杀、使用蚊香等避蚊驱蚊;保护蚊虫天敌;使用拟除虫菊酯类、有机磷类等杀虫剂;法规防治等。

(二) 其他医学节肢动物

其他致病昆虫主要有蝇、蚤、虱、白蛉和蜚蠊;蛛形纲有蜱、疥螨、蠕形螨、恙螨和尘螨等,在此不做介绍。

(李士根)

复习思考题

1. 疟原虫的生活史较为复杂,具有世代交替现象,请叙述疟原虫的生活史。

2. 日本血吸虫成虫寄生在终宿主的门脉 - 肠系膜静脉系统,为什么在粪便中可查到虫卵?

第三篇

医学遗传学基础

◁◁◁ 第十六章 ▷▷▷

医学遗传学概述

学习目标

遗传学与医学的关系十分密切,本章主要介绍遗传病的概念、特征及分类,讲述遗传病的生物学基础及预防、诊断、治疗的基本方法。

1. 掌握人类染色体的形态结构及核型、基因的构成、复制与突变。
2. 熟悉遗传病的概念、特征与类型。
3. 了解遗传病的诊断、治疗和预防。

遗传因素是疾病生物性病因的重要构成,也是人类遗传病发生的主因。研究人类遗传病和人类疾病发生的遗传学背景的综合性学科称为医学遗传学(medical genetics),其任务是探讨人类疾病的发生发展与遗传因素的关系,研究遗传病和与遗传有关疾病的病因、发病机理、传递方式、诊断、治疗、预防和再发风险。

第一节 遗传与疾病

人类疾病的发生多数受遗传和环境因素共同影响,遗传物质的改变或周围环境的变化都可导致疾病的发生。遗传病可分为 5 类:单基因遗传病、多基因遗传病、线粒体病、染色体病及体细胞遗传病。

一、遗传病的概念

遗传病早期经典概念指由细胞内遗传物质改变所致的疾病,如基因突变引起的半乳糖血症、染色体畸变引起的唐氏综合征(21 三体综合征)等。

近年来,随着表观遗传学的兴起,人们发现多种由环境因素诱导所致不合适的基因表达与沉默,也可成为疾病发生的原因。因此也将此类疾病划入遗传病,如高血压、糖尿病、消化性溃疡等。这使遗传病的定义与范畴有了很大扩展。

二、遗传病的特征

先天性与家族性是遗传病的主要特征,但并非绝对。

(一) 先天性

先天性指在出生时或出生前已存在的生物学因素(病因)。在先天性疾病中,据估计经典的遗传病约占 10%,非遗传物质改变而引起的疾病约占 10%,不能明确区分病因的疾病约占 80%,并非所有先天性疾病都是遗传病。就医学遗传学观点而言,经典意义上的先天性遗传病特指生殖细胞与受精卵的基因异常所致疾病。因此,妊娠期内因药物、感染及其他环境因素引起的胎儿畸形不列入遗传病。而某些出生时或出生后相当时间内无临床表现的遗传病,如在儿童早期发病的甲型血友病、35 岁后发病的亨廷顿病、80% 病例在 40 岁以上发病的遗传性血色病等,因其病因为受精卵携带基因异常,仍是遗传病。

（二）家族性

家族性指疾病的发生呈家族聚集,即在患者家庭中发病率高于群体的现象。部分遗传病因致病基因在亲子间垂直传递,常呈家族聚集表现,如亨廷顿病、血友病、色盲等。但并非所有遗传病都具家族性倾向,如白化病就无家族性倾向。此外,非遗传病也可呈现家族聚集发病表现,如结核病、病毒性肝炎等传染病,或夜盲症、甲状腺功能减退等。

三、遗传病的类型

人类遗传病按遗传物质改变发生的水平和累及的范围,分为 5 种类型。

（一）单基因遗传病

单基因遗传病是由单基因突变引起的遗传病,通常呈现特征性的家系传递格局。根据致病基因涉及的染色体及其传递方式,可分为常染色体显性遗传病（autosomal dominant inheritance,AD）、常染色体隐性遗传病（autosomal recessive inheritance,AR）、X 连锁显性遗传病（X-linked dominant inheritance,XD）、X 连锁隐性遗传病（X-linked recessive inheritance,XR）和 Y 连锁遗传病（Y-linked inheritance）。

（二）多基因遗传病

多基因遗传病泛指由 2 对以上微效基因通过积累效应,在环境因素参与下引起的疾病。此类疾病在遗传上具有一定家族聚集倾向,但无单基因遗传病呈现的特征性家系传递格局,如哮喘、原发性高血压、糖尿病、冠心病、精神分裂症、唇裂、腭裂等。目前已知的多基因遗传病有 100 多种,其发病率为 1%~5%,罹患各种多基因遗传病的人群占总人口的 15%~20%。

（三）线粒体病

线粒体 DNA（mitochondrial DNA,mtDNA）携带遗传信息,可编码一些蛋白质。由线粒体基因突变导致编码蛋白功能异常所致的疾病,称为线粒体病。因受精卵的线粒体主要来自卵子,故线粒体病主要经母亲传递。线粒体病有遗传性视神经炎、肌阵挛癫痫伴破碎红纤维综合征、线粒体脑肌病伴高乳酸血症和卒中样发作、慢性进行性眼外肌麻痹等。

（四）染色体病

染色体病是由于染色体数目或结构异常所引起的疾病。因每对染色体都承载着大量基因,故染色体结构异常往往引起多个基因改变,呈现复杂的临床症状。根据异常染色体的不同可以将染色体病分为常染色体病和性染色体病,如唐氏综合征,又称 21 三体综合征,系21 号常染色体数目异常之疾病;性腺发育不全,又称特纳综合征,即为女性 X 染色体数目异常之疾病。目前已发现的染色体病有 100 余种。

（五）体细胞遗传病

特定体细胞中遗传物质改变所致疾病称为体细胞遗传病。这类疾病包括肿瘤、白血病和免疫缺陷病等,多由体细胞突变所致。

第二节　遗传病的分子基础

DNA 是生物遗传信息的主要载体,而染色体是真核细胞内 DNA 的主要存在形式。基因则是组成有效遗传信息的最基本单位。所有遗传信息的改变都与染色体和基因息息相关,因此两者都是构成遗传病发生的物质基础。

一、人类染色体的基本特征

1888年德国解剖学家Waldeyer发现染色体,为人类细胞中相似物质的研究提供了迄今为止有关DNA存在形式的充分信息。

(一) 染色体数目

1956年,华裔学者J.H.Tjio(蒋有兴)和Levan确定了人类正常体细胞染色体数目是46,即2n=46。其中一半来自父系的生殖细胞,一半来自母系的生殖细胞,即每个人类生殖细胞中的染色体数为23条(n=23)。其中22条为常染色体,1条为性染色体。体细胞中,源自父系与母系的形态、功能类似的一对染色体称为同源染色体。

(二) 染色体的结构和形态

处于分裂中期的染色体显现最典型的观察形态(图16-1),具有2条染色单体并借着丝粒相连接,由于2条染色单体形态、结构完全相同,互称姐妹染色单体。染色体的着丝粒处向内凹陷缢缩而变得狭窄,称为初级缢痕或主缢痕。初级缢痕外侧的特殊结构称为动粒,是纺锤丝附着的部位,在细胞分裂过程中与染色体的运动密切相关。着丝粒将染色体划分为短臂(p)和长臂(q)两部分。在某些染色体的长、短臂上还可见凹陷缩窄的部分,称为次级缢痕,与核仁的形成有关。次级缢痕远端的球状结构称为随体。染色体两端各有一特化部位称为端粒,是染色体的天然末端,它保护染色体末端不被降解,可阻止染色体末端彼此粘连,起着维持染色体形态与结构稳定、完整的作用。端粒区DNA序列长度的缩短或丢失可导致细胞死亡或恶变。

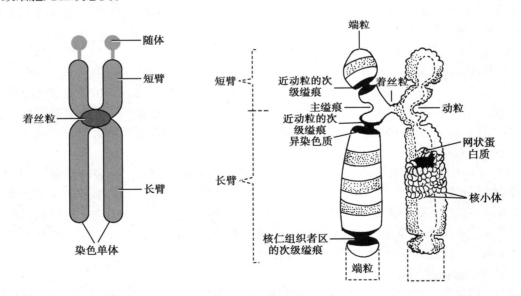

图16-1 人类染色体结构示意图

根据染色体着丝粒位置可将人类染色体分为3种类型:①中着丝粒染色体:着丝粒位于或靠近染色体中央,若将染色体全长分为8等份,则着丝粒位于染色体纵轴的1/2~5/8之间,着丝粒将染色体分为长短相近的两个臂;②亚中着丝粒染色体:着丝粒位于染色体纵轴的5/8~7/8之间,着丝粒将染色体分为长短不同的两个臂;③近端着丝粒染色体:着丝粒靠近一端,位于染色体纵轴的7/8与末端之间,短臂很短。

（三）核型

一个体细胞中的全部染色体，按其大小、形态特征依次排列所构成的图像称为核型。对待测细胞的核型进行染色体数目、形态特征的分析，确定其是否与正常核型完全一致，称为核型分析。按国际标准，描述一个核型要包括两部分内容，第一部分是细胞内染色体总数，第二部分是性染色体的组成，两者之间用","分隔开。正常女性核型描述为"46,XX"；正常男性核型描述为"46,XY"。

根据1960年在美国丹佛召开的第一届国际细胞遗传学会议上确立的丹佛体制，人体细胞内的23对染色体由大到小依次编号，1~22号是男女体细胞共有的常染色体，其余1对是男女体细胞所不同的性染色体，女性为XX，男性为XY。将这23对染色体分为A、B、C、D、E、F、G 7个组，A组最大，G组最小。X染色体列入C组，Y染色体列入G组（表16-1）。

表16-1　人类染色体的分组特点

分组	染色体号码	染色体大小	着丝粒位置	有无随体	说明
A	1 2 3	最大	中着丝粒 亚中着丝粒 中着丝粒	无	本组内3号染色体比1号染色体略小
B	4~5	次大	亚中着丝粒	无	与C组染色体比较，B组的4号、5号染色体的短臂都较短
C	6~12	中等	亚中着丝粒	无	本组内6号、7号、8号、11号染色体的短臂较长，9号、10号、12号染色体的短臂较短
D	13~15	中等	近端着丝粒	有	本组内各号染色体之间难以区分
E	16 17 18	较小	中着丝粒 亚中着丝粒 亚中着丝粒	无	本组内18号染色体较17号染色体短臂更短些
F	19~20	次小	中着丝粒	无	本组内各号染色体难以区分
G	21~22	最小	近端着丝粒	有	21号、22号染色体长臂的两条染色单体常呈分叉状，它们之间难以区分
性染色体	X Y	中等 最小	亚中着丝粒 近端着丝粒	无	X染色体属于C组染色体，大小介于6号和7号之间；Y染色体属于G组染色体，两条染色体的长臂常并拢

（四）核型分析技术

用吉姆萨等碱性染料染色的人类染色体标本，除着丝粒和次级缢痕外，整条染色体均匀着色，由此获得的核型称为非显带核型（图16-2）。根据非显带核型只能较准确地识别出1号、2号、3号、16号和Y等几条染色体，而对B组、C组、D组、F组和G组的染色体，只能识别出属于哪一组，很难区分组内相邻号的染色体，且对于染色体所发生的一些结构畸变，如易位、倒位和微小的缺失等均不能检出，这使染色体异常，特别是结构畸变的研究与临床应用受到极大的限制。

1968年，瑞典细胞化学家Caspersson等应用荧光染料氮芥喹吖因（quinacrine mustard, QM）处理染色体后，在荧光显微镜下观察到染色体沿着长轴呈现出一条条宽窄和明暗交替或染色深浅不同的横纹，称为染色体的带。这一显带技术称Q显带，所显示的带纹称为Q带。显带技术可将人类的24种染色体显示出各自特异的带纹，每条染色体的带独特的形态和数目称为染色体的带型。随后又相继出现了其他染色体显带技术。

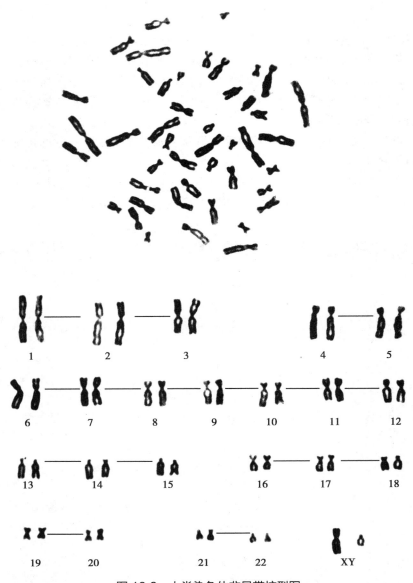

图 16-2　人类染色体非显带核型图

1971 年巴黎第 4 届国际人类细胞遗传学会议及 1972 年爱丁堡标准委员会会议制定了每个显带染色体区带的标准系统——《人类细胞遗传学命名的国际体制》(An International System for Human Cytogenetical Nomenclature,ISCN)。该体制提出了统一的符号和术语(表 16-2)。按此标准及规则记述染色体中某一特定带时需写明 4 个方面的内容:①染色体的序号,1~22 号染色体及 X 或 Y 性染色体。②染色体臂的符号,长臂 q 或短臂 p。③区的序号,"区"为位于染色体臂上两相邻界标之间的区域。"界标"是染色体上恒定的、有显著形态特征的带,包括染色体两臂的末端、着丝粒及臂上某些显著的带。区的序号是从着丝粒部位向两臂远端依次编号。④带的序号,"带"是染色体上宽窄各异、明暗相间的横纹。每一条染色体都应看作由一系列连续的带构成,即没有非带区。每条带因其着色的深浅而清楚地与相邻带相区分。带的序号从着丝粒侧向臂的远端依次编号,作为界标的带属于该界标以远区的第 1 条带。以上 4 个内容按顺序连写,不加标点,如 1p22 表示 1 号染色体短臂 2 区 2 带。作为特例,根据 ISCN(1995)的规定,着丝粒定义为 p10、q10。

表 16-2 细胞遗传学常用符号及缩写术语

符号	含义	符号	含义	符号	含义
p	短臂	+ 或 −	增加或减少	/	嵌合体
q	长臂	:	断裂	→	从……到……
cen	着丝粒	: :	断裂后重接	del	缺失
rea	重排	( )	异常染色体	inv	倒位
der	衍生染色体	;	分开染色体	ins	插入
ace	无着丝粒	Dic	双着丝粒染色体	i	等臂染色体
ter	末端	Rcp	相互易位	rob	罗伯逊易位

二、人类基因的构成、复制与突变

基因是遗传信息表达与调控的基本单位,是由脱氧核糖核苷酸组成的一段密码序列。

（一）基因的构成

基因按产物可分为蛋白质基因和 RNA 基因;按产物功能可分为结构基因和调控基因。

真核生物结构基因与原核生物不同,原核生物基因通常为 1 条环状双链 DNA,编码序列是连续的,而真核生物结构基因的编码序列是不连续的。编码序列被非编码序列隔开,形成镶嵌排列形式,故真核生物结构基因又称为"断裂基因"。在人类基因组中,只有少数结构基因无内含子序列,如 IFN-α、IFN-β 基因等。少数原核生物基因中也可存在内含子。

真核生物结构基因中编码序列称为外显子(exon,E),非编码序列称为内含子(intron,I),两者相间排列。不同结构基因所含外显子和内含子数目不同,例如,人 β-珠蛋白基因含 3 个 E 和 2 个 I,全长 1.7kb,编码 146 个氨基酸;人凝血因子Ⅷ基因含 26 个 E 和 25 个 I,全长 186kb,编码 2 552 个氨基酸;而人迪谢内肌营养不良(Duchenne muscular dystrophy,DMD)基因则含 75 个 E 和 74 个 I,全长 2 300kb,编码 3 685 个氨基酸。

在结构基因的"上游"和"下游"通常连接有调控序列,调控序列对基因的有效表达起调控作用,包括前导区、启动子、增强子及终止子等,此序列位于第一外显子和最末外显子的外侧,称为侧翼序列。

（二）基因的复制与表达

遗传信息的传递主要通过基因的复制和表达。

1. 基因的复制　指 DNA 分子合成 1 个与自身相同的 DNA 分子的过程。半保留复制为其基本形式,保证了亲代遗传信息可精确传递给子代,是保持物种相对稳定的基础。

2. 基因的表达　是 DNA 分子中储存的遗传信息,通过转录传递给 RNA,然后由 mRNA 将遗传信息翻译成蛋白质的过程。

（三）基因的突变与修复

基因中碱基序列的改变对其所决定的蛋白质组成和功能有重要的影响,并可导致多种疾病,如人类镰状细胞贫血就是因 11 号染色体上编码血红蛋白的 DNA 分子中一个小区段发生了单个碱基的改变($A \rightarrow T$)所致。而编码酶蛋白的基因改变,则可影响其催化功能,并导致苯丙酮尿症、白化病等遗传病的发生。

基因中正常碱基序列的改变称为突变。突变可分为:①点突变:DNA 序列中单个碱基的改变,其中一个嘌呤被另一个嘌呤所取代,一个嘧啶被另一个嘧啶所取代的替换称为转换;而一个嘌呤被一个嘧啶所替代,一个嘧啶被一个嘌呤所替代则称为颠换。碱基替换造成的遗传信息改变,可以是同义突变、错义突变和无义突变。②移码突变:指 1 对或少数几对邻接的核苷酸的增加或减少,造成编码发生移位错误的突变。碱基的插入和缺失可以是 1 个或几个碱基对,也可以是大的片段。移码突变产生的遗传后果比较严重,可能导致严重的遗传病。③动态突变:指 DNA 中的碱基重复序列拷贝数发生扩增而导致的突变。扩增的重复序列不稳定地传递给下一代,往往一代一代传递过程中增加几个重复拷贝,结果导致遗传病的发生。

基因突变可以自然发生,也可由环境因素诱发。前者称为自发突变,后者称为诱发突变。能诱发基因突变的因素有很多,如物理因素、化学因素及生物因素等,这些统称为诱变剂。可导致基因突变的物理因素包括电离辐射、紫外线及高温等,化学因素如甲醛、氮芥、烷化剂、亚硝酸、亚硝酸盐及苯并芘等,生物因素主要是病毒,包括 DNA 病毒和 RNA 病毒。

生物体内的多种 DNA 修复系统在 DNA 受损时可部分修正 DNA 分子的损伤,从而大大降低突变所引起的有害效应,保持遗传物质的稳定性。其修复方式主要有光复活修复、切除修复、重组修复等。修复系统本身也由一系列基因编码的酶组成,当修复系统发生缺陷时,突变就会以各种形式存留并遗传,最终导致疾病发生。

第三节　遗传病的预防

一、原发性预防

原发性预防指在异常基因出现前的预防,主要包括监控环境中人类遗传危害因素,还有增强人群对遗传危害因素的自我保护意识,从而减少遗传病的发生。

环境污染已成为世界瞩目的问题。环境中对人类遗传造成危害的因素统称为致畸因子。目前,较为公认的致畸因子分为病毒、电离辐射及药物三大类,它们可以引起人体发育异常,详见表 16-3。

表 16-3　致畸因子及其对人体发育的影响

类别	致畸因子	所致畸形
病毒	风疹病毒	先天性心脏病、白内障、耳聋、智力低下
	巨细胞病毒	小头畸形、耳聋、智力低下
电离辐射		小头畸形
药物	沙立度胺	无肢症或海豹畸形
	氨甲蝶呤	各种躯体畸形,如头发上卷、宽鼻梁、低位耳
	孕酮	女胎男性化
	乙醇	生长迟缓,智力低下,小头畸形,短眼裂
	抗惊厥药	躯体和智力发育迟缓,眼距宽,低位耳,指甲或指骨发育不良

因此积极防治环境污染、增强对环境污染物中致畸因素的防范意识、加强易感人群的针对性保护都是遗传病原发性预防的重要措施。

二、遗传性预防

遗传性预防通常采用遗传咨询和遗传筛查相结合的方法,可以有效减少常见遗传病的发生。

（一）遗传咨询

遗传咨询指咨询医师应用医学遗传学与临床医学的基本原理与技术解答遗传病患者及其亲属或有关人员提出的有关疾病的病因、遗传方式、诊断、治疗、预防、预后等问题,估计患者亲属特别是子女的再发风险,使遗传病患者或其亲属对遗传病有全面客观的了解,并提出建议及指导,以供患者及其亲属参考的全过程。遗传咨询的一般步骤包括:

1. 遗传病确诊　遗传咨询医师首先要详细询问咨询者,搜集全面的病史资料,包括家族史、婚姻史、生育史、发病年龄、孕期感染、服药、接触有害物质、射线,以及有无流产、死产、分娩过程婴儿有无窒息等。确诊遗传病不仅需根据患者的临床症状和体征,还要对患者做必要的检查,如实验室检查和特殊检查(染色体检查、致病基因的 DNA 检测等)。

2. 确定遗传病类型和遗传方式　根据患者所患疾病、家族史和依据家系材料绘制的系谱,确定疾病的类型和遗传方式。

3. 估计再发风险　根据遗传方式和类型,估计家族成员再发此病的风险。

4. 提出可行的意见　根据再发风险和疾病是否可进行产前诊断或症状前诊断等提出可行性意见,供遗传病患者和其家属参考。

（二）遗传筛查

遗传筛查是将某一群体中具有风险基因型的个体检测出来的一项普查工作。通过筛查可以了解遗传病在人群中的分布及影响分布的因素,估计某些遗传病的发病规律和特点,便于及早采取有效的预防措施。根据筛查目的和对象不同,遗传筛查可分为出生前筛查、新生儿筛查等。

1. 出生前筛查　指应用生化、超声波等手段,对所有或某些遗传病高发地区的孕妇进行异常妊娠的筛查。目前开展的筛查工作主要包括通过测定母亲血清和羊水中的甲胎蛋白(alpha-fetal protein,AFP)筛查胎儿有无神经管缺陷;对 35 岁以上孕妇的羊水细胞或绒毛组织细胞进行检查,确定胎儿有无染色体畸变,如各种三体综合征;产前的超声波检查,筛查胎儿有无先天畸形。

2. 新生儿筛查　指对新生儿进行某些疾病或先天畸形的筛查或诊断。新生儿筛查是尽早对患儿开展有效治疗以减轻病情的有效方法。国内外对新生儿开展筛查的疾病有苯丙酮尿症(PKU)、先天性甲状腺功能减退症、半乳糖血症和假肥大性肌营养不良等。

第四节　遗传病的诊断与治疗

遗传病诊治是临床医生对疾病进行干预的直接手段。遗传病诊断涵盖患者的症状和体征、各种辅助检查、遗传学分析、对遗传病的确认、判断其遗传方式及遗传规律。遗传病治疗则包括支持、矫正的常规性治疗和基因治疗等非常规治疗。

一、遗传病的诊断

遗传病诊断首先要了解病史,对患者的症状和体征进行必要的检查,还要辅以遗传学的诊断手段(家系分析、细胞水平的染色体检查、酶和蛋白质的分析,以及分子水平的基因诊断等)。因此,遗传病诊断主要包括临床诊断和遗传学诊断两部分。

（一）临床诊断

遗传病的临床诊断依靠患者的主诉、病史、体检。其中,对家族史、婚姻史和生育史要予以特别关注。大多数遗传病有家族聚集的现象,因此要遵循准确和详尽的原则。医师应着重了解婚龄、婚次、配偶的健康状况,是否近亲婚配,还应根据亲缘等级推算出亲缘系数,从而估计遗传病的患病风险和遗传方式。详细询问生育年龄、子女数目及健康状况,妊娠早期有无病毒感染性疾病和接触过致畸因素,是否服用致畸药或接触过电离辐射或化学物质。有无流产、死产和早产史,如果生产了患儿,还需了解其有无产伤。

许多遗传病具有特征性表现,如唐氏综合征的特殊面容,5p部分单体综合征的猫叫样哭声,脆性X染色体综合征的大睾丸、大耳、长脸,苯丙酮尿症的智力低下伴有霉臭尿味等。常见的遗传病伴随体征见表16-4。

表16-4　常见的遗传病伴随体征

部位	伴随体征
全身一般情况	发育迟缓、智力低下、体重偏低、啼哭声异常
头面部	小头、方颅、脑积水、前囟未闭合、枕骨扁平、面中部发育不良
眼	眼距宽、外眼角上斜、内眦赘皮、小眼裂、眼球震颤、蓝色巩膜、白内障、角膜浑浊
耳	小耳、巨耳、低位耳、角状耳、耳道畸形、耳聋、耳轮翻转
鼻	低鼻梁、鼻孔前倾、鼻根宽大
口腔	巨舌、唇裂、腭裂、小口畸形
颈部	宽颈、蹼颈、后发际低
胸部	鸡胸、漏斗胸、横膈突出、乳间距宽、乳房发育异常
腹部	脐疝、腹股沟疝、十二指肠闭锁
四肢	短肢、短指、并指、多指、指甲发育不良、摇椅足、肘外翻、髋脱臼、肌张力低或高
外生殖器及肛门	外生殖器发育不全、尿道上裂、尿道下裂、隐睾、肛门闭锁

（二）遗传学诊断

遗传学诊断是在临床诊断后,对遗传病进行确诊的特殊诊断。主要包括系谱分析、细胞遗传学检查、生化检查和基因检查。

1. 系谱分析　是在临床医生准确而有效地记录家族史后,绘制出患者家系的完整系谱,将患者和可能的携带者标出后,通过对性状在家系后代的传递方式来判断基因的性质和该性状向某些家系成员传递的概率。系谱分析时,应注意以下几点:①系谱须系统、完整;②去伪存真;③注意鉴别不完全显性遗传而使系谱呈现出的隔代遗传与隐性遗传病;④重视一些影响遗传的特殊因素,如延迟显性和遗传早现等。

2. 细胞遗传学检查　包括染色体检查和性染色质检查。染色体检查亦称核型分析,通过外周血淋巴细胞培养后制备中期染色体,对其显带、显微摄影和分组排列对比分析,检查染色体是否异常。随着技术的不断进步,高分辨显带技术可以制备出上千种清晰的染色体带型,可发现更微小的染色体畸变。染色体检查标本除了外周血淋巴细胞外,胎儿皮肤、脐带血、绒毛组织、羊水中胎儿脱落细胞等都可以进行染色体检查。性染色质检查是对性染色质(包括X染色质和Y染色质)进行检测。性染色质检查方法简单,对两性畸形或性染色体数目异常的疾病诊断或产前诊断都有一定意义。

3. 生化检查　是对酶、蛋白质和代谢产物定性、定量分析的检测方法,可用于诊断单基因遗传病或分子病。检测酶和蛋白质的材料主要来源于血液和特定组织或细胞。如苯丙酮尿症的诊断可通过肝活检来检测苯丙氨酸羟化酶、假肥大性肌营养不良可检测血清中磷酸肌酸激酶活性等。许多遗传性代谢病是由于酶缺陷而导致一系列的生化代谢紊乱,使酶促反应的中间产物、底物、终产物或旁路代谢产物发生变化。因此,对这些代谢产物的检测,能间接反映酶的变化,有助于疾病的诊断。如苯丙酮尿症患者可检测血清中的苯丙氨酸或尿中苯乙酸浓度。

4. 基因检查　又称基因诊断,是利用分子生物学技术在分子水平对基因进行分析检测。基因检查可以直接检测遗传物质结构或表达水平的变化情况,从而在受检者症状出现前,就可诊断出是否患某疾病或携带某基因。基因检查的主要优势在于越过产物,直接检测基因。检查的材料包括 DNA、RNA 和蛋白质。基因诊断的标本可为个体发育任一阶段的任一种有核细胞,最常用的是外周血细胞。如对胎儿进行基因检查,可选择孕早期的受精卵卵裂细胞、绒毛细胞、孕中期的羊水胎儿脱落细胞及母亲外周血中胎儿的有核红细胞。

二、遗传病的治疗

遗传病的治疗包括常规治疗和非常规治疗。随着临床诊断和检测技术的日益现代化,遗传病的治疗从传统的手术治疗、药物治疗、饮食疗法等跨入了基因治疗的新时代。

（一）常规治疗

遗传病的常规治疗包括手术治疗、药物治疗及饮食疗法。

1. 手术治疗　当患者的病程已经发展到器官损伤时,应用外科手术进行治疗,从而改善病情、减轻病痛。

矫正畸形是手术治疗的主要手段,对遗传病所产生的畸形进行矫正、修补或切除。如先天性心脏病的手术矫正、唇腭裂的修补、多指/趾畸形的切除等。

手术还可改善某些遗传病的病情,防止病情恶化。如针对遗传性球形红细胞增多症引起的脾功能亢进,进行脾切除;针对家族性高胆固醇血症进行空肠回肠旁路术,以减少胆固醇吸收,从而降低胆固醇的浓度。家族性多发性肠息肉、隐睾等有较高的癌变率,要尽早手术治疗,防止病情恶化。

替换病损组织或器官也属于手术治疗。如家族性多囊肾等 10 余种遗传病可进行肾移植,胰岛素依赖型糖尿病进行胰岛细胞移植,α_1- 抗胰蛋白酶缺乏症患者可进行肝移植。

2. 药物治疗　原则是“补其所缺,去其所余”。根据药物治疗的时间早晚,可分为产前或出生前治疗、症状前治疗和现症患者治疗。

（1）出生前治疗:指产前诊断某疾病后给孕妇服药,药物通过胎盘传至胎儿而治疗胎儿的方法。如产前检查出羊水中甲基丙二酸含量增高,提示胎儿可能患有甲基丙二酸尿症,该病会导致新生儿酸中毒和发育迟缓,可以对其进行出生前治疗。给母体注射大量的维生素 B_{12},促进胎儿正常发育。

（2）症状前治疗:是在症状出现前通过药物治疗而预防症状发生,达到治疗目的的方法。通过新生儿筛查诊断出甲状腺功能减退的患儿,可以给予甲状腺素制剂治疗,可有效防止其智能和体格发育异常。除此之外,苯丙酮尿症、枫糖尿症及半乳糖血症等遗传病,亦可在症状出现前做出诊断及时治疗,会取得最佳的治疗效果。

（3）现症患者治疗:当遗传病发展到症状出现时,采用不同的治疗方法缓解症状,减轻病痛。主要方法有:①补其所缺:分子病及先天性代谢病多数是由于蛋白质或酶的异常而引起,因此给予补充即可使症状明显改善,这就是治疗原则中的“补缺”。如给甲型血友病患者补充抗血友病蛋白;给垂体性侏儒患者补充生长素;给甲状腺功能减退患者补充甲状腺素制剂等。②去其所余:由于酶促反应障碍,体内贮积很多的代谢产物,“去余”就是应用各种方法将过多的产物排出或抑制其生成,使患者的症状得到改善。如肝豆状核变性（Wilson 病）是铜代谢障碍的常染色体隐性遗传病,患者细胞内过量的铜离子堆积造成了肝硬化、脑基底节变性及肾功能损害等临床症状,可给患者服用 D- 青霉胺,这种药物可与铜离子结合,加速清除贮积的铜离子；家族性高胆固醇血症患者血液中存在过多的胆固醇，可以口服考来烯胺，使血中的胆固醇转化为胆酸从胆道排出。

3. **饮食疗法**　由于酶缺乏所致底物或中间产物堆积的患者，可通过特殊的饮食，限制底物或中间产物的摄入以达到治疗的目的。饮食疗法的原则是"禁其所忌"。第一成功先例是对苯丙酮尿症患儿限制苯丙氨酸的摄入，尤其是 1 岁以内患儿，喂食低苯丙氨酸奶粉后疗效显著。又如半乳糖血症患者在出生后 3 个月内查出并禁食乳汁，脑功能的发育正常，同时避免了肝功能损害。目前，已经设计了 100 余种奶粉和食谱供氨基酸代谢病治疗用。因此，减少患者对"所忌"物质的摄入成为遗传病治疗的重要策略。

（二）非常规治疗

遗传病的非常规治疗是以基因治疗为主的治疗方法。基因治疗是将外源正常基因导入靶细胞，以纠正或补偿基因缺陷和异常引起的疾病，达到治疗的目的。基因治疗主要以两种策略达到治疗的目的。一是在突变的位点直接纠正突变基因；二是用外源正常基因替代致病基因。前者难以进行，后者难度小，已经付诸实践。

基因治疗目前存在着需要解决的关键问题：①导入基因何以持续而稳定高效地表达，如皮肤成纤维细胞和外周血淋巴细胞都有一定的寿命，所以要不断地给患者输入含目的基因的细胞。如今很多学者在研究相对寿命长的细胞，如造血干细胞和骨髓前体细胞。很多实验室研究用高效启动子构建反转录病毒载体，提高表达效率，但是由于存在组织特异性的问题，一个启动子并不能提高所有基因的表达效率，因此还要进一步研究解决这类问题。②导入基因的安全性，是基因临床实验前首先要重视的问题，基因治疗要确保不因导入目的基因而产生有害的遗传变异，这是采用病毒载体需注意的问题。当治疗基因在基因组中随机整合时，要考虑到是否会激活原癌基因或失活抑癌基因而引起癌变。

遗传病的治疗正在从传统的药物治疗、手术治疗向基因治疗的方向发展，这对于医学工作者无疑是重大的挑战。表 16-5 列出了可以进行预防或治疗的遗传病。

表 16-5　可预防或治疗的遗传病

治疗策略	治疗方法	适应证
手术	整形修复	唇裂及腭裂
	脾脏切除术	球形细胞增多症
	结肠切除术	多发性结肠息肉
饮食禁忌	苯丙氨酸	苯丙酮尿症
	半乳糖（乳类制品）	半乳糖血症
	亮氨酸、异亮氨酸和缬氨酸	枫糖尿症
	乳糖	乳糖酶缺乏症
	蚕豆	葡萄糖 -6- 磷酸脱氢酶缺乏症（蚕豆病）
药物替代	胰岛素	胰岛素依赖型糖尿病
	生长激素	垂体性侏儒症
	第Ⅷ因子	甲型血友病
	各种酶制剂	溶酶体贮积症
	尿苷	乳清酸尿症
	皮质醇	先天性肾上腺皮质增生症

续表

治疗策略	治疗方法	适应证
去其所余	青霉胺（铜）	肝豆状核变性
	胆汁结合剂（胆固醇）	家族性高胆固醇血症
	放血（铁）	血色病
	排尿酸药物（尿酸）	痛风
器官或组织移植	骨髓	严重联合免疫缺陷
	骨髓	β- 地中海贫血
	骨髓	溶酶体贮积症
	肝	α_1- 抗胰蛋白酶缺乏症
基因治疗	腺苷脱氨酶基因（转入白细胞）	腺苷脱氨酶缺乏症
	凝血因子Ⅸ（转入皮肤成纤维细胞）	乙型血友病

（王志宏）

复习思考题

1. 随着人类对遗传物质认识的深入，有人认为，几乎所有的人类疾病都可纳入广义的"遗传病"范畴。你同意这样的观点吗？为什么？

2. 美国著名影星安吉丽娜·朱莉因担心自己的遗传基因易感性，主动切除了正常的乳腺与卵巢。你认为这样的举动是否可以算作遗传病预防的举措？为什么？

第十七章

染色体畸变与染色体病

学习目标

　　细胞内染色体是生命信息载体 DNA 分子的主要集聚形式,其数量与结构的异常可引起一大类遗传病——染色体病。本章讲述引起染色体畸变的原因、类型及临床常见染色体病的特征和临床表现。

1. 掌握临床具有代表性的各类染色体病的特征及临床表现。
2. 熟悉染色体病发生的原因和主要类型。
3. 了解染色体畸变的原因和主要类型。

　　染色体病系因人体细胞内染色体数目和结构畸变引起的遗传病。根据受累染色体的类别不同,染色体病可分为常染色体病和性染色体病。

第一节　染色体畸变

　　体细胞或生殖细胞内染色体发生的异常改变称染色体畸变,可分为数目畸变和结构畸变两大类。染色体畸变的类型及可能引起的后果在细胞不同周期和个体发育不同阶段不尽相同。引起染色体畸变的原因涉及环境和遗传两个方面。

一、染色体畸变原因

　　染色体畸变可源自自发突变,也可源自诱发突变,或由遗传获得。通常人体细胞中可出现不足 1% 的染色体畸变,而在某些化学、物理及生物因素作用下,染色体异常频率将大大提高。

(一)物理因素

　　各类电磁辐射都可诱发染色体畸变,但自然界中存在的本底辐射剂量一般不会对人体构成威胁。医用、生产用、军用的辐射源如防护不当或出现辐射泄漏是诱发染色体畸变的主要原因。已明确生物体染色体畸变的发生率与辐射剂量成正相关。

(二)化学因素

　　药物、有机磷农药、工业毒物、食品添加剂、防腐剂、保鲜剂等均可诱发染色体畸变。研究表明:某些抗肿瘤药物、保胎药及预防妊娠反应药物均可导致染色体畸变(如氨甲蝶呤、阿糖胞苷等抗癌药物引起染色体畸变已被实验证实,长期服用抗癫痫药三甲双酮可致患者外周血细胞发生染色体数目或结构畸变);有机磷农药可以使染色体畸变率提高(某些除草剂可引起染色体畸变);工业产生的重金属污染,可导致受污染区域的居民染色体畸变率提高;

食品中为防腐、增色添加的某些化学物质也是导致染色体畸变的重要诱因（如长期服用环己基糖精可致外周血淋巴细胞染色体畸变率增高）。

（三）生物因素

染色体畸变的生物因素主要是病毒和生物类毒素。各种病毒（如SV40病毒、仙台病毒、牛痘病毒、风疹病毒、水痘-带状疱疹病毒、麻疹病毒、肝炎病毒、流行性腮腺炎病毒等）均可诱发宿主细胞染色体畸变。劳斯肉瘤病毒等已明确的致瘤病毒除致癌外，也可引起染色体畸变。经食物污染进入人体的真菌毒素（如黄曲霉毒素）除引起肝癌外，也造成细胞内染色体畸变。

（四）遗传因素

亲代生育年龄与染色体畸变率相关联，如唐氏综合征的出生率与母亲的生育年龄成明显的正相关，30岁以下育龄母亲的发生率约为1/1 000，而40岁以上育龄母亲的发生率可达1/30，其他三体综合征也相类似。染色体畸变的发生也与胚胎发育的宫内环境有关。某些常染色体隐性遗传缺陷也可导致染色体自发断裂。

二、染色体数目畸变

正常人体细胞具有2个染色体组，计46条染色体，称为二倍体细胞。而正常生殖细胞则含1个染色体组，计23条染色体，称为单倍体细胞。以二倍体细胞为标准，任何偏离这一限定染色体数目的改变，即体细胞内染色体数目超出或少于46条，即为染色体数目畸变。根据染色体增加或减少是否以一个染色体组为单位分为整倍体改变或非整倍体改变。

（一）整倍体改变及产生机制

1. 整倍体改变类型 正常人体细胞为二倍体（2n），从理论上讲，整倍体异常可出现单倍体（n）、三倍体（3n）、四倍体（4n）和多倍体。但迄今为止，尚无单倍体改变发现，四倍体以上亦未见报道。而三倍体、四倍体改变多导致流产，是妊娠3个月内自发流产的主要原因。

（1）三倍体：含有69条染色体，由于人的全身性的三倍体是致死性的，多在胚胎期死亡，故新生儿中极为罕见，在自发性流产儿中能够见到。迄今为止只有10余例三倍体胎儿存活到临产前或出生时的报道，出生并能存活者多为2n/3n的嵌合体。已报道患者的核型有69，XXX、69，XXY、69，XYY等，主要有身体发育障碍、畸形，伴有智力低下等临床症状。

（2）四倍体：含有92条染色体，全身性四倍体更为罕见，往往是四倍体和二倍体的嵌合体（4n/2n），多在流产的胚胎中发现，目前仅有1例伴有多发畸形的四倍体活婴及一例2n/4n嵌合体的病例报道。

2. 整倍体改变产生机制 整倍体改变产生的原因主要有双雌受精、双雄受精、核内复制和核内有丝分裂等。

（1）双雄受精：两个精子同时与一个成熟的卵子受精称为双雄受精。由于两个精子同时进入一个卵细胞内，形成69，XXX、69，XXY和69，XYY三种类型的三倍体合子（图17-1）。

（2）双雌受精：减数分裂时卵细胞未形成极体，或者极体由于某种原因与卵核重新结合，结果卵子中保留2个染色体组，受精后即形成69，XXX或69，XXY两种类型的三倍体合子（图17-1）。

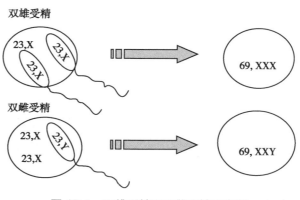

图 17-1 双雄受精和双雌受精示意图

（3）核内复制：指细胞分裂时，染色体不是复制1次，而是复制2次，每个染色体形成4条染色单体，称双倍染色体；其后正常分裂，形成2个四倍体子细胞。核内复制与四倍体形成是肿瘤细胞较常见的染色体异常特征之一。

（4）核内有丝分裂：细胞分裂时染色体复制1次，但至分裂中期时，由于某种原因核膜未消失，也无纺锤体形成，无法进行后期的染色单体分离和胞质分裂，造成核内染色体数目加倍，形成四倍体。

（二）非整倍体改变及产生机制

细胞在二倍体基础上染色体数目增加或减少，使细胞中染色体不呈现整倍数称非整倍体细胞，是临床上最常见的染色体畸变类型。染色体数目少1条或数条称为亚二倍体；多1条或数条称为超二倍体。

1. 非整倍体改变类型　常见非整倍体改变包括单体型、三体型、多体型及嵌合体。

（1）单体型：指细胞中某对染色体少了1条，染色体总数为45（2n-1）。临床X染色体单体型相对多见，即45，X。目前只有C组染色体单体型和X染色体单体型的病例报道，尚未见其他染色体单体型报道。主要原因在于单体型缺少1条染色体，将导致基因严重失衡，干扰细胞的代谢和发育，故仅在流产儿和死婴中见到。而X染色体单体型，根据Lyon假说，正常女性间期细胞核中，只有一条X染色体有活性，另一条则失活呈异固缩状态，故X单体型者可以存活。由于缺少1条X染色体，存活者虽有女性外表，但具有性腺发育不全等临床特征。

（2）三体型：指细胞中某对染色体多了1条，染色体数目为47（2n+1）。这是染色体数目畸变中最常见、种类最多的一种。临床上不论常染色体病还是性染色体病均以三体型为多。目前常染色体除第17号染色体尚未见三体型报道外，其余染色体三体型均有报道，以13号、18号、21号三体最常见。少数三体型可存活至出生甚至成年，但多数寿命不长，并伴有各种严重畸形。性染色体三体型主要有XXX，XXY和XYY三种，与常染色体三体型相比，性染色体三体型有较大的"耐受性"，部分患者可有正常表型，但额外增加的性染色体对患者同样产生较大的影响，如性器官发育不良，引起体征、性征的改变等。如果是部分染色体形成三体，则称为部分三体型。

（3）多体型：指细胞内某对染色体增加2条或2条以上。主要见于性染色体多体型，如48，XXXX、48，XXXY、48，XXYY，以及49，XXXXX、49，XXXYY等，常染色体多体型尚未见报道。额外染色体增加越多，对患者表型的影响越大。

（4）嵌合体：指由2种或2种以上染色体数目不同的细胞群所组成的个体，如46，XX/47，XXY、45，X/46，XX等。嵌合体中异常核型细胞比例越大，对个体表型的影响越大，反之，正常核型细胞越多，对表型的影响越小。

2. 非整倍体产生机制　非整倍体产生的原因主要由于细胞分裂时染色体不分离或染色体丢失所致。

（1）染色体不分离：指在细胞分裂中、后期，如果某一对同源染色体或姐妹染色单体彼此不分离，同时进入一个子细胞，导致形成的两个子细胞中，一个因染色体数目增多而成为超二倍体，另一个则因染色体数目减少而成为亚二倍体。染色体不分离发生在配子形成成熟期所进行的减数分裂过程中，同源染色体或姐妹染色单体由于某种原因不分离，都将产生染色体数目异常的配子（n+1或n-1），这种现象称为减数分裂不分离。异常配子与正常配子受精后，将形成超二倍体或亚二倍体（图17-2，图17-3）。

染色体不分离若发生于受精卵的早期卵裂或体细胞的有丝分裂过程中，姐妹染色单体不分离，称为有丝分裂不分离，结果可产生由2种或3种核型细胞系组成的嵌合体。如果体

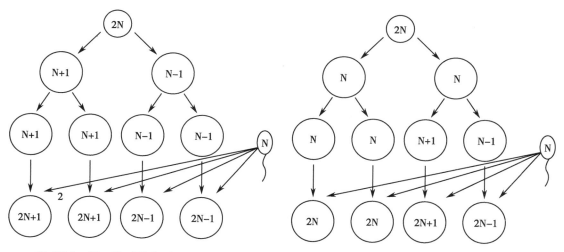

图 17-2　第一次减数分裂不分离示意图　　　　图 17-3　第二次减数分裂不分离示意图

内不同染色体数目的细胞群起源于同一合子,称为同源嵌合体,反之则称为异源嵌合体。嵌合体个体中各细胞系的类型及其所占的数量比例,由染色体发生不分离的卵裂时期早晚决定。发生越早,异常核型细胞系所占比例越大,临床症状越明显;发生越晚,含有正常细胞的比例越大,对患者的影响则相对小。异常细胞数小于 5% 时,一般不具有临床意义。

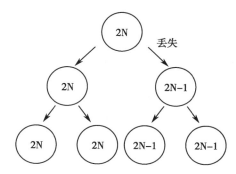

图 17-4　染色体丢失示意图

（2）染色体丢失:指细胞有丝分裂过程中,在分裂后期某一染色体未能与纺锤丝相连,不能被牵引至细胞某一极,参与新细胞核的形成;或者染色单体在向细胞两极移动时行动迟缓,不能参与新细胞核的组装,被滞留在细胞质中,最后分解、消失,造成该细胞 1 条染色体的丢失而形成亚二倍体。染色体丢失也是形成嵌合体的原因之一(图 17-4)。

3. 非整倍体改变的描述　按照 ISCN(1978),非整倍体的描述为"染色体总数,性染色体组成,+(−)畸变染色体序号"。例如某一核型中的 18 号染色体多了 1 条,可描述为 47,XX(XY),+18;少了 1 条 22 号染色体则描述为 45,XX(XY),−22;若少了 1 条 X 染色体,可描述为 45,X 或 45,XO。

三、染色体结构畸变

染色体结构畸变指染色体失去结构的完整性,发生部分片段的缺失、重复或重排。

（一）染色体结构畸变的基础

在各种有害因素(如电离辐射、化学诱变剂等)诱变下,人类染色体可发生断裂,形成无着丝粒的染色体断片,因断裂片段的重接形式差异,可发生不同的结构畸变。如果断裂的片段在原来的位置上重新接合,称为原位愈合或重合,即染色体恢复正常,不引起遗传效应。如果染色体断裂后未在原位重接,也就是断裂片段移动位置后与其他片段相接或者丢失,则可引起染色体结构变化,又称染色体重排。染色体经断裂后重新连接形成的畸变染色体称为重排染色体。因此,染色体断裂和变位重接是染色体结构畸变的基础。

（二）常见染色体结构畸变类型（图 17-5）

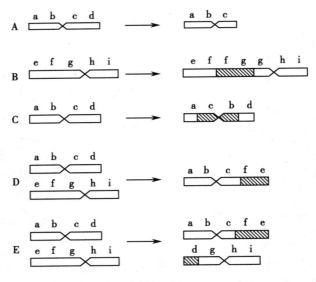

A. 缺失　B. 重复　C. 倒位　D. 单向易位　E. 相互易位

图 17-5　染色体结构畸变示意图

1. 缺失（deletion，del）　染色体发生断裂后，不含着丝粒的断片不再与原位重接，而是断片丢失，称为缺失。若发生缺失的片段是染色体短臂或长臂的末端部分，即为末端缺失。若缺失的片段是染色体短臂或长臂的中间部分，则为中间缺失。

2. 倒位（inversion，inv）　在一条染色体的两处同时发生断裂，两断裂点间的片段经 180° 倒转后重接，导致基因顺序重排，称为倒位。如果两断裂点位于染色体同一臂内，则形成臂内倒位；若两断裂点分别位于染色体两个臂上，即含有着丝粒的片段发生倒转，称为臂间倒位。

据报道，人类的臂间倒位较常见，如 9 号染色体的臂间倒位，人群发生率可达 1%。近年来有人认为 9 号染色体的臂间倒位是一种正常的多态性。也有报道 9 号染色体的臂间倒位与习惯性流产有一定的相关性。具有倒位染色体的个体，由于没有遗传物质的丢失，所以表型正常，称倒位携带者。但这样的个体在配子形成的减数分裂过程中，由于同源染色体的联会而形成倒位环，如果倒位环内再发生交换，可产生染色体异常的配子。

3. 易位（translocation，t）　两条染色体同时发生断裂，片段相互交换位置后重接，即为易位。根据易位片段的不同，易位主要分为单方易位、相互易位、罗伯逊易位 3 种。

（1）单方易位：又称插入易位，两条非同源染色体同时发生断裂，仅其中一条染色体的片段连接到另一条染色体的非末端部位。

（2）相互易位：两条染色体同时发生断裂，两断片相互交换位置后重接，导致两条结构上重排的染色体形成。相互易位是迄今发现最多的一类染色体结构畸变，因为这种结构畸变仅涉及位置改变，并不造成遗传物质的增减，保留了基因组的全部基因，对个体无严重影响，因此这样的个体称为平衡易位携带者。

（3）罗伯逊易位：是发生于近端着丝粒染色体的一种易位形式，也称着丝粒融合。即两条近端着丝粒染色体在着丝粒或其附近发生断裂，两者的长臂在着丝粒区附近彼此连接，形成一条大的新染色体；两者的短臂也可能彼此连接形成一条小染色体，由于短臂含较少的基因,或者不含着丝粒,会在以后的细胞分裂过程中消失,所以具有这种结构畸变的个体一般没有明显的表型改变,称罗伯逊易位携带者。活产儿罗伯逊易位发生率为0.09%,这类携带者一般无严重畸形,智力发育正常,但后代可形成单体型和三体型,引起自发流产或产生三体型患者。

4. 重复(duplication,dup)　染色体臂上具有2份或2份以上的相同区段。一般将重复区段方向与原片段一致者,称为正重复;如果方向相反,则称为倒位重复。重复大多是同源染色体间单方易位或不等交换所致。染色体上出现重复的片段,在这个细胞内实际上存在3份,故又称为部分三体型。

5. 环状染色体(ring chromosome,r)　染色体长臂和短臂的远端各发生一次断裂,具有着丝粒的主体部分首尾相接形成环状结构,称为环状染色体。环状染色体实际上同时存在染色体末端缺失。环状染色体在细胞分裂时可进一步形成具有双着丝粒环、无着丝粒环或具有2个以上环状染色体的子细胞,属非稳定性结构畸变。当细胞受到辐射损伤,特别在恶性肿瘤患者放射治疗时,细胞中常见到环状染色体。

6. 双着丝粒染色体(dicentric chromosome,dic)　两条染色体发生断裂后,具有着丝粒的片段彼此接合形成的染色体,称为双着丝粒染色体。研究发现,在细胞分裂时,如果两个着丝粒分别被纺锤丝向相反方向牵引,将会形成染色体桥而容易断裂形成新的畸变染色体;或者阻碍两个子细胞分开而产生四倍体细胞,引起细胞死亡,所以双着丝粒染色体也属于不稳定性结构畸变。

7. 等臂染色体(isochromosome,i)　染色体两臂从形态到遗传组成都完全相同的现象。现在认为,等臂染色体形成是由于细胞分裂时染色体着丝粒发生横向断裂,结果两长臂和两短臂分别形成染色体进入两个子细胞。因此,等臂染色体实际是既带有整臂缺失又带有整臂重复的染色体。

(三) 染色体结构畸变的描述

根据1SCN(1978)之规定,染色体结构畸变的描述有简式和详式2种。简式的描述只要求把染色体的结构改变用其断裂点来表示,因此描述一个结构畸变的核型,需写明的内容包括:①染色体总数;②性染色体组成;③畸变类型符号;④在括号内写明受累的染色体序号;⑤在另一括号内以符号注明受累的染色体断裂点。详式描述时前四项同简式,不同的是需添一括号,以符号注明受累的染色体断裂点,并描述重排染色体带的组成。

例如:缺失　简式　46,XX,del(3)(q21)

　　　　详式　46,XX,del(3)(pter→q21)

该式表示染色体总数为46的女性患者,在3号染色体长臂2区1带处断裂,断裂点远端丢失,余下的3号染色体由短臂末端到长臂2区1带构成。

　　倒位　简式　46,XX,inv(1)(p22p34)

　　　　详式　46,XX,inv(1)(pter→p34::p22→p34::p22→qter)

该式表示染色体总数为46的女性患者,在1号染色体短臂内倒位,断裂重接发生在1号染色体短臂2区2带和3区4带,这两者之间的片段颠倒后重接。

　　易位　简式　46,XY,t(2;5)(q21;q31)

　　　　详式　46,XY,t(2;5)(2pter→2q21::5q31→5qter;5pter→5q31::2q21→2qter)

该式表示染色体总数为46的男性患者,在2号染色体长臂2区1带和5号染色体长臂3区1带处发生断裂,两条染色体的无着丝粒片段交换(发生相互易位)后重新接合,形成两条新的衍生染色体。描述涉及两条染色体的畸变时,性染色体及序号靠前的染色体先描述。

第二节　染色体病

目前已发现的染色体数目和结构异常达 10 000 种以上,几乎涉及每一条染色体。其中被确定为染色体病的有 100 多种,分常染色体病、性染色体病 2 类。

一、常染色体病

常染色体数目或结构畸变所致疾病是染色体病的主要类型。智力低下、生长发育延迟及异常体征是其共同临床表现。常见的有唐氏综合征、18 三体综合征、13 三体综合征等。

(一)唐氏综合征

又称 21 三体综合征,是最早被确定的染色体病。1866 年由英国医生 Langdon Down 首次描述,故又命 Down 综合征(Down syndrome,DS)。1959 年,法国细胞遗传学家 Lejeune 等发现 Down 综合征患儿的细胞内多了 1 条 G 组染色体,经染色体显带技术确定为 21 号染色体三体型。

1. **发病率**　新生儿发病率为 1/800~1/600。流行病学调查表明,发病与母亲生育年龄有关,高龄孕妇(特别是 40 岁以上孕妇)生产患儿的几率高达 1/100。

2. **临床症状**　中度或重度智力低下是此病最突出的表现,智商(IQ)通常为 25~50,高于 50 者很少。患者具有特殊呆滞面部特征:眼距宽,鼻梁低平,眼裂小,外眼角上斜,有内眦赘皮,虹膜发育不全,常斜视;耳小,低位,耳廓畸形;硬腭窄小,舌常伸出口外,流涎(图 17-6)。身材矮小,四肢短,由于韧带松弛,关节可过度弯曲,手指粗短,小指向内弯曲,中间指骨发育不良。约 50% 患儿伴有先天性心脏病。常伴有皮肤纹理学特征,如通贯手,atd 角增大。先天性免疫力低下,易患呼吸道感染,白血病发生率较高。男性患者无生育能力,50% 隐睾,极少数女性患者可生育,后代发病率为 50%,寿命短。到中年时大脑呈现淀粉样斑。

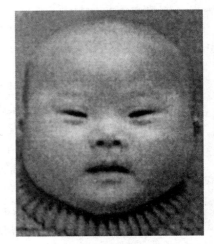

图 17-6　唐氏综合征面容

3. **核型**　研究表明唐氏综合征核型组成分以下 3 种:

(1)单纯 21 三体型:又称游离型,患者核型为 47,XX(XY),+21,约占唐氏综合征患者的 92.5%,临床表现典型。21 三体产生的最主要原因是配子形成过程中染色体不分离,形成异常配子受精所致。随着高分辨现代技术的发展,现已发现 21 三体型的大部分特征主要与 21q22 三体有关,更精确到 21q22.3 远端 DNA 区段上大约 400kb。

(2)嵌合型:患者核型为 46,XX(XY)/47,XX(XY),+21,约占唐氏综合征患者的 2.5%。患者病情取决于异常细胞系所占的比例,总的来说,病情较 21 三体型轻,如果异常细胞很少(<9%),则表型与正常人无异。此型产生是由于受精卵在早期卵裂过程中,21 号染色体不分离所致。不分离发生得越晚,异常细胞系所占的比例越小,患者症状越轻或者接近正常。

(3)易位型:患者核型为 46,XX(XY),-14,+t(14q;21q),约占唐氏综合征患者的 5%。患者细胞中虽有 46 条染色体,但有 1 条 14 号染色体与 21 号染色体经罗伯逊易位形成的易位染色体,导致 21 号染色体长臂三体,临床症状与 21 三体型极为相似,故称易位型 21 三体。这种易位型,3/4 是新发生的,1/4 是由双亲之一遗传来的。如果由遗传获得,那么亲本之一必为易位携带者,核型为 45,XX(XY),−14,−21,+t(14q;21q)。尽管染色体数目少 1 条,由于遗传物质与正常人差别不大,因此这类携带者表型正常。由于减数分裂,同源染色体特殊的联会和分离,可能产生 6 种类型的配子,与正常人婚配后,后代中 1/6 为正常人,1/6 为易位型唐氏综合征患者,1/6 为易位携带者,1/6 为 21 单体,1/6 为 14 三体,1/6 为 14 单体;21 单体、14 单体或三体均为致死性而导致流产。

4. 诊断与防治　90% 以上病例根据典型的 DS 面容及智力低下即可做出诊断,症状较轻者由于面容不够典型且智力低下不明显,易被忽视,因此要进行染色体分析确诊,特别是对于易位型患者,追查其家系染色体,检出平衡异位携带者,可预防患儿再出生。治疗上目前没有有效的促进智能发育的药物,主要是对症治疗。为防止 DS 的出生,对 35 岁以上孕妇、30 岁以下生过 DS 患儿的孕妇、双亲之一为平衡易位携带者或嵌合体者,应行产前检查,如取 16~20 周孕妇羊水细胞或 9~12 周绒毛膜细胞做染色体检查,如胎儿为 21 三体,应终止妊娠。现在生育 DS 的母亲年龄呈下降趋势,孕中期可通过孕妇血清标记物进行 DS 筛查,由于孕育 DS 胎儿的孕妇血清 AFP(甲胎蛋白)及 E_3(雌三醇)低于平均水平,HCG(人绒毛膜促性腺激素)高于平均水平,因此在孕 15~21 周的孕妇可测定此三项指标进行 DS 的筛查。

(二) 18 三体综合征

18 三体综合征又称 Edward 综合征。1960 年由 Edward 首先描述,指出患者具有 1 条额外的 E 组染色体,1961 年 Patau 证实该病由 18 号三体所致。

1. 发病率　该病在新生儿中的发病率为 1/8 000~1/3 500,且发病率随母亲生育年龄增加而增高。

2. 临床症状　智力低下,生长发育障碍,出生低体重(<2 300g),肌张力亢进,特殊握拳方式——第 1、2、5 指压在第 3、4 指上,互相叠盖;小眼,眼距宽,内眦赘皮,眼睑下垂。骨关节外展受限,胸骨短,小口,腭弓窄,唇裂或腭裂,枕骨突出,耳位低,耳廓畸形,足跟后凸,"摇椅"样船形足。95% 的患儿有先天性心脏病。本病因有多种严重畸形,故大多在胚胎期流产,女婴多于男婴(3∶1),寿命极短(1 岁内夭折)。

3. 核型　Edward 综合征患者约 80% 核型为 47,XX(XY),+18,临床表现典型。多由母亲卵母细胞减数分裂时 18 号染色体不分离所致。20% 患者核型为 47,XY(XX),+18/46,XY(XX),临床表现相对较轻,存活时间稍长,此型与母亲生育年龄无关(图 17-7)。

4. 诊断与防治　高风险孕妇产前检查与唐氏综合征相同。

(三) 13 三体综合征

13 三体综合征又称 Patau 综合征。1960 年 Patau 首先报道该病患者体内多了 1 条 D 组染色体,因技术原因未判定。1966 年 Yunis 等用显带技术证实由 13 三体所致。

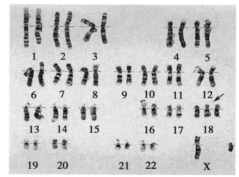

图 17-7　18 三体综合征核型

1. 发病率　新生儿中的发病率约为 1/10 000~1/4 000,女性多于男性。

2. 临床症状　严重智力低下,生长发育迟缓,存活率低,多于婴儿期死亡。患儿畸形程度和临床症状较唐氏综合征及 18 三体综合征严重。肌张力异常;小头,前脑发育缺陷。眼距宽,内眦赘皮,小眼或无眼,常有虹膜缺损,唇裂或伴腭裂,耳位低,耳廓畸形;男性常有阴囊畸形,隐睾,女性则有阴蒂肥大,双阴道等特征;内脏多发畸形,无心室或心房间隔缺损、动脉导管未闭,多囊肾、肾盂积水,内耳螺旋器缺损造成耳聋,伴有癫痫样发作。

3. 核型　多数为单纯 13 三体核型,即 46,XX(XY),+13,约占 80%;少数为嵌合型 46, XX(XY)/47,XX(XY),+13,一般症状较轻;还有少部分易位型,通常以 13 号和 14 号罗伯逊易位居多,核型为 46,−14,+t(13q14q)。当双亲之一是平衡易位携带者时,因为绝大多数异常胎儿均流产死亡,患儿的出生风险不超过 5%。13 三体综合征患者同胞再发风险 1%~2%, 若再孕需做产前诊断。

4. 诊断与防治　高风险孕妇产前检查与唐氏综合征相同。

（四）5p 部分单体综合征

1963 年由 Lejeune 等首先描述 3 例临床患者,哭声似猫叫是患儿特有的临床表现,故又称猫叫综合征。1964 年经 G 显带证实为 5 号染色体短臂部分缺失所致。

1. 发病率　新生儿发病率为 1/50 000,是人类由染色体结构畸变所致染色体病的典型病例。

2. 临床症状　生长发育迟缓,智力低下,肌张力低;出生时满月脸,后渐变长呈倒三角状;由于喉肌发育不良致音质单调,哭声尖弱似猫叫,但随年龄增长,喉肌渐正常,特殊哭声随之消失;头小,两眼距宽,内眦赘皮,外眼角下斜,斜视,耳位低,小颌,第 5 指短且内弯,通贯手。50% 患者伴有先天性心脏病。大部分可生存至儿童期,少数可活至成年,多有语言障碍。

3. 核型　核型为 46,XX(XY),del(5)(p15),患者 5 号染色体短臂缺失,缺失片段大小不一,但均包括 5p14 或 5p15,说明该区是本病发生的关键。自发突变是发病主因,约 10% 由平衡易位携带者双亲之一遗传所致。

4. 诊断与防治　对高危孕妇可做羊水细胞或绒毛膜细胞染色体检查进行产前诊断。

二、性染色体病

性染色体病又称性染色体异常综合征。性发育不全或性畸形、生育能力低或轻度智力障碍等是其共有临床特征。性染色体病在新生儿中发病率为 1/500,多数患者在婴儿期无明显临床症状,到青春期第二性征发育出现临床症状。

（一）先天性睾丸发育不全

美国医生 Klinefelter 于 1942 年首先描述这一疾病,故又称克氏综合征（Klinefelter 综合征）。1956 年 Bradbury 在患者间期细胞核内发现 X 染色质;1959 年 Jabobs 等证实患者比正常男性多 1 条 X 染色体,故又称 XXY 综合征。

1. 发病率　在男性中约为 1/800,在身高 180cm 以上男性中约为 1/260,在精神病患者或刑事收容所中约为 1/100,在男性不育者中约为 1/10,表明发病与男性身高、精神、不育等因素有一定相关性。

2. 临床特征　患者外观正常,儿童期无症状,青春期症状逐渐明显,成年后呈去势体征,皮下脂肪增厚,皮肤细腻如女性,音调高,喉结不明显;胡须、阴毛稀少,性情、体态趋向女性化;具男性外生殖器,阴茎短小,睾丸不发育或隐睾,精曲小管萎缩,呈玻璃样变性,不能产生精子,无生育力,部分患者智力低下。患者易患糖尿病、甲状腺疾病、乳腺癌。部分患者具精神异常或精神分裂倾向。典型病例血浆睾酮仅为正常的一半,个别患者睾酮正常,但雌激素增多。

3. 核型　80%~90% 患者的核型为 47,XXY;10%~15% 患者的核型为嵌合型,如 46, XY/47,XXY 和 46,XY/48,XXXY 等。另外还有核型为 48,XXXY、49,XXXXY 等,患者 X 染色质阳性,Y 染色质阳性,其中 X 染色体越多,症状越严重（图 17-8）。

4. 诊断与防治　本病可通过性染色质检查做初步诊断,染色体检查法用以进一步确

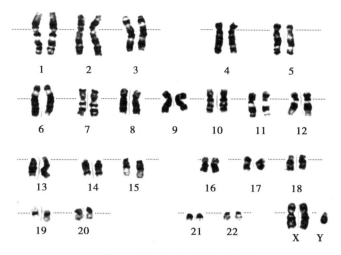

图 17-8 Klinefelter 综合征核型

诊。本病由于青春期前临床症状不明显,不易发现。若男性乳房发育,可手术切除,但具有 Y 染色体而性腺发育不良者,易有性腺恶变,应予以重视。

（二）先天性卵巢发育不全

1938 年,Turner 首先报道并描述此病的临床症状,故又名 Turner 综合征。1954 年, Polani 证实患者细胞核 Barr 小体阴性,质疑本病与性染色体异常有关。1959 年,Ford 利用 染色体技术确定缺少 1 条 X 染色体即 X 单体型是本病病因。

1. 发病率　新生儿中发病率为 1/5 000,女性新生儿的发病率为 1/2 500。在自发流产 的胎儿中发生率高达 20%。据统计,约 98% 的胚胎死于胎儿期导致自然流产,只有约 2% 发育异常、程度轻微者能存活。

2. 临床特征　患儿出生时体重轻,新生儿脚背有特征性的淋巴样肿。成年身材矮小, 身高为 120~140cm,具内眦赘皮、上睑下垂、小颌等特殊面容;后发际低、肘外翻,50% 有蹼 颈,动脉狭窄,肾脏异常,骨骼畸形;第二性征发育不良,内生殖器发育缺陷,性腺条索状,原 始子宫,原发性闭经,外生殖器幼稚,无生育能力;智力可正常,或轻度障碍。

3. 核型　Turner 综合征患者的核型有以下 3 种:

（1）X 单体型:约 60% 患者核型为 45,X,患者体内仅 1 条 X 染色体,Barr 小体阴性,Y 染色质也阴性,症状最典型。

（2）嵌合型:较少见,有各种嵌合类型,最常见的核型为 45,X/46,XX。患者 X 染色质可 能阳性,但检出率明显低于正常值(<10%),临床症状可较轻,少数患者可有月经,甚至有生 育力。当然这要取决于体内正常细胞的比例。另外,还有 45,X/47,XXX 和 45,X/46,XX/47, XXX 等核型。

（3）结构异常型:缺失、易位及等臂染色体是较常见的 X 染色体结构异常,如核型 46, XXq-、46,XXp-、46,x,i(Xq)、46,X,i(xp)。由于 X 染色体改变部位不同,不同核型患者临床 表现各异,主要取决于 X 染色体上发生异常的区段。相关研究表明,身材矮小与 X 短臂单 体有关,卵巢发育不全和不育与长臂单体有关。X 单体形成的原因通常为双亲之一在生殖 细胞形成过程中性染色体不分离,其中 75% 来自父亲。

4. 诊断与防治　Turner 综合征可通过染色体检查确诊。患者青春期可用女性激素治疗 来促进第二性征和生殖器官的发育、月经来潮,从而改善患者的心理状态,但不能促进身高 增长和解决生育问题。用低剂量的雌、雄激素和生长激素治疗本病的矮小症状,短期内可能有效。

（三）X 三体或多 X 综合征

多 X 综合征又称超雌综合征,1959 年由 Jacobs 等首先报道,1964 年 Day 等证明患者间期细胞中有 2 个 X 染色质,称为 X 三体综合征;随后又相继发现有 3 个、4 个 X 染色质的同类患者,故又名多 X 综合征。

1. 发病率　在新生女婴中约为 1/1 000,在女性精神病患者中约为 4/1 000。

2. 临床特征　大多数患者外观如正常女性,具有生育能力;多数患者智能低下,学习能力差,有易患精神病倾向,甚至精神失常。少数患者卵巢功能障碍,原发性或继发性闭经或过早绝经,乳腺发育不良,不育。X 染色体越多,智力损害和发育畸形越严重。X 三体综合征是女性常见的染色体异常。

3. 核型　患者核型多为 47,XXX,少数为嵌合体,46,XX/47,XXX,症状一般较轻;其他尚有 48,XXXX 和 49,XXXXX。X 染色体越多,病情越重。理论上,X 三体女性后代中,半数应具有 47,XXX 或 47,XXY 核型,事实上已知的 10 余名 X 三体女性所生育的 30 余名子女均有正常核型,原因可能是在第一次减数分裂时,具有 XX 的核总是进入极体而被淘汰所致。

4. 诊断与防治　无特殊临床处理。

（四）XYY 综合征

又称超雄综合征,1961 年由 Sandburg 等首次报道,1965 年 Jacobs 发现患者间期细胞核有 2 个 Y 染色质,并指出具有 2 条 Y 染色体可能是患者出现不正常侵犯性行为的原因。

1. 发病率　男性发病率约为 1/900;在监狱和精神病院,男性发病率可达 3%。

2. 临床特征　患者外观男性,身材高大,超过 180cm,有随身高增高发病率增高的趋势。大多数患者性发育正常并有生育能力,少数性腺发育不良,隐睾致生精障碍,不育;智力正常或稍低下,性格暴躁,自我克制力差,常发生攻击性侵犯行为,导致犯罪,此时若用脑电图检测显示有异常。

3. 核型　患者核型主要为 47,XYY,X 染色质阴性、Y 染色质阳性。少数患者核型为 48,XXYY、48,XYYY、49,XYYYY、47,XYY/46,XY、45,X/49,XYYYY 等。异常核型是父亲精原细胞减数分裂Ⅱ期中 Y 染色体不分离所致,也有遗传所致,已有文献报道 47,XYY 男性生育患儿的病例。

4. 诊断与防治　身材高大为本病特征,有犯罪倾向及精子形成障碍,可作为诊断依据。Y 染色质有 2 个及 XYY 核型可以明确诊断。患者如能在儿童期查出,应进行早期心理调整及补充性内分泌治疗,并加强对伴有智能障碍者的特殊教育,以减少精神障碍的发生。

（五）脆性 X 染色体综合征

1943 年,Martin 和 Bell 首次报道一家系两代人中 11 名逻辑性智力低下患者和 2 名轻度智力低下女性患者,认为该家系之智力低下应与 X 染色体相连锁,故 X 连锁智力低下也称为 Martin-Bell 综合征。1959 年,Lubs 首次在患者体中发现了长臂具有随体和呈细丝状次级缢痕的 X 染色体。X 染色体的结构变异最终由 Sortherl 和 Ciraud 等证实位于 Xq27 处,细丝状部位易发生断裂、丢失,故称脆性部位,由此提出脆性 X 染色体(fragile X chromosome,FraX)的概念。由脆性 X 染色体所致疾病即称为脆性 X 染色体综合征。

1. 发病率　本病主要发生于男性,男性中发病率为 1/1 500~2/1 000。在男性智力低下人群中,脆性 X 染色体综合征占 10%~20%。在 X 连锁智力低下患者中,脆性 X 染色体综合征占 33%~50%。脆性 X 染色体综合征的智力低下是仅次于唐氏综合征的另一类染色体病。

2. 临床特征　患者中度到重度智力低下,语言障碍,性格孤僻,偶有攻击性行为;面长,下颌大、前突,嘴大唇厚,巩膜呈淡蓝色,招风耳等特殊面容;巨大睾丸是青春期后的典型表现,部分患者青春期前有多动症,后随年龄增长而逐渐消失。部分患者可出现忧郁、行为怪异等精神病倾向。部分女性携带者伴有轻度智力低下。

3. 核型　核型为 46,FraX(q27)Y。1991 年,Verker 等在 Xq27 3 处克隆出脆性 X 染色体综合征基因,命名为 FMR-1,表达产物系 RNA 结合蛋白,为机体所必需。该基因 5' 端非翻译区有一段不稳定的(CGG)n 短串联重复序列,其附近有 CpG 序列,即 CpG 岛。正常人(CGG)n 拷贝数为 30 左右,CpG 岛无甲基化现象;本病携带者(CGG)n 拷贝数为 52~200,患者(CGG)n 拷贝数高达 230,并伴异常甲基化。重症患者(CGG)n 拷贝数最多可达 2 000。表明由于动态突变导致序列过度扩增和 CpG 岛甲基化,是导致疾病发生的主因,在细胞水平即表现为 FraX。

4. 诊断与防治　可利用染色体或 DNA 技术进行诊断。人群中女性 FraX 携带者占 5%;女性携带者伴智力低下人群中,检出率近 100%;女性携带者后代男孩中患脆性 X 染色体综合征的风险达 50%。男性患者 FraX 检出率达 20%~40%。因此,应注重对 FraX 女性携带者的产前诊断。目前无有效治疗措施,只能对症治疗,减轻症状。

三、染色体异常携带者

染色体异常携带者指带有染色体结构异常,但染色体物质总量仍保持平衡的表型正常个体,即表型正常的平衡重排染色体携带者,至今记载有 1 600 多种,几乎涉及每号染色体的每一个区带。染色体异常携带者虽然表型正常,染色体物质总量仍为二倍体,但是由于携带平衡重排染色体,可产生部分三体和部分单体的子代,导致不育、流产、死产、新生儿死亡、生育畸形和智力低下儿等现象发生。在不育和流产夫妇中,染色体异常携带者占 3%~6%。

人群中主要包括易位携带者和倒位携带者两类,例如核型为 46,XX 或 46,XY,t(2;5)(q21;q31),携带者细胞中具有一条正常的 2 号染色体,一条正常的 5 号染色体,同时具有一条衍生的 2 号和 5 号染色体。根据配子形成中减数分裂前期Ⅰ同源染色体联会配对的特性,易位染色体和正常染色体联会配对,结果形成四射体(图17-9);经过分离与交换,理论上可形成 18 种配子,与正常配子受精后,可形成 18 种类型的合子,其中仅 1 种正常,1 种为表型正常的平衡易位携带者,其余均不正常,为单体、部分单体、三体、部分三体,将导致流产、死胎或畸形(表 17-1)。因此,为防止染色体病患儿的出生,检出携带者,进行产前诊断,有重要意义。

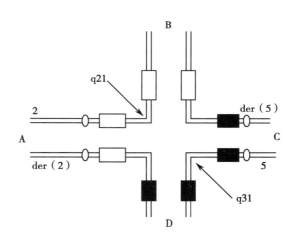

图 17-9　相互易位后同源片段配对形成四射体示意图

表 17-1　相互易位携带者形成的配子及与正常配子结合后形成合子情况

分离后配子类型		与正常配子受精后产生的合子类型
对位	AB　CD	46,XX(XY)
	AD　CB	46,XX(XY),−2,−5,+der(2),+ der(5),t(2;5)(q21;q31)
邻位 1	AB　CB	46,XX(XY),−5,+der(5),t(2;5)(q21;q31)
	AD　CD	46,XX(XY),−2,+der(2),t(2;5)(q21;q31)

分离后配子类型			与正常配子受精后产生的合子类型
邻位2	AB	AD	46,XX(XY),−5,+der(2),t(2;5)(q21;q31)
	CB	CD	46,XX(XY),−2,+der(5),t(2;5)(q21;q31)
	*AB	AB	46,XX(XY),+2,−5
	*CD	CD	46,XX(XY),−2,+5
	*CB	CB	46,XX(XY),−2,−5,+2der(5),t(2;5)(q21;q31)
	*AD	AD	46,XX(XY),−2,−5,+2der(2),t(2;5)(q21;q31)
3∶1	AB CB CD		47,XX(XY),+der(5),t(2;5)(q21;q31)
	AD		45,XX(XY),−2,−5,+der(2),t(2;5)(q21;q31)
	CB CD AD		47,XX(XY),−2,+der(2),+der(5),t(2;5)(q21;q31)
	AB		45,XX(XY),−5
	CD AD AB		47,XX(XY),+der(2),t(2;5)(q21;q31)
	CB		45,XX(XY),−2,−5,+der(5),t(2;5)(q21;q31)
	AD AB CB		47,XX(XY),−5,+der(2),+der(5),t(2;5)(q21;q31)
	CD		45,XX(XY),−2

注:* 着丝粒与互换点间发生交换。

（张小莉）

复习思考题

1. 为什么会形成染色体病？试考虑两种不同类型的细胞分裂方式（有丝分裂与减数分裂）对染色体病形成的作用。

2. 染色体异常是否一定表现为染色体病？为什么？无疾病表现的染色体异常携带者具有哪些流行病学意义？

第十八章

单基因遗传病

📝 学习目标

本章讲述单基因遗传病所呈现的"子承父业"或者"子承母业"的突出遗传性状传递规律,以及分子病和遗传性代谢缺陷为代表的突变基因产物所引起的临床病理变化与相应表现。

1. 掌握单基因遗传病遗传性状传递规律及其在家族成员中表现的疾病分布规律。

2. 了解以分子病和遗传性代谢缺陷为代表的突变基因产物所引起的临床病理变化、相应表现及这些疾病的细胞与分子生物学基础。

由单个基因发生突变所导致的遗传病称为单基因遗传病。单基因遗传病的发生主要受一对等位基因控制,是遗传病中突出体现孟德尔遗传规律的一类疾病,临床上常通过系谱分析法列出各种类型单基因遗传病的特征性遗传格局。

第一节　单基因遗传病的遗传方式

按照致病基因所涉及的染色体及传递方式的不同,单基因遗传病可以分为常染色体显性遗传(AD)、常染色体隐性遗传(AR)和性连锁遗传(Sex-linked inheritance,SL)三大类。其中,性连锁遗传又可分为 X 连锁显性遗传(XD)、X 连锁隐性遗传(XR)和 Y 连锁遗传(Y-linked inheritance)。每一类型都有其特征性的传递格局。

单基因遗传病的特征性传递格局可从家系分析方法中得以确定。故系谱分析法被普遍应用于单基因遗传病的研究。

系谱(家系图)指在一个家系中,某种遗传病发病情况的图解。系谱的绘制常从该家系中首次确诊的患者(先证者)开始,通过详细调查其家族成员(直系和旁系各世代成员)的发病情况,并按一定方式将调查结果绘制成图。需要指出的是,系谱中不仅包括患病个体,也包括健康的家庭成员。

通过系谱绘制,可以分析出遗传病在某一家族中的传递方式,并推断单基因遗传病的类型。常见的系谱符号见图 18-1。

一、常染色体显性遗传

一种性状或疾病是受显性基因控制的,且这个基因位于常染色体上,其传递方式就称为常染色体显性遗传。

在遗传学上,显性基因用大写字母表示,如 A;其对应(等位基因)的隐性基因则用小写

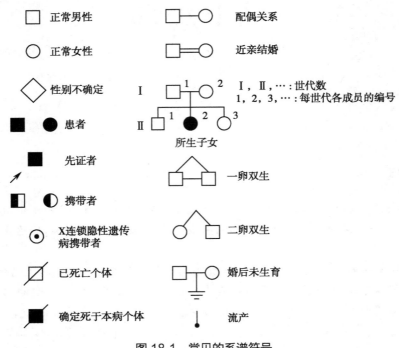

图 18-1 常见的系谱符号

字母表示,如 a。根据显隐规律,纯合子 AA、杂合子 Aa 表现出显性性状;纯合子 aa 表现为隐性性状。

常染色体显性遗传的典型系谱见图 18-2。其系谱分析特点如下:①患者双亲中至少有 1 个是患者,双亲无病时,子女亦不患病,新发生的基因突变情况除外;②患者的亲代大多数是杂合子;③每代都可出现患者,呈连续传递;④杂合子与正常人婚配,其子女患病的几率为 1/2,且儿女发病几率均等。

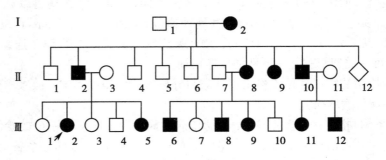

图 18-2 常染色体显性遗传的典型系谱

值得注意的是,当系谱所反映的家系太小(如独生子女家族、多代单传家族、人丁单薄的家族等)时,系谱中不一定能看到准确的发病比例,这时,要求研究者注意汇总分析相同病种的多个系谱(大样本),才能得到较为准确的发病率。

根据杂合子出现的不同表现形式,常染色体显性遗传可分为以下几种:

(一) 完全显性遗传

1903 年,美国学者 C.Farabee 首次描述的短指/趾症,是世界上第一例被证实符合孟德尔分离定律的人类常染色体显性遗传病;2001 年,中国科学家贺林定位并克隆了此病的致病基因(IHH 基因);2008 年,成功揭示了该病的致病机制。其表现为手(足)部畸形,患者手指与脚趾的骨骼明显缩短,第 3、4 指 / 趾节缩短最严重,通常融于远端指 / 趾节中。

完全显性遗传指致病基因在杂合状态 Aa 的表现性状与纯合子 AA 的表现性状完全一样(即 AA=Aa,显性致病基因 A 对隐性正常基因 a 具有完全遮盖效应,隐性正常基因 a 得不到表达)。其系谱分析特点为:①男女发病机会均等,遗传与性别无关,致病基因位于常染色体上;②连续传递;③患者的双亲中必有 1 个是患者,且患者基因型多为杂合体;④患者的同胞有 1/2 的患病几率;⑤患者的子女有 1/2 的患病几率;⑥双亲无病时,子女一般不患病,只有在基因突变的情况下,才能看到双亲无病时子女患病的病例。

(二)不完全显性遗传

不完全显性遗传指致病基因为显性,但纯合子 AA 和杂合子 Aa 的表型有明显差异,即显性致病基因 A 和隐性正常基因 a 都得到相当程度的表达,使杂合子 Aa 的表型呈中间状态(即 AA>Aa>aa)。例如:①软骨发育不全,患者出生时体态即表现异常,前额突出、马鞍形鼻梁、下颌前凸、四肢短粗、躯干比例过长、垂手不过髋关节、手指短粗、五指平齐、臀部后凸、下肢向内弯曲。发病原因主要是长骨骺端软骨细胞的形成和骨化出现障碍而影响了骨的发育及生长。杂合子 Aa 为常见患者,纯合子 aa 为正常人,纯合子 AA 因病情严重多死于胎儿期或新生儿期。②家族性高胆固醇血症,属于原发性血脂代谢异常病,患者表现为冠状动脉粥样硬化、高胆固醇血症和肌腱黄瘤。主要原因是血浆中低密度脂蛋白清除缺陷。纯合子患者 AA 多在 30 岁以前死于心梗或猝死,杂合子患者 Aa 多于 40~60 岁时出现冠心病。③β地中海贫血,因原发于地中海地区而得名,多国有报道,重型患者出生时无症状,3~12 个月始发病,症状随年龄增长日趋明显,1 岁后显现地中海贫血特殊面容(头颅变大、额部隆起、颧高、鼻梁塌陷、眼距增宽),肝脾肿大,贫血和铁沉着可造成心肌损害而致心力衰竭,最终死亡。轻型患者无症状或轻度贫血、脾不大或轻度大。主要原因是血红蛋白 β- 珠蛋白的基因表达受阻,化学成分发生改变而致遗传性溶血性贫血。该病的致病基因是 Th,重型患者的基因型为 $\beta^{Th}\beta^{Th}$,轻型患者的基因型为 $\beta^{Th}\beta^{th}$,正常人的基因型是 $\beta^{th}\beta^{th}$。

(三)不规则显性遗传

不规则显性遗传指杂合子 Aa 在不同条件下,有时表现为显性,有时表现为隐性,有时表现为中间型(即 Aa=AA 或 aa 或 Aa),即传递方式表现为不规则。在系谱中可出现隔代遗传的特点。如多指 / 趾畸形(polydactyly),其临床表现分为轴前型(赘生指在拇指侧)和轴后型(赘生指在小指侧)两种。重型患者其赘生指有完整的指骨、关节和肌肉;中间型患者其赘生指发育不全或只有残迹;轻型患者其赘生指仅有赘生的皮肤。

多指 / 趾畸形系谱见图 18-3。其系谱分析特点为:先证者Ⅱ2 为多指畸形,其父Ⅰ3 和母Ⅰ4 的表型均正常,其儿Ⅲ1 和女Ⅲ2 均为多指畸形,但Ⅲ3 正常,可推测先证者Ⅱ2 是杂合子,基因型为 Aa。又因先证者的二伯父Ⅰ2 是患者,父亲Ⅰ3 表型正常,可推测Ⅰ3 带有显性致病

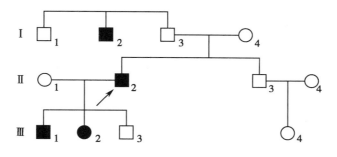

图 18-3　多指畸形的系谱

基因但未能成功表达,却传递给了下一代,所以,在后代(第Ⅱ世代和第Ⅲ世代)中均出现了多指畸形患者。

造成不规则显性遗传的原因复杂,主要有环境因素影响了表现度、本身不具表型效应的修饰基因影响了主基因等。

（四）共显性遗传

一对等位基因不存在显性和隐性的关系,在杂合子状态同时发挥作用,分别独立地形成自己的基因产物,将所代表的性状同时表现出来(即 AB=A+B),称为共显性遗传。

人类 MN 血型是共显性遗传最典型的例子。位于第 4 号染色体上的基因 M 和基因 N 是一对等位基因,基因 M 决定红细胞表面有抗原 M,基因 N 决定红细胞表面有抗原 N。拥有 MM 基因型的个体,其血型为 M;拥有 NN 基因型的个体,其血型为 N;拥有 MN 基因型的个体,其血型为 MN。

人类 ABO 血型也存在共显性遗传现象。决定 ABO 血型的基因位于第 9 号染色体长臂 3 区 4 号带的位点上,有 I^A、I^B、i 三种,其中基因 I^A 和基因 I^B 是显性的,基因 i 是隐性的。每个人只能具有其中任意 2 种基因,故共有 6 种基因型和 4 种表型(表 18-1)。AB 型是典型的共显性遗传。这种如同人的 ABO 血型一样,基因种类数(候选基因数)超过 2 个的等位基因称为复等位基因。

表 18-1　ABO 血型的特点

血型	基因型	红细胞表面抗原	血清中的天然抗体
O	ii	—	抗 A、抗 B
A	I^AI^A、I^Ai	A	抗 B
B	I^BI^B、I^Bi	B	抗 A
AB	I^AI^B	A、B	—

（五）延迟显性遗传

带有显性致病基因的杂合子,在生命早期不表现相应症状,随年龄增长,逐步表达致病基因作用的遗传现象称延迟显性遗传。如:

1. 家族性多发性结肠息肉病　患者结肠的一段或整个结肠长出瘤状物,一般在 10 岁以后 40 岁以前逐渐形成,平均发病年龄为 23 岁。息肉初始为滴珠状突起,随年龄的增长逐渐增大,数目也逐渐增多,最终布满肠壁以致阻塞肠腔。息肉多于患者 40 岁以前(一般在 35 岁左右)恶变为结肠癌。

2. 慢性进行性舞蹈症　致病基因位于第 4 号染色体短臂 1 区 6 号带,杂合子在 20 岁时发病率为 1%,40 岁时发病率上升到 38%,60 岁时发病率高达 94%,首发症状多数为舞蹈动作,由较轻的不自主运动逐渐加重,一般在舞蹈动作发生数年后出现智能衰退。

（六）早现遗传

某些常染色体显性遗传病,发病年龄在连续世代传递过程中一代比一代提早,且病情加重的现象称为早现遗传。如强直性肌营养不良(myotonic dystrophy,MD),症状表现为肌营养不良而无力,始于面部,逐渐遍及全身,常伴有轻度智力低下。

（七）从性遗传

某些常染色体显性遗传病,杂合子的表型受性别影响,在某一性别中的发病率明显高于异性,或者在某一性别中显现表型,在异性中不表达相应表型,这种现象称为从性遗传。例如早秃,是一种以头顶为中心向四周扩散的对称性、进行性脱发,又名秃顶。发病年龄一般为 35 岁,男性发病率明显高于女性,且临床症状明显重于女性,这种差异可能是由于性激素或某些修饰基因的作用,使女性杂合子表现受阻(但可将致病基因传递给后代),只有女性纯合子才发病。

需要指出的是,从性遗传的致病基因是位于常染色体上的,并非由位于性染色体上的基因(性连锁)所致,只是由于个体的性别差异影响了基因的表达。

二、常染色体隐性遗传

控制某个性状或疾病的基因是隐性的,基因座在 1~22 号常染色体上,其传递方式称为常染色体隐性遗传。在这种遗传方式下,存在 2 种表型和 3 种基因型,分别是正常人 AA、患者 aa 和正常人 Aa。需要特别指出的是,基因型为 Aa 的个体,虽然表型是正常的,但其却带有致病基因 a,可以将致病基因传递给后代。这种带有隐性致病基因、本身不发病却能向后代传递致病基因的杂合子,称为携带者。

常染色体隐性遗传的典型系谱见图 18-4。其系谱分析特点为:①男、女发病机会均等(说明致病基因位于常染色体上,其遗传与性别无关);②患者双亲一般无病,但肯定是致病基因的携带者;③患者的子女一般不发病,看不到连续传递的现象,往往"散发";④近亲婚配(通常将 3~4 代内有共同祖先的一些个体称为近亲,近亲个体之间的婚配称为近亲婚配)时,因为从相同祖先(携带者或患者)得到致病基因的概率上升,所以其子女的患病风险比非近亲婚配者高;⑤患者的同胞中约有 1/4 患病。

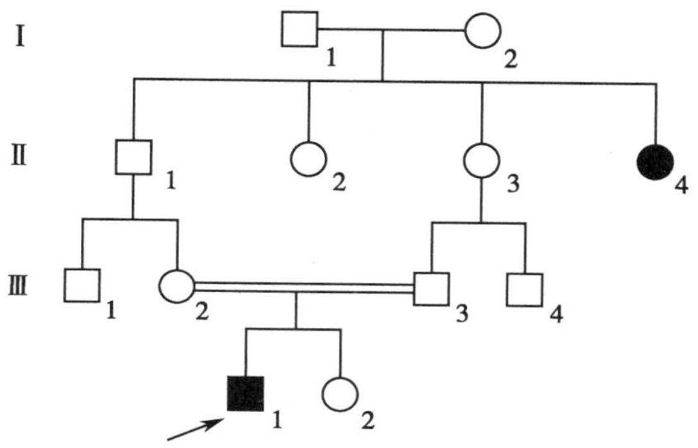

常见的常染色体隐性遗传病有:

图 18-4 常染色体隐性遗传的典型系谱

(一) 白化病

白化病是一种遗传性的皮肤及其附属器官黑色素缺乏所引起的疾病。正常人群中,大约每 70 个人拥有 1 个白化病基因的杂合子(即携带者)。分布广泛,全世界都有,一般发病率为 1/12 000~1/10 000,在不同群体中存在差异,我国发病率高于平均值。患者皮肤因缺乏黑色素而呈现粉红色或乳白色,头发呈现淡白色或淡黄色,眼部虹膜为粉红色或淡蓝色。黑色素对人体有保护作用,白化病患者皮肤对光线高度敏感,日晒后易发生光感性皮炎或毛细血管扩张,严重的可引发鳞状细胞癌。其发病机制是由于黑色素细胞的酪氨酸酶缺乏或出现异常而导致人体的黑色素合成障碍。本病目前没有根治办法,临床上多使用避光剂以保护皮肤免受紫外线灼伤,佩戴墨镜以保护虹膜免受过多光线的刺激。

(二) 苯丙酮尿症

苯丙酮尿症(phenylketonuria,PKU)是以智能发育障碍为主要特征的遗传性代谢病。患儿的尿和汗有特殊的霉味或苹果香味,一般在出生后 3~4 个月开始出现智能发育障碍,并呈进行性发展。大多数患儿在 3 岁前死亡。其发病机制是隐性致病基因的存在,导致患者(隐性纯合子)肝脏缺乏苯丙氨酸羟化酶,使苯丙氨酸不能形成酪氨酸而形成苯丙酮酸及其代谢产物。治疗宜早(出生后 3 个月内进入治疗),主要采取给患儿低苯丙氨酸饮食的方法,但应注意掌握苯丙氨酸的摄入量,若食用苯丙氨酸过少,则会导致患儿因蛋白质缺乏而影响机体发育。

其他的常染色体隐性遗传病尚有尿黑酸尿症、先天性聋哑、糖原贮积病(Ⅰ型)、镰状细胞贫血、先天性肌迟缓等。

三、常染色体限性遗传

控制某个性状或疾病的基因可以是隐性的也可以是显性的,位于常染色体上,受基因表达的性别限制,只在一种性别中表现出来,在另一种性别却完全没有表现,称为常染色体限性遗传。主要原因是男女之间的性激素水平不同及解剖学差异所致。例如仅限于女性的子宫癌、子宫阴道积水症,以及仅限于男性的前列腺癌等。

四、X连锁显性遗传

控制某个性状或疾病的基因是显性的,且位于X染色体上,伴随着X染色体遗传给后代,称为X连锁显性遗传。以A代表显性致病基因,a代表隐性正常基因,则正常女性的基因型为X^aX^a,正常男性的基因型为X^aY,女患者的基因型为X^AX^a或X^AX^A(此型极为罕见且病情最严重),男患者的基因型为X^AY。

由于显性致病基因位于X染色体上,所以,只要X染色体拥有该基因就会表达出患病症状。正常女性的体细胞中有2条X染色体,正常男性的体细胞中只有1条X染色体,所以,女性获得致病基因的概率比男性多1倍,导致人群中女性患者的人数明显多于男性患者。

正常男性的体细胞只有1条X染色体,相对的Y染色体过于短小,没有与之对应的等位基因,常常只拥有成对基因中的1个,所以,男性个体被称为半合子。

X连锁显性遗传的典型系谱见图18-5。其系谱分析特点为:①女性的发病几率明显高于男性,但男性患者的病情较重;②患者的双亲必有1个是患者;③系谱中每代可见患者,呈连续传递;④男性患者的女儿均发病,儿子均正常;女性患者的后代,女儿和儿子各有1/2的发病风险。

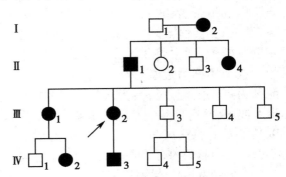

图18-5　X连锁显性遗传的典型系谱

家族性低磷酸血症佝偻病,又称抗维生素D佝偻病,是一种常见的X连锁显性遗传病。患者的肾小管对磷酸盐再吸收出现障碍,使血磷浓度下降,多余的磷酸盐随尿排出。同时,肠道对钙、磷的吸收也减少,严重影响骨质的钙化,形成佝偻病。患者多于1岁左右发病,最先出现的症状为O形腿,进行性骨骼发育畸形,生长缓慢,身材矮小,不能走路。女性患者的病情一般较男性患者轻,少数仅表现为低磷酸血症(因为女性患者多为杂合子,正常隐性基因可能发挥了一定作用)。由于患者在出生后半年至1年即表现症状,所以早期确诊对本病至关重要。预防方法是加强遗传咨询和系谱分析,对含致病基因的家族中的新生儿进行血磷和X线跟踪检查,尽早确诊,及时治疗,避免骨骼发育畸形。

常见的X连锁显性遗传病还有口-面-指综合征、色素失调症、遗传性肾炎、色素失调症、假性甲状腺功能减退症等。

五、X连锁隐性遗传

控制某个性状或疾病的基因是隐性的,且位于X染色体上,伴随着X染色体遗传给后代,称为X连锁隐性遗传。以A代表显性正常基因,a代表隐性致病基因,则正常女性的基因型为X^AX^A,正常男性的基因型为X^AY,女患者的基因型为X^aX^a,男患者的基因型为X^aY。基因型为X^AX^a的女性,表型正常,但带有隐性致病基因a,故为携带者。

由于女性的体细胞中有 2 条 X 染色体,只有在隐性纯合子状态下才发病,而男性的体细胞中仅有 1 条 X 染色体,一旦带有致病基因就发病。所以,人群中该病的男性患者明显多于女性患者。

X 连锁隐性遗传的典型系谱见图 18-6。其系谱分析特点为:①男性发病几率明显高于女性,系谱中往往只有男性患者;②系谱中看不到连续传递,可存在隔代遗传现象;③男性患者双亲一般都不发病,致病基因来自母亲,母亲系致病基因携带者;男性患者之子女皆正常,隐性致病基因由其女儿传递给孙代,即"交叉遗传"现象;④女性患者的父亲一定是患者,母亲可能是携带者也可能是患者;⑤由于交叉遗传,男性患者的男性亲友(兄弟、舅父、姨表兄弟、外孙、外甥、外祖父)有 1/2 的发病率,其他亲友不可能是患者。

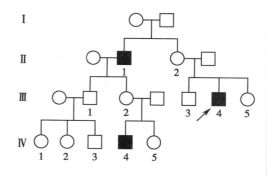

图 18-6　X 连锁隐性遗传的典型系谱

常见的 X 连锁隐性遗传病有:

（一）红绿色盲

患者不能正确区分红色和绿色,隐性红色盲基因和隐性绿色盲基因紧密相邻,同位于 X 染色体上,随 X 染色体传递给后代。在我国,男性红绿色盲的发病率为 7%,女性红绿色盲的发病率仅为 0.49%,运用孟德尔分离定律,可以估算出患者后代的发病率。

（二）血友病 A

血友病 A 是一种凝血障碍的出血性疾病。主要表现为凝血时间延长,患者具有受轻微损伤后缓慢而持久的渗血倾向。发病机制是凝血因子Ⅷ(抗血友病球蛋白)缺乏,凝血酶原不能被活化为凝血酶,导致凝血时间延长,稍有轻伤即渗血不止。

其他 X 连锁隐性遗传病尚有鱼鳞病、血友病 B、慢性肉芽肿病、肾性尿崩症等。

六、Y 连锁遗传

控制某个性状或疾病的基因位于 Y 染色体上,伴随着 Y 染色体遗传给后代,称为 Y 连锁遗传。由于女性没有 Y 染色体,所以,既不会出现相关的性状,也不会参与致病基因的传递。目前已知 Y 连锁遗传的基因甚少,有外耳道多毛基因、H-Y 抗原基因、睾丸决定因子等。

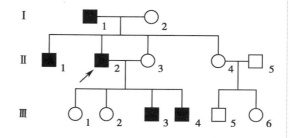

图 18-7　Y 连锁遗传的典型系谱

Y 连锁遗传的典型系谱见图 18-7。其系谱分析特点为:极为简单,患者只可能是男性,与女性无关。致病基因随 Y 染色体传递,由父及子、由子及孙,称为全男性遗传。

常见的 Y 连锁遗传病如外耳道多毛症,男性患者到了青春期,外耳道可长出 2~3cm 成丛的黑色硬毛,常伸出耳孔之外。具有该遗传病的家族,祖孙三代的所有男性都患病,所有女性都正常。

七、两种单基因遗传病的联合传递

（一）两种单基因遗传病的自由组合

一个家系中存在两种不同的单基因遗传病,且控制两种疾病的致病基因位于不同对的染色体上,致病基因的传递遵循孟德尔的自由组合定律。

假设一个表型正常的女性与一个多指畸形男性结婚,婚后生育了一个先天性聋哑的儿子,试问这对夫妇再生育子女的发病情况。

已经证实,多指畸形属于常染色体显性遗传病(AD),假设显性致病基因为 A,则与之对应的隐性正常基因为 a;先天性聋哑属于常染色体隐性遗传病(AR),假设隐性致病基因为 b,则与之对应的显性正常基因为 B。多指畸形基因和先天性聋哑基因位于不同对的染色体上。

母正常、父多指,却生出了先天性聋哑的患儿,根据 AD 和 AR 的遗传特点分析可知:母亲的基因型为 aaBb,父亲的基因型为 AaBb,双亲均为先天性聋哑基因的携带者。运用孟德尔的自由组合定律可以推算出子女的发病率:正常子女的概率为 3/8($1/2 \times 3/4 = 3/8$),基因型分别为 aaBB、aaBb;聋哑子女的概率为 1/8($1/2 \times 1/4 = 1/8$),基因型为 aabb;多指子女的概率为 3/8($1/2 \times 3/4 = 3/8$),基因型分别为 AaBB、AaBb;多指兼聋哑子女的概率为 1/8($1/2 \times 1/4 = 1/8$),基因型为 Aabb,详见表 18-2。

表 18-2　多指畸形父亲与正常母亲婚配图解

多指畸形父亲 AaBb × 正常母亲 aaBb

母 ＼ 父	AB	Ab	aB	ab
aB	AaBB	AaBb	aaBB	aaBb
Ab	AaBb	Aabb	aaBb	aabb

(二) 两种单基因遗传病的连锁与互换

一个家系中存在两种不同的单基因遗传病,且控制两种疾病的致病基因位于同一对染色体上,则致病基因的传递遵循摩尔根的连锁与互换定律。

例如:指甲髌骨综合征(nail-patella syndrome,NPS)患者表现为指甲发育不全、髌骨缺如,属常染色体显性遗传病。其致病基因(NP)和 ABO 血型的基因(I)紧密相邻地位于第 9 号染色体上,其中,正常基因 np 与血型基因 i 或 I^B 相连锁,致病基因 NP 与血型基因 I^A 相连锁,基因 NP 和基因 I^A 之间的重组率为 18%。若一位 O 型血正常人与一位 A 型血指甲髌骨综合征患者婚配,根据摩尔根定律可推算出其子女的血型和发病率,图解如下:

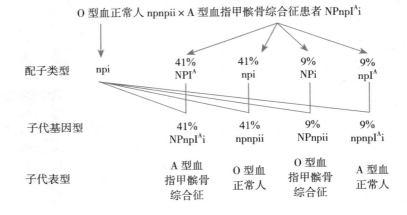

又如红绿色盲与血友病 A 的致病基因都是隐性的,且同位于 X 染色体上,彼此连锁,其遗传同样遵循摩尔根连锁与互换定律。

第二节　分　子　病

单基因遗传病中,因基因突变而导致所编码蛋白质分子结构异常、蛋白质功能异常或蛋白质合成量异常的疾病统称为分子病。根据蛋白质功能类型分为血红蛋白分子病、血浆蛋白分子病、受体蛋白分子病、膜载体蛋白分子病、酶蛋白病等,其中酶蛋白分子催化功能异常又特称为遗传性代谢缺陷。本节简述除遗传性代谢缺陷外的常见分子病类型。

一、镰状细胞贫血

镰状细胞贫血是最早阐明发病机制的分子病,也是世界上最常见的血红蛋白病。人类的血红蛋白由 4 条多肽链组成(2 条 α 链,2 条 β 链),镰状细胞贫血患者的血红蛋白的 β 链第六位谷氨酸被缬氨酸替换,导致 HbA 变成 HbS。谷氨酸是带负电荷的极性亲水氨基酸,缬氨酸为不带电荷的非极性疏水氨基酸,由于血红蛋白表面氨基酸的电荷发生了改变,血红蛋白的溶解度大大降低,当氧分压低时(如血液流经毛细血管处),HbS 会形成棒状凝胶结构,使红细胞扭曲成镰刀状。该病呈常染色体隐性遗传,纯合子患者的红细胞呈镰刀形,病变的红细胞难以通过微循环,微循环受阻塞引起局部缺血缺氧,甚至坏死,引起全身性的剧烈疼痛,最终可致溶血性贫血。杂合子则不表现临床症状,但在氧分压低时,部分红细胞会变成镰刀形。

二、其他典型分子病

1949 年,美国化学家 L.C.Pauling 首次提出分子病的概念,迄今为止,已发现的分子病达到了 2 000 余种,主要包括血红蛋白分子病、血浆蛋白分子病、受体蛋白分子病、补体分子病、脂蛋白分子病等(表 18-3)。

表 18-3　几种典型的分子病

疾病名称	疾病类型	临床症状
地中海贫血	血红蛋白分子病	溶血性贫血,肝脾肿大,骨骼改变,呈现"地中海贫血面容"
先天性无白蛋白血症	血浆蛋白分子病	血浆的白蛋白几乎完全缺乏,临床表现为低血压和轻度水肿
血友病 A	血浆蛋白分子病	终生具有反复自发性或轻微损伤后出血不止
血友病 B	血浆蛋白分子病	自身负重关节、黏膜及软组织等部位损伤后过量出血或自发性出血
家族性高胆固醇血症	受体蛋白分子病	胆固醇沉积于血管壁而造成动脉粥样硬化,引发早年冠心病,甚至心肌梗死。LDL- 胆固醇沉积于肌腱及皮肤可致黄瘤,沉积于角膜可致特殊的角膜环
胱氨酸尿症	膜载体蛋白分子病	肾小管和胃肠上皮细胞先天性胱氨酸转运缺陷,临床表现为尿路结石、肾绞痛、尿路感染及氨基酸尿症等

第三节　遗传性代谢缺陷

酶蛋白分子催化功能异常引起的疾病特称为遗传性代谢缺陷(inborn error of metabolism,IEM)。酶为生物催化剂,参与人类物质代谢的复杂过程。当编码酶蛋白的结构基因或基因

笔记栏

调控系统异常时,相应的酶蛋白就会出现结构或数量异常,可导致相应的代谢途径阻断,代谢底物、旁路代谢产物堆积,而正常终末代谢产物缺乏,引发先天性代谢紊乱。

一、尿黑酸尿症

尿黑酸尿症是第一种被确认的常染色体隐性遗传病,正常状态下,酪氨酸、苯丙氨酸等芳香族氨基酸生成的尿黑酸能进一步氧化,但患者先天性缺乏尿黑酸氧化酶,尿黑酸不能被最终氧化为乙酰乙酸和延胡索酸,结果形成尿黑酸尿。新生儿出生后不久尿布中可见紫褐色无法洗净的斑点;将患者的尿放置时,尿黑酸由于自动氧化而产生黑色色素。成人除表现为尿黑酸尿、上腭出现蓝色或黑色的色素斑、眼巩膜和肋软骨出现黑色沉淀外,因尿黑酸聚合物、尿酸盐结晶或焦磷酸钙结晶分别在基质内沉着而损伤软骨细胞,直接地或通过增加基质硬度间接地导致褐黄病及褐黄性关节炎。

二、其他典型遗传性代谢缺陷

遗传性代谢缺陷绝大多数属于常染色体隐性遗传病,种类繁多。虽然每种病的发病率很低,但此类疾病的总发病率仍十分可观(表 18-4)。

表 18-4　几种典型的遗传性代谢缺陷

疾病名称	疾病类型	临床症状
白化病	氨基酸代谢病	患者皮肤因缺乏黑色素而呈现粉红色或乳白色,头发呈现淡白色或淡黄色,虹膜为粉红色或淡蓝色
半乳糖血症(I型)	糖代谢病	先天性缺乏半乳糖 -1- 磷酸尿苷转移酶,导致半乳糖 -1- 磷酸蓄积在脑、肝、肾等处而引起损伤。乳汁喂养的患儿出生后几天即出现呕吐、腹泻、倦怠、拒食等症状;1 周后出现肝大、腹水、黄疸;1~2 个月内可见白内障;几个月后可见智力发育障碍,最终因肝功能异常或衰竭致死
GM2 神经节苷脂贮积症变异型 B(家族性黑矇性痴呆)	脂类代谢病	先天性缺乏氨基己糖苷酶 A,患儿表现为听力过敏、视网膜黄斑变性、进行性失明、进行性肌张力衰竭、生长阻滞,最终不能动弹,平均存活 25.9 个月
莱施 - 奈恩综合征(自毁性综合征)	嘌呤代谢病	先天性缺乏次黄嘌呤鸟嘌呤磷酸核糖基转移酶,患者表现为尿酸尿和高尿酸尿、痛风性关节炎、舞蹈样动作、大脑瘫痪、智力迟钝、有咬嘴唇和手指等强迫性自残行为
精氨酸血症	尿酸循环代谢病	先天性缺乏精氨酸酶而致脑脊液和血液中精氨酸显著增高,患者主要表现为血氨增高、智力障碍、嗜睡、呕吐、惊厥等;同时,尿中可检测出精氨酸、胱氨酸、瓜氨酸、鸟氨酸、赖氨酸

● (文礼湘)

复习思考题

1. 常染色体显性遗传有哪些类型? 每类型各举一例。
2. 性连锁遗传有哪些类型? 每类型各举一例。

第十九章

多基因遗传病

学习目标

多基因遗传病是由 2 对以上致病基因的累积效应所导致的遗传病。与单基因遗传病相比,多基因遗传病不仅由遗传因素所决定,环境因素也参与其中。

1. 掌握多基因遗传病的概念、遗传特征。
2. 熟悉遗传因素在疾病发生中的权重及作用的衡量方法。
3. 了解常见多基因遗传病的变化规律。

人类的许多遗传性状或遗传病往往不是由一对基因决定的,而是由几对基因共同决定的。由多对基因控制生物学性状的遗传方式称为多基因遗传。根据这些基因对疾病表型贡献的大小不同分为主效基因和微效基因。多对微效基因对遗传性状形成或遗传病的作用累加起来,可形成一个明显的表型效应,这种现象称为累加效应,这些基因被称为累加基因。除受遗传因素影响外,多基因遗传性状或遗传病还受环境因素影响,因此也称多因子遗传(multifactorial inheritance,MF)。很多常见的先天畸形和疾病,如先天性出生缺陷、高血压、心肌梗死、精神疾病、糖尿病和阿尔兹海默病等,都属于多基因遗传病。

第一节　多基因遗传病的遗传基础

多基因遗传以非孟德尔遗传方式传递,所表现的生物学性状与单基因遗传性状迥异,呈数量性状变异方式。

一、多基因遗传病的性状表现

单基因遗传性状是由一对基因决定的,其在一个群体中的分布是不连续的,可分为明显的 2~3 群,具有质的不同,这类遗传性状称为质量性状。如正常人血浆中苯丙氨酸羟化酶(PAH)的活性为 100%,携带者的 PAH 活性为正常人的 45%~50%,苯丙酮尿症患者的 PAH活性为正常人的 0~5%,正常人、携带者和患者的基因型分别为 AA、Aa、aa。

多基因遗传表现有家族倾向,但在系谱分析时又不符合孟德尔遗传方式,生物学性状表现为连续性和数量性状的遗传学特点。如人的身高,在一个群体中的变异分布是连续的,呈正态分布,如图 19-1 所示。其中,大部分个体属于中间类型,接近平均值,很高和很矮的个体只占少数,个体之间只有量的差别,没有质的差别。多基因遗传病(如高血压)的性状表现与人身高变异呈现相同规律。

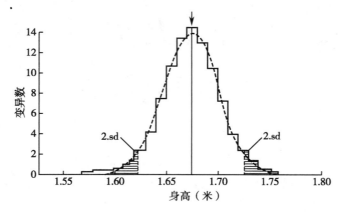

图 19-1　人身高的变异分布

二、易患性与发病阈值

在多基因遗传病中,若干微效基因的累加效应构成了个体患某种疾病的遗传基础。这种由遗传基础决定个体患病的风险称为易感性。由于环境因素对多基因遗传病也具有较大影响,因此由遗传因素和环境因素共同决定个体患某种遗传病的风险,被称为易患性。易患性高,则表明个体容易患病;反之,则表明不易患病。易患性在群体中的变异也和多基因遗传性状相同,呈正态分布。在一般群体中,大多数个体的易患性均接近平均值,很高或很低的个体数量都很少。当某个体的易患性高到一定限度后,该个体便可能患病。由易患性导致多基因遗传病发病的最低限度称为发病阈值。阈值代表在一定条件下患病所必需的、最低的易患基因数量。阈值将一个易患性有连续变异的群体分为两部分——健康群体和患病群体。连续变异的数量性状在阈值的部位发生了质的变化,超过阈值部分为患者,不超过阈值的部分则为健康者。患者数与群体总人数的比值称为群体发病率。此即阈值假说(图 19-2)。

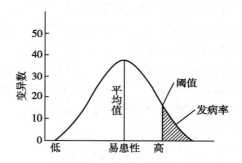

图 19-2　群体中易患性变异与阈值图解

某一个体的易患性大小难以测定,但一个群体的易患性平均值可由该群体的患病率做出估计。利用正态分布平均值(μ)与标准差(δ)间的已知关系,以正态分布的标准差为衡量单位,使用患病率估计群体的阈值与易患性平均值之间的距离。在正态分布图中,正态分布曲线下总面积为 100%,由此可推算出在均数加减某个标准差范围内,曲线与横轴间所包含面积占正态分布曲线下总面积的比例。在 $\mu \pm 1\delta$ 范围内的面积约占总面积的68.28%,此范围之外的面积占 31.72%,左右两侧面积各占约 16%;在 $\mu \pm 2\delta$ 范围内的面积占总面积的 95.46%,此范围之外的面积占 4.54%,左右两侧各占约 2.3%;在 $\mu \pm 3\delta$ 范围内的面积占总面积的 99.73%,此范围之外的面积占 0.27%,左右两侧各占 0.135%(图 19-3)。多基因遗传病的易患性阈值与平均值距离越近,其群体易患性平均值越高,阈值越低,则群体患病率越高。而两者距离越远,其群体易患性平均值越低,阈值越高,则群体患病率越低。因此,可通过群体患病率的高低计算出阈值与平均值之间的距离,从而估算群体易患性。

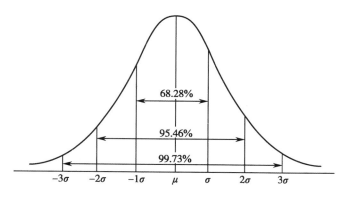

图 19-3 正态分布曲线中 μ 和 σ 的关系

三、遗传度

在多基因遗传病中,多基因累加效应对疾病易患性变异的影响程度,即遗传因素所起作用的大小称为遗传度,也叫遗传率,一般用百分率(%)表示。遗传度越大,表明遗传因素对病因的影响越大。如果一种多基因遗传病的易患性变异和发病完全由遗传因素所决定,遗传度就是 100%,而事实上,这种情况是归于单基因遗传病的。遗传度达 70%~80%,就表明遗传因素在该种多基因遗传病发病中起主要作用,环境因素的作用较小;反之,如果遗传度低,仅为 30%~40%,则表明在决定疾病易患性变异上,环境因素起主要作用,遗传因素的作用相对较小。遗传度使用"h^2"符号表示,Falconer 公式计算。

Falconer 公式是根据患者一级亲属的患病率与遗传度的相关性建立的。一级亲属的患病率越高,遗传度就越高,因此可以通过调查患者一级亲属患病率和一般人群患病率来估计遗传度(h^2),公式为:

$$h^2 = \frac{b}{r} \tag{1}$$

$$b = \frac{X_g - X_r}{a_g} \tag{2}$$

$$b = \frac{P(X_c - X_r)}{a_c} \tag{3}$$

其中,b 为亲属易患性对患者易患性的回归系数,r 为亲缘系数(一级亲属 r 为 1/2;二级亲属 r 为 1/4;三级亲属 r 为 1/8),X_g 为一般群体易患性平均值与阈值之间的标准差数,X_r 为患者亲属易患性平均值与阈值之间的标准差数,a_g 为一般群体易患性平均值与一般群体中患者易患性平均值之间的标准差数,X_c 为对照组亲属中的易患性平均值与阈值之间的标准差数,a_c 为对照组亲属中易患性平均值与对照组亲属中患者易患性平均值之差,q 为对照组亲属发病率,$P = 1 - q$(图 19-4)。

当已知患者一级亲属和一般群体患病率时,可用公式(2)求出 b 值;如果只知道与患者一级亲属相对应的对照组的一级亲属患病率,而未知一般群体患病率,则可使用公式(3)求出 b 值。公式中的 X_g、X_c、X_r、a_g 和 a_c 可以通过正态分布的 X 和 a 值表查出。将 b

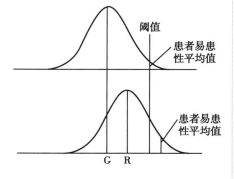

图 19-4 一般群体(G)和患者亲属(R)易患性平均值图解

笔记栏

值和 r 值代入公式(1),即可求出该多基因遗传病的遗传度。

例1:有人调查先天性房间隔缺损在一般群体患病率为0.1%(1/1 000),进一步针对100名患者开展了家系调查,发现这些患者的700个一级亲属中有20人患病,求先天性房间隔缺损的遗传度。

患者一级亲属的患病率为20/700×100%=2.9%,查 X 和 a 值表得 X_r 和 a_r。根据群体患病率为0.1%,查得 X_g 和 a_g。将各数代入公式(2)求出 b 值。

$$b=\frac{X_g-X_r}{a_g}=\frac{3.090-1.896}{3.367}=\frac{1.194}{3.367}=0.355$$

已知一级亲属的亲缘系数 $r=0.5$,将 b 值和 r 值代入公式(1)可得:

$$h^2=\frac{b}{r}=\frac{0.355}{0.5}=0.71=71\%$$

以上计算结果表明,先天性房间隔缺损的遗传度(h^2)为71%,是一种主要由遗传因素决定的多基因遗传病。

如果缺乏一般人群患病率的数据,可选择与病例组匹配的对照组,通过调查患者亲属和对照组亲属的患病率估算该疾病的遗传度。

例2:在2 000名肾结石患者的一级亲属中,有40人患病。另外调查了年龄和性别与患者相对应的对照者的一级亲属2 000人,其中有8人患肾结石,求该病的遗传度。

结合以上资料,利用公式(1)和(3)可求得肾结石的遗传度。这里肾结石的一级亲属患病率为40/2 000=2%,对照组一级亲属患病率为8/2 000=0.4%,$P=1-q=1-0.004=0.996$,查 X、a 值表可知,$X_c=2.652$,$X_r=2.054$,$a_c=2.962$,将上述值代入公式(3):

$$b=\frac{P(X_c-X_r)}{a_c}=\frac{0.996(2.652-2.054)}{2.962}=0.201$$

$$h^2=\frac{b}{r}=\frac{0.201}{0.5}=0.402=40.2\%$$

以上计算结果表明,肾结石的遗传度为40.2%。

需要注意的是,遗传度是以特定环境中特定人群的发病率估算出来的,不能任意推广到其他地区或其他人群。遗传度是群体统计量,它与单基因遗传病的发病率概念不同,从遗传和发育角度看,遗传度越高,后天环境影响的幅度就越小。表19-1列出了某些常见多基因遗传病的遗传度。

表19-1 某些常见多基因遗传病的遗传度

病名	群体发病率(%)	患者一级亲属患病率(%)	男:女	遗传度(%)
唇裂 ± 腭裂 *	0.17	4	1.6	76
腭裂	0.04	2	0.7	76
先天性髋关节脱位	0.1~0.2	4	0.2	70
先天性幽门狭窄	0.3	男性先证者2 女性先证者10	5.0	75
先天性畸形足	0.1	3	2.0	68
先天性巨结肠	0.02	男性先证者2 女性先证者8	4.0	80

续表

病名	群体发病率(%)	患者一级亲属患病率(%)	男：女	遗传度(%)
脊柱裂	0.3	4	0.8	60
无脑儿	0.5	4	0.5	60
先天性心脏病(各型)	0.5	2.8	—	35
精神分裂症	0.1~0.5	4~8	1	80
糖尿病(青少年型)	0.2	2~5	1	75
原发性高血压	4~8	15~30	1	62
冠心病	2.5	7	1.5	65

注:* 唇裂 ± 腭裂:唇裂并发或不并发腭裂。

四、多基因遗传病的遗传特点

多基因遗传病虽然以非孟德尔遗传方式传递,但是仍表现一定的遗传特点。

（一）呈现家族聚集现象

尽管不同于单基因遗传的系谱传递特点,同胞的患病率低于 1/4 或 1/2,但亲属患病率高于群体患病率,并随着患者亲属关系级别变远患病率迅速降低,在患病率低的疾病中更为明显。

（二）近亲婚配时子女的发病风险增高

近亲婚配时子女的发病风险增高,但不如常染色体隐性遗传病显著,这可能与多基因累加效应有关。

（三）患者亲属的再发风险与患者疾病或畸形严重程度相关

患者的病情越重,其同胞的再发风险越高。这是因为病情严重的患者携带更多的易患基因,其父母由于也携带更多的易患基因,因此其易患性更接近阈值。所以,他们再次生育的后代再发风险也会增高。

（四）某些多基因遗传病群体发病率存在性别差异

性别不同,其发病阈值也不同。群体发病率低但阈值高的性别,其后代的发病风险相对增高;反之,群体发病率高但阈值低的性别,其后代的发病风险低,这种现象称为卡特效应(图 19-5)。该现象在与其性别相反的后代中尤其显著。例如先天性幽门狭窄患者,男性发病率是女性的 5 倍。如果为男性患者,其儿子的发病风险为 5.5%,女儿的发病风险为 2.4%;如果为女性患者,其儿子的发病风险为 19.4%,女儿的发病风险为 7.3%。

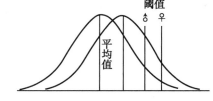

图 19-5 阈值有性别差异的易患性分布

五、多基因遗传病的再发风险估计

多基因遗传病的发生涉及遗传和环境因素,其发病机制比单基因遗传病要复杂,发病风险的推算不像单基因遗传病那么准确(1/2 或 1/4)。在估计多基因遗传病的发病风险时,需注意以下几方面问题:

（一）疾病的遗传度和一般群体发病率与发病风险

当某种多基因遗传病的群体发病率为 0.1%~1%、遗传度为 70%~80% 时,患者一级亲属的发病风险可通过 Edward 公式估计,即患者一级亲属的发病率(f)为群体发病率(P)的平方根，即 $f=\sqrt{P}$。例如唇腭裂在我国群体发病率为 0.17%，遗传度为 76%，患者一级亲属的患病率 $f=\sqrt{0.0017}\approx 4\%$。

如果群体发病率或疾病的遗传度过高或过低，则 Edward 公式便不再适用。如当一种病的遗传度高于 80% 或群体发病率高于 1%，则患者一级亲属的患病率高于群体发病率的开方值（即 $\sqrt{P}$）；当一种疾病的遗传度低于 70% 或群体发病率低于 0.1%，则患者一级亲属患病率将低于 $\sqrt{P}$。有关群体发病率、遗传度与患者一级亲属患病率的关系见图（图 19-6）。横坐标为群体发病率，斜线为遗传度，纵坐标为患者一级亲属患病率。如已知群体发病率和遗传度时，从图中可查得患者一级亲属的发病率。唇腭裂的群体发病率为 0.17%，遗传度为 76%，从图表纵坐标上查得，一级亲属发病率约为 4%。

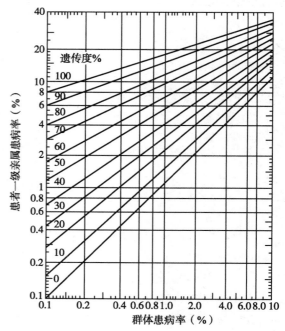

图 19-6　群体发病率、遗传度与患者一级亲属患病率的关系

（二）多基因遗传病家庭中患者数越多，患者亲属的发病风险就越高

如一对夫妇第一胎出生了一个唇裂患儿，他们再次生育唇裂患儿的风险为 4%；若他们又生育一个患儿，则第三胎生育唇裂患儿的风险会上升至 10%。这个例子说明这对夫妇都带有较多导致唇裂的易患基因，虽然他们未发病，但其易患性已接近阈值，由于基因累加效应，其一级亲属的再发风险会增加 2~3 倍。表 19-2 为 Smith 表格，它可用来通过双亲和同胞中的患病人数估计患者亲属的再发风险。

表 19-2　多基因遗传病再发风险估计

双亲患病数		0			1			2		
一般群体发病率（%）	遗传度（%）	患者同胞数			患者同胞数			患者同胞数		
		0	1	2	0	1	2	0	1	2
1.0	100	1	7	14	11	24	34	63	65	67
	80	1	6	14	8	18	28	41	47	52
	50	1	4	8	4	9	15	15	21	26
0.1	100	0.1	4	11	5	16	26	62	63	64
	80	0.1	3	10	4	14	23	60	61	62
	50	0.1	1	3	1	3	9	7	11	15

第二节　常见多基因遗传病

最具有代表意义的多基因遗传病为先天畸形。此外，许多代谢性疾病、神经精神性疾病，甚至感染性疾病都被发现具有多基因遗传特征。

一、先天畸形

先天畸形病因归纳起来包括 3 个方面：一是遗传因素；二是环境因素；三是遗传和环境共同作用，即多基因遗传。少数先天畸形已证实是单基因遗传病，如Ⅰ型成骨不全，还有一些遗传性畸形是染色体异常造成的。环境因素方面，如药物、病毒等皆为可引起胎儿发育异常致畸的环境因素。

先天畸形是多基因遗传病中常见的一类，包括神经管缺陷、唇裂或腭裂、先天性心脏病、先天性幽门狭窄、先天性髋关节脱位、先天性单侧肾缺如、先天性巨结肠、无脑儿等。

（一）先天性心脏病

先天性心脏病较为常见，国内报道在新生儿中发病率为 3‰~1‰。其病因呈现多样化，有些为单基因或染色体异常等遗传因素引起的，也有环境因素（风疹病毒感染或母亲本身患有糖尿病）引起的，更多的可能是遗传因素和环境因素共同作用的结果。因此，大部分先天性心脏病为多基因遗传。

由于类型较多，群体发病率及经验风险率也不一样。据多因子阈值模型所示，其一级亲属风险率是多因子性状群体发病率的平方根。表 19-3 显示各种心脏缺陷在群体和同胞中的发病率。

表 19-3　主要先天性心脏缺陷在群体及同胞中的发病率

心脏缺陷	群体发病率	同胞中发病率	群体发病率的平方根（%）
室间隔缺损	1/575	4.3	4.2
动脉导管未闭	1/1 200	3.2	2.9
房间隔缺损	1/1 500	3.2	2.6
主动脉狭窄	1/2 250	2.6	2.1

（二）先天性单侧肾缺如

先天性单侧肾缺如在婴儿中的发病率约为 1/700。大多数患者无症状，但伴发输尿管和结肠畸形者发病率高。表现为输尿管肾盂连接部狭窄，易感染，易发生高血压等。受累女性可伴有双角子宫或单侧半子宫缺如，受累男性伴有同侧输精管缺如。患者父母所生子女双侧肾发育不全的风险增高。

（三）先天性巨结肠

先天性巨结肠由于远端结肠或直肠黏膜下和肌层内神经丛的神经节细胞缺失，使该肠段的运动功能丧失而导致功能性阻塞，从而引起上端结肠显著扩张肥大。新生儿发病率约为1/5 000，一般男性多于女性，约 3.75∶1，但女性患者的子女中受累者风险较高。最近，已在第10 号染色体长臂（即 10q）上发现了一个与此病相关的基因——RET 原癌基因，它能防止来自神经嵴的神经细胞移行。内皮素 -3（endothelin-3，ET-3）基因和 ET-3 受体基因都与此病相关。

（四）先天性髋关节脱位

先天性髋关节脱位是下肢稍受牵拉，股骨头即从髋关节中脱出的一种遗传病，女性发病率高于男性。在正常学龄儿童中，6% 有轻型的关节松弛及髋关节发育不全，后者可能本身便是多基因遗传造成的，遗传度高达 70%。还有些患者的发病原因为环境因素，如臀位产婴儿或出生后襁褓服包裹压迫等均可引发。

（五）神经管缺陷

神经管缺陷中常见的类型为无脑畸形和脊柱裂，通常在家族中并发，发病机制相同。由多基因所致的先天畸形患者,同胞及子女的患病风险增高,再发风险一般在 1%~10% 之间,比一般群体的畸形发病率高 10~40 倍。生育过神经管缺陷患儿的母亲,携带较多的易感基因,她的女性一级亲属可能也携带较多的易感基因而具有高风险。另外,我国北方各省发病率很高,可高达 5‰~10‰,究其原因是环境因素。北方地区冬春二季缺少新鲜蔬菜,叶酸摄入量低;食用储存的马铃薯,马铃薯的芽眼中含有浓度较高的龙葵素,这两种因素都影响胚胎神经管的闭合,从而增加了神经管缺陷的发病率。因此,具有高风险的妇女从妊娠开始便需要补充叶酸,并且不吃发芽的马铃薯,即可以有效地降低这种先天畸形的发生率。

（六）先天性唇腭裂

先天性唇腭裂是最常见的先天畸形之一,我国患病率为 1‰~2‰,占我国南方出生缺陷疾病的首位,尤以四川地区的发病率较高,患病率高达 1.87‰。先天性唇腭裂会导致严重的面部畸形,影响患儿的语言、进食功能,甚至引起心理障碍。

先天性唇腭裂分 3 类:综合性唇裂或唇腭裂、综合征性腭裂、非综合征性腭裂。其中,非综合征性腭裂是一种由遗传基因和环境因素相互作用导致的复杂的多基因遗传病。多基因所致的患者,同胞和子女的患病风险增高,比一般群体发病率高 10~40 倍,见表 19-4。

口腔、颌面部的发育是个复杂的过程,涉及细胞分化、生长和凋亡的过程,其中有大量的信号分子参与这个过程。编码这些信号分子的基因发生缺陷是造成该病的可能原因。很多研究筛选出了几个可能的候选基因,其基因位点包括 2q13、6p23、17q21、4q25、4q31.3 及 19q13.2。对研究者来说,尽管引起唇腭裂的主基因还是未知的,但是有一点可以肯定——单独一个基因不可能引起该病,因此该病具有多基因遗传的特点。同时,近期研究更多地关注那些能阻断人类唇腭裂发生的环境因素,且增加了营养元素代谢、药物和致畸等大批候选基因,为更系统研究该病提供了理论依据。

表 19-4　多基因遗传畸形患者的子女受累风险

畸形	子女受累风险(%)	一般群体发病率(%)
先天性巨结肠	2.0	0.02
尿道下裂	6.0	0.8
马蹄内翻足	1.4	0.13
先天性髋关节脱位	4.3	0.8
室间隔缺损	4.0	0.2
先天性幽门狭窄	4(受累于父亲);13(受累于母亲)	0.3
腭裂	6.2	0.3
脊柱裂	2.0	0.14

二、其他多基因遗传病

除先天畸形外,许多心血管疾病、内分泌代谢疾病、神经或精神疾病,甚至感染性疾病都被发现具有多基因遗传特征,如冠心病、原发性高血压、糖尿病、癫痫、精神分裂症、哮喘等。

（一）冠心病

冠心病是冠状动脉粥样硬化使血管腔阻塞,导致心肌缺血、缺氧而引起的心脏病。其发病不仅有遗传因素,如男性、家族史、高脂血症、高血压、糖尿病、肥胖症等,也有非遗传因素,如吸烟、缺乏运动、精神紧张等。冠状动脉粥样硬化病变经历了多个发展阶段,各种遗传因素都能激发或抑制冠心病的发展,因此大多数类型的冠心病为多基因遗传。但有少数冠心病为孟德尔遗传,如家族性高胆固醇血症是一种与低密度脂蛋白(LDL)受体有关的常染色体显性遗传病。

冠心病的病变发展中所涉及的基因和基因产物主要包括5个方面:①血脂的转运和代谢;②血管活性,如血管紧张素转换酶;③血液凝结、血小板黏附及纤维蛋白溶解;④炎症和免疫通路;⑤动脉壁的成分。以下列举几个特征性的相关基因:

1. 载脂蛋白 B(ApoB)*XbI* 基因　该基因有 3 种基因型,X^+X^+、X^+X^- 和 X^-X^-。在我国冠心病患者中,X^+X^- 基因型的频率最高,X^-X^- 基因型极为罕见。X^+X^- 基因型人群中的高密度脂蛋白胆固醇(HDL-C)、载脂蛋白 AI(ApoAI)的水平明显低于 X^+X^+ 基因型,故其直接引起动脉粥样硬化,或通过影响 HDL-C 水平来发挥作用。

2. 血管紧张素原(AGT)*M235T* 基因　该基因位于染色体 1q42-q43 上,有 2 种等位基因 M(野生型)和 T(变异型),存在 M/T、M/M、T/T 三种基因型。大量国内研究表明,TT 型 AGT 基因在冠心病患者中的频率明显高于正常人群,AGT *M235T* 基因多态性与冠心病的发生密切相关。

3. 载脂蛋白 E(ApoE)基因　ApoE 基因的多态性与 LDL(低密度脂蛋白)/VLDL(极低密度脂蛋白)相关。ApoE 基因有 3 个等位基因 E2、E3 和 E4,6 种基因型。研究表明,冠心病患者的 ApoE4 等位基因的出现频率为 38%,远远高于正常人,故而证明 ApoE4 基因与冠心病显著相关。

4. 内皮型一氧化氮合酶(eNOS)基因　据研究报道,eNOS *Gla298* 基因多态性与冠心病相关。在吸烟人中,eNOS *Gla298* 纯合体在严重病变患者中的比例要比轻度病变患者大得多,而在不吸烟的人中却没有此现象出现,说明 eNOS 基因多态性是吸烟依赖性冠心病的危险因素。

除以上基因外,还有血管紧张素转换酶(ACE)基因、凝血因子 V(FV)基因等凝血相关基因、炎症相关基因、雌激素基因、细胞色素基因等,都有可能参与冠心病的发展和形成。

(二)原发性高血压

原发性高血压是一种复杂的多基因遗传病,占高血压患者总数的 95% 以上。该病具有明显的家族聚集现象和复杂的遗传方式,其遗传度为 30%~60%。目前研究发现,与该病发生相关的基因包括血管紧张素转化酶基因、血管紧张素原基因、肾素基因、心钠素基因、内皮素基因、组织激肽释放酶基因、磷脂酶 C-δ 基因、胰岛素受体基因、α 肾上腺素受体基因、热激蛋白基因等。除了遗传因素外,环境因素(肥胖、吸烟、过量饮酒、高盐食物等)在原发性高血压的发病中也具有重要作用。

(三)糖尿病

糖尿病是一组由多病因引起的因胰岛素分泌和 / 或利用缺陷所导致的以慢性高血糖为特征的代谢性疾病。我国糖尿病患病率高达 2.51%,糖耐量减低患病率为 3.2%,并且患病率在逐年上升。按对胰岛素的需要程度,糖尿病分为 1 型糖尿病和 2 型糖尿病,久病可引起多系统损害,导致眼、肾、心血管及神经等组织的慢性进行性病变,出现功能缺陷及衰竭。糖尿病已成为发达国家继心血管病和肿瘤之后的第三大非传染病,是严重威胁人类健康的世界性公共卫生问题。

目前认为 1 型糖尿病是由于胰岛 β 细胞破坏,引起胰岛素绝对缺乏,是一种器官特异性自身免疫病,属于多基因遗传病。筛查 1 型糖尿病的易感基因是探索该病病因的主要途径。免疫遗传学研究证明,糖尿病与 HLA 有很强的关联性,与 HLA-DQA 和 HLA-DQB 基因有连锁,还受 DR 基因(HLA-DR3 或 HLA-DR4)的影响。采用基因组扫描和连锁分析确定的 1 型糖尿病的相关基因位点已有 16 个。

2 型糖尿病是异质性很强的多基因遗传病,环境因素对其发生起重要作用。国际上已经研究了 2 型糖尿病相关基因近 250 多种,只发现少数几个在特殊的糖尿病类型中呈现出一定的相关性。Mahtani 在观察芬兰地区的 2 型糖尿病家系中发现,12 号染色体长臂上(12q)存在 2 型糖尿病的易感基因。有学者认为,载脂蛋白 A2(ApoA2)也是 2 型糖尿病的候选基因。

（四）癫痫综合征

癫痫综合征属于多基因遗传,有明显的家族性病史,由先天和后天因素引起脑细胞反复多次的过度放电而出现突然而短暂的脑功能紊乱。特征性脑电图异常是 3 周 / 秒波峰型或阵发性双侧同步 3 周 / 秒波峰型,临床表现可分为全身性发作和局限性发作两大类。

儿童失神癫痫是全身性癫痫的常见类型,5~15 岁之间发病频率最高,其发病机制不完全清楚,但公认遗传因素起重要的作用。国外学者通过全基因组扫描和连锁分析,定位儿童失神癫痫的易感基因分别于染色体 8q24 及染色体 3p14.2-p12.1;还有奥地利学者研究发现儿童失神癫痫与染色体 15q11.2-q12 的 γ- 氨基丁酸 A 型受体亚单位 $β_3$ 基因相关联。

（五）精神分裂症

精神分裂症是人类最常见而又令人困扰的精神疾病之一。全球约 1% 罹患该病,多在 16~40 岁之间发病,具有家族倾向。经家系分析及双生子等研究证实,MZ(单卵双胎)一致性为 40%~60%;DZ(双卵双胎)一致性为 10%~16%。若双亲之一是患者,子女的发病风险为 15%~50%;若双亲皆是患者,子女的发病风险为 35%~75%。与患者的亲缘关系越近,则发病风险越高。精神分裂症不仅与遗传关系密切,还与病毒、产伤等环境因素密切关系,因此属于多基因遗传病。

从 20 世纪 60 年代起,已报道的在精神分裂症患者中发现的染色体畸变包括 5q11-q13 部分三体、5p14.1 部分三体、8 号染色体三体、t(2;18)(p11.2;p11.2)易位、22q11.1 缺失异常、9p11-q13 倒位异常等。这些染色体畸变由于只出现在个别精神分裂症患者中,为非特异性变异。因而,精神分裂症与染色体畸变没有必然关联,但此类研究有助于确定精神分裂症的易感基因。

近年来,应用连锁分析、关联分析法和全基因组扫描技术等,研究者发现很多基因或位点可能是精神分裂症的易感基因或候选区域,如 *DRD3* 基因、*5-HTR2A* 基因、*KCNN3* 基因等。

（六）哮喘

哮喘是一种以气道炎症、气道高反应性及可逆性气道阻塞为特征的呼吸系统疾病。该病儿童多见,发病率达 1%~4%,其患病率和死亡率在很多国家均呈逐年上升趋势。哮喘的病因复杂,遗传因素和环境因素对其都有影响,是一种多基因遗传病。哮喘有明显的家族聚集性,患者中有家族史的高达 55%,而一般人群为 2%~4%;哮喘的发病率具有地区差异,我国华南地区为 0.69%,北京为 5.29%,我国北方一般较南方高,但福建省诏安县渔民的近亲婚配群体中过敏性哮喘的发病率高达 5.6%。另外,儿童的发病率高于成人,男性发病率高于女性,农村多于城市,还有季节性和时间性等发病特点。

哮喘常用的研究方法有基因组扫描、候选基因技术和连锁分析法等。目前对哮喘相关的基因进行分类,其中包括细胞因子相关基因、细胞因子受体相关基因、化学因子相关基因、化学因子受体相关基因、Th2 细胞因子信号途径相关基因和 IgE 受体相关基因等。这些相关基因主要集中在 5q、6p、11q、12q、14q、19q 等多条染色体上。

（郑　纺）

复习思考题

1. 多基因遗传病具有哪些遗传特点?

2. 估计多基因遗传病发病风险时,应考虑哪几方面的情况?

第四篇

病理学基础

第二十章

病理学概述

学习目标

病理学的任务是研究疾病的发病机制、病理变化、临床表现及临床病理联系等,从而阐明疾病的本质及发生发展规律,为掌握疾病的诊断、治疗和预防奠定科学的理论基础。

1. 掌握病理学的概念和病理学基础内容。
2. 熟悉病理学在医学中的地位和研究方法、病理学的观察技术。
3. 了解病理学的发展。

病理学(pathology)是用自然科学的方法研究疾病状态下机体的形态结构、代谢和功能等的变化,揭示疾病的发生发展规律,从而阐明疾病本质的医学科学。同时病理学也是重要的临床学科,是临床医学中诊断疾病最重要的方法之一。病理学的学习为掌握疾病诊断、治疗和预防奠定科学的理论基础。

病理学基础包括病理解剖学(pathological anatomy)和病理生理学(physiopathology)两部分。病理解剖学侧重从形态结构变化阐明疾病的本质,病理生理学则侧重从代谢和功能变化阐明疾病的本质。在疾病的发生发展过程中,机体的形态结构、功能及代谢的变化相互影响,紧密联系,故本篇将部分病理解剖学和病理生理学内容整合在一起讲述。

第一节　病理学的研究历程

病理学是最古老的研究疾病病因和发病机制的医学学科。无论是西医学中的病理学科,还是中医学中的病因病机学说,都在医学发展的最初阶段就得到建立,并随着科学的发展和人类对于疾病认识的深化,不断地得到充实、更新和发展。

西医学是以病理学为最终客观依据的医学。古希腊医师 Hippocrates(公元前 460—公元前 375)提出了"体液论"学说,认为疾病是由于体内血液、黏液、黄胆汁、黑胆汁分泌失衡所致。18 世纪之后,由于解剖学、微生物学、病理学的重大发现,医学进入了现代时代。1761年意大利医学家 Morgagni 根据尸体解剖的发现出版了《论疾病的位置和原因》一书,详细记录了疾病状态下器官发生的大体形态变化,提出了器官病理学(organ pathology)的概念,开创了现代病理学研究的先河。19 世纪初,意大利的 Rokitansky 写出了巨著《病理解剖学》,编绘了大量器官病变的精细图谱,极大地丰富和发展了器官病理学。与此同时,法国生理学家 Bernard 首先倡导了以研究活体疾病为对象的实验病理学,开始利用实验动物复制人类疾病,孕育了现代实验病理学的雏形。19 世纪中叶,德国病理学家 Virchow 提出细胞的改变和功能障碍是一切疾病的基础,致病因子引起人体病变具有局部性、定位性和独立性的特点,由此创立了具有划时代意义的细胞病理学。这一学说不仅为现代病理学,而且为所有的医学学科奠定了基础。

20世纪中叶以来,由于电子显微镜技术的出现,特别是近30年来随着现代免疫学、现代遗传学和分子生物学的兴起,免疫组织化学、形态计量和图像分析等新技术的应用,逐渐产生了新的病理学分支,如超微病理学、免疫病理学、遗传病理学、定量病理学、分子病理学等。病理学的发展,使疾病的病因与病变、形态与功能、定性与定量、静态与动态、基础与临床等多方面研究,更加有机地结合起来,具有了更好的客观性、重复性和可比性,也拓宽了现代病理学的研究领域。

我国南宋时期宋慈的《洗冤集录》详细地记录了伤痕病变、尸体剖验、中毒鉴定等案例,孕育了早期病理解剖学特别是法医病理学的萌芽。我国现代病理学始于20世纪初。尤其是中华人民共和国成立以来,我国病理学家建立起了独立的病理学教学体系和教学机构,在肿瘤(如肝癌、食管癌、鼻咽癌)、传染病和寄生虫病(如血吸虫病、黑热病)、地方病(如克山病、大骨节病)、心血管疾病(如动脉粥样硬化、冠心病和高血压)等方面,都取得了重要研究成果。同时在我国,病理尸检、活检、细胞学检查等,也得到广泛推动与开展,为临床疾病的诊治提供了理论指导。

第二节 病理学的诊断和研究方法

根据研究对象的不同,病理学的研究方法可分为3类:人体病理学的诊断和研究方法、实验病理学的研究方法、临床实验与流行病学研究方法。

一、人体病理学的诊断和研究方法

(一)人体病理学的诊断和研究方法

以患者或从患者体内得到的细胞、组织、器官等为对象的研究方法,称为人体病理学研究方法。人体病理学研究方法不仅是医学生学习病理学知识的最重要方法,而且是临床对疾病进行病理学诊断的最常用方法。

1. 尸检(autopsy) 即在具有合法性或医学需要的前提下,对死亡者的遗体进行病理剖验。尸检的作用主要有:①查明病因和病变,确定死因,分析各种病变的主次和相互关系,协助临床总结疾病诊断和治疗的经验教训;②发现和确定某些传染病、地方病、流行病和新疾病病种;③积累各种疾病的病理资料,用于医疗、教学和科研之用,或为医疗事故鉴定收集证据;④有助于推进器官组织移植手术的开展。

2. 活体组织检查(biopsy) 简称活检,即采用局部手术切除、内窥镜钳取、细针穿刺、搔刮等方法,取得患者活体病变组织,在显微镜下进行病理组织学检查。活检的目的在于:①取得新鲜标本,在活体情况下对患者疾病性质做出诊断,并提示病情的分期和分级状况;②活体组织快速冷冻切片法可对手术中的患者做出即时诊断,协助术中选择术式和范围;③多次定期活检可随诊观察病情演变,判断治疗效果;④新鲜活体组织检查还有利于对病变部位蛋白质、酶、糖、核酸等物质的构成和功能进行实时测定。活检是外科病理学(又称诊断病理学)最基本的检查方法。

3. 细胞学(cytology)检查 指采集病变处脱落的细胞或细针吸取的细胞,涂片染色后进行诊断。优点是方法简单、患者痛苦小,可重复,适合大样本人群普查。缺点是没有组织结构,细胞分散且常有变性,可能会出现假阴性的结果,有时也需要活检进一步证实。

通常把尸检、活体组织检查和细胞学检查喻为病理科室和病理医生的"ABC"。

(二)病理学的观察技术

肉眼和光镜形态学观察技术是病理学学习和研究的最基本技术。免疫组织化学技术、电镜技术、计量分析技术及分子生物学技术等一些新方法也越来越成为病理学学习和研究的常用观察技术。

1. 大体观察技术 运用肉眼或辅以放大镜和度量衡工具,可观察测量被检物体及其病变的大小、形状、重量、色泽、质地、界限、表面与切面、位置及与周围组织器官的关系等。许多疾病具有明显的肉眼变化,大体观察可见到病变的整体形态和病变所处的阶段,是病理医师的基本功,也是医学生学习病理学的主要方法之一。

2. 组织病理学与细胞病理学技术 取病变组织制成切片或细胞学涂片、染色,经不同染色后,用光学显微镜观察,通过分析、综合病变特点,可做出疾病的病理诊断。组织病理学和细胞病理学诊断技术对于判断病变性质(如炎症或肿瘤)、提供肿瘤分级分期情况、决定手术切除范围等极为重要,是病理学诊断和研究的最基本方法。组织切片常用的方法是苏木精-伊红染色(hematoxylin and eosin staining,HE 染色)法。如仍不能做出诊断,需辅以特殊染色和新技术。

3. 超微结构病理学技术 电子显微镜较光学显微镜的分辨率高数百倍至数万倍,因此利用透射电镜、扫描电镜可对细胞内部或表面超微结构和成分进行观察,不仅可将亚细胞(如细胞器、细胞骨架)或大分子(如蛋白质、核酸)的形态结构联系起来研究,还可在超微结构水平进行组织发生、细胞类型、分化程度及功能产物的观察。免疫电镜、电镜细胞化学技术、电镜图像分析技术及全景显微摄影技术等都是电镜技术的进一步发展与拓延。但由于放大率太高、太局限,故仍需结合肉眼及光镜才能发挥作用。

4. 组织化学和细胞化学技术 组织化学和细胞化学技术又称为特殊染色技术,是利用某种显色剂能与不同化学成分特异性结合的特性,通过光镜或电镜观察,显示组织细胞结构中蛋白质、酶类、核酸、糖类、脂类等化学成分。如利用过碘酸希夫染色(periodic acid Schiff,PAS 染色)可显示糖原,苏丹Ⅲ和苏丹Ⅳ可显示中性脂肪等。

5. 免疫组织化学和免疫细胞化学技术 免疫组织化学(immunohistochemistry)和免疫细胞化学(immunocytochemistry)技术是近年发展并普遍应用的技术,其原理是利用已知抗原与抗体的特异性结合,经光镜或电镜观察,检测组织细胞中未知的抗体或抗原,借以判断被测抗原或抗体的有无、部位及含量,确定正常或肿瘤组织及细胞的来源、分化方向和功能产物。组织细胞化学和免疫组织细胞化学方法已常规应用于临床对多种疾病的病理学诊断和鉴别诊断。一种较新的此类技术是激光扫描共聚焦显微镜,可对细胞涂片和冰冻切片中的细胞进行免疫荧光和荧光原位杂交观察,实现对细胞和亚细胞结构的断层扫描,定量测定细胞内酸碱度、细胞离子含量、细胞间通信、细胞膜流动性等,被形象地称为"细胞 CT"。

此外,还有电子显微镜技术、核酸杂交技术、PCR、纤维切割技术、流式细胞技术、荧光原位杂交(FISH)技术及生物芯片和组织芯片技术等。

二、实验病理学的研究方法

以疾病的动物模型或在体外培养的细胞、组织或器官为对象的研究方法,称为实验病理学研究方法,主要用于验证和补充人体病理学研究方法的不足。

(一)动物实验

动物实验包括急性和慢性动物实验。主要目的是:①复制人类疾病模型,通过复制过程和人为干预,研究疾病病因、发病和转归的规律,建立疾病现象的动物模型;②利用动物自发性疾病,人为控制某些条件,对疾病发生发展过程和实验治疗结果进行观察;③进行一些不宜在人体上进行的研究,如致癌、致畸和毒物致病等。但动物实验的结果不能机械地套用于人体,必须比较、分析、整合后,才能作为人体疾病研究的补充。

（二）细胞、组织和器官培养

将细胞、组织或器官在无菌、适当温度和一定培养条件下进行体外培养,使之生存和生长并维持其结构和功能,可研究不同病因作用下病变发生发展的过程。其优点是周期短、条件单一、干预因素易于控制;缺点是离开了复杂的体内整体环境,其结果与体内疾病过程有别。

三、临床实验与流行病学研究方法

采用个体或群体临床流行病学方法,对患者进行周密细致的临床病理过程观察和实验性疗效随诊,可探索疾病动态发展的趋势,分析判断在分子水平、细胞水平、器官水平及个体水平、群体水平等不同层面所获得的疾病资料间的相互关系,为人类疾病的诊断和治疗提供综合性信息。

（张宏颖）

复习思考题

1. 为什么说迄今为止,在医学诊断中具有权威性的方法是病理学诊断?
2. 临床病理诊断最基本的观察技术是什么?

第二十一章

细胞和组织的适应、损伤与修复

学习目标

学习细胞和组织在各种刺激作用下发生的适应、损伤及对损伤的修复,理解疾病是损伤与抗损伤相互斗争的过程,为学习各种疾病的病理变化奠定基础。

1. 掌握适应、可逆性损伤和坏死的概念及病理变化;再生、纤维性修复和创伤愈合的概念;肉芽组织的结构与功能;皮肤创伤愈合的基本过程和类型。

2. 熟悉细胞水肿和脂肪变性的机制;细胞凋亡的概念、形态学特征和生化特征;瘢痕组织的形态特点和作用。

3. 了解萎缩、肥大、增生和化生的原因;细胞损伤的原因与机制。

在体内、外刺激因素作用下,细胞和组织可以做出代谢、功能和形态的反应性调整,或呈现可逆或不可逆的改变,以及继之而来的重建。这一系列的现象被分别称为适应、损伤和修复。

第一节 适 应

适应指细胞和由其构成的组织或器官对于内、外环境中的持续性有害刺激产生的非损伤性应答反应。适应包括功能代谢和形态结构两方面的改变,其目的是使自身在新的环境中得以存活。适应在形态学上主要表现为萎缩、肥大、增生和化生。

一、萎缩

萎缩指已发育正常的实质细胞、组织或器官的体积缩小,可伴有实质细胞数目减少。组织器官的发育不全及未发育不属于萎缩范畴。

萎缩的器官体积变小,重量减轻,颜色变深或褐色。光镜下,实质细胞体积缩小或数目减少,间质出现纤维组织增生或脂肪组织增生。萎缩的细胞胞质内可见脂褐素沉着。轻度萎缩一般是可复性的;若病因不能消除,萎缩的细胞逐渐消失,导致器官体积变小。

萎缩可分为生理性萎缩和病理性萎缩两类。生理性萎缩是生命过程中的正常现象,例如青春期后胸腺萎缩、老年性萎缩等。病理性萎缩按其发生的原因分为以下几种类型:

(一) 营养不良性萎缩

全身性营养不良性萎缩主要见于长期饥饿、慢性消耗性疾病及恶性肿瘤患者,首先出现脂肪萎缩,其次是肌肉萎缩,最后波及心脏、脑、肝脏和肾脏等。

(二) 缺血性萎缩

缺血性萎缩指动脉血液供应减少引起供血区的组织发生萎缩,如冠状动脉粥样硬化引起心肌萎缩、脑动脉粥样硬化引起脑萎缩。

（三）压迫性萎缩

压迫性萎缩因组织、器官长期受压所致。如结石等上尿路梗阻可致肾盂积水，造成肾实质压迫性萎缩。

（四）失用性萎缩

失用性萎缩由于长期工作负荷减少和功能代谢下降所致。如四肢骨折固定后，患肢骨骼肌萎缩。

（五）去神经性萎缩

去神经性萎缩指因运动神经元或轴突损伤，导致其所支配的骨骼肌纤维萎缩。如脊髓灰质炎患者前角运动神经元受损，引起相应肢体肌肉萎缩。

（六）内分泌性萎缩

内分泌器官功能低下可引起相应靶器官萎缩。如成人腺垂体功能减退症（Simmond 综合征），垂体功能低下，引起肾上腺、甲状腺和性腺等器官萎缩。

（七）损伤性萎缩

病毒和细菌引起的慢性炎症也是受累细胞、组织或器官萎缩的常见原因，如慢性胃炎时胃黏膜腺体萎缩。

二、肥大

肥大指由于合成代谢旺盛，细胞、组织或器官的体积增大，常伴有功能增强。细胞肥大的基础主要是合成代谢增强，细胞器增多，有时伴有实质细胞数目增多，所以肥大常与增生并存，但是再生能力弱的组织细胞仅表现为细胞体积增大。生理与病理情况下都可发生肥大。由于功能负荷增加引起的肥大称为代偿性肥大；由于激素刺激引起的肥大称为内分泌性肥大。

（一）生理性肥大

生理性肥大包括：①代偿性肥大：反复锻炼可刺激骨骼肌肥大，收缩力增加，如运动员肢体肌肉的肥大；②内分泌性肥大：妊娠期由于雌激素、孕激素及其受体作用，子宫平滑肌细胞体积增大，同时伴有细胞数目增加。

（二）病理性肥大

病理性肥大包括：①代偿性肥大：如高血压时，心肌细胞肥大，心室壁增厚，以增强心脏收缩力；②内分泌性肥大：食物中碘缺乏时，垂体内源性促甲状腺素（thyroid stimulating hormone，TSH）产生过量，可引起甲状腺肥大增生，形成甲状腺肿。

光镜下，肥大的细胞体积增大，细胞核增大深染。肥大的细胞功能增强，但肥大的细胞其功能代偿是有限度的，一旦超出代偿限度，肥大的组织器官最终出现功能衰竭而发生失代偿。

三、增生

增生指由于细胞有丝分裂活跃而致组织或器官内实质细胞数量增多。生理与病理情况下都可发生增生。

（一）生理性增生

生理性增生包括：①代偿性增生：见于损伤或部分切除后的组织的增生，如肝脏部分切除后，残存肝细胞增生以恢复到正常肝脏的体积；②内分泌性增生：如正常女性青春期乳腺小叶腺上皮的增生，以及月经周期中子宫内膜腺体的增生。

（二）病理性增生

病理性增生包括：①代偿性增生：在炎症和修复的过程中，成纤维细胞、血管和实质细胞的增生是炎症愈合、创伤修复的重要环节；②内分泌性增生：如雌激素过高引起的子宫内膜增生。

肉眼观，增生可为弥漫性或局限性，分别表现为增生组织器官的均匀弥漫性增大，或是在组织器官中形成单发或多发性结节。当原因消除后，增生可停止。若细胞增生过度失去控制，则可能演变为肿瘤性增生。

四、化生

化生指一种分化成熟的细胞类型被另一种分化成熟的细胞类型所取代的过程。化生并非由一种成熟细胞直接转变为另一种成熟细胞，而是由于调控细胞生长和分化的基因受到激活或抑制而重新程序化，干细胞、储备细胞或未分化细胞发生转向分化的结果。大多数化生发生在同源性组织细胞之间，即上皮细胞之间或间叶细胞之间。化生的类型主要有以下几种：

（一）鳞状上皮化生（鳞化）

被覆上皮的化生以鳞状上皮化生最为常见。如慢性支气管炎时，气管和支气管黏膜的假复层纤毛柱状上皮的鳞化；慢性宫颈炎时，子宫颈柱状上皮的鳞化；慢性胆囊炎时，胆囊上皮的鳞化。

（二）腺上皮化生

化生也可表现为一种腺上皮被另一种腺上皮取代。如慢性萎缩性胃炎时，萎缩的胃腺上皮可被类似肠腺的上皮所取代，称为肠上皮化生。

（三）间叶组织的化生

间质中不成熟的成纤维细胞可分化为成骨细胞或成软骨细胞，分别称为骨化生或软骨化生。这类化生多见于骨化性肌炎，也见于某些肿瘤的间质。

化生的生物学意义利弊兼有。鳞状上皮化生可增强局部的抵抗力，但同时也失去了原有上皮的功能。此外，如果化生长期存在，可能促使上皮恶变。如呼吸道鳞状上皮化生与呼吸道鳞状细胞癌的发生有一定关联性。

第二节　损　　伤

当机体内外因素的刺激作用超出细胞和组织所能适应的程度，可引起受累细胞和细胞间质在物质代谢、组织化学和结构上出现异常变化，称为损伤。

一、损伤的原因与机制

（一）损伤的原因

引起细胞和组织损伤的原因主要包括外源性、内源性及社会、心理、精神、行为和医源性等因素。

1. 缺氧　是引起细胞损伤的常见原因，缺氧时细胞线粒体氧化磷酸化受抑制，可引起细胞代谢、功能和结构的变化。

2. 生物因素　是引起细胞损伤的最常见原因，如各类病原体可通过毒素、代谢产物致细胞组织损伤。

3. 物理因素　如高温、低温、机械力、射线等都可引起范围广泛的细胞和组织损伤。

4. 化学因素　化学物质及药物的体内代谢物均可具有细胞毒性,如强酸、强碱、铅、汞等无机毒物,以及有机磷、氰化物等有机毒物等。

5. 营养失衡　营养不足或营养过剩均可造成细胞、组织的损伤。如维生素 D 和碘的缺乏分别引起佝偻病和地方性甲状腺肿。

6. 神经 - 内分泌因素　如原发性高血压的发生与细动脉的交感神经纤维兴奋性增强有关。

7. 免疫因素　免疫功能低下或缺陷时,机体易发生反复感染;超敏反应可引起组织、细胞损伤。

8. 遗传变异　因突变或染色体畸变,引起细胞代谢、功能和结构的改变,如血友病、急性溶血性贫血等。

9. 社会心理因素　心理 - 精神障碍是原发性高血压、消化性溃疡等的重要发病因素。

（二）损伤的机制

细胞损伤的机制主要体现在细胞膜和线粒体的损伤、活性氧类物质的损伤、胞质内游离钙增多、缺血缺氧的损伤、化学性损伤和遗传变异等几方面。

二、损伤的形态学变化

细胞损伤的病理改变首先表现为代谢性变化,继而出现组织化学和超微结构变化,直至形成光镜及肉眼可见的形态学变化。较轻的细胞损伤是可逆的,一般表现为变性和物质异常沉积。严重的细胞损伤是不可逆的,多表现为细胞死亡,包括坏死和凋亡等。

（一）可逆性损伤

可逆性损伤（或变性）指细胞内和 / 或细胞间质内出现异常物质或正常物质过度蓄积的现象,通常伴有功能下降。细胞内的变性是可逆的,细胞间质的变性一般是不可逆的。

1. 细胞水肿　又称水样变性,指细胞内水含量异常增多,是细胞损伤最常见的一种早期表现,好发于肝、肾、心等脏器的实质细胞,多由缺血、缺氧、感染、中毒等引起。因为线粒体受损,ATP 产生减少,细胞膜上的 Na^+-K^+ 泵功能障碍,致使钠离子和水进入细胞,而胞内钾离子外逸,出现细胞水肿。

细胞水肿的形态学表现是细胞体积变大,胞质疏松。在细胞水肿早期,细胞肿大,胞质中出现许多微细的淡红色颗粒,电镜下其为肿胀的线粒体和扩张的内质网。在重度细胞水肿时,因胞质中过多的液体充斥而致细胞极度肿胀,称气球样变。肉眼观,器官苍白肿胀、颜色变淡、包膜紧张、切面边缘外翻及重量增加。去除病因后,水肿的细胞结构和功能可恢复正常。严重的细胞水肿可逐渐发展为细胞坏死。

2. 脂肪变性　中性脂肪（主要是甘油三酯）蓄积于非脂肪细胞的细胞质中称为脂肪变性,常见原因有感染、贫血、缺氧、中毒及营养不良等。在常规石蜡切片制作过程中,脂肪因被有机溶剂（乙醇、二甲苯等）所溶解,故表现为空泡状,有时不易与细胞水肿之空泡相区别,此时可将冰冻切片用苏丹Ⅲ或锇酸做脂肪染色来加以鉴别,前者将脂肪染成橘红色,后者将其染成黑色。

（1）肝脂肪变性:肉眼观,肝脏体积增大,色淡黄,边缘钝,切面有油腻感,称脂肪肝。镜下,肝细胞质内可见大小不等的脂肪空泡,严重时可融合成大空泡,将核挤向一侧,形似脂肪细胞。

肝脏是脂肪代谢的主要器官,因此肝脂肪变性最常见。正常时肝细胞内大部分脂肪酸在内质网中合成磷脂和甘油三酯,并与载脂蛋白结合形成脂蛋白;少部分脂肪酸在线粒体中

进行 β 氧化,提供能量。上述任何一个环节发生障碍,均可造成肝细胞的脂肪变性。①肝细胞内脂肪酸增加:高脂饮食或脂肪组织大量分解,可致血中脂肪酸增加,若超过肝细胞氧化利用和合成脂蛋白的能力时,中性脂肪便在肝内沉积;②脂肪酸氧化障碍:缺氧、线粒体受损、ATP 减少、β 氧化障碍等因素,使进入肝细胞的脂肪酸不能充分氧化而在肝细胞内沉积;③载脂蛋白合成障碍:缺氧、营养不良、CCl_4 和酒精中毒等使载脂蛋白合成障碍,不能将脂肪运出肝细胞,造成脂肪在肝细胞内沉积;④甘油三酯合成过多:如长期饮酒,影响线粒体和内质网功能,使 α-磷酸甘油增多而促进甘油三酯合成。

(2) 心肌脂肪变性:严重贫血、缺氧或中毒时心肌细胞内脂肪增多,肉眼可见心内膜下心肌和乳头肌出现黄色(脂肪变性的心肌)与暗红色(正常心肌)相间排列的条纹,似虎皮斑纹,称为"虎斑心"。镜下可见心肌细胞内脂滴常位于细胞核附近,呈串珠状排列。心肌脂肪变性需区别于心肌脂肪浸润,后者指心外膜增生的脂肪组织沿间质向心肌层长入,并未发生脂肪变性。

3. 玻璃样变性 指细胞内或间质中出现均质、红染、半透明的蛋白质蓄积。不同组织发生玻璃样变性的原因、机制有所不同。常见类型有以下 3 类:

(1) 细胞内玻璃样变性:受累细胞内有均质红染的圆滴状蛋白质异常沉积。可表现为重吸收小滴(肾小球肾炎时肾小管上皮细胞中的重吸收蛋白)、浆细胞拉塞尔小体(胞质中蓄积的免疫球蛋白),以及酒精性肝病时的马洛里小体(肝细胞中细胞骨架成分/角蛋白)等。

(2) 结缔组织玻璃样变性:常见于瘢痕组织、纤维化的肾小球等。肉眼见病变组织呈灰白色半透明,质韧,弹性消失。镜下见胶原纤维增粗、融合,少有血管和纤维细胞。

(3) 细动脉壁玻璃样变性:常见于良性原发性高血压和糖尿病时的细动脉,由于血浆中蛋白物质渗入及基底膜样物质沉积于细小动脉管壁所致,在内皮细胞下形成均匀红染无结构的物质。此时管壁增厚、变硬,管腔狭窄,甚至闭塞,故又称为细动脉硬化。

4. 淀粉样变性 细胞间质内出现淀粉样蛋白质 - 黏多糖复合物蓄积,称为淀粉样变性,因具有淀粉染色特征而得名。肉眼观呈灰白色,质地较硬,富有弹性。光镜下可见淀粉样物质常沉积于细胞间、小血管的基底膜下或沿组织的网状纤维支架分布,HE 染色呈淡伊红均匀状无结构的物质,并显示淀粉样呈色反应(被刚果红染成橘红色,遇碘则为棕褐色,再加稀硫酸便呈蓝色)。电镜下为纤细的无分支的丝状纤维。全身性淀粉样变性可累及肝、脾、肾、心等,常继发于慢性炎症(如结核病、慢性化脓性骨髓炎等)及某些恶性肿瘤。局部性淀粉样变性可发生于皮肤、结膜、舌、喉、肺、膀胱等处,见于多发性骨髓瘤、阿尔茨海默病(Alzheimer's disease)、神经内分泌肿瘤等。

5. 黏液样变性 细胞间质内黏多糖类物质和蛋白质的沉积,称为黏液样变性。黏多糖类物质常见的有糖胺聚糖和透明质酸酶等。光镜下可见病变部位间质疏松,充以淡蓝色胶状物,其中散在一些多角形或星芒状并以突起互相连缀的细胞。结缔组织黏液样变性常见于纤维瘤、平滑肌瘤等间叶性肿瘤,也可见于急性风湿病时。

6. 病理性色素沉着 指有色物质在细胞内、外的异常蓄积。根据来源不同,这些色素可分为内源性和外源性两类。前者最为常见,如含铁血黄素、脂褐素、黑色素等,后者如炭尘、纹身色素等。

(1) 含铁血黄素:是巨噬细胞吞噬、降解红细胞血红蛋白所产生的铁蛋白微粒聚集体,系 Fe^{3+} 与蛋白质结合而成。光镜下呈金黄色或棕黄色,是具有折光性的颗粒。由于含有 Fe^{3+},可被铁蓝染成蓝色。含铁血黄素的存在表明有陈旧性出血或溶血性疾病。

(2) 脂褐素:是细胞内自噬溶酶体内未被溶酶体酶消化的细胞器碎片残体。光镜下为黄褐色的微细颗粒状,常常位于核周部位。多见于营养不良、慢性消耗性疾病及老年人的心、肝和神经元细胞中,故也被称为消耗性色素或老年性色素。

（3）黑色素：是在酪氨酸酶的作用下,黑色素细胞胞质中酪氨酸氧化经左旋多巴聚合而产生的棕褐色细小颗粒。正常人皮肤、毛发、虹膜及脉络膜等处均有黑色素存在。局限性黑色素增多可见于炎症局部、色素痣、黑色素瘤或基底细胞癌；全身性黑色素增多发生于慢性肝病及其他与性激素有关的疾病,也可是慢性肾上腺皮质功能低下的艾迪生病（Addison 病）的全身表现。

7. 病理性钙化 指骨和牙齿以外的组织出现固体性钙盐沉积。沉积的钙盐主要是磷酸钙和碳酸钙。肉眼观,钙化处为灰白色颗粒或团块状。HE 染色钙盐呈蓝色颗粒状或片状。

病理性钙化主要有营养不良性钙化和转移性钙化两种。营养不良性钙化常继发于局部组织坏死或异物的异常钙沉积,如结核坏死灶、动脉粥样硬化斑块、坏死的寄生虫体等。因无全身性钙磷代谢障碍,故血钙不升高。转移性钙化主要见于甲状旁腺功能亢进、维生素 D 摄入过多或骨肿瘤造成骨组织严重破坏时。由于全身性钙磷代谢障碍,故血钙或血磷升高。

病理性钙化一旦发生,一般长期存在,很难消散,其对机体的影响视情况而定。例如血管壁钙化使其弹性降低而容易破裂出血；结核病灶发生钙化,则可使结核分枝杆菌逐渐丧失活力而减少复发。

（二）坏死

细胞因损伤严重而累及细胞核时,出现代谢停止、结构破坏和功能丧失等不可逆性变化,可导致细胞死亡,主要有两种类型：坏死和凋亡。坏死是活体内以酶溶性变化为特点的局部组织中细胞的死亡。坏死的基本表现有细胞蛋白变性、质膜崩解、细胞器破坏及细胞肿胀等。

1. 坏死的基本病变 坏死早期肉眼观察不易识别。光镜要在细胞坏死几小时后才能识别。细胞核的改变是细胞坏死的主要形态学标志。

（1）细胞核的改变

1）核固缩：核体积缩小、凝聚、嗜碱性增强,提示 DNA 转录停止。

2）核碎裂：染色质崩解成致密蓝染的碎屑,散在于胞质中。

3）核溶解：染色质中的 DNA 和核蛋白被 DNA 酶和蛋白酶分解,染色质碎片淡染,最后消失。

（2）细胞质的改变：细胞坏死后,胞质嗜酸性明显增强。当溶酶体酶消化胞质中的细胞器蛋白质或脂质后,胞质成为空泡状。

（3）细胞间质的改变：在各种溶解酶的作用下,间质的基质崩解,胶原纤维肿胀、崩解、断裂或液化。坏死的细胞和崩解的间质融合成一片模糊的颗粒状、无结构的红染物质。

坏死物质可引起周围组织发生炎症反应,这是坏死与机体死亡后组织自溶的区别之一。坏死组织的大体改变需要一定时间可见,因此组织坏死早期在活体上常不易辨认。临床上把这种已失去生活能力的组织称为失活组织,治疗中要注意清除。一般失活组织外观无光泽,比较混浊,失去正常组织的弹性；因无正常的血液供给而温度较低,摸不到血管搏动；失去正常感觉（如皮肤痛觉、触觉）及运动功能（如肠管蠕动）。

2. 坏死的类型 凝固性坏死、液化性坏死和纤维蛋白样坏死是 3 种最基本的坏死类型。此外,还可能发生干酪样坏死、脂肪坏死或坏疽等。

（1）凝固性坏死：蛋白质变性凝固而溶酶体酶水解作用较弱时,坏死组织呈灰白或黄白、干燥、质实状态,称为凝固性坏死。凝固性坏死是最常见的坏死类型,常见于心、肝、脾及肾（但不包括脑）等实质性脏器的缺血性坏死（梗死）。其特点是坏死组织因蛋白质凝固而呈灰白干燥的凝固状态,周围可形成暗红色的充血出血带,与正常组织分界清楚。光镜下,坏死组织细胞结构消失,但组织轮廓在一段时间内仍然保存。干酪样坏死是凝固性坏死的特殊类型,是结核病的特征性病变。因脂质较多,坏死组织色淡黄,状似奶酪,故称干酪样坏死。镜下,因坏死组织崩解较彻底,所以坏死区为一片无结构的颗粒状红染物质。

(2) 液化性坏死:由于坏死组织中可凝固的蛋白质少,或坏死组织自身及浸润的中性粒细胞释放大量水解酶,或组织富含水分和磷脂,则组织坏死后易发生溶解液化,称为液化性坏死。见于细菌、真菌、原虫感染引起的脓肿,缺血缺氧或病毒引起的脑软化,以及由细胞水肿发展而来的溶解性坏死等。镜下特点是坏死细胞完全被消化,局部组织快速溶解。脂肪坏死属于特殊类型的液化性坏死,可分为酶解性和外伤性两种。前者见于急性胰腺炎,胰腺组织受损,胰酶外逸并被激活,引起胰腺自身及其周围器官的脂肪组织分解为脂肪酸与甘油,其中的脂肪酸与钙结合形成钙皂,常呈灰白色斑点或斑块;后者多见于乳房创伤,此时受损伤的脂肪细胞破裂,脂滴外逸,并常在乳房内形成肿块。

(3) 纤维蛋白样坏死:是结缔组织及小血管壁常见的坏死形式。病变部位形成细丝状、颗粒状或小条块状无结构物质,由于其与纤维蛋白染色性质相似,故名纤维蛋白样坏死,亦称纤维蛋白样坏死。常见于某些超敏反应性疾病,如风湿病、系统性红斑狼疮、恶性高血压等。

(4) 坏疽:局部组织大块坏死后继发腐败菌感染而呈现黑色、暗绿色等特殊形态改变,称为坏疽。坏死组织经腐败菌分解产生硫化氢(H_2S),后者与血红蛋白中分解出来的 Fe^{2+} 相结合形成 FeS,使坏死组织呈黑色。坏疽根据其形态学特点分为以下 3 种类型:

1) 干性坏疽:多发生于肢体末端,常因动脉粥样硬化、血栓闭塞性脉管炎和冻伤等引起。由于动脉阻塞,但静脉回流仍通畅,故病菌感染较轻。由于水分易蒸发,故病变部位干燥皱缩,呈黑褐色,坏死组织与周围正常组织之间有明显分界线。

2) 湿性坏疽:多见于与外界相通的内脏,如子宫、肺、肠等,也可见于动脉阻塞合并静脉淤血的四肢。因坏死组织含水分较多,病菌感染严重,局部出现明显肿胀,呈暗绿色或污黑色。由于病菌分解坏死组织产生吲哚、3-甲基吲哚等而发出恶臭。此外,坏死组织分解产生的大量毒性物质可造成败血症,引起严重的全身中毒症状。

3) 气性坏疽:是特殊类型的湿性坏疽,常继发于深达肌层的开放性创伤,合并产气荚膜梭菌等厌氧菌感染。细菌分解坏死组织,产生大量气体,使坏死组织含气泡而呈蜂窝状,压之有捻发感。气性坏疽发展迅速,毒素吸收多,后果严重。

3. 坏死的结局

(1) 自溶和炎症:自溶是坏死细胞的自我消化过程,其溶酶体不仅释放水解酶消化坏死细胞本身成分,也导致周围健康组织发生急性炎症反应。

(2) 溶解和吸收:大多数坏死细胞及其碎片通过胞外酶消化和白细胞吞噬而溶解消失,然后通过淋巴管和血管吸收水解的细胞坏死成分。

(3) 分离和排出:分离指坏死组织与存活健康组织的剥离;排出指病变坏死组织经一定管道离开机体的过程。皮肤黏膜的坏死组织脱落形成组织缺损,较浅的缺损称为糜烂,较深的缺损称为溃疡。组织坏死后形成的一端开口于皮肤黏膜而另一端为盲端的病理性管道称为窦道;有 2 个及 2 个以上开口的病理性管道称为瘘管。肺、肾等内脏的坏死组织液化后,坏死物经支气管或输尿管等自然管道排出,留下的空腔称为空洞。

(4) 机化和包裹:新生的肉芽组织长入取代坏死组织、血栓及异物的过程称为机化。若坏死灶较大,则由周围增生的肉芽组织将其环绕,称为包裹。

(5) 钙化:坏死组织、异物等如不能溶解吸收和机化,可发生钙盐沉积而形成营养不良性钙化。

（三）凋亡

凋亡指在生理和病理状态下，细胞发生由基因调控的有序主动死亡过程，亦称程序性细胞死亡（programmed cell death，PCD），它是不同于坏死的另一种细胞死亡方式（表21-1）。凋亡具有与坏死不同的形态学特征：①细胞皱缩：细胞体积缩小，胞质高度嗜酸性；②染色质凝聚：染色质边集或凝聚，形成致密团块；③凋亡小体形成：凋亡细胞首先表现为广泛的细胞表面起泡形成芽泡，然后突出成为膜包裹的含有细胞器和/或核碎片的凋亡小体，凋亡小体是细胞凋亡的形态学指征；④邻近细胞吞噬：邻近健康实质细胞及巨噬细胞可吞噬凋亡细胞或凋亡小体；⑤质膜完整：由于凋亡细胞膜完整，一般不引发周围组织细胞炎症和再生。

表 21-1　细胞凋亡与坏死的区别

	凋亡	坏死
诱导因素	病理性或生理性，较弱刺激	病理性，强烈刺激
基因调控	有，主动过程	无，被动过程
死亡范围	多为单个细胞	一般为大片细胞
形态特征	细胞固缩，核染色质边集，形成凋亡小体，细胞膜及细胞器完整	细胞肿胀，核染色质边集，细胞结构破裂，无凋亡小体
生化特征	主动耗能过程，有新蛋白合成，DNA降解为片段，电泳呈特征性梯带状	不耗能，无新蛋白合成，DNA降解不规则，电泳无梯带状
炎症反应	不引起周围组织炎症反应和修复	引起周围组织炎症反应和修复

光镜下凋亡小体呈圆形或卵圆形，大小不等，胞质浓缩，嗜酸性增强。病毒性肝炎时，嗜酸性小体形成即是细胞凋亡。另外，凋亡细胞DNA被片段化降解，形成长度为180~200bp整倍数的片段，在电泳图上可见细胞凋亡的特征性阶梯状条带（DNA ladder）。

凋亡的发生机制尚未完全阐明，但其发生发展可分为以下几个阶段：①凋亡信号转导：在细胞凋亡诱导因素作用下，细胞产生与凋亡相关的第二信使物质，如cAMP、Ca^{2+}等，通过细胞内信号转导途径激活凋亡的发生；②凋亡基因激活：参与凋亡过程的相关基因有几十种，其中 *bad*、*bax*、*bak*、*p53* 等基因可促进凋亡的发生，*bcl-2*、*bcl-XL* 等基因可抑制凋亡的发生；③细胞凋亡执行：凋亡调控基因激活后，细胞按程序启动并合成与凋亡相关的物质，尤其是核酸内切酶和凋亡蛋白酶合成后，可破坏细胞进行生命活动的指令信号，导致细胞的代谢和结构破坏而进入死亡执行阶段；④凋亡细胞的清除：凋亡的细胞被周围的吞噬细胞所吞噬和清除。

第三节　损伤的修复

损伤造成机体部分细胞和组织丧失后，机体对所形成的缺损进行修补、恢复的过程，称为修复。修复后可完全或部分恢复原有组织的结构和功能。修复可概括为两种形式：再生与纤维性修复。

一、再生

局部组织损伤后，由邻近同种细胞通过分裂增殖以完成修复的现象，称为再生。再生分生理性和病理性两类。生理性再生指在生理过程中，机体组织为同种细胞更新的过程。如表皮的基底细胞不断增生分化以补充不断角化脱落的表层细胞、血细胞定期衰老死亡而需不断增生补充、子宫内膜周期性脱落后又被新生内膜替代等。生理性再生始终保持着原有的结构和功能。病理性再生指在病理状态下，细胞和组织坏死或缺损后，由损伤周围的同种细胞增生、分化，完全恢复原有的结构与功能而发生的再生修复。以下主要讨论病理性再生。

（一）不同类型细胞的再生潜能

细胞的再生能力因类型而异，通常幼稚组织细胞强于分化程度高的组织细胞，低等动物组织细胞强于高等动物组织细胞，易受损伤或经常更新的组织细胞再生能力也较强。人体细胞按其再生能力强弱分为以下 3 类：

1. 不稳定细胞　这类细胞再生能力强，可不断增生以替代衰亡或被破坏的细胞，如表皮细胞、黏膜的被覆上皮细胞、淋巴及造血细胞等。干细胞（stem cell）的存在是这类组织不断更新的必要条件，如表皮的基底细胞和胃肠道黏膜的隐窝细胞即为典型的成体干细胞。

2. 稳定细胞　这类细胞在正常情况下不表现出增生能力，只有在遭受损伤或某种刺激时才表现较强的增生能力，如肝、胰、唾液腺、内分泌腺、汗腺、皮脂腺及肾小管上皮细胞等实质细胞，以及可分化为骨细胞、软骨细胞、脂肪细胞、成纤维细胞的原始间叶细胞。平滑肌细胞亦属于稳定细胞，但再生能力弱。

3. 永久性细胞　这类细胞包括神经细胞、骨骼肌细胞和心肌细胞，特点是再生能力无或微弱，损伤后只能通过瘢痕修复。但不包括神经纤维，在神经胞体存活的前提下，受损的神经纤维有活跃的再生能力。

（二）各种组织的再生过程

1. 上皮组织的再生

（1）被覆上皮再生：鳞状上皮缺损时，由创缘或基底部的基底层细胞分裂增生，向缺损中心迁移，形成单层上皮，以后增生分化为复层鳞状上皮。黏膜上皮修复亦如此，新生的上皮细胞由扁平变为立方，最后形成柱状上皮。

（2）腺上皮再生：再生情况依损伤的程度而异。若腺上皮缺损而基底膜未被破坏，则可由残存细胞分裂补充而完全再生修复；若基底膜和其他支持结构被完全破坏，则难以恢复原有的腺体结构。如肝细胞坏死后，若网状纤维支架完整，则肝细胞可沿支架再生，肝小叶结构保持完整；而若网状纤维支架塌陷，再生的肝细胞则排列紊乱，难以恢复原来的小叶结构。

2. 纤维结缔组织的再生　纤维结缔组织损伤后 2~3 日，成纤维细胞开始分裂增殖。成纤维细胞由局部静止状态的纤维细胞活化而来，或由周围幼稚间叶细胞转向分化而来。成纤维细胞停止分裂后 1~2 日，开始分泌前胶原蛋白等细胞外基质成分，在间质中形成胶原纤维，自身逐渐成熟为长梭形少胞质的纤维细胞。

3. 血管的再生　毛细血管的再生是由血管内皮细胞分裂增生，先以出芽的方式形成实心的内皮细胞条索，在血流的冲击下出现管腔，形成毛细血管，进而彼此吻合构成毛细血管网。增生的内皮细胞分化成熟时分泌Ⅳ型胶原、层粘连蛋白和纤维连接蛋白形成基底膜基板；周边的成纤维细胞分泌Ⅲ型胶原及基质，组成基底膜的网板，成纤维细胞则成为血管外膜细胞，最终毛细血管形成。根据功能需要，部分毛细血管关闭、消失，部分管壁逐渐增厚改建为小动脉或小静脉。大血管断裂后需手术吻合，吻合处两端内皮细胞分裂增生，相互连接，覆盖断处。肌层再生能力弱，而由结缔组织增生予以修复。

4. 神经组织的再生

（1）神经细胞的再生：脑及脊髓内的神经细胞和周围神经节内的节细胞死亡后不能再生，由胶质细胞形成胶质瘢痕来修复。

（2）神经纤维的再生：外周神经受损时，若所属的神经细胞仍然存活，则可完全再生。其过程是:断处近端或远端的轴突及髓鞘崩解吸收,然后由两端的神经膜细胞增生,将断端连接并产生新的髓鞘。近端轴突则以每日1mm的速度向远端延伸达到末梢。完全恢复功能需数月以上。神经纤维离断后,若两端相隔超过2.5cm,或两端间有瘢痕组织等阻隔,再生神经纤维就不能到达远端,而与周围增生的结缔组织混杂成团,形成创伤性神经瘤,可引起顽固性疼痛。

二、纤维性修复

纤维性修复指由损伤局部的间质肉芽组织增生,溶解、吸收坏死组织和异物,填补组织缺损,并逐渐转化为瘢痕组织的修复过程。

(一)肉芽组织

肉芽组织是新生的幼稚结缔组织,主要由新生毛细血管和成纤维细胞构成,伴有炎症细胞浸润。因肉眼表现为鲜红色、颗粒状、柔软湿润,形似鲜嫩的肉芽而得名。

1. 肉芽组织的结构 镜下可见大量新生的毛细血管向着创面垂直生长,并以小动脉为中心,在其周围形成祥状弯曲的毛细血管网。在毛细血管周围有许多成纤维细胞,常伴有不同程度的液体渗出和炎症细胞浸润。炎症细胞常以巨噬细胞为主,也有多少不等的中性粒细胞和淋巴细胞。肉芽组织触之易出血,因为不含神经纤维,故无痛觉。

2. 肉芽组织的作用及结局 肉芽组织在损伤修复中有重要作用:①抗感染,保护创面;②填补伤口及局部组织缺损;③机化或包裹坏死组织、血栓、炎性渗出物及其他异物。

肉芽组织最后的结局是转变为瘢痕组织。肉芽组织在组织损伤后2~3日内即可出现,自下而上或自周围向中心生长并填补伤口或机化异物。随着时间的推移(1~2周),成纤维细胞开始产生越来越多的胶原纤维,同时成纤维细胞逐渐转化为纤维细胞;毛细血管数量逐渐减少、闭塞甚至消失;水分逐渐吸收;炎症细胞减少并逐渐消失,最终形成瘢痕组织。

(二)瘢痕组织

瘢痕组织是由肉芽组织成熟转变而来的老化阶段的纤维结缔组织。

1. 瘢痕组织的结构 肉眼呈灰白色、半透明,质地坚韧、缺乏弹性。镜下可见均质、红染、无结构物质,纤维细胞及血管稀少。

2. 瘢痕组织的作用 表现为利弊两方面,有利方面包括:①填补伤口或缺损,保持组织的完整性;②大量的胶原纤维使瘢痕组织比肉芽组织的抗拉力强度要大,从而使组织、器官保持其坚固性。不利方面包括:①瘢痕收缩可致关节挛缩、功能受限,有腔的器官可引起管腔狭窄,如胃溃疡瘢痕收缩可致幽门梗阻;②瘢痕性粘连可造成器官之间或器官与体腔壁之间发生粘连,常不同程度地影响器官功能;③广泛的纤维化和玻璃样变性可造成器官硬化;④瘢痕过度增生并突出于表面可形成瘢痕疙瘩;⑤瘢痕缺乏弹性,当内压增加,可使愈合处形成瘢痕向外膨出,在腹壁可形成腹壁疝,在心室壁可形成室壁瘤。

三、创伤愈合

创伤愈合指机体遭受外力作用,皮肤等组织出现离断或缺损后的愈合过程,包括各种组织的再生、肉芽组织增生和瘢痕形成的复杂组合。

(一)皮肤创伤愈合

1. 皮肤创伤愈合的基本过程

(1)伤口的早期变化:伤口局部有不同程度的组织坏死和血管断裂出血,数小时内便出现炎症反应,局部红肿。伤口中的血液和渗出液中的纤维蛋白原转化为纤维蛋白,很快形成血凝块,干燥后形成痂皮,有保护伤口的作用。

（2）伤口收缩：2~3日后，炎症逐渐消退，创缘皮肤向中央收缩，伤口缩小，直到14日左右停止。伤口收缩的意义在于缩小创面。伤口收缩与肌成纤维细胞的牵拉作用有关，而与胶原形成无关。

（3）肉芽组织增生和瘢痕形成：约第3日开始，肉芽组织从伤口底部及边缘长出，机化血凝块和坏死组织，并填平伤口。第5~6日起，成纤维细胞开始产生胶原形成瘢痕组织。在伤后1个月左右，瘢痕完全形成。

（4）表皮及其他组织再生：创伤后24小时内，伤口边缘基底细胞开始分裂增生，并向伤口中心迁徙，先形成单层上皮，之后增生分化为复层鳞状上皮，覆盖于肉芽组织表面。健康的肉芽组织对表皮再生十分重要，因为它可提供上皮再生所需的营养和生长因子。如果肉芽组织发育不良，长时间不能将伤口填平或形成瘢痕，则上皮再生将延缓。此外，由于异物及感染等刺激而形成过度生长的肉芽组织，高出于皮肤表面，也会阻止表皮再生。伤口直径超过20cm时，需植皮才能覆盖创面。

皮肤附属器（毛囊、汗腺及皮脂腺）如遭完全破坏，则由瘢痕修复。肌腱断裂后，初期也是瘢痕修复，但随着功能锻炼而不断改建，胶原纤维可按原来肌腱纤维走行方向排列，达到完全再生。

2. 皮肤创伤愈合的类型　根据创面大小、深度及有无感染等，可将皮肤创伤愈合分为一期愈合和二期愈合两种类型。

（1）一期愈合：见于组织缺损少、创缘整齐、对合严密且无感染的伤口，如皮肤的无菌手术切口。这种伤口中只有少量血凝块，炎症反应轻微，表皮再生在1~2日内便可完成。肉芽组织在第3日就可从伤口边缘长出并很快将伤口填满，伤口逐渐收缩减小，5~6日胶原纤维形成，2~3周完全愈合。瘢痕可使创缘比较牢固地结合。至3个月左右，抗拉力强度达到顶点。切口数月后留下一条线状瘢痕。愈合时间短，形成瘢痕少。

（2）二期愈合：见于组织缺损大、创缘不整齐、伴有感染、对合不紧密的创口。二期愈合炎症反应明显，需控制感染、清除坏死物质后愈合才开始。这种伤口愈合时间长，填补创口所需肉芽组织量大，形成瘢痕多。

（二）骨折愈合

骨的再生能力很强。骨折愈合的预后与骨折的原因、骨折的部位、错位的程度等因素相关。一般而言，复位良好的骨折，数月内可完全愈合。骨折愈合的过程包括以下几个阶段：

1. 血肿形成　骨折后断端及其周围组织常易出血形成血肿，数小时后血肿发生凝固。与此同时常出现轻度的炎症反应。

2. 纤维性骨痂形成　骨折后2~3日，肉芽组织开始机化血肿，形成纤维性骨痂（暂时性骨痂）。骨折局部呈梭形肿胀，起连接、固定骨折断端的作用。1周左右，增生的肉芽组织及纤维组织可进一步分化为成软骨细胞和成骨细胞，形成透明软骨和骨组织。此过程为2~3周。

3. 骨性骨痂形成　纤维性骨痂中逐渐分化形成的成骨细胞开始分泌胶原和基质，构成类骨组织，产生类骨骨痂，再钙化转变成编织骨，即骨性骨痂。纤维性骨痂中的软骨组织也可经软骨化骨过程演变为骨组织，继而形成骨性骨痂。此过程为4~8周。

4. 骨痂改建或再塑　骨痂改建是在成骨细胞形成骨质和破骨细胞吸收骨质的协调作用下完成的，目的是将新生的编织骨改建为成熟的板层骨，重塑骨小梁排列结构和骨皮质骨髓腔的正常关系，使之逐渐适应人体力学要求。

（三）影响创伤愈合的因素

影响创伤愈合的因素包括全身和局部两个方面。缩小创面、避免感染及促进再生修复，是保证创伤良好愈合的基本原则。

1. 全身因素

（1）年龄：青少年的组织再生能力强于老年人，这可能与老年人血管硬化、血液供应减少、细胞老化和生长因子产生减少有关。

（2）营养：严重的蛋白质缺乏可使肉芽组织及胶原形成不足，伤口愈合延缓；维生素 C 缺乏使前胶原分子难以形成，从而影响胶原纤维的形成；钙、磷缺乏使骨折愈合障碍；微量元素锌的缺乏也会影响创伤的愈合，因此补锌可促进伤口愈合。

（3）激素及药物：如肾上腺糖皮质激素抑制胶原合成，延缓再生修复过程。

2. 局部因素

（1）感染与异物：感染妨碍机体再生修复，因感染而产生的大量渗出物可增加局部创口张力，使创口无法愈合或缝合的创口裂开。另外，坏死物质及其他异物（如线头、纱布、死骨、弹片等）可妨碍肉芽组织生长并容易继发感染，必须及时清除。

（2）局部血液供应：局部血液循环提供再生修复所需的氧和营养，对促进坏死吸收和控制感染起重要作用。局部血流供应良好时，则伤口愈合好。相反，如动脉粥样硬化、静脉曲张或伤口包扎过紧等时，则伤口愈合迟缓。

（3）神经支配：正常的神经支配对损伤修复有一定作用。如麻风引起的溃疡不易愈合，是因为神经受累的缘故。

（4）电离辐射：能破坏细胞、损伤血管、抑制组织再生，因此也能阻止瘢痕形成。

3. 影响骨折愈合的因素 凡能影响创伤愈合的全身和局部因素，都会影响骨折的愈合。此外，需要强调 3 个促进骨折愈合的特殊因素及对策：①骨折断端及时、正确的复位；②骨折断端及时、牢靠、准确的固定；③早日进行全身和局部功能锻炼，保持局部良好的血液供应。

（张宏颖）

复习思考题

1. 何谓适应？请概括几种常见的适应类型及病变特征。

2. 肉芽组织的肉眼与镜下特点、功能及转归如何？其具有抗感染功能的原因是什么？

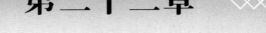

第二十二章

局部血液循环障碍

> **学习目标**
>
> 　　局部血液循环障碍是由多种因素所致局部血液循环变化的总称。本章介绍这些病理变化的分类、原因、特征及对机体的影响。
> 　　1. 掌握淤血、血栓形成、栓塞、梗死的概念、病变特点及后果。
> 　　2. 熟悉血栓形成的条件、过程和结局；栓子运行途径；梗死形成条件。
> 　　3. 了解充血的特点；出血的类型。

　　局部血液循环障碍既可由局部因素导致，也可以是全身血液循环障碍的局部表现。主要病理变化包括局部血容量异常（充血、梗死）、局部血液性状或血管内容物异常（血栓形成、栓塞），以及血管通透性改变（出血）。

第一节　充　　血

　　局部组织或器官血管内血液含量增多称为充血，可分为动脉性充血和静脉性充血两类。

一、动脉性充血

　　局部组织或器官因动脉血液流入过多而致血管内血量增多，称为动脉性充血，又称主动性充血，简称充血。

　　（一）原因与类型

　　各种原因通过神经-体液因素作用于细、小动脉，使血管收缩神经兴奋性降低和/或血管舒张神经兴奋性增高而致血管扩张，从而引起局部组织、器官充血。动脉性充血有生理性充血和病理性充血两种类型。

　　1. 生理性充血　通常发生在组织、器官的功能代谢增强时，以保证局部 O_2 和营养物质的供应，如进食后的胃肠道黏膜充血、运动时的骨骼肌充血和情绪激动时的面颈部皮肤充血等。

　　2. 病理性充血　指在病理情况下发生的充血，常见类型如下：

　　（1）炎性充血：在炎症反应的早期，致炎因子反射性地引起血管舒张神经兴奋及炎症局部炎症介质的作用，可使细动脉扩张而引起充血。

　　（2）减压后充血：局部器官和组织长期受到压迫，当压力骤然降低或解除后，细、小动脉可反射性地扩张而引起充血。如迅速抽吸大量胸水或腹水、腹腔内摘除巨大肿瘤时，局部组织、器官的血管扩张充血可导致脑部血流量减少，引起头晕甚至昏厥。

（二）病理变化与后果

动脉性充血的组织、器官体积略增大，颜色鲜红；由于局部动脉扩张，物质代谢增强，使组织、器官的温度升高，功能活动也增强。镜下观察，可见细、小动脉扩张，开放的毛细血管数增多，血管内血量增多。

动脉性充血是一种暂时性的血管反应，原因消除后即可恢复正常，通常对机体不会产生不良的影响。并且动脉性充血时，由于局部 O_2 及营养物质供应增多，物质代谢和功能活动增强，使局部组织的抗损伤能力增强，一般对机体是有利的。因此，临床上常用透热疗法或拔火罐等治疗某些疾病。但是，若患者已有动脉粥样硬化或先天性血管畸形，严重充血则可引起血管破裂（如豆纹动脉），后果严重。

二、静脉性充血

局部组织或器官因静脉血液回流受阻，血液淤积在小静脉和毛细血管内，称为静脉性充血，又称被动性充血，简称淤血。

（一）原因

1. **静脉受压**　静脉管壁薄，故受压易使其管腔狭窄或闭塞，血液回流障碍，局部血液淤积导致组织、器官淤血。如较大的肿瘤、炎性包块压迫局部静脉血管，妊娠时增大的子宫压迫髂总静脉，肠扭转、肠套叠和嵌顿性肠疝压迫肠系膜静脉，肝硬化时增生的结缔组织和假小叶压迫小叶下静脉等。

2. **静脉管腔阻塞**　静脉血栓或肿瘤栓子、寄生虫栓子等均可阻塞静脉。但静脉分支较多且相互吻合，故不易淤血，仅在侧支循环失代偿时，才发生淤血。

3. **心力衰竭**　心力衰竭时因心脏泵血功能减弱，导致心输出量减少，心腔内血液滞留，静脉血液回流受阻。如慢性心瓣膜病、原发性高血压、大面积心肌梗死等引起的左心衰竭，肺静脉回流受阻发生的肺淤血；慢性支气管炎、支气管扩张症等引起的肺源性心脏病可导致右心衰竭，体循环静脉回流障碍，可见肝、脾、肾、消化道和肢体淤血。

（二）病理变化与后果

淤血的组织、器官体积增大，包膜紧张，重量增加。由于淤血区血流缓慢、缺氧，致使局部组织、器官呈暗红色，如发生在皮肤或黏膜则呈现紫蓝色，称为发绀。淤血组织血氧含量降低，代谢功能下降，产热减少，且血管扩张，散热增加，故体表淤血区温度降低。镜下观察，可见局部组织中小静脉和毛细血管显著扩张，大量的红细胞积聚。当淤血程度超过侧支循环的代偿范围时，可引起以下后果：

1. **淤血性水肿**　淤血导致小静脉和毛细血管内流体静压增高，加上缺氧导致的局部组织内代谢产物大量蓄积，损害了毛细血管，使其通透性增高，于是血管内液体过多地漏至组织间隙，在局部形成水肿。

2. **淤血性出血**　严重淤血时，毛细血管的通透性进一步增高，红细胞亦可通过血管壁漏出，形成小灶性出血。

3. **实质细胞损伤**　长期慢性淤血，由于局部组织缺氧，营养物质供应不足，氧化不全的酸性代谢产物大量堆积，可使实质细胞发生萎缩、变性，甚至坏死。

4. **淤血性硬化**　长期淤血引起组织、器官实质细胞损伤的同时，间质纤维组织增生，伴有组织内网状纤维胶原化，可导致器官的质地变硬，称为淤血性硬化。常见于肺、肝及脾的慢性淤血。

此外，淤血的组织器官还可因缺氧和营养障碍使局部的抵抗力降低，组织细胞的再生能力减弱，为其他疾病的发生发展提供了条件。如肺淤血容易并发肺部感染；下肢淤血易并发皮肤溃疡,且伤口不易愈合。

第二节　出　血

心脏或血管内的血液流出到体外、体腔或组织间隙,称为出血。血液流出体外称为外出血,血液流入体腔或组织间隙称为内出血。

一、出血的类型

出血可分为生理性出血和病理性出血。生理性出血如正常月经时的子宫内膜出血,病理性出血按发生机制分为破裂性出血和渗出性出血。

(一) 破裂性出血

因心壁或血管壁破裂而引起的出血,称为破裂性出血。引起破裂性出血的原因有:①血管机械性损伤,见于各种切割伤、软组织挫伤、贯通伤等;②侵蚀性病变破坏血管壁,常见于炎症、恶性肿瘤、溃疡对血管壁的破坏,如肺结核时空洞形成可侵蚀空洞壁的肺血管、胃及十二指肠溃疡可侵蚀溃疡底部的血管、恶性肿瘤可侵蚀肿瘤组织周围的血管等;③心血管壁本身的病变,如透壁性心肌梗死或主动脉粥样硬化形成的主动脉瘤等,在血液流过时不能够承受血流的压力可发生破裂性出血;④静脉破裂,如肝硬化时门静脉压力增高,可导致食管下段静脉曲张破裂。

(二) 渗出性出血

由于微循环血管的管壁通透性增高,红细胞通过扩大的血管内皮细胞间隙和受损的血管基底膜而渗出血管外。引起渗出性出血的原因有:①血管壁损害,可见于严重的淤血、缺氧、酸中毒、重症感染(如败血症、流行性出血热)、某些毒物中毒(如蛇毒、有机磷农药)、药物等引起毛细血管内皮细胞损伤;超敏反应(如肾小球肾炎、过敏性紫癜)引起的血管炎;维生素 C 缺乏时可引起毛细血管基底膜破裂、毛细血管周围胶原合成减少及内皮细胞连接处分开而致管壁通透性增高,引起渗出性出血;②血小板减少或血小板功能障碍,血小板的正常数量和质量是维持毛细血管通透性正常的重要因素,当血小板减少到一定数量(5×10^9/L 以下)时即可发生渗出性出血,如再生障碍性贫血、白血病、骨髓内广泛的肿瘤转移、原发性血小板减少性紫癜、弥散性血管内凝血(disseminated intravascular coagulation,DIC)等均可使血小板的生成减少或破坏过多,引起渗出性出血;③凝血因子缺乏,见于肝炎、肝硬化、肝癌所导致的多种凝血因子合成障碍;维生素 K 缺乏时引起的凝血酶原、凝血因子Ⅶ、凝血因子Ⅸ、凝血因子Ⅹ合成减少;弥散性血管内凝血时大量凝血因子的消耗;血友病等遗传病时凝血因子的缺失。

二、出血的病理变化及后果

(一) 病理变化

新鲜出血呈红色,以后因红细胞降解形成含铁血黄素颗粒而呈棕黄色。镜下观察,可见组织内有红细胞逸出,同时可见到含铁血黄素颗粒。

根据出血方式、出血量和发生部位形成相应的临床术语。皮肤、黏膜和浆膜的少量出血,如形成较小的出血点,称为瘀点;若形成直径 1~2cm 以上的较大斑点,则称为瘀斑。全身密集的点状出血,呈弥漫性紫红色,称为紫癜。大量血液积聚于局部组织内,称为血肿(如硬膜下血肿、皮下血肿等)。血液积聚于体腔内,称为积血(如心包积血、腹腔积血等)。鼻黏膜出血称为鼻衄;肺或支气管出血经口咳出,称为咯血;上消化道出血经口呕出,称为呕血;血液自肛门排出,称为便血;黑便则是上消化道出血后,血液中的血红蛋白在肠道分解后与硫化物形成硫化铁所致;泌尿道出血随尿排出称为血尿。

(二) 后果

出血对机体的影响取决于出血类型、出血量、出血速度和出血部位。由于机体自身具有止血功能,且渗出性出血过程一般比较缓慢,出血量较少,大多可自行止血,一般不会引起严重后果;但如果渗出性出血范围较广时,也可因出血而导致休克,如肝硬化时门静脉压力显著增高可引起大范围的胃肠道黏膜出血。而破裂性出血的出血过程较迅速,如在短期内失血量达到全身血量的 20%~25%,即可导致休克。发生在重要器官的出血,即使出血量不多亦可致命,如心脏破裂引起的心包积血(急性心包压塞)可导致急性心功能不全;脑出血,尤其是脑干出血,可因重要的神经中枢受到压迫而导致死亡。某些器官局部出血可导致相应器官功能障碍,如视网膜出血可引起视力减退甚至失明,脑的内囊出血可导致对侧肢体偏瘫。慢性少量出血(如溃疡病、钩虫病等)可导致贫血。

第三节 血 栓 形 成

在活体的心腔或血管腔内,血液中的有形成分析出、凝集,形成固体质块的过程,称为血栓形成。在这个过程中所形成的固体质块,称为血栓。

血液中存在着相互拮抗的凝血系统和抗凝血系统。在正常情况下,血液中的凝血因子不断地、有限地被激活,形成微量的纤维蛋白,沉着于心血管内膜上,随即这些微量的纤维蛋白又被激活了的纤维蛋白溶解系统所溶解,同时单核巨噬细胞系统也不断地清除血液内被激活的凝血因子。这种凝血系统和抗凝血系统之间的动态平衡,既保证了血液具有潜在的可凝固性,又保证了血液始终处于流动状态而不形成血栓。在一定条件下,若这种平衡被打破,凝血过程得到增强,心血管腔内便可形成血栓。血栓在形成的模式和结构等方面均有别于血凝块。

一、血栓形成的条件与机制

血栓的形成是由于血小板的活化和凝血因子被激活致血液发生凝固。凡有利于此过程发生的因素均可导致血栓的形成。早在 19 世纪,德国病理学家 Virchow 就提出血栓形成的条件,包括以下 3 个方面:

(一) 心血管内膜损伤

完整的心血管内膜具有一定的抗凝功能,是防止血栓形成的重要因素。但在内皮细胞损伤时则可引起凝血。

1. 正常内皮细胞的抗凝作用

(1) 内皮细胞的隔离作用:正常的心血管内膜为单细胞层的薄膜屏障,表面光滑,能把血液中的凝血因子、血小板和内皮下能够促进凝血的细胞外基质隔离开来,使血小板不易黏附、聚集。

(2) 内皮细胞能产生抗血小板黏集的物质:如前列环素、NO、二磷酸腺苷酶(ADP 酶)。

(3) 内皮细胞能合成抗凝血酶或凝血因子的物质:内皮细胞表面能够表达膜相关肝素样分子(硫酸乙酰肝素)和凝血酶调节蛋白,前者是抗凝血酶III的协同因子,能与抗凝血酶III结合,从而灭活凝血酶、凝血因子IX、凝血因子X等;后者是位于内皮细胞膜表面的凝血酶受体,在与凝血酶结合后能够使凝血酶转化为抗凝物质,从而激活蛋白质 C(PC),并在蛋白质 S(PS)的协同作用下,降解激活的凝血因子 V、凝血因子Ⅷ。

(4) 内皮细胞能生成组织型纤溶酶原激活物(tissue-type plasminogen activator,t-PA),具有促进纤维蛋白溶解的作用。

2. 内膜损伤引起血栓形成的机制　内皮细胞受损后,其抗凝作用向促凝作用转化,表现如下:

(1) 释放组织因子和胶原暴露:心脏和血管内膜受到损伤性因素作用时,内皮细胞变性、坏死甚至脱落。损伤的内皮细胞可释放组织因子,启动外源性凝血;同时,暴露的内皮下胶原纤维可发挥强烈的促凝作用,可激活血小板和凝血因子Ⅻ,启动内源性凝血,从而引起局部血液凝固,导致血栓形成。

(2) 介导血小板的黏附活化:内皮细胞损伤时释放的血管性假血友病因子可以介导血小板黏附于损伤部位的内皮下胶原。血小板在血栓形成过程中起关键作用。受内皮下胶原激活的血小板经历如下活化过程:①黏附反应:黏附于局部内皮下胶原的血小板,因其胞浆内微丝和微管收缩发生变形,血小板内颗粒消失而使胞浆同质化,亦称黏液变态;②释放反应:血小板内的 α 颗粒(含有纤维蛋白原、纤维连接蛋白、凝血因子 V、血管性假血友病因子、血小板第 4 因子、血小板生长因子及血小板所合成的凝血酶敏感蛋白)和致密颗粒(含有丰富的 ADP、ATP、Ca^{2+}、去甲肾上腺素、组胺、5-HT)中的内容物向血小板外释出;③黏集反应:最初的黏集是可逆性的,即血流一旦加速,黏集的血小板仍可散开,但随着黏集的血小板越来越多,活化后释出的 ADP 增多,在 TXA_2、内源性 ADP 和凝血酶的共同作用下,血小板的连接变得更加牢固,最终成为附着于心血管壁损伤处的灰白色小结节。

(3) 抑制纤维蛋白溶解:内皮细胞可以分泌纤维蛋白溶解酶原激活物抑制因子,从而抑制纤维蛋白的溶解。

(二) 血流状态改变

正常血流速度较快,且为层流,血液中的有形成分(如红细胞、白细胞及血小板)处于轴流中,外周血浆带形成边流,起到将血小板与内膜隔绝的作用。

当血流缓慢或产生涡流时,血小板得以从轴流进入边流,因而增加了与内膜接触的机会,血小板黏附于内膜的可能性增大。此外,当血流缓慢和产生涡流时,血液中被激活的凝血因子和凝血酶不易被及时冲走或稀释,在局部聚集从而达到凝血过程所必需的浓度。如再与暴露的内皮下胶原相遇,便可触发内源性和外源性凝血。

临床静脉血栓发生的几率约比动脉血栓高 4 倍,下肢静脉血栓又比上肢静脉血栓高 3 倍,95% 的血栓形成于下肢静脉并常见于久病卧床或心力衰竭患者等事实都充分证明,血流状态改变是血栓形成的重要条件。除血流缓慢外,静脉瓣的存在、静脉壁较薄及静脉内血液在上述因素影响下易于停滞,都是静脉较动脉更易于形成血栓的原因。而血管内涡流的出现,也是血栓形成的因素之一,涡流的冲力可使内皮细胞脱落,暴露出内皮下的胶原,并因离心力的作用而使血小板靠边和聚集从而形成血栓,如二尖瓣狭窄时左心房的血流缓慢并出现漩涡,动脉瘤内的血流也可呈漩涡状流动,此时容易并发血栓形成。

(三) 血液凝固性增加

血液凝固性增加又称高凝状态,系血液中的血小板数目增多、血小板的黏性增大、凝血因子的合成增多或纤维蛋白溶解系统活性降低等因素引起。分为遗传性和获得性两类。

1. 遗传性高凝状态　临床少见。主要有凝血因子 V 基因突变,其编码的蛋白质能抵抗蛋白质 C 的降解作用,使蛋白质 C 失去抗凝活性。其次为抗凝血因子的先天性缺乏,如抗凝血酶Ⅲ、蛋白质 C、蛋白质 S。

2. 获得性高凝状态

（1）严重创伤、大面积烧伤、大手术或产后等患者，此时机体大量失血或体液丧失，血中补充了大量黏性较大的幼稚的、新生的血小板，这些血小板易于聚集。同时大失血时，血中其他凝血因子(如纤维蛋白原、凝血酶原等)含量也增多，加之血液浓缩更易形成血栓。因此，给此类患者补液以补充血容量，稀释血液的浓度，对防止血栓形成具有积极的意义。

（2）异型输血时，血液中的血小板和红细胞被大量破坏，释放出多量凝血因子。

（3）在妊娠后期或大剂量使用肾上腺皮质激素时，机体的纤维蛋白溶解功能减低。

（4）一些恶性肿瘤(如肺癌、胃癌、胰腺癌、前列腺癌等)及胎盘早剥，细胞内的组织因子释放出来，可激活外源性凝血系统。

血栓形成常常是上述诸因素共同作用的结果，其中某一因素可能起主要作用。

二、血栓形成的过程与类型

（一）形成过程

血栓形成由血小板黏集及血液凝固2个基本过程构成。当心血管内膜损伤，且伴有血流缓慢和/或涡流存在的情况下，血小板在裸露的内皮下胶原处聚集，随即体积增大发生变形，血小板之间借伸出的伪足互相接触，同时释放 ADP，在凝血酶、内源性 ADP 及 TXA_2 的共同作用下，促使更多的血小板聚集。黏集的血小板肿胀，相互融合，边界不清。血小板内的颗粒大量释放，颗粒显著减少或者完全消失，逐渐形成均质无结构的形态，所形成颜色灰白的血小板小丘称为白色血栓，构成延续性血栓头部。血栓头部形成后，该处的血流减慢，并有涡流形成，血小板进一步黏集并形成珊瑚状的血小板小梁，其表面黏附中性粒细胞，血小板小梁在血管内伸展并相互吻合，流经其中的血液变得更加缓慢。当血小板变性崩解，可释放许多与凝血相关的物质，活化的凝血酶在局部达到较高浓度，凝血过程开始启动。经内源性和外源性凝血系统的作用使纤维蛋白原激活成纤维蛋白。于是，在血小板小梁间构成纤维蛋白网，网眼中网罗许多红细胞和白细胞，形成红白相间的混合血栓，成为延续性血栓的体部。如果血栓不断地延长增大，可使血管完全阻塞，血流停止，血液则迅速凝固形成红色血栓，便是延续性血栓的尾部（图 22-1）。

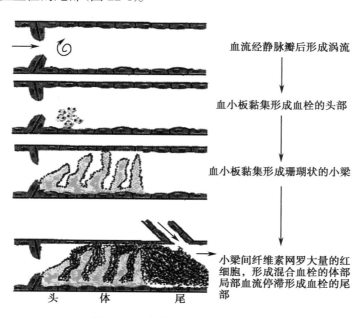

血流经静脉瓣后形成涡流

血小板黏集形成血栓的头部

血小板黏集形成珊瑚状的小梁

小梁间纤维素网罗大量的红细胞，形成混合血栓的体部局部血流停滞形成血栓的尾部

头　体　尾

图 22-1　血栓形成的过程示意图

（二）血栓类型

血栓可分白色血栓、混合血栓、红色血栓与透明血栓 4 类。

1. 白色血栓　又称为析出性血栓。主要由血小板析出、黏集而成。镜下观察，由许多无结构淡红色的血小板小梁和少量纤维蛋白构成。肉眼观察，白色血栓呈灰白色，小丘状，表面粗糙，质地硬，与心血管壁连接紧密而不易脱落。常发生于血流较快部位，如风湿性心内膜炎的心瓣膜上出现的疣状赘生物；或者见于静脉血栓的起始部（即延续性血栓的头部）。

2. 混合血栓　又称层状血栓。镜下观察，可见淡红色无结构的血小板小梁呈珊瑚状，表面有许多中性粒细胞黏附，小梁之间纤维蛋白交织成网状，网眼内含有多量红细胞和白细胞。肉眼观察，混合血栓呈粗糙、干燥的圆柱状，黏着于血管壁，有时可见有灰白色与红褐色的层状交替的条纹。二尖瓣狭窄和心房颤动时，在左心房内因心肌收缩和舒张形成的混合血栓称为球形血栓。主动脉瘤内、动脉粥样硬化溃疡部位或心肌梗死区的心内膜处所形成不堵塞管腔的混合血栓，称为附壁血栓。混合血栓也构成静脉延续性血栓的体部。

3. 红色血栓　又称凝固性血栓。发生在血流极度缓慢甚至停止之后。其形成过程与血管外凝血过程类似。系混合血栓逐渐增大、阻塞血管腔后，局部血流停止，血液发生凝固所形成。故红色血栓往往构成延续性血栓的尾部。镜下观察，有大量的纤维蛋白网形成，在纤维蛋白网眼内充满了似正常血液分布的血细胞。肉眼观察，血栓呈暗红色，新鲜的红色血栓湿润，具有一定的弹性，与血管壁无粘连；陈旧的红色血栓由于血栓内的水分被吸收而变得干燥、易碎，并且失去弹性，易于脱落而造成栓塞。

4. 透明血栓　又称微血栓。发生于微循环的毛细血管、微静脉内，只能在显微镜下看到。镜下观察，血栓主要由均匀红染的纤维蛋白构成，也称纤维蛋白性血栓。透明血栓主要见于弥散性血管内凝血时。

三、血栓的结局

（一）溶解或脱落

血栓形成过程中，激活的凝血因子XII在启动凝血过程的同时，也激活了纤维蛋白溶解系统，使纤维蛋白溶解酶的活性增高，开始降解纤维蛋白和溶解血栓；血栓中的白细胞崩解后所释放的蛋白水解酶对血栓的溶解也起一定作用。小的血栓溶解后可被完全吸收；较大的血栓多为部分软化，血栓附着于血管内膜的部分可以被溶解，经血流冲击成碎片而脱落，形成血栓栓子，随血液运行，堵塞口径与其相当的血管，造成栓塞。

（二）机化与再通

当血栓不能被软化吸收或脱落时，其附着的血管内膜处开始长出肉芽组织，逐渐取代血栓，这个过程称血栓机化。血栓机化一般在血栓形成后的 1~2 天开始，毛细血管内皮细胞和成纤维细胞从血管壁向血栓内生长，形成肉芽组织，到 3~4 天便可使血栓牢固地附着于血管壁上。中等大小的血栓经 2 周左右即可完全机化，此时血栓和血管壁粘连紧密而不易脱落。

在血栓机化时，由于血栓的收缩和部分溶解，致使血栓内部或血栓与附着血管壁之间出现裂隙，随后这些裂隙的表面被新生的血管内皮细胞所覆盖，形成新的血管腔，并可彼此吻合沟通，一定量的血液能从此通过，使已被阻塞的血管重新恢复部分的血流，这种现象称为再通。

（三）钙化

钙盐可逐渐沉积在不完全机化的陈旧血栓内，叫作血栓的钙化，它可发生在静脉或动脉，形成静脉石或动脉石。

四、血栓形成对机体的影响

（一）有利方面

血栓形成可起到止血作用。当血管破裂后，在血管损伤处形成的血栓可封闭伤口（如外伤、手术、胃及十二指肠慢性溃疡出血、空洞性肺结核出血等），阻止出血；炎症病灶周围的小血管内血栓形成可防止病菌或毒素向局部蔓延扩散。因此，在一定条件下，血栓形成可以视作机体的一种防御措施。

（二）不利方面

在多数情况下血栓形成对机体不利。主要表现为堵塞管腔，导致局部血液循环障碍，重者甚至危及生命。其影响大小与血栓发生的部位、阻塞管腔的供血范围、阻塞程度及能否建立有效的侧支循环有关。若动脉发生完全性阻塞，又缺乏有效的侧支循环，则可导致局部组织缺血甚至坏死，如冠状动脉血栓形成可引起心肌梗死、脑血栓形成可导致脑梗死。若静脉阻塞则可引起局部组织淤血、水肿、出血，甚至坏死，如肠系膜静脉血栓形成可引起肠的出血性梗死，若微循环内有广泛微血栓形成（见于DIC）可引起全身性的广泛出血、休克、器官（如肾上腺、垂体）坏死和功能障碍。

另外，在血栓尚未完全机化前，因其与血管壁的粘连不紧密，可发生部分或全部脱落，随血流运行而被带至其他部位引起栓塞。其中深静脉、心腔或心瓣膜上的血栓最容易脱落成为栓子。如果栓子内含有细菌，则细菌可随栓子运行而蔓延扩散，引起败血症或脓毒败血症等严重的后果。发生在心瓣膜上的血栓机化后，可引起心瓣膜粘连、硬化、变形，造成瓣膜口狭窄或关闭不全，使瓣膜功能发生障碍，导致慢性心瓣膜病。

第四节　栓　　塞

循环血液中出现不溶于血液的异常物质，随血液流动而阻塞心血管腔的现象称为栓塞。造成栓塞的异常物质称为栓子，栓子可为固体、液体或气体。最常见者为血栓栓子，其他如进入血流的细菌团、肿瘤细胞群、脂滴、空气、羊水、寄生虫或其虫卵等也可成为栓子而引起栓塞。

一、栓子的运行途径

栓子的运行途径一般与血流方向一致，停留在与其口径相当的血管内造成栓塞（图22-2）。

（一）体静脉系统及右心的栓子

栓子随静脉血液回流，常栓塞于肺动脉的主干或其分支内，引起肺动脉系统的栓塞。其中有些体积小又富有弹性的栓子，如气泡、羊水或脂肪滴等，可以通过肺泡壁的毛细血管进入肺静脉系统，随着血液回流至左心腔，栓塞于体循环动脉系统内。

（二）肺静脉、左心和体循环动脉系统的栓子

栓子随血流运行，最终阻塞于体循环各器官的口径与其相当的小动脉分支内，常见于心、脑、肾、脾、下肢等处的动脉分支。

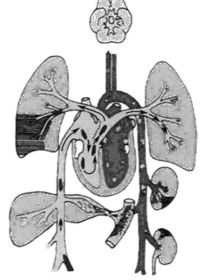

图22-2　栓子的运行途径示意图

笔记栏

（三）门静脉系统的栓子

栓子随门静脉血流进入肝脏，在肝内门静脉的分支引起栓塞。

（四）交叉性栓塞

偶见于来自体静脉系统或右心的栓子，因局部血流或心血管的异常而发生交叉性栓塞。如在右心压力增高时，栓子可经未闭合的卵圆孔或缺损的房、室间隔到达左心，再进入体循环动脉系统而发生栓塞，即动、静脉系统的栓子发生了交叉性栓塞。

（五）逆行性栓塞

罕见于下腔静脉内的栓子，由于胸、腹腔内压力突然升高（如剧烈咳嗽、呕吐等），栓子逆向运行，在下腔静脉所属的分支（如肝、肾、髂静脉等处）内形成逆行性栓塞。

二、栓塞的类型和对机体的影响

（一）血栓栓塞

血栓栓塞是各类栓塞中最常见者，占所有栓塞类型的 90% 以上。身体活动、肢体按摩、长期卧床后突然起身或治疗性纤维蛋白溶解所致血栓软化等均可使血栓脱落造成栓塞。血栓栓塞的主要危害是形成肺动脉栓塞和动脉系统栓塞。

1. 肺动脉栓塞　据统计，引起肺动脉栓塞的血栓栓子约有 95% 来自下肢深静脉，尤其是髂静脉、股静脉和腘静脉，其次是发生在盆腔静脉或见于右心的附壁血栓。肺动脉栓塞对机体的影响与栓子的大小、数量及栓塞的部位有关。由于肺内有丰富的吻合支，故单个小栓子多栓塞在肺动脉小分支内，常见于肺下叶，患者可以不出现任何临床症状，栓子可以在肺内被溶解，或被机化而引起永久性的、小范围的呼吸功能不全。但是若肺已有严重的淤血，而支气管动脉的侧支循环又不能充分发挥作用时，一旦发生肺动脉分支的栓塞，则可引起肺组织坏死（肺出血性梗死）。如反复发生肺动脉小栓塞，可引起特发性肺动脉高压症。若许多小栓子引起肺动脉小分支广泛栓塞或大的栓子栓塞在肺动脉的主干或大分支，患者可突然出现气促、发绀、休克，甚至发生急性呼吸循环衰竭而导致猝死。

2. 动脉系统栓塞　栓子主要来自左心腔，如房颤时左心房内的球形血栓、二尖瓣狭窄时左心房的附壁血栓、感染性心内膜炎时的瓣膜赘生物、心肌梗死区心内膜上的附壁血栓，或动脉粥样硬化斑块和动脉瘤内的附壁血栓。动脉系统栓塞可以发生于全身各处，以脑、肾、脾、肠和下肢等处最为常见。栓塞后局部组织是否发生坏死，取决于侧支循环是否建立及缺血的程度。上肢动脉吻合支丰富，肝脏有肝动脉和门静脉双重血供，故很少发生梗死。下肢大的栓子可栓塞于下肢动脉分支处，引起肢体远端坏死；较小的栓子可以阻塞较小血管，引起趾端坏疽。小栓子也可栓塞在内脏小血管引起局部组织坏死，肾、脾梗死发生时患者可以不出现任何症状，但若梗死发生在脑、肠，则可出现明显的症状。

（二）气体栓塞

正常的血液内能溶解少量气体，但大量空气迅速进入血液循环，或者原来溶解于血液中的气体迅速游离出来形成气泡而导致血管或心腔被阻塞，称为气体栓塞。

空气栓塞指大量空气迅速进入血液循环，多见于头颈部或胸部外伤和手术。锁骨下静脉和颈静脉发生损伤时，因靠近心脏的大静脉处于负压状态，血管破裂后，在负压吸引下，外界空气即可通过静脉破裂处进入血液循环中。空气栓塞也可见于加压输血输液、输卵管通气、人工气胸或人工气腹，还可见于女性分娩或流产时，其影响主要取决于进入血液循环的气体量和速度。若进入血液的气体量少，则可溶解在血液内，不致引起严重后果；如快速进入血液的气体量超过 100ml 时，即可导致心力衰竭。此时空气随血流进入右心后，由于心脏不断地搏动，使空气与血液混合形成大量的小气泡。气泡具有压缩性和弹性，可随心脏的收缩而缩小,又随心脏的舒张而扩大,当心脏收缩时气泡阻塞在肺动脉出口,血液不能有效地搏出,心脏舒张时气泡又复变大而阻碍血液的回流,导致严重的血液循环障碍而使患者猝死。进入右心的气泡,也可经肺动脉小分支和毛细血管到左心,从而引起体循环各器官栓塞。此外,肺毛细血管内的气泡可阻断血流引起血管内皮细胞发生缺氧性损伤,导致肺内形成广泛的微血栓;还可使肺毛细血管的通透性增高,引起肺水肿,加重右心负荷,导致严重的呼吸循环障碍。

减压病或氮气栓塞是体外气压骤降,原溶解于血液、组织液中的大量气体游离所致。逸出气体有氧气、二氧化碳和氮气,其中氧气和二氧化碳能够迅速地再溶解而被吸收,或经肺呼出,而氮气在低压环境中的溶解度非常低,可形成无数的气泡造成广泛栓塞。若栓塞在皮下可引起皮下气肿,栓塞在肌肉、肌腱或韧带内可引起关节和肌肉疼痛,栓塞在血管内则可引起严重的血液循环障碍甚至死亡。氮气栓塞见于体外大气压力骤然降低的情况,如飞行员因飞机快速升高而机舱又未密闭时,或深海潜水员过快地浮上水面时。因此,在上述工作进行的过程中,应控制减压速度以防止该病发生。

（三）脂肪栓塞

脂肪栓塞指循环血液中出现脂肪滴并阻塞血管的现象,多见于严重创伤。如长骨粉碎性骨折、皮下脂肪组织严重挫伤或烧伤,骨髓或脂肪组织中的脂肪细胞因受到损伤而破裂,脂肪游离形成无数脂肪滴,从破裂的血管进入血流而引起栓塞。一些非创伤性疾病（如血脂过高、酗酒、糖尿病、胰腺炎）也可以发生脂肪栓塞,可能是因血液中呈悬乳状态的血脂不能保持稳定而游离形成脂肪滴所致。脂肪栓塞的后果取决于栓塞的部位和脂滴的多少。若肺内少量脂肪栓塞,脂肪可被巨噬细胞吞噬或被血管内皮细胞分泌的脂酶分解,对机体无影响。当进入肺动脉的脂肪量达到 9~20g 时,可广泛栓塞于肺内小动脉和毛细血管内,使肺循环丧失 75% 的交换面积;同时,脂滴还可损伤肺小血管内皮细胞,使血管通透性增高,肺泡腔内出现大量水肿液,影响气体交换,患者可死于窒息或急性右心衰竭。肺血管脂肪栓塞时,一些小的脂肪滴（直径小于 $20\mu m$）有时可以通过肺内的毛细血管,经肺静脉至左心,最后进入体循环动脉系统,引起脑、肾等栓塞。

（四）羊水栓塞

羊水栓塞是因羊水进入母体血液循环所致,是产科一种罕见的严重并发症,发生几率为 1/50 000。当羊膜破裂后,尤其伴有胎头阻塞产道时,子宫就会强烈收缩,导致宫内压增高,羊水可被压入破裂的子宫壁静脉窦内,经血液循环进入母体肺内血管引起羊水栓塞。少量羊水亦可以通过肺毛细血管到达左心,引起全身各器官栓塞。临床上患者常突发呼吸困难、发绀、休克,死亡率高达 80%。

羊水栓塞的发病机制较复杂,与羊水栓子机械性地阻塞肺动脉、羊水内所含血管活性物质引起反射性血管痉挛、羊水成分作为抗原引起过敏性休克及羊水所含促凝血酶原激酶样物质激活凝血过程而造成母体发生弥散性血管内凝血等有关。

（五）其他类型的栓塞

恶性肿瘤细胞可侵入血管形成瘤细胞栓塞,造成肿瘤转移;细菌性心内膜炎或脓毒败血症时,细菌菌落栓子可引起感染播散;此外,寄生虫、虫卵和其他异物均可入血引起栓塞。

第五节　梗　　死

局部的组织或器官由于血流迅速中断,侧支循环又不能及时建立而引起的缺血性坏死,称为梗死,其形成过程称为梗死形成。

一、梗死形成的原因与条件

(一)梗死形成的原因

任何可以引起血管腔闭塞,导致局部组织缺血的原因都可以引起梗死。常见原因有以下4点:

1. 血栓形成 是梗死最常见的原因。如冠状动脉和脑动脉粥样硬化继发血栓形成,可以引起心肌梗死和脑梗死;下肢血栓闭塞性脉管炎可以引起下肢梗死。

2. 动脉栓塞 也是引起梗死的常见原因之一。在肺、脾和肾的梗死中,由动脉栓塞引起者远比血栓形成者多见。

3. 血管腔受压闭塞 如肿瘤对局部组织中血管的压迫所引起的局部梗死;肠套叠、肠扭转和嵌顿性肠疝时肠系膜的静脉和动脉先后受压闭塞,局部血流停止引起的肠梗死;卵巢囊肿蒂扭转,因蒂内血管受压闭塞引起的囊肿坏死。

4. 动脉持续性痉挛 在正常情况下,单纯的动脉痉挛不致引起梗死。动脉痉挛引起的梗死多发生在管腔已有狭窄的动脉(如动脉粥样硬化),在寒冷刺激、情绪激动、过度劳累等诱因的作用下,可引起血管持续性痉挛,导致血管闭塞、血流中断而发生组织器官梗死。如冠状动脉和脑动脉粥样硬化时,动脉管腔已经狭窄,此时如果血管再发生持续性痉挛,则可引起心肌梗死和脑梗死。

(二)梗死形成的条件

血管阻塞后是否造成梗死取决于以下因素:

1. 供血血管类型 某些器官有双重血液供应,如肺(肺动脉和支气管动脉供血)、肝(肝动脉和门静脉供血)、手(尺动脉和桡动脉供血且吻合支丰富),如果其中一支动脉阻塞,因有另一条血管维持供血,故通常不易发生梗死。脾、肾是由终末动脉供血的器官,心、脑虽有一些吻合支但口径较小,一旦动脉迅速发生阻塞,这些器官极易发生梗死。

2. 血流阻断速度 血流阻断若缓慢发生,可为吻合支血管的扩张、侧支循环的建立提供时间,组织器官不易发生梗死;反之,则易发生梗死。

3. 组织对缺氧的耐受性及血液含氧量 脑组织对缺血缺氧的耐受性最低,血液供应中断6~8分钟,即可引起梗死;心肌细胞缺氧时间达到20~30分钟就会发生梗死;骨骼肌和纤维结缔组织对缺氧耐受性较强,很少发生梗死。当患者有严重贫血、失血、心力衰竭时,血氧含量降低,此时对缺氧耐受性低的心、脑等器官则易发生梗死。

二、梗死的类型及病理变化

根据梗死区域血液含量的多少及有无合并细菌感染,将梗死分为贫血性梗死、出血性梗死及败血性梗死3型。

(一)贫血性梗死

贫血性梗死常发生在组织结构较致密且侧支循环不丰富的实质器官,如心、肾和脾等,也可发生于脑。因梗死区组织致密而容纳血量少,当其动脉阻塞时,所属的分支和邻近的动脉将发生反射性痉挛,同时缺血区的细胞坏死、崩解,导致局部胶体渗透压增高而吸收水分,局部压力增高将血液排挤到周围组织中,并且病灶内残余的红细胞发生崩解,以致梗死区缺血,颜色灰白,称为贫血性梗死,又称白色梗死。

肉眼观察:贫血性梗死区形状取决于该器官的血管分布。脾、肾等器官的血管分布呈锥体形,故其梗死灶也呈锥体形,尖端朝向器官的门部(指向阻塞的血管),底部朝向脏器的表面;心脏冠状动脉的分布不规则且末端互相交错,故心肌梗死灶的形状也不规则,呈地图状;脑内动脉的分布也不规则,故脑梗死区常呈不规则状。脾、肾、心肌的梗死灶为凝固性坏死。新鲜的梗死灶因局部渗透压增高,吸水膨胀,使局部略向表面隆起。数日后梗死灶变干、变硬,表面稍凹陷。梗死灶与正常组织交界处因相对缺氧,血管的通透性增高,使红细胞渗出,常见有一暗红色的充血出血带。出血带内红细胞被巨噬细胞吞噬后转变为含铁血黄素而渐呈黄褐色。晚期,梗死区可部分或完全被肉芽组织取代,最终形成瘢痕。

镜下观察:可见细胞核呈固缩、碎裂、溶解等改变,细胞结构和组织轮廓尚存。梗死灶周围见血管充血、出血及炎症细胞浸润。脑梗死常为液化性坏死,梗死灶质地变软(脑软化),日久液化,周围由胶质细胞增生包绕而呈囊状。

(二)出血性梗死

出血性梗死常发生在组织结构疏松且具有双重血液循环的器官,如肺、肠等。梗死灶有明显的弥漫性出血,故梗死灶呈红色,又称红色梗死。此类梗死的形成除有动脉阻塞外,还需具备下列条件:

1. 严重淤血　器官严重淤血致血管内流体静压升高,妨碍侧支循环建立,故局部组织可因动脉阻塞而发生坏死。坏死后,淤积在静脉内的血液经坏死的血管壁渗出至坏死组织中,从而造成弥漫性出血。

2. 双重血液循环　肺具有肺动脉和支气管动脉的双重血液循环,肠虽无双重血液循环,但吻合支特别丰富,此类器官一般不易发生梗死。但在器官有严重淤血时,当一支动脉被阻塞,另一支动脉由于不能克服静脉淤血的阻力,以致局部的血液循环发生障碍可导致梗死。梗死后,由于局部的压力下降,外周血液可经吻合支流入梗死区,加重出血。

3. 组织疏松　肺、肠等器官的组织结构疏松,在梗死初形成时,疏松的组织间隙可容纳多量血液,即使局部的血管发生反射性痉挛和坏死组织吸水膨胀也不能把血液排出梗死灶,因而形成出血性梗死。

(1)肺出血性梗死:肺梗死多在心力衰竭合并肺淤血时发生。

肉眼观察:梗死灶常位于肺下叶的外周部,尤其在肋膈角处(为淤血好发处)。梗死区因弥漫性出血而肿胀隆起,呈暗红色。梗死灶的形状与血管的分布一致,常呈锥体形,尖端朝向肺门、底部紧靠胸膜面。在梗死灶相应的胸膜面上,因炎症反应有纤维蛋白性渗出物附着。日久因红细胞崩解而使梗死灶的颜色变淡,肉芽组织长入梗死灶,梗死灶被机化,瘢痕组织收缩而使局部下陷。

镜下观察:梗死灶中肺组织呈凝固性坏死伴有弥漫性出血,组织的轮廓较为模糊,未崩解破坏的血管则呈扩张充血的状态。

在胸膜上,因有纤维蛋白渗出,故患者呼吸时可有胸痛,听诊可闻及胸膜摩擦音。因肺出血,故患者有咯血症状。

(2)肠出血性梗死:多在肠扭转、肠套叠、嵌顿性肠疝或肿瘤压迫等情况下发生。由于肠系膜静脉先受压而发生淤血,继而肠系膜动脉受压阻塞而造成出血性梗死。

肉眼观察:肠梗死灶呈节段性,梗死区的肠壁因水肿、出血而增厚,呈暗红色或紫黑色,肠腔内充满暗红色的血性液体。在梗死的早期,由于局部缺血,肠壁肌肉发生痉挛性收缩,引起剧烈腹痛;又因肠蠕动增强可产生逆蠕动,引起患者呕吐。若坏死累及肠壁的肌层及神经,则可发生麻痹性肠梗阻,并发电解质紊乱和酸碱平衡失调。肠壁坏死并发穿孔时,可造成弥漫性腹膜炎,后果严重。

(三)败血性梗死

伴有细菌感染的梗死称败血性梗死。败血性梗死区的细菌来源有 3 种:①梗死前组织内即有病原微生物存在,如在细菌性肺炎的基础上发生肺梗死;②引起梗死的是细菌栓子,如在细菌性心内膜炎时,心瓣膜上含有细菌的赘生物脱落而引起的栓塞、梗死;③病原生物经自然管道由外界侵入某些器官的梗死灶。镜下观察:梗死灶内可见细菌菌团及大量炎症细胞浸润。

三、梗死的结局及对机体的影响

梗死发生 24~48 小时后,肉芽组织即从周围长入梗死灶内,小的梗死灶可被肉芽组织完全吸收取代,日后变为瘢痕组织。较大的梗死不能被完全机化,可在梗死灶周围形成纤维包裹,梗死灶内继发钙化。脑梗死可液化,周围由胶质细胞增生包绕形成囊腔。

梗死对机体的影响与梗死发生的部位、范围及有无细菌感染等因素有关。脾、肾的小范围梗死对机体影响不大,通常仅引起局部症状。如脾梗死累及包膜时,患者可因局部炎症反应而感到刺痛;肾梗死仅引起腰痛、血尿。肺梗死可引起胸痛、咯血及并发肺炎。肠梗死时,肠腔内的细菌可通过坏死的肠壁侵入腹腔而引起弥漫性腹膜炎。梗死发生在四肢(多见于下肢)时,常因梗死后继发腐败菌感染引起相应部位坏疽。败血性梗死如为化脓菌感染,常形成脓肿,后果严重。心、脑等重要器官梗死,轻者出现功能障碍,重者可危及生命。

（杨　婧）

复习思考题

1. 局部血液循环障碍虽分为充血、出血、血栓形成、栓塞和梗死等不同病理表现,但其发生常可以表现为一个连续的病理过程,试以一种疾病为例,探讨其发生多种局部血液循环障碍的原因及相互间的因果关系。

2. 哪些类型的局部血液循环障碍涉及凝血与抗凝机制这对矛盾？在涉及这对矛盾的病理过程中,凝血与抗凝机制分别具有哪些病理意义？

第二十三章

炎　症

📝 **学习目标**

　　炎症反应作为基本的病理变化,不同程度地体现在多种疾病的病理过程中;也可以作为独立的炎性疾病,在临床医学中占有重要地位。

　　1. 掌握炎症的概念、基本病理变化及特点;炎症的局部表现和全身反应。

　　2. 熟悉常见炎症细胞的特点;液体和白细胞渗出的机制和作用;炎性息肉和炎性假瘤的概念;炎症的结局。

　　3. 了解炎症的原因;主要炎症介质的作用;炎症的临床分型。

　　炎症是各种损伤因子所致机体最常见的基本病理过程。其通过局部和全身一系列的复杂反应,局限和消灭损伤因子、吸收和清除坏死组织,修复损伤。人类得以生存离不开炎症,但炎症过程也会给机体造成不同程度的损害,因此正确认识炎症的本质和特征具有重要意义。

第一节　炎症概述

　　炎症指具有血管系统的活体组织对损伤因子的刺激所发生的以防御为主的反应。通过血管反应可将全身的抗炎物质运至炎症局部并渗出到血管外组织,稀释、杀伤或包围损伤因子,因此,血管反应是炎症的主要特征和中心环节。同时,通过实质细胞和间质细胞的再生使受损伤组织得以修复。因此,炎症是损伤、抗损伤和修复三位一体的综合过程。

一、炎症的原因

　　凡能引起组织和细胞损伤的因子均可引起炎症,这些能引起炎症的损伤因子称为致炎因子,其种类繁多,可归纳为以下几类:

（一）生物因子

　　生物因子是最常见的致炎因子,如病毒、细菌、真菌、寄生虫等病原体。由病原体引起的炎症通常称为感染。病毒在被感染的细胞内复制、繁殖,可导致细胞死亡;细菌产生的内毒素和外毒素可直接损伤组织和细胞;具有抗原性的某些病原体可通过诱发免疫反应引起组织损伤。

（二）物理因子

　　物理因子包括高温、低温、放射线、紫外线及机械性创伤等。

（三）化学因子

　　化学因子包括强酸、强碱、松节油、芥子气、坏死组织的分解产物、有毒代谢产物(如尿

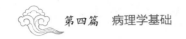

素）等。

（四）免疫反应

免疫反应异常是造成组织损伤的常见原因之一，如超敏反应引起过敏性鼻炎或肾小球肾炎、自身免疫性损伤引起系统性红斑狼疮等。

（五）坏死及退变组织

组织坏死可产生内源性化学物质，引发炎症。如无菌性坏死性股骨头炎、肩周炎即为坏死或退变所致。

（六）异物

手术缝线、二氧化硅晶体或物质碎片等残留在机体组织内可导致炎症。

二、炎症的基本病理变化

炎症的基本病理变化通常概括为变质、渗出和增生。

（一）变质

炎症局部组织、细胞发生的变性和／或坏死称为变质，是炎症局部发生损伤的重要标志。实质细胞或间质细胞均可发生变质。实质细胞的变质常表现为细胞水肿、脂肪变性、凝固性坏死或液化性坏死等；间质细胞的变质常表现为黏液样变性、纤维蛋白样坏死及组织崩解等。

（二）渗出

炎症局部组织血管内血液成分通过血管壁进入组织间隙、体腔、黏膜表面或体表的过程称为渗出。所渗出的各种血液成分称为渗出物或渗出液（exudate）。渗出是血管反应的具体表现之一，是炎症最具特征性的病理变化。其过程包含 3 个相互关联的事件：①血管口径改变和血流量增加（炎性充血）；②血管通透性增高（炎性渗出）；③白细胞游出和聚集（炎性浸润）。渗出在局部中和、稀释、吞噬、清除致炎因子和坏死组织，发挥重要的防御作用。

（三）增生

增生可发生在急性炎症，如伤寒，但更多见于慢性炎症，一般表现为间质细胞增生，主要是巨噬细胞、内皮细胞和成纤维细胞增生。在某些情况下，炎症病灶周围的上皮细胞或实质细胞也增生，如慢性鼻炎中鼻黏膜上皮细胞和腺体的增生。增生与相应的生长因子的作用有关。炎性增生具有限制炎症扩散和参与损伤修复的积极作用，但是过度的增生又可以改变组织结构，对原有组织造成破坏，影响其固有的功能，成纤维细胞增生产生胶原纤维可致器官硬化。

三、炎症的临床表现

（一）炎症的局部表现

1. 红　炎症局部血管扩张，充血。炎症早期由于动脉性充血，氧合血红蛋白含量较多，局部组织呈鲜红色。后期由于静脉淤血，还原血红蛋白增多，局部组织呈暗红色。

2. 肿　炎性充血、渗出和炎性水肿。

3. 热　炎症局部动脉性充血，血流速度加快，代谢增强，产热增多。

4. 痛　炎症介质刺激炎症局部的神经末梢，局部渗出物牵拉、压迫神经末梢。

5. 功能障碍　炎症局部变质性病变造成组织损伤、炎性渗出物阻塞和压迫及疼痛等均可造成炎症局部组织、器官的功能障碍。

（二）炎症的全身反应

1. 发热　发热是炎症最重要的全身反应之一。一定程度的发热可促进抗体形成、单核巨噬细胞系统增生、加强吞噬细胞的吞噬作用,从而增强机体的防御功能。但发热过高或长期发热可引起各系统特别是中枢神经系统功能紊乱。

2. 外周血白细胞增多　外周血白细胞数目增多是机体防御功能的一种表现。外周血白细胞增多的种类与感染的病原体有关。细菌感染者,以中性粒细胞增多为主;病毒感染或慢性炎症以淋巴细胞增多为主;寄生虫或某些超敏反应性炎症以嗜酸性粒细胞增多为主。而某些感染及自身免疫性炎症(如伤寒)可使外周血白细胞数减少。

3. 单核巨噬细胞系统增生　在炎症,尤其是病原生物引起的炎症过程中,全身的单核巨噬细胞系统常有不同程度的增生;同时,淋巴细胞也有增生。临床常表现为局部淋巴结肿大,或肝、脾肿大。

第二节　急　性　炎　症

急性炎症是机体对致炎因子刺激所发生的快速反应,病程常常仅为几天,一般不超过1个月。其特征是以血管反应为中心的渗出性变化。症状较明显,常以变质和渗出性病变为主,局部有大量中性粒细胞浸润。

一、急性炎症过程中的血管反应

急性炎症的局部发生一系列的血管反应,包括血流动力学改变、血管通透性增高、液体和白细胞渗出等。渗出是炎症反应中最重要的抗损害反应,是消除病原因子和有害物质的积极环节。

（一）血流动力学改变

炎症造成组织损伤后,首先出现局部血管口径、血流速度和血流量的变化。这些变化通常按以下顺序发生:

1. 细动脉短暂收缩　由于神经调节和炎症介质的共同作用,炎症局部组织损伤后细动脉立即出现短暂的痉挛、收缩,仅持续几秒钟。

2. 血管扩张和血流加速　细动脉短暂收缩后随即出现扩张,毛细血管床开放,血流速度加快,血流量增加,即所谓炎性充血,从而使炎症局部发红、发热。炎症局部微血管扩张主要是由于炎症介质的作用;另外,神经因素即轴突反射也起到一定作用。

3. 血流速度缓慢　随着毛细血管床大量扩张,小静脉也逐渐扩张,血管通透性增高,血浆渗出,血液浓缩,阻力增高,血流速度逐渐减慢,甚至发生血流停滞。由于血流减慢,轴流消失,白细胞得以靠近血管壁,为其进一步游出血管创造了条件。

（二）血管通透性增高

炎症局部血管通透性增高是富含蛋白质的液体渗出的重要原因。血管通透性增高的可能机制如下:

1. 内皮细胞收缩　主要影响毛细血管静脉端的细静脉。组胺类和缓激肽等炎症介质均可与内皮细胞相应受体结合,使内皮细胞迅速收缩,内皮细胞间形成宽 0.5~1.0μm 的缝隙,持续时间较短,仅为 15~30 分钟,收缩可逆,称为速发短暂反应。

2. 内皮细胞骨架重构　IL-1、TNF、IFN-γ 等炎症介质,以及缺氧等,可造成内皮细胞骨架重构,导致内皮细胞间缝隙形成。由内皮细胞骨架重构引起的内皮细胞收缩常在损伤后4~6 小时出现,且持续时间较长,一般可超过 24 小时。

3. 内皮细胞穿胞作用增强　内皮细胞的胞质内存在囊泡性细胞器,相互连接形成穿胞通道,富含蛋白质的液体通过穿胞通道穿越内皮细胞称为穿胞作用。多种炎症介质及细胞因子等可引起穿胞通道数量增加和囊泡口径增大,致使血管通透性增高。

4. 内皮细胞的直接损伤 严重烧伤和化脓菌感染,或致炎因子作用时间过长等原因,可直接损伤内皮细胞,使之坏死脱落,导致血管通透性迅速增高,并在高水平上持续数小时到数天,称为速发持续反应,可累及包括细静脉、毛细血管和细动脉在内的所有微循环血管。某些轻度或中度的物理性致炎因子如热损伤、X线、紫外线等,或细菌毒素引起的炎症,常在2~12小时以后发生血管通透性增高,但可持续数小时到数天,称为迟发持续反应,主要累及小静脉和毛细血管。

5. 白细胞介导的内皮细胞损伤 在炎症早期,白细胞黏附于内皮细胞,被激活后释放毒性氧代谢产物和蛋白水解酶,引起内皮细胞坏死脱落,使血管通透性增高,主要好发于小静脉和肺、肾等器官的毛细血管。

6. 新生毛细血管的高通透性 在炎症修复阶段,新生毛细血管的内皮细胞发育不成熟,细胞连接不健全,所以具有高通透性。

(三)液体渗出

渗出包含液体(血浆)渗出和白细胞两大成分,两者以不同机制渗出。炎症时渗出液在组织间隙积聚称为炎性水肿;渗出液潴留于体腔则称为炎性积液。液体渗出的机制包括:①血管通透性增高;②血管内流体静压增高;③组织中的渗透压增高,在一些非炎症病理过程,可因血液循环障碍、血管内外流体静压平衡失调而造成液体漏出,形成漏出液。液体渗出对机体的影响主要有以下两个方面:

1. 有利方面 ①渗出液能稀释、中和毒素;②渗出液能带来抗炎物质、氧及营养物质,带走有毒有害物质,有利于防御、消灭、清除致炎因子;③渗出液中的纤维蛋白交织成网,能限制致炎因子的扩散,使炎症局限,并有利于吞噬细胞发挥作用;④在炎症后期,纤维蛋白网成为组织修复的支架。

2. 不利方面 ①渗出液过多可阻塞管道或压迫器官;②渗出液中的纤维蛋白如不能及时降解、吸收,可造成组织器官的机化或粘连,影响其功能;③渗出液过多可导致患者脱水及电解质紊乱,危及患者的生命。

二、急性炎症过程中的白细胞反应

炎症反应的最重要环节是白细胞被诱导到炎症局部。白细胞在急性炎症中的反应主要包括:白细胞的游出、聚集;白细胞激活,发挥吞噬和免疫作用;白细胞介导的组织损伤。

(一)白细胞渗出

白细胞渗出是炎症反应最重要的特征。血液中的白细胞通过血管壁游出到血管外的过程,称为白细胞渗出;渗出的白细胞被称为炎症细胞。炎症细胞在血管外组织出现的现象称为炎症细胞浸润。白细胞渗出过程可以概括为以下步骤:

1. 白细胞边集与附壁 炎症局部血管扩张、血流减慢甚至淤滞,轴流逐渐消失,白细胞离开轴流靠近血管壁,称为白细胞边集。随后,白细胞在内皮细胞表面翻滚,并不时黏附于内皮细胞,称为白细胞滚动。之后,白细胞与血管内皮细胞形成一过性和可复性的黏附,称为白细胞附壁。

2. 白细胞黏附 白细胞由黏附分子介导,与相应受体结合,形成白细胞与内皮细胞的黏附。黏附分子包括选择素家族、免疫球蛋白超家族分子、整合素家族和黏液样糖蛋白家族。

3. 白细胞游出 白细胞游出指白细胞穿过血管壁进入周围组织的过程。白细胞游出是一个主动的过程,黏附于内皮细胞的白细胞在内皮细胞连接处伸出伪足,胞质流动,以阿米巴样运动方式穿过内皮细胞间隙。

中性粒细胞、嗜酸性粒细胞、单核细胞及淋巴细胞均可游出,但游出速度不同。白细胞的游出与炎症的不同阶段、不同致炎因素及炎症介质有关。急性炎症的早期,24小时内中性粒细胞首先游出,24~48小时后单核细胞游出为主;慢性炎症则多为淋巴细胞渗出。化脓性炎(如葡萄球菌和链球菌感染)以中性粒细胞浸润为主,病毒感染以淋巴细胞为主,而一些过敏反应和寄生虫感染则以嗜酸性粒细胞为主。

4. 趋化作用 渗出的白细胞向着炎症局部的化学刺激物做定向移动称为趋化作用,能介导白细胞向损伤部位定向移动的化学性和/或生物性物质谓趋化因子。趋化作用的结果是大量白细胞聚集于病变部位,形成炎症细胞浸润。

(二)白细胞激活

炎症局部的白细胞在各种炎症介质和趋化因子的协同作用下被激活,一方面在炎症的防御反应中发挥吞噬、免疫作用,另一方面可对局部组织造成损伤。

1. 吞噬作用 游出到炎症局部的白细胞吞噬、消化和降解病原体、组织碎片、抗原、异物及抗原-抗体复合物的过程称为吞噬作用。吞噬作用是炎症反应中重要的防御反应。具有吞噬功能的白细胞称为吞噬细胞,主要包括中性粒细胞和单核巨噬细胞:①中性粒细胞又称小吞噬细胞,具有很强的运动能力和吞噬功能,主要吞噬化脓菌、坏死组织碎片及抗原-抗体复合物等,常出现在急性炎症的早期和化脓性炎症;②巨噬细胞又称大吞噬细胞,吞噬功能强,能吞噬许多病原体和较大的组织碎片、异物和坏死的细胞,常见于急性炎症后期、慢性炎症。嗜酸性粒细胞也有一定的吞噬能力。白细胞的吞噬过程包括识别及黏附、包围和吞入、杀伤和降解。进入吞噬溶酶体的吞噬物特别是病原体,可被氧依赖与非氧依赖机制杀伤和降解,其中 H_2O_2-MPO-卤素是中性粒细胞最有效的杀菌系统。

2. 免疫作用 发挥免疫作用的细胞主要是单核巨噬细胞和淋巴细胞。单核巨噬细胞吞噬处理抗原后,将抗原信息传递给T细胞,T细胞活化增殖分化为效应细胞,释放多种淋巴因子,发挥细胞免疫作用。B细胞活化增殖分化为浆细胞,分泌特异性抗体,发挥体液免疫作用。

3. 组织损伤作用 白细胞在吞噬过程中,可在细胞外基质中释放一系列代谢产物,其中主要包括中性粒细胞释放的溶酶体酶、活性氧自由基、前列腺素和白细胞三烯,以及单核巨噬细胞释放的组织损伤因子等物质,可直接造成组织损伤或加重原始致炎因子造成的组织损伤。因此,在治疗炎症时适当控制白细胞的渗出有一定的意义。

三、炎症介质在炎症过程中的作用

炎症介质指炎症过程中参与、介导炎症反应的化学性和/或生物性物质,在炎症的发生发展过程中起重要作用。

(一)细胞释放的炎症介质

1. 血管活性胺 主要有组胺和5-羟色胺(5-hydroxytryptamine,5-HT),两者生物学作用相似:①使细动脉扩张和小静脉通透性增高;②使非血管平滑肌收缩;③对嗜酸性粒细胞有趋化作用。组胺在过敏性炎症中发挥关键作用。

2. 花生四烯酸代谢产物 花生四烯酸(arachidonic acid,AA)是一种二十碳的不饱和脂肪酸,存在于细胞膜的磷脂中,在磷脂酶 A_2 作用下释放。AA通过不同途径形成多种代谢产物而发挥炎症介质作用,包括前列腺素(prostaglandin,PG)、白细胞三烯(leukotriene,LT)和脂氧素(lipoxins,LX)等。

3. 溶酶体酶 主要由中性粒细胞和单核细胞释放,其作用有:①降解病原体、组织碎片和异物,并可损伤组织;②酶解作用可致血管通透性增高和增强趋化作用;③中性蛋白酶还可直接激活补体 C3 和 C5,形成 C3a 和 C5a,参与吞噬作用和免疫反应。

4. 细胞因子 主要由活化的淋巴细胞和单核细胞产生,可分为调节淋巴细胞激活、增殖和分化的细胞因子,如 IL-2、IL-4、IL-10、TGF-β;激活巨噬细胞的细胞因子,如 IFN-γ、TNF-β、IL-10;炎症细胞趋化因子,如内皮细胞产生的 IL-8 可以吸引中性粒细胞;刺激造血的细胞因子,如 IL-3、IL-7、GM-CSF、M-CSF、G-CSF 等。

5. 血小板激活因子(PAF) 是另一种磷脂衍生物,可由血小板及多种白细胞产生。其作用有:①激活血小板;②使血管和支气管平滑肌收缩,在低浓度下诱导血管扩张,增高血管通透性;③促使白细胞聚集、黏附、脱颗粒、趋化;④刺激白细胞及其他细胞合成其他炎症介质,如 PG 和 LT 等。

6. 活性氧 主要包含氧自由基(O_2^-)、H_2O_2、羟自由基($\cdot OH$),多由活化的中性粒细胞和单核细胞产生。活性氧的少量释放可促进趋化因子、细胞因子、内皮细胞和白细胞黏附分子的表达增加,促进炎症反应;但活性氧的大量释放可造成组织损伤。

7. 神经肽 在炎症过程中起作用的主要是 P 物质,它可使小血管通透性增高,并与疼痛信号的传递有关。

(二)体液源炎症介质

血浆因子Ⅻ(哈格曼因子)的活化是体液来源炎症介质的关键。因子Ⅻ活化将激活与炎症反应相关的 4 个重要系统:激肽系统、凝血系统、纤溶系统和补体系统。

1. 激肽系统 最终产物是缓激肽,其作用与组胺相似,主要使细动脉扩张,血管通透性增高,使非血管的平滑肌收缩,并有致痛作用。

2. 凝血系统 激活的凝血系统中有两类特殊成分具有炎症介质活性:①凝血酶和纤维蛋白多肽,凝血酶可促进白细胞黏附和成纤维细胞增生,纤维蛋白多肽能使小血管通透性增高,又是白细胞的趋化因子;②凝血因子Xa,主要引起血管通透性增高和白细胞游出。

3. 纤溶系统 纤溶系统激活后,纤溶酶可使因子Ⅻ活化,从而进一步激活激肽系统、凝血系统和纤溶系统,形成循环式放大反应。纤溶酶还可裂解 C3 产生 C3a,降解纤维蛋白成纤维蛋白降解产物,后者可使血管通透性增高。

4. 补体系统 C3 和 C5 的裂解片段 C3a 和 C5a 是该系统最重要的炎症介质,其作用有:①C3a 和 C5a 促进肥大细胞释放组胺,使血管通透性增高和血管扩张;②C5a 促进中性粒细胞与血管内皮细胞黏着,并对白细胞有趋化作用;③C3b 和 C3bi 具有调理素作用,可增强吞噬细胞的吞噬能力;④促使中性粒细胞释放溶酶体酶,引起组织损伤。

四、急性炎症的类型

根据炎症局部变质、渗出和增生所占优势,将急性炎症分为变质性炎、渗出性炎和增生性炎三大类型。

(一)变质性炎

炎症以组织和细胞的变性、坏死为主,并伴有不同程度的渗出和增生性病变,称为变质性炎。常见于某些重症感染、中毒及超敏反应等。常见于肝、肾、心、脑等实质性器官。由于器官的实质细胞变性、坏死明显,常引起相应器官的功能障碍。如急性重型病毒性肝炎时,肝细胞广泛坏死,出现严重的肝功能障碍;流行性乙型脑炎时,神经细胞变性、坏死及脑软化灶形成,造成严重的中枢神经系统功能障碍。

(二)渗出性炎

炎症以渗出为主,并伴有不同程度的变质和增生性病变,称为渗出性炎,以炎症病灶内

形成大量的渗出物为主要特征,多见于感染、中毒等。根据渗出成分和病变特点不同,可分为以下几种类型:

1. 浆液性炎　是以浆液渗出为主的渗出性炎症。渗出物的主要成分为血清,仅含少量小分子量的白蛋白。多见于过敏反应、病毒性或细菌性感染、物理性或化学性损伤等。好发于疏松结缔组织、皮肤、黏膜、浆膜和滑膜。在皮肤可表现为表皮内和表皮下水疱;黏膜的浆液性炎表现为浆液性渗出物从黏膜表面大量排出,又称卡他性炎;浆膜的浆液性炎表现为浆膜腔积液;滑膜的浆液性炎(如风湿性关节炎)表现为关节腔积液。浆液性炎一般较轻,致炎因子去除后容易消退,但是浆液渗出过多对机体也有不利影响,甚至可能导致严重后果,如喉头的浆液性炎造成水肿可引起窒息,胸腔、心包大量浆液渗出可影响心肺功能等。

2. 纤维蛋白性炎　以渗出物中含有大量纤维蛋白为特征的渗出性炎称为纤维蛋白性炎。纤维蛋白性炎提示小血管损伤严重,通透性明显增高,大量纤维蛋白原渗出,在凝血酶的作用下形成纤维蛋白。多发生在黏膜、浆膜和肺等部位。纤维蛋白性炎发生在黏膜时,渗出的纤维蛋白、白细胞和坏死脱落的黏膜上皮混合在一起,形成灰白色的膜状物,称为假膜,故发生在黏膜的纤维蛋白性炎又称为假膜性炎。白喉和急性细菌性痢疾都属于假膜性炎。发生在心包腔的纤维蛋白性炎,渗出的纤维蛋白随着心脏搏动被牵拉成绒毛状附着于心包膜表面,称为绒毛心。如渗出的纤维蛋白未被溶解吸收,将发展为缩窄性心包炎。

3. 化脓性炎　以中性粒细胞渗出为主,并伴有不同程度的组织坏死和脓液形成为特征的炎症称为化脓性炎。多由葡萄球菌、链球菌、脑膜炎球菌、大肠埃希菌等化脓菌引起,也可由某些化学物质(如松节油)和机体的坏死组织引起。中性粒细胞释放蛋白溶解酶溶解液化坏死组织的过程,称为化脓。炎症病灶中变性坏死的中性粒细胞(脓细胞)、溶解的细胞碎屑、浆液和细菌混合在一起,呈灰黄色或黄绿色,黏稠或稀薄,称为脓液。根据病因和发生部位的不同,化脓性炎可分为表面化脓和积脓、蜂窝织炎和脓肿等类型。

(1) 表面化脓和积脓:发生在浆膜和黏膜的化脓性炎,特点是大量中性粒细胞向浆膜和黏膜表面渗出,而深层组织无明显炎症反应。黏膜的化脓性炎见于化脓性支气管炎、化脓性尿道炎等。当化脓性炎发生于浆膜、胆囊和输卵管等腔性器官时,脓液可积聚在浆膜腔、胆囊和输卵管腔内,称为积脓。

(2) 蜂窝织炎:指发生于疏松组织的弥漫性化脓性炎,好发于皮肤、肌肉和阑尾等部位,主要由溶血性链球菌引起。因溶血性链球菌能产生透明质酸酶,可降解基质中的透明质酸,又能产生链激酶,溶解病灶中的纤维蛋白网,从而使炎症易于通过组织间隙和淋巴管扩散。表现为组织内有大量的中性粒细胞弥漫浸润,炎症区域与健康组织界限不清。

(3) 脓肿:为局限性化脓性炎,其特征是炎症灶中心溶解坏死,形成充满脓液的腔,多发生在皮下、肺、肝、脑等处。主要由金黄色葡萄球菌引起。金黄色葡萄球菌能产生血浆凝固酶,使炎症区域渗出物中形成大量纤维蛋白网,造成炎症局限。炎症区域内坏死组织液化形成脓液,周围肉芽组织反应性增生形成脓肿壁,围成脓腔。小的脓肿可吸收消散,较大的脓肿吸收困难时,需切开排脓或穿刺抽脓。

4. 出血性炎　指炎症灶内血管损伤严重,渗出物中含大量漏出的红细胞,常见于鼠疫、流行性出血热、钩端螺旋体病等烈性传染病。

(三) 增生性炎

炎症以增生为主,并伴有不同程度的变质和渗出性病变,称为增生性炎。其特征以成纤维细胞、血管内皮细胞和单核巨噬细胞增生为主,多见于慢性炎症,急性炎症中仅少数属增生性炎,如毛细血管内增生性肾小球肾炎、伤寒等。

五、急性炎症的结局

大多数急性炎症能够痊愈,少数迁延为慢性炎症,极少数可蔓延扩散到全身。

(一) 痊愈

在炎症过程中病因被清除,炎症渗出物和坏死组织被溶解吸收,周围健康的细胞再生,修补和恢复原来的组织结构和功能,称为完全康复。若坏死范围较大,则由肉芽组织增生修复,称为不完全康复。

(二) 迁延不愈或转为慢性炎症

如果机体抵抗力低下或治疗不彻底,致炎因子不能及时被清除,在机体内持续存在或反复作用,组织不断遭受损伤,使炎症过程迁延不愈或转为慢性,病情时轻时重。

(三) 蔓延扩散

在机体抵抗力低下或致炎因子特别是生物性致炎因子毒力强或数量多的情况下,病原微生物可不断繁殖,并沿组织间隙向周围组织蔓延,或沿自然管道向远隔器官或全身播散。

第三节　慢　性　炎　症

慢性炎症的病程较长,可达数月甚或数年,大多由急性炎症迁延而来,也可由于致炎因子的刺激较轻却持续存在,因而开始即为慢性经过。慢性炎症多为增生性炎,炎症细胞浸润多以淋巴细胞、浆细胞和单核巨噬细胞为主。慢性炎症按形态学特征分为以下类型:

一、一般慢性炎症

一般慢性炎症组织破坏和修复同时或交替出现。由于机体对炎症所造成损伤的持续性反应,所以在淋巴细胞、浆细胞、单核巨噬细胞浸润的基础上,常伴有较明显的结缔组织、小血管及上皮细胞、腺细胞等实质细胞的增生,以替代和修复损伤的组织。但增生的结缔组织终将形成瘢痕,并可能影响组织器官的功能。发生于黏膜的慢性炎症,由黏膜上皮、腺体及肉芽组织增生,淋巴细胞、单核巨噬细胞、浆细胞浸润形成突出于黏膜表面的带蒂肿物,称为炎性息肉(inflammatory polyp),常见于鼻黏膜和宫颈等部位。发生于组织深部和器官内的慢性炎症,常形成由肉芽组织、炎症细胞、增生的实质细胞构成的境界清楚的瘤样肿块,称为炎性假瘤(inflammatory pseudotumor),常见于眼眶和肺,应注意与真性肿瘤区别。

二、肉芽肿性炎

肉芽肿性炎的病变特点是形成特殊类型的肉芽肿。所谓肉芽肿即炎症局部以单核巨噬细胞及其衍生的细胞增生为主,形成的境界清楚的结节状病灶。根据原因分为感染性肉芽肿和异物肉芽肿。

(一) 感染性肉芽肿

由病原生物感染引起的肉芽肿称为感染性肉芽肿,在局部常表现为结节。以结核肉芽肿为例,其中心部常见有干酪样坏死,坏死灶周围有大量类上皮细胞和朗汉斯巨细胞,其间和外层可见散在的淋巴细胞,周边围以成纤维细胞和胶原纤维。类上皮细胞是结核肉芽肿的主要成分,由巨噬细胞衍化而来。朗汉斯巨细胞则是由类上皮细胞融合而成、核呈马蹄状或花环状排列的多核巨细胞。

（二）异物肉芽肿

由异物引起的肉芽肿称为异物肉芽肿,见于手术缝线、石棉和滑石粉等异物存在的组织中。病变以异物为中心,周围有巨噬细胞、异物巨细胞和成纤维细胞包绕,形成结节状病灶。异物肉芽肿是由于异物不易消化、长期刺激而形成的。

（张宏颖）

复习思考题

1. 白细胞在炎症病灶局部的作用是什么?
2. 试比较脓肿与蜂窝织炎的异同。

第二十四章

电解质紊乱及酸碱平衡紊乱

学习目标

水电解质平衡与适宜的酸碱度是保证机体新陈代谢与重要生命活动的最基本条件。本章着重介绍电解质紊乱与酸碱平衡紊乱的原因、机制及临床特点。
1. 掌握脱水、钾代谢紊乱、代谢性及呼吸性酸中毒和碱中毒的原因和机制。
2. 熟悉正常水电解质平衡及酸碱平衡的调节。
3. 了解钙镁代谢紊乱的原因及机制。

人体体液由水、电解质、低分子有机化合物及蛋白质等组成,提供适宜正常新陈代谢与细胞生理活动的内环境。在疾病因素作用下,体液的相对稳定性可能遭受破坏而发生失衡,主要表现为电解质紊乱与酸碱平衡紊乱两大类型,并相互关联。

第一节 水、钠代谢紊乱

水是机体中含量最多的物质,其生理功能包括促进物质代谢、调节体温和润滑作用等。电解质分为有机电解质(如蛋白质等)和无机电解质(无机盐)。水、钠代谢的动态平衡是维持机体内环境稳定的重要因素。

一、正常水、钠代谢

(一) 体液的容量、分布和电解质成分

正常成年男性体液总量约占体重的 60%,女性约占 50%,其中细胞内液约占体重的 40%,细胞外液约占体重的 20%,细胞外液中的血浆约占体重的 5%,其余的 15% 为组织间液。细胞内、外液中的电解质成分有很大差别。细胞外液的组织间液和血浆中的电解质在构成、数量及功能上大致相同,阳离子主要是 Na^+,其次是 K^+、Ca^{2+}、Mg^{2+} 等;阴离子主要为 Cl^-,其次是 HCO_3^-、HPO_4^{2-}、SO_4^{2-} 及有机酸和蛋白质。细胞内液的主要阳离子是 K^+,其次是 Na^+、Ca^{2+}、Mg^{2+};主要阴离子是 HPO_4^{2-} 和蛋白质,其次是 HCO_3^-、Cl^- 和 SO_4^{2-} 等。各部分体液中所含阴、阳离子数的总和是相等的,并保持电中性。

体液的渗透压由体液中的阳离子、阴离子和非电解质分子的含量决定,正常血浆渗透压波动在 280~310mmol/L。

(二) 水、钠的平衡

水的来源有饮水、食物水和代谢水。机体排出水分的途径有消化道、肾、皮肤和肺。正常成人每天最低尿量为 500ml,加上非显性汗和呼吸蒸发,以及粪便排水量,则每日最低排出的水约 1 500ml。要维持水出入量平衡,每天需摄入水 1 500~2 000ml,称日需要量。

正常成人体内含钠总量为 40~50mmol/kg,其中 60%~70% 是可交换的,约 40% 是不可交换的,主要结合于骨的基质中。血清 Na^+ 浓度的正常范围是 135~145mmol/L,细胞内液中的 Na^+ 浓度仅为 10mmol/L。人体摄入的钠主要来自食盐。摄入的钠几乎全部由小肠吸收,主要经肾随尿排出。

（三）体液容量与渗透压的调节

细胞外液容量和渗透压相对稳定是通过神经 - 内分泌系统的调节实现的。机体通过饮水中枢调节水的摄入,通过醛固酮、抗利尿激素(antidiuretic hormone,ADH)、心房钠尿肽(atrial natriuretic peptide,ANP)等内分泌激素调节肾内水和电解质的排出量,维持体液容量的恒定。机体通过调节细胞外液 Na^+ 浓度影响阴阳离子的总量,从而维持细胞内外渗透压的平衡。

二、水、钠代谢紊乱的分类

临床上,水、钠代谢紊乱往往同时或相继发生、互相影响。根据体液容量和渗透压的情况分为脱水、水肿及水中毒。脱水时,机体除了水大量丢失以外,也常伴有血浆 Na^+ 的丢失,血浆 Na^+ 浓度的高低是决定血浆渗透压改变的主要离子。根据血浆渗透压的变化情况,将脱水分为高渗性脱水、低渗性脱水和等渗性脱水。

三、脱水

脱水指各种原因导致的细胞外液明显减少而引起新陈代谢障碍的病理状态,根据其伴有的血钠或细胞外液渗透压的变化,可分为高渗性脱水、低渗性脱水和等渗性脱水。

（一）高渗性脱水

高渗性脱水指失水多于失钠,血清钠浓度 >150mmol/L,血浆渗透压 >310mmol/L,伴有细胞内液和细胞外液容量均减少,故又称低容量性高钠血症。

1. 原因和机制

（1）饮水不足:见于水源断绝、缺乏渴感、饮水困难等。

（2）失水过多:①经呼吸道失水过多,如癔症或代谢性酸中毒;②经皮肤失水过多,如高热、大汗或甲状腺功能亢进;③经肾失水过多,如中枢性尿崩症、肾性尿崩症及大量使用脱水剂;④经胃肠道丢失过多,如呕吐、腹泻及胃肠道引流。

2. 对机体的影响

（1）口渴:由于细胞外液高渗,通过渗透压感受器会引起口渴。

（2）细胞外液含量减少,引起脱水体征和血容量减少:细胞外液渗透压升高可刺激渗透压感受器引起 ADH 分泌增加,肾小管对水的重吸收增加,出现少尿、尿比重增加。

（3）细胞皱缩:细胞外液高渗,导致细胞内液向细胞外转移,有助于恢复循环血量,但会引起细胞脱水而皱缩。

（4）中枢神经系统功能障碍:细胞外液严重高渗可引起脑细胞严重脱水,出现一系列中枢神经系统功能障碍症状,如嗜睡、抽搐、昏迷,甚至死亡等。

（5）脱水热:小儿由于皮肤蒸发的水分减少,使散热受到影响,从而导致体温升高,称为脱水热。

（二）低渗性脱水

低渗性脱水指失钠多于失水,血清钠浓度 <135mmol/L,血浆渗透压 <280mmol/L,伴细胞外液减少,又称低容量性低钠血症。

1. 原因和机制　见于大量体液丢失或积聚在"第三间隙"后处理措施不当。

（1）经消化道失液：呕吐、腹泻导致大量含钠消化液丢失。

（2）液体在第三间隙积聚：见于大量胸水或腹水形成时。

（3）经皮肤失液：大量出汗、大面积烧伤。

（4）经肾丢失：长期使用呋塞米、依他尼酸等利尿药抑制髓袢升支对钠的重吸收；肾髓质破坏，浓度梯度不能维持，使尿钠增多；肾小管性酸中毒，或醛固酮分泌增多，导致钠排出增多。

2. 对机体的影响

（1）口渴不明显：由于血浆渗透压降低，患者虽然机体缺水，但渴感不明显。

（2）尿的变化：细胞外液低渗，渗透压感受器受到抑制，ADH分泌减少，远端小管和集合管对水的重吸收相应减少，导致多尿和低比重尿。但晚期血容量严重降低时，ADH释放增加，可出现少尿。

（3）易发生休克：细胞外液减少，加之水分向渗透压相对较高的细胞内转移，进一步减少细胞外液，易发生低血容量性休克。

（4）明显失水体征：血容量减少导致组织间液向血管内转移，加剧细胞外液减少，患者出现皮肤弹性下降、眼窝下陷、静脉萎陷和婴幼儿囟门塌陷等症状。

（三）等渗性脱水

等渗性脱水指水钠成比例丢失，血容量减少，但血清钠浓度和血浆渗透压仍在正常范围。

1. 原因和机制　任何等渗性体液的大量丢失所造成的血容量减少，短期内均属等渗性脱水，可见于呕吐、腹泻、大面积烧伤、大量抽放胸水或腹水等。

2. 对机体的影响

（1）细胞外液丢失：可有失水体征，若伴有血容量严重减少，可出现血压下降、休克或肾衰竭等。

（2）尿液的改变：醛固酮和ADH分泌增加，肾脏对水和钠的重吸收增强，患者出现少尿、尿钠减少。

等渗性脱水若不予处理，可因皮肤与呼吸道不感蒸发，水分丢失而转化为高渗性脱水，若补给过多低渗溶液则可转变为低渗性脱水。

四、水肿

水肿指过多的液体在组织间隙或体腔内积聚。水肿不是独立的疾病，而是多种疾病的一种重要的基本病理过程。

（一）水肿的分类

1. 按水肿波及范围分为全身性水肿和局部水肿。

2. 按水肿发病原因分为心源性水肿、肾性水肿、肝性水肿、营养不良性水肿、淋巴水肿和炎性水肿等，原因不明的称为特发性水肿。

3. 按水肿发生部位分为肺水肿、脑水肿、视盘水肿和皮下水肿等。

（二）水肿的发病机制

正常人体组织间液保持相对的恒定，依赖于机体对血管内外液体交换和体内外液体交换平衡的调节。一旦体液平衡发生紊乱，则可导致组织间液增多和水肿发生。

1. 血管内外液体交换障碍　血管内外组织液的生成和回流保持动态平衡，这种平衡主要受制于有效流体静压、有效胶体渗透压和淋巴回流等几个因素。若以上因素调控异常，则会导致组织间液过多积聚而形成水肿。

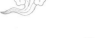

（1）毛细血管内流体静压升高：使有效流体静压升高，组织液生成过多，常见于静脉压升高。如充血性心力衰竭可导致体循环静脉压升高而引起全身性水肿；肿瘤压迫静脉或静脉血栓形成可引起局部水肿；动脉性充血也可致毛细血管内流体静压升高而引起水肿，如炎性水肿。

（2）血浆胶体渗透压下降：见于血浆白蛋白减少时。如肝硬化、营养不良等致白蛋白合成减少；肾病综合征等蛋白丧失过多；慢性感染、恶性肿瘤等使蛋白分解增加。

（3）微血管通透性增高：当微血管通透性增高时，血浆蛋白从毛细血管和微静脉壁滤出，于是毛细血管静脉端和微静脉内的胶体渗透压下降，而组织间液的胶体渗透压上升，促使溶质及水分滤出，见于各种炎症及昆虫咬伤等。

（4）淋巴回流受阻：如恶性肿瘤、丝虫病、乳腺癌根治术等导致的淋巴管阻塞或广泛破坏。

2. 机体内外液体交换障碍　机体水、钠的摄入和排出处于一种动态平衡，以维持体液量的相对恒定。这一过程有赖于神经 - 体液调节下的肾小球 - 肾小管平衡。当某些因素导致肾小球 - 肾小管平衡失调时，便可导致钠、水潴留，使体液容量增加，引发水肿。

（1）肾小球滤过率降低：①急、慢性肾小球肾炎等广泛的肾小球病变，肾小球有效滤过面积明显减少；②充血性心力衰竭、肾病综合征等导致有效循环血量下降，肾血流量减少。

（2）近曲小管重吸收钠水增多：①心房钠尿肽减少，水钠重吸收增多；②肾小球滤过分数增加，见于充血性心力衰竭或肾病综合征时，无蛋白滤液相对增加，流入肾小管周围毛细血管的血液，其蛋白和血浆胶体渗透压也相应升高，近曲小管重吸收钠和水增强。

（3）远曲小管和集合管重吸收钠水增加：①有效循环血量减少、肾素 - 血管紧张素 - 醛固酮系统激活及容量感受器兴奋，醛固酮和 ADH 增加，钠水重吸收增加；②肝硬化时醛固酮和 ADH 因灭活减少而增多。

（三）水肿的特点

1. 水肿液的性状　水肿液含血浆全部晶体成分，根据蛋白含量不同可以分为漏出液（transudate）和渗出液（exudate）。漏出液多由毛细血管内流体静压升高导致，特点是水肿液比重低于 1.015，蛋白含量低于 25g/L，细胞数少于 100×10^6/L。渗出液多由炎症引起毛细血管通透性增高导致，水肿液比重高于 1.018，蛋白含量高于 30g/L，细胞数高达 500×10^6/L。但淋巴水肿时，毛细血管通透性虽不增高，但水肿液的蛋白含量较高，其比重不低于渗出液。

2. 水肿的皮肤特点　皮下水肿又称浮肿，是全身或躯体局部水肿最常见的体征。当皮下组织有过多液体积聚时，可出现局部皮肤肿胀、光亮，皱纹变浅变平，皮温较低，组织弹性差。用手指按压可产生凹陷或压痕，称为凹陷性水肿，也称为显性水肿。而黏液性水肿及象皮肿等尽管组织肿胀明显，但受压后无组织凹陷，此类水肿称为非凹陷性水肿，多因组织液中蛋白含量较高所致。全身性水肿患者在出现凹陷之前已有组织液增多，可达原体重的 10%，称隐性水肿。

3. 全身性水肿的分布特点　由于受重力作用，心源性水肿首先出现在低垂部位；肾性水肿不受重力影响，首先出现在眼睑等组织疏松的部位；肝性水肿由于门静脉高压，胃肠道静脉回流不畅等局部血流动力学因素，常表现为腹水。

五、水中毒

水中毒（water intoxication）指水潴留使体液容量明显增加，血钠浓度因稀释而降低，血清钠浓度 <135mmol/L，血浆渗透压 <280mmol/L，但体钠总量正常或增多，又称高容量性低钠血症。

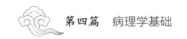

（一）原因和机制

正常情况下,即使摄入较多的水,由于神经 - 内分泌系统和肾脏的调节作用,可将体内多余的水很快经肾脏排出,故不致发生水潴留。水中毒的原因为:①水摄入过多:如用无盐水灌肠,肠道吸收水过多;精神性饮水过量或持续大量饮水;静脉输入含盐少的液体过多过快,超过肾脏排泄能力,则可引起水中毒;②水排出过少:多见于急性肾功能不全少尿期、ADH 分泌过多、严重心力衰竭或肝硬化等,肾脏排水明显减少。

（二）对机体的影响

主要表现为低钠血症和血浆低渗。低钠血症可引起恶心、呕吐及肌无力等。血浆低渗,水自细胞外向细胞内转移,导致细胞水肿;若脑细胞水肿,可使颅内压增高,表现为恶心、头痛,重则引起脑疝危及生命。

第二节　钾代谢紊乱

钾是细胞内最主要的阳离子,不仅在维持细胞内液容量、渗透压和酸碱平衡等方面发挥重要作用,而且影响细胞外液的渗透压和酸碱平衡。

一、正常钾代谢

（一）钾的分布与平衡

正常成人体钾总量为 50~55mmol/kg,其中 90% 存在于细胞内,骨钾约占 7.6%,跨细胞液约占 1%,仅约 1.4% 分布于细胞外液中。食物含钾丰富,摄入的钾 90% 从尿排出,其余随粪便或汗液排出。肾排钾的特点为多吃多排、少吃少排、不吃也排。

（二）钾的生理功能

1. 维持细胞静息膜电位。

2. 参与蛋白质、糖原合成等细胞新陈代谢。

3. 调节细胞内外液的渗透压和酸碱平衡。

（三）钾的调节

1. 细胞内外 K^+ 交换通过泵漏机制调节。泵指通过 Na^+-K^+-ATP 酶和 H^+-K^+ 交换,将 K^+ 逆浓度差泵入细胞内;漏指 K^+ 通过离子通道顺浓度差从细胞内移到细胞外。

2. 机体摄入的钾 90% 从肾脏排出。肾脏通过远曲小管和集合管对 K^+ 的分泌和重吸收来调节机体钾平衡。血清 K^+ 浓度升高、醛固酮分泌增多和急性碱中毒时,K^+ 排出增多。

3. 机体摄入的钾 10% 从结肠排出。当肾衰竭排 K^+ 减少时,肠道成为重要的排 K^+ 途径。大汗时也可经皮肤丢失相当量的钾。

二、钾代谢障碍

根据血 K^+ 浓度(正常血清 K^+ 浓度 3.5~5.5mmol/L)将钾代谢障碍分为低钾血症和高钾血症。

（一）低钾血症

低钾血症指血清 K^+ 浓度低于 3.5mmol/L。机体总钾量和细胞内钾缺失称为缺钾。低钾血症和缺钾可同时发生,也可分别发生。

1. 原因和机制

（1）钾摄入不足:见于长期不能进食者,如消化道梗阻、昏迷、术后禁食、静脉补液未补钾或补钾不够时。

（2）钾排出过多：长期使用呋塞米等排钾利尿药、肾脏疾病、肾小管性酸中毒、醛固酮增多症时钾经肾排出过多；腹泻、呕吐、胃肠减压导致经消化道排钾过多；大量出汗经皮肤排钾过多。

（3）钾进入细胞内过多：碱中毒时 H$^+$ 移出细胞而 K$^+$ 移入细胞；过量胰岛素、β 受体激动剂、低钾性周期性麻痹使 K$^+$ 移入细胞内。

2. 对机体的影响

（1）神经、肌肉组织：急性低钾血症静息电位（Em）负值加大，与阈电位（Et）间距离增大，神经兴奋性降低、肌肉松弛，甚至呼吸肌麻痹。

（2）心肌：低钾血症时，心肌细胞内向整流钾通道通透性降低，K$^+$ 外流减慢，Em 负值减少，Em 与 Et 间距离缩短，心肌细胞兴奋性增高；复极化时由于 K$^+$ 外流减慢，Na$^+$ 内流相对加速，快反应自律细胞自动去极化加速，自律性提高。Em 负值减少使 0 期去极化幅度降低，兴奋的扩布减慢，传导性降低；心肌细胞复极化 2 期时 Ca^{2+} 内流增多，心肌收缩性增强，严重低钾血症时，心肌细胞因代谢障碍，收缩性降低。

（3）肾脏：肾脏的尿浓缩功能障碍和肾脏的形态结构改变。

（4）胃肠道：胃肠功能减弱，患者出现恶心、呕吐和厌食等。

（5）代谢性碱中毒：细胞外液 K$^+$ 浓度降低时，更多 H$^+$ 通过 H$^+$-K$^+$ 交换至细胞内，加之肾排 K$^+$ 减少、排 H$^+$ 增多，产生代谢性碱中毒，尿液呈酸性。

（二）高钾血症

高钾血症指血清 K$^+$ 浓度高于 5.5mmol/L。高钾血症极少伴有细胞内钾含量增高。

1. 原因和机制

（1）钾从细胞内移出过多：酸中毒时，H$^+$ 进入细胞内而 K$^+$ 移到细胞外；糖尿病高血糖、胰岛素缺乏时，K$^+$ 移到细胞外；家族性高血钾性周期性麻痹发作时，K$^+$ 移到细胞外。

（2）钾经肾排出减少：急性肾衰竭少尿期和慢性肾衰竭晚期导致肾排钾减少；醛固酮合成障碍、分泌不足或肾小管对醛固酮反应性降低使肾排钾减少。

（3）钾摄入过多：经静脉输入钾过多过快可致高钾血症。

2. 对机体的影响

（1）心脏：急性轻度高钾血症时，由于细胞内外 K$^+$ 浓度差减小，Em 负值减少，Em 与 Et 间距离缩短，心肌细胞兴奋性升高；急性重度高钾血症时，Em 过小，细胞兴奋性降低。高钾血症时，心肌细胞 0 期钠通道不易开放，传导性降低；复极化 2 期 Ca^{2+} 内流减弱，使收缩性减弱；快反应自律细胞自动去极化减慢，自律性降低。

（2）骨骼肌：慢性高钾血症进展缓慢，很少出现肌肉表现异常。重度高钾血症引起腱反射减弱、消失，出现肌无力或肌麻痹，甚至波及呼吸肌。

（3）对酸碱平衡的影响：高钾血症可诱发代谢性酸中毒。通过 H$^+$-K$^+$ 交换增加细胞内 H$^+$ 转移到细胞外；通过增加肾小管 K$^+$-Na$^+$ 交换，减少 H$^+$-Na$^+$ 交换，使肾排 K$^+$ 增加，排 H$^+$ 减少，尿液呈碱性。

第三节　镁代谢紊乱

镁是人体内位于 Na$^+$、Ca^{2+}、K$^+$ 之后的第四种最常见的阳离子，在细胞内，Mg^{2+} 的含量仅次于 K$^+$ 而居第二位。

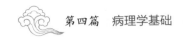

一、正常镁代谢

（一）镁的分布与平衡

正常成人体内镁总量为 21~28g，其中 60% 在骨骼中，其余大部分在骨骼肌和其他组织器官的细胞内，细胞外液仅占 1%~2%。镁主要存在于绿叶蔬菜、坚果、谷类、蛋、鱼等食物中，成人每天从饮食中摄入镁 10~20mmol，其中约有 1/3 在小肠中被吸收。肾脏通过滤过和重吸收来调节镁的平衡。甲状旁腺素通过调节肾小管的重吸收参与血清镁浓度的调控。

（二）镁的生理功能

1. 激活体内多种酶，如己糖激酶、Na^+-K^+-ATP 酶、羧化酶等。
2. 抑制中枢神经系统、神经肌肉和心肌等的兴奋性。
3. 调控细胞生长、再生及膜结构。

二、镁代谢障碍

根据血 Mg^{2+} 浓度（正常范围为 0.75~1.25mmol/L）将镁代谢障碍分为低镁血症和高镁血症。

（一）低镁血症

低镁血症指血清 Mg^{2+} 含量低于 0.75mmol/L。

1. 原因和机制

（1）镁摄入不足：长期禁食、厌食或静脉营养未补充镁。

（2）镁吸收障碍：严重腹泻、呕吐、长期胃肠引流、广泛小肠切除等造成经胃肠道对镁的吸收不足。

（3）肾排出镁过多：肾脏疾病、大量使用利尿剂、高钙血症、醛固酮增多、酸中毒、酒精中毒等因素，导致大量镁经尿排出。

（4）细胞外镁转入细胞内过多：酮症酸中毒时，糖原合成增加，细胞外镁过多进入细胞内，引起低镁血症。

2. 对机体的影响

（1）神经、肌肉：低镁血症时，Mg^{2+} 对神经、肌肉兴奋传导的抑制作用减弱，神经、肌肉兴奋性增强，表现为小束肌纤维收缩、震颤及手足搐搦。

（2）中枢神经系统：Mg^{2+} 对中枢神经系统的抑制作用减弱，导致中枢神经系统兴奋性增强，出现焦虑、易激动，严重时可产生癫痫发作、惊厥、昏迷等。

（3）胃肠道平滑肌：Mg^{2+} 对胃肠道平滑肌的抑制作用减弱，引起呕吐或腹泻。

（4）心血管系统，Mg^{2+} 对 Ca^{2+} 的抑制作用减弱，血管平滑肌收缩，引起冠脉痉挛、血压升高；心肌细胞 Em 负值减小，心肌细胞兴奋性增高，Na^+ 内流加快，自动去极化加速，自律性增强。

（二）高镁血症

高镁血症指血清 Mg^{2+} 浓度高于 1.25mmol/L。

1. 原因和机制

（1）镁排出减少：急、慢性肾衰竭伴少尿或无尿；甲状腺功能减退，对肾小管重吸收镁的抑制作用减弱；醛固酮减少，肾排镁减少。

（2）镁摄入增多：静脉补镁过多过快。

（3）细胞内镁转到细胞外：多见于酮症酸中毒、烧伤、创伤和横纹肌溶解等。

2. 对机体的影响

（1）神经、肌肉：兴奋性降低，出现显著的肌无力，甚至弛缓性麻痹，严重者可因呼吸肌麻痹而死亡。

（2）中枢神经系统：兴奋性降低，引起腱反射减弱或消失，甚至出现嗜睡或昏迷。

（3）心肌：兴奋性降低，引起传导阻滞和心动过缓。

（4）平滑肌：抑制血管平滑肌，引起血压下降；抑制内脏平滑肌，引起嗳气、呕吐、便秘、尿潴留等。

第四节　钙、磷代谢紊乱

人体内钙、磷含量相当丰富，正常成人体内钙总量为 700~1 400g，磷总量为 400~800g。其中 99% 以上的钙和 86% 左右的磷以羟基磷灰石的形式存在于骨和牙齿，其余呈溶解状态分布于体液和软组织中。

一、正常钙、磷代谢

（一）钙、磷的分布与平衡

正常成人血钙为 2.1~2.6mmol/L、血磷为 0.8~1.6mmol/L。人体的钙、磷主要来自食物，通过肠道吸收。血钙包括血浆蛋白结合的钙、低分子钙复合物及游离 Ca^{2+}。血液中磷以有机磷和无机磷两种形式存在。正常人血浆中钙与磷的浓度维持相对恒定，当血磷增高时，血钙则降低；反之，当血钙增高时血磷减少。人体钙 20% 经肾排出，80% 经粪便排出；磷 70% 经肾排出，30% 经粪便排出。肾小球滤过的钙、磷中 85%~95% 被肾小管重吸收。

（二）钙、磷的调节

血钙、血磷水平维持相对稳定，有赖于甲状旁腺激素(PTH)、1,25-$(OH)_2D_3$ 和降钙素分别作用于骨骼、小肠和肾脏 3 个靶器官的调节。PTH 由甲状旁腺主细胞合成分泌，具有动员骨钙、排出尿磷、维持血钙水平、酸化血液等作用，同时促进 1,25-$(OH)_2D_3$ 合成。1,25-$(OH)_2D_3$ 可来自食物，也可经紫外线由皮肤中的 7-脱氢胆固醇转变而成。1,25-$(OH)_2D_3$ 具有促进小肠吸收和转运钙磷、溶骨与成骨双重作用及促进肾小管重吸收钙磷等作用。降钙素是由甲状腺的滤泡旁细胞分泌的一种可降低血钙水平的激素，可直接抑制肾小管对钙磷的重吸收，抑制破骨细胞生成和活性，降低血钙、血磷浓度。

二、钙、磷代谢障碍

（一）低钙血症

低钙血症指血清蛋白浓度正常时，血清 Ca^{2+} 低于 2.25mmol/L，或血清游离钙浓度低于 1.1mmol/L。

1. 原因和机制

（1）维生素 D 代谢障碍：活性维生素 D 减少，导致肠道吸收钙减少、尿钙丢失增加而造成低钙血症。

（2）甲状旁腺功能减退：生成 PTH 减少，导致破骨减少、成骨增加，钙在骨骼中增多，发生低钙血症。

（3）慢性肾衰竭：肾脏排磷减少，血磷升高，致低钙血症。

（4）急性胰腺炎、低镁血症等会继发低钙血症。

2. 对机体的影响　低钙血症对机体的影响与血钙降低的速度有关。

（1）神经、肌肉：兴奋性增高，出现肌肉痉挛、手足搐搦、惊厥，甚至昏迷、精神分裂。

（2）骨：钙化障碍，小儿可发生佝偻病，成人可发生骨质软化、骨质疏松等。

（3）心肌：收缩力下降，心电图表现为 Q-T 间期延长、ST 段延长、T 波平坦或倒置等。

（4）其他：长期低钙血症患者有皮肤粗糙、毛发稀疏、指甲脆等表现，婴幼儿缺钙则会免疫力低。

（二）高钙血症

高钙血症指血清蛋白浓度正常时，血清 Ca^2 高于 2.75mmol/L，或血清游离钙浓度高于 1.25 mmol/L。

1. 原因和机制

（1）甲状旁腺功能亢进：生成 PTH 过多，骨质溶解增加。

（2）恶性肿瘤：可促进破骨细胞活性，骨钙释放增加，血钙升高。

（3）长期大量服用维生素 D：致使肠黏膜吸收钙量增加。

2. 对机体的影响

（1）神经、肌肉：兴奋性降低，表现为乏力、腱反射减弱、表情淡漠、昏迷等。

（2）心肌：兴奋性和传导性降低，心电图表现为 Q-T 间期缩短，房室传导阻滞。

（3）肾：高钙血症多累及肾小管，发生水肿、坏死、基底膜钙化等改变，出现多尿、夜尿，严重时肾衰竭。

（4）高钙血症危象：血钙大于 4.5mmol/L 时可发生高钙血症危象，出现高热、严重脱水、意识不清等症状。

（三）低磷血症

低磷血症指血清无机磷浓度小于 0.8mmol/L。

1. 原因和机制

（1）饥饿、呕吐、腹泻、吸收不良综合征及 $1,25-(OH)_2D_3$ 不足等会导致肠道吸收磷减少。

（2）甲状旁腺功能亢进生成 PTH 过多、急性酒精中毒、肾小管性酸中毒、代谢性酸中毒等致使肾排磷增加，血磷下降。

（3）胰岛素使磷移向细胞内，降低血磷。

2. 对机体的影响 轻度低磷血症无明显症状，严重时影响中枢神经系统功能，表现为过度兴奋、感觉异常、抽搐及昏迷等。

（四）高磷血症

高磷血症指成人血清无机磷大于 1.6mmol/L，儿童大于 1.9mmol/L。

1. 原因和机制

（1）肾衰竭时，肾排磷减少，血磷升高。

（2）甲状旁腺功能亢进时，促进溶骨，骨磷释放增加，血磷升高。

（3）维生素 D 中毒或急性酸中毒时，磷从细胞内移至细胞外。

2. 对机体的影响 抑制肾脏生成 $1,25-(OH)_2D_3$，抑制骨的重吸收，可引起低钙血症。

第五节 酸碱平衡紊乱

机体的正常代谢及生理活动必须在适宜酸碱度的体液环境中进行。尽管机体存在较大的酸碱缓冲能力及多种调节酸碱平衡的机制，但许多病理因素可引起酸碱负荷过度和 / 或调节机制障碍，导致体液酸碱度稳态的破坏，称为酸碱平衡紊乱（acid-base disturbance）。

一、酸碱平衡的调节

能释放出 H^+ 的化学物质称为酸,能接受 H^+ 的化学物质称为碱。体液中的酸性物质主要通过体内代谢产生,碱性物质主要来自饮食。机体可通过体液的缓冲系统、组织细胞及肺和肾脏的调节作用,使血液 pH 维持在正常范围内(动脉血 pH 7.35~7.45),这一过程称为酸碱平衡。

(一)体液中酸碱物质的来源

酸性物质主要通过体内细胞分解代谢产生,如组织细胞氧化反应产生 CO_2,与 H_2O 结合生成碳酸;蛋白质分解代谢产生硫酸、磷酸、尿酸等;糖酵解生成甘油酸、丙酮酸等;脂肪代谢产生 β-羟丁酸和乙酰乙酸等。此外,酸性物质还可从一些酸性食物或酸性药物(氯化铵、水杨酸等)中获得。碱性物质主要来自蔬菜、瓜果,其中所含的有机酸盐可与 H^+ 结合,而 Na^+ 或 K^+ 则与 HCO_3^- 结合生成碱性盐。体内代谢也可产生碱性物质,如氨基酸脱氨基产生氨,后者经肝代谢生成尿素。人体碱的生成与酸相比少得多。

(二)酸碱平衡的调节

机体对酸碱平衡的调节主要通过血液的缓冲、组织细胞的平衡,以及肺和肾对酸碱平衡的调节 4 个方面进行,共同维持酸碱平衡相对稳定。

1. 血液的缓冲作用　血液的缓冲系统主要有 5 种,包括碳酸氢盐缓冲系统(约占血液缓冲体系总量的 53%)、磷酸盐缓冲系统(约占总量的 5%)、血浆蛋白缓冲系统(约占总量的 7%)、血红蛋白和氧合血红蛋白缓冲系统(约占总量的 35%)。当体液酸碱物质含量发生变化时,缓冲系统通过接受或释放 H^+,使血液 pH 不会快速发生大幅度变化。

2. 肺在酸碱平衡中的调节作用　肺通过改变肺泡通气量、控制 CO_2 的排出量来调节血浆中 H_2CO_3 的浓度,维持血浆 HCO_3^- 和 H_2CO_3 比例正常,保持 pH 相对稳定。

3. 肾在酸碱平衡中的调节作用　肾脏主要调节固定酸,通过肾小管细胞的多种离子转运体以排酸保碱的方式来调节酸碱平衡。

4. 组织细胞在酸碱平衡中的调节作用　组织细胞内液也是酸碱平衡的缓冲池,这种作用主要通过离子交换进行,如 H^+-K^+、H^+-Na^+、Na^+-K^+、Cl^--HCO_3^- 交换等。

二、酸碱平衡紊乱常用指标及其意义

(一)pH 和 H^+ 浓度

由于血液中 H^+ 很少,因此广泛使用 H^+ 浓度的负对数即 pH 作为酸碱度的指标。pH 主要取决于 HCO_3^- 与 H_2CO_3 的比值,正常人动脉血 pH 为 7.35~7.45。凡 pH<7.35 为失代偿性酸中毒,pH>7.45 为失代偿性碱中毒。

(二)动脉血二氧化碳分压($PaCO_2$)

$PaCO_2$ 指血浆中呈物理溶解状态的 CO_2 分子产生的张力,是反映呼吸性酸碱平衡紊乱的重要指标。正常 $PaCO_2$ 平均值为 40mmHg。呼吸性酸中毒或代偿后的代谢性碱中毒时,$PaCO_2$>46mmHg,表明肺通气不足,CO_2 潴留;呼吸性碱中毒或代偿后的代谢性酸中毒时,$PaCO_2$<33mmHg,表明通气过度,CO_2 排出过多。

(三)标准碳酸氢盐和实际碳酸氢盐

标准碳酸氢盐(standard bicarbonate,SB)是全血在标准状态下(温度 38℃,血红蛋白氧饱和度 100%,$PaCO_2$ 40mmHg)测得的血浆中 HCO_3^- 含量。SB 不受呼吸因素影响,是反映代谢因素的指标。实际碳酸氢盐(actual bicarbonate,AB)指隔绝空气,在实际的 $PaCO_2$、体温和血氧饱和的条件下测得的血浆中 HCO_3^- 的含量。AB 受呼吸和代谢的共同调节。正常人 AB

与 SB 基本相等,正常范围均为 22~27mmol/L,平均为 24mmol/L。呼吸性酸中毒时,AB>SB,表明有 CO_2 潴留;呼吸性碱中毒时,AB<SB,表明 CO_2 呼出过多。

(四)缓冲碱

缓冲碱(buffer base,BB)指血液中全部具有缓冲作用的负离子碱的总和,包括血浆和红细胞中的碳酸氢盐、磷酸盐、血浆蛋白及血红蛋白等。正常范围为 45~52mmol/L。BB 是反映代谢性因素的指标,在代谢性酸中毒时减少,在代谢性碱中毒时升高。

(五)碱剩余

碱剩余(base excess,BE)指在标准条件下,将全血滴定至 pH 7.40 时所需的酸或碱的量(mmol/L)。BE 正常范围是 −3.0~+3.0mmol/L。BE 不受呼吸性因素影响,是反映代谢性酸碱平衡紊乱的重要指标。代谢性酸中毒时,BE 负值增加;相反,代谢性碱中毒时,BE 正值增加。

(六)阴离子隙

阴离子隙(anion gap,AG)指血浆中未测定阴离子(undetermined anion,UA)和未测定阳离子(undetermined cation,UC)的差值。计算公式为 $AG=Na^+-(Cl^-+HCO_3^-)$,正常值为 10~14mmol/L。目前多以 AG>16mmol/L 作为判断有无 AG 增高代谢性酸中毒的界限,AG 增高具有较大的临床意义,可帮助区分不同类型的代谢性酸中毒和诊断混合型酸碱平衡紊乱。

三、单纯型酸碱平衡紊乱

根据原发的改变是单一的失衡还是 2 种或 2 种以上的失衡,酸碱平衡紊乱可以分为单纯型酸碱平衡紊乱和混合型酸碱平衡紊乱。单纯型酸碱平衡紊乱又可分为 4 种类型:代谢性酸中毒(metabolic acidosis)、呼吸性酸中毒(respiratory acidosis)、代谢性碱中毒(metabolic alkalosis)、呼吸性碱中毒(respiratory alkalosis)。

(一)代谢性酸中毒

代谢性酸中毒指固定酸增多和 / 或 HCO_3^- 丢失,导致血浆 HCO_3^- 原发性减少,pH 降低的酸碱平衡紊乱类型,是临床上最为常见的一种类型。

1. 原因和机制

(1) HCO_3^- 直接丢失过多:见于严重腹泻、肠道瘘管或肠道引流等。

(2) 外源性固定酸摄入过多:如大量摄入阿司匹林及含氯的盐类药物。

(3) 内源性固定酸产生过多:组织缺氧时,无氧酵解使乳酸产生过多,酮症酸中毒时脂肪分解形成过多的酮体(其中乙酰乙酸、β- 羟丁酸为酸性物质)。

(4) 肾脏排酸保碱功能障碍:见于肾衰竭、肾小管性酸中毒、应用碳酸酐酶抑制剂等。

(5) 高钾血症。

2. 分类 按 AG 值的变化可分为:

(1) AG 增高型:特点是 AG 增大,血氯正常。机制是 HCO_3^- 被消耗,而相应的酸根在体内蓄积,未测定阴离子增多,AG 升高,而 Cl^- 值未改变。见于乳酸酸中毒、酮症酸中毒、水杨酸中毒等。

(2) AG 正常型:特点是 AG 正常,血氯升高。由于体内 HCO_3^- 减少同时伴有 Cl^- 代偿性升高,HCO_3^- 减少可使肾脏吸收 Cl^- 增多,两者总量无变化,故 AG 正常。见于消化道大量丧失 HCO_3^-、肾小管重吸收 HCO_3^- 或分泌 H^+ 减少、应用碳酸酐酶抑制剂或摄入含氯药物过多等。

3. 机体的代偿调节

(1) 血液的缓冲作用:代谢性酸中毒时,血液缓冲系统(主要是血浆 HCO_3^-)立即对增加的 H^+ 进行缓冲,生成的 H_2CO_3 转变为 CO_2 从肺排出。

(2) 肺的代偿调节:血液中的 H^+ 浓度升高,刺激颈动脉体和主动脉体化学感受器,反射性引起呼吸中枢兴奋,使呼吸运动迅速增强,CO_2 排出增多,使血浆 H_2CO_3 含量减少,$[HCO_3^-]$/$[H_2CO_3]$ 趋于正常。

(3) 肾脏的代偿调节:除肾功能异常引起的代谢性酸中毒外,其他代谢性酸中毒都可通过肾排酸保碱发挥代偿作用,但一般要 3~5 天才能达到高峰。

(4) 细胞内外离子交换:酸中毒 2~4 小时后,进入细胞内的 H^+ 被缓冲系统作用,而 K^+ 向细胞外转移,维持细胞内外的电平衡,故酸中毒易导致高钾血症。

代谢性酸中毒的血气分析参数变化为:HCO_3^- 降低,AB、SB、BB 均降低,BE 负值增大,pH 值降低。通过呼吸代偿,$PaCO_2$ 继发性下降,AB<SB。

4. 对机体的影响

(1) 心血管系统:严重代谢性酸中毒可引发致死性心律失常、心肌收缩力降低,并降低血管系统对儿茶酚胺的反应性。

(2) 中枢神经系统:酸中毒引起中枢神经系统障碍,主要表现为意识障碍、乏力、迟钝、嗜睡或昏迷。

(3) 骨骼系统:慢性酸中毒时,骨骼不断释放钙盐,影响小儿骨发育,在成人可引起骨软化症等。

(二) 呼吸性酸中毒

呼吸性酸中毒指 CO_2 排出障碍或 CO_2 吸入过多,导致血浆 H_2CO_3 浓度原发性增高、pH 降低的酸碱平衡紊乱类型。

1. 原因和机制

(1) 呼吸中枢抑制:如颅脑损伤、脑炎、脑膜炎及麻醉剂、镇静剂使用不当。

(2) 呼吸肌功能障碍:见于脊髓灰质炎、重症肌无力、低钾血症或家族性周期性麻痹等。

(3) 胸廓病变:胸廓畸形、严重气胸和胸腔积液等影响通气功能。

(4) 气道阻塞:常见的有异物阻塞、喉头水肿和呕吐物吸入等。

(5) 肺部疾病:如急性肺水肿、肺部广泛性炎症、急性呼吸窘迫综合征、广泛性肺纤维化或肺不张等。

(6) 呼吸机使用不当:通气量过小。

(7) CO_2 吸入过多:见于外环境 CO_2 浓度过高,较为少见。

2. 分类　按照病程分为急性呼吸性酸中毒和慢性呼吸性酸中毒两类。前者常见于急性气道阻塞、急性心源性肺水肿及急性呼吸窘迫综合征等;后者一般指 $PaCO_2$ 高浓度潴留持续达 24 小时以上者,常见于慢性阻塞性肺疾病、广泛性肺纤维化或肺不张等。

3. 机体的代偿调节　呼吸性酸中毒由于肺通气功能障碍,呼吸系统很难发挥代偿作用,主要靠血液非碳酸氢盐缓冲作用和肾脏代偿。急性呼吸性酸中毒主要通过细胞内外离子交换和细胞内缓冲作用实现代偿,使血浆中 H_2CO_3 降低,HCO_3^- 浓度增加。这种代偿能力有限,故急性呼吸性酸中毒往往呈失代偿状态。而慢性呼吸性酸中毒主要通过肾脏代偿,代偿能力强,轻中度者可以呈代偿性。酸中毒时,肾小管上皮细胞的泌 H^+、泌 NH_4^+ 和对 HCO_3^- 的重吸收能力明显增强,使血液中 HCO_3^- 增加,有利于维持 HCO_3^-/H_2CO_3 的比值。

呼吸性酸中毒的血气分析参数变化为:$PaCO_2$ 升高,pH 降低。通过肾脏代偿,AB、SB、BB 均代偿性增高,BE 正值加大,AB>SB。

4. 对机体的影响　与代谢性酸中毒相似,也可出现心律失常、心肌收缩力减弱、外周血管扩张及高钾血症等。但 CO_2 为脂溶性,可迅速通过血-脑屏障,故呼吸性酸中毒时脑脊液 pH 值降低较一般细胞外液更为显著。临床还可出现:①高浓度 CO_2 直接舒张脑血管,增加颅内压,产生头痛;②严重高碳酸血症影响中枢神经系统功能,可出现震颤、精神错乱、嗜睡、昏迷等,称为 CO_2 麻醉。

(三) 代谢性碱中毒

代谢性碱中毒指细胞外液 H^+ 丢失和 / 或 HCO_3^- 增多,导致血浆 HCO_3^- 原发性增多,pH 上升的酸碱平衡紊乱类型。

1. 原因和机制

(1) H^+ 丢失过多:常见于剧烈呕吐及胃液引流使 HCl 经胃丢失;应用利尿剂及糖皮质激素增多,使 H^+ 经肾丢失。

(2) 低钾血症:因细胞外液 K^+ 降低,引起细胞内 K^+ 向细胞外转移,细胞外的 H^+ 向细胞内移动;同时肾脏 H^+-Na^+ 交换增强,H^+ 排出增加,HCO_3^- 重吸收增强,引起低钾性碱中毒。

(3) HCO_3^- 过量负荷:常为医源性,如口服或滴注过多 $NaHCO_3$ 等引起 HCO_3^- 含量增加;脱水时只丢失 H_2O 和 NaCl 造成浓缩性碱中毒,也会引起 HCO_3^- 浓度升高。

(4) 肝衰竭:尿素合成障碍,血氨升高。

2. 分类　代谢性碱中毒可以分为盐水反应性碱中毒和盐水抵抗性碱中毒。前者在给予生理盐水后碱中毒可以得到纠正,主要见于呕吐、胃肠减压、利尿剂应用等;后者在给予生理盐水后碱中毒不能得到纠正,常见于全身性水肿、原发性醛固酮增多症、严重低血钾及库欣综合征等。

3. 机体的代偿调节

(1) 血液的缓冲及细胞内外离子交换:代谢性碱中毒时 OH^- 浓度升高,可被缓冲系统中的弱酸缓冲,使 HCO_3^- 及非 HCO_3^- 浓度升高;同时细胞内 H^+ 逸出,K^+ 进入细胞,产生低钾血症。

(2) 肺的代偿调节:由于 H^+ 浓度降低,呼吸中枢受到抑制,呼吸变浅变慢,肺泡通气量减少,$PaCO_2$ 或血浆 H_2CO_3 继发性升高,以维持 $[HCO_3^-]/[H_2CO_3]$ 的正常,但这种代偿作用有限。

(3) 肾脏的调节:肾小管泌 H^+ 和泌 NH_4^+ 减少,HCO_3^- 重吸收减少,使血浆 HCO_3^- 含量下降,但起效较慢。

代谢性碱中毒的血气分析参数变化为:pH 升高,AB、SB、BB 均升高,AB>SB,BE 正值升高。由于呼吸抑制,通气量下降,$PaCO_2$ 继发性升高。

4. 对机体的影响　轻度代谢性碱中毒患者通常无症状,严重时可引起机体许多功能代谢变化。

(1) 中枢神经系统:兴奋性增强,患者出现烦躁不安、精神错乱、谵妄、意识障碍等。

(2) 神经、肌肉:应激性增强。pH 升高时,血浆游离 Ca^{2+} 浓度下降,表现为腱反射亢进、惊厥等。

(3) 心脏:碱中毒伴随的低钾血症除可引起神经、肌肉症状外,还可引起心律失常。

(4) 血红蛋白氧解离曲线左移,组织供氧不足。

(四) 呼吸性碱中毒

呼吸性碱中毒指肺通气过度引起的 $PaCO_2$ 降低,导致血液中 H_2CO_3 原发性减少,pH 上升的酸碱平衡紊乱类型。

1. 原因和机制　呼吸性碱中毒基本发生机制是由于肺通气过度,使 CO_2 排出过多。常见原因有:①低氧血症和肺部疾病,缺氧或肺牵张感受器等刺激呼吸运动增强;②中枢神经系统疾病或某些药物直接刺激呼吸中枢引起过度通气;③癔症引起精神性通气过度;④呼吸机使用不当,通气量过大。

2. 分类　呼吸性碱中毒可以分为急性呼吸性碱中毒和慢性呼吸性碱中毒两类。前者指 $PaCO_2$ 在 24 小时内急剧下降引起 pH 升高,常见于呼吸机使用不当、高热或低氧血症等;后者是 $PaCO_2$ 持续下降引起 pH 升高,常见于慢性颅脑疾病、肺部疾病、肝部疾病、缺氧等。

3. 机体的代偿调节

（1）细胞内外离子交换和细胞内缓冲作用：针对急性呼吸性酸中毒发挥代偿作用。血浆中 HCO_3^- 和红细胞中 Cl^- 交换增多，细胞内 H^+ 与细胞外 K^+ 交换增多，使血浆 HCO_3^- 含量减少。这种代偿能力有限，故急性呼吸性酸中毒往往呈失代偿状态。

（2）肾脏的代偿调节：针对慢性呼吸性碱中毒发挥代偿作用。$PaCO_2$ 降低使肾小管上皮细胞代偿性泌 H^+、泌 NH_3 减少，H_2CO_3 的重吸收降低，而随尿排出增多，因此血浆中 HCO_3^- 降低。

呼吸性碱中毒的血气分析参数变化为：pH 升高，$PaCO_2$ 降低，AB<SB。代偿后，代谢性指标继发性降低，AB、SB、BB 降低，BE 负值加大。

4. 对机体的影响　呼吸性碱中毒对机体的影响与代谢性碱中毒相似，所不同的是前者更容易使患者出现眩晕、意识障碍与抽搐等。

四、混合型酸碱平衡紊乱

混合型酸碱平衡紊乱指同一患者有 2 种或 2 种以上的单纯型酸碱平衡紊乱同时存在。依据混合出现的情况，可分为双重性酸碱平衡紊乱和三重性酸碱平衡紊乱。

（一）双重性酸碱平衡紊乱

1. 呼吸性酸中毒合并代谢性酸中毒　常见于严重通气障碍和持续缺氧引起的呼吸性酸中毒和代谢性酸中毒。其特点是：pH 降低，$PaCO_2$ 升高，HCO_3^-、SB、AB 及 BB 降低，AB>SB，BE 负值增大。

2. 代谢性碱中毒合并呼吸性碱中毒　常见于过度通气伴有 H^+ 丢失或 HCO_3^- 负荷过度的患者。其特点是：pH 升高，$PaCO_2$ 降低，HCO_3^-、SB、AB 及 BB 升高，AB<SB，BE 正值增大。

3. 呼吸性酸中毒合并代谢性碱中毒　常见于通气障碍伴有 H^+ 丢失或 HCO_3^- 负荷过度的患者。其特点是：pH 变化不大，也可在正常范围波动，$PaCO_2$ 升高，HCO_3^-、SB、AB 及 BB 升高，BE 正值增大。

4. 代谢性酸中毒合并呼吸性碱中毒　常见于固定酸增多合并通气过度的患者。其特点是：pH 变化不大，也可在正常范围波动，$PaCO_2$ 降低，HCO_3^- 降低。

5. 代谢性酸中毒合并代谢性碱中毒　常见于尿毒症或糖尿病患者因频繁呕吐丢失大量 H^+ 和 Cl^-，以及严重胃肠炎呕吐、腹泻伴有低钾和脱水的患者。其特点是：pH 和 HCO_3^- 在正常范围，$PaCO_2$ 也常在正常范围。

（二）三重性酸碱平衡紊乱

1. 呼吸性酸中毒合并 AG 增高性代谢性酸中毒和代谢性碱中毒　其特点是：$PaCO_2$ 明显增高，AG>16mmol/L，HCO_3^- 升高，Cl^- 降低。

2. 呼吸性碱中毒合并 AG 增高性代谢性酸中毒和代谢性碱中毒　其特点是：$PaCO_2$ 降低，AG>16mmol/L，HCO_3^- 可高可低，Cl^- 低于正常。

（李　骢）

复习思考题

1. 试根据钾的平衡及其调节特点，分析钾代谢紊乱与酸碱平衡紊乱的关系，并说明尿液变化的特点。

2. 根据胃液的性质、成分及作用，分析剧烈呕吐可导致的酸碱平衡紊乱类型，并说明其发生的主要机制。

PPT 课件

◇◇◇ 第二十五章 ◇◇◇

缺 氧

学习目标

氧是维持人类生命活动的最基本元素,而缺氧是临床上多种疾病共有的病理过程,是导致多种疾病发生发展与死亡的重要原因。

1. 掌握各类型缺氧的概念、原因和机制;血氧变化特点及皮肤黏膜颜色。
2. 熟悉常用的血氧指标、氧疗和氧中毒。
3. 了解缺氧时机体的功能、代谢变化。

缺氧指组织供氧不足或用氧障碍,导致组织、细胞功能代谢和形态结构异常变化的病理过程。缺氧不是一种独立的疾病,而是多种疾病所共有的常见基本病理过程,也是导致死亡的重要原因。在高原、航天航空、坑道、密闭环境等特殊环境中,缺氧也是常见的现象。

第一节　常用的血氧指标

为检测和确定缺氧这种病理状态的发生与存在,临床常用以下血氧指标反映组织供氧和耗氧量的变化:

一、血氧分压

血氧分压(partial pressure of oxygen,PO_2)指物理溶解于血中的氧所产生的张力。正常动脉血氧分压(PaO_2)约为 100mmHg,主要取决于吸入气氧分压和外呼吸功能;静脉血氧分压(PvO_2)约为 40mmHg,取决于组织摄氧和用氧的状态。

二、血氧容量

血氧容量(oxygen capacity,CO_{2max})指 100ml 血液中 Hb 在体外被氧充分饱和时的最大携氧量。血氧容量取决于血液中 Hb 的含量及其与氧结合的能力,正常值约为 20ml/dl。

三、血氧含量

血氧含量(oxygen content,CO_2)指 100ml 血液实际的携氧量,包括实际溶解的氧及 Hb 实际结合的氧,取决于血氧分压和血氧容量。正常动脉血氧含量(CaO_2)约为 19ml/dl,静脉血氧含量(CvO_2)约为 14ml/dl。动静脉血氧含量差($Ca-vO_2$)反映组织的摄氧能力,正常约为 5ml/dl。

四、血红蛋白氧饱和度

血红蛋白氧饱和度（hemoglobin oxygen saturation，SO_2）简称血氧饱和度，指 Hb 与氧结合的百分数，SO_2=Hb 实际结合的氧量 / 血氧容量 $\times 100\%$。正常动脉血氧饱和度（SaO_2）为 95%~98%，静脉血氧饱和度（SvO_2）为 70%~75%。SO_2 主要取决于 PO_2，两者之间的关系曲线称为氧解离曲线。血液 pH 降低、温度升高、二氧化碳及红细胞内 2,3- 二磷酸甘油酸（2,3-DPG）增多时，氧解离曲线右移，Hb 与氧的亲和力减弱，HbO_2 释放氧能力增强，组织细胞可以得到更多的氧；反之，氧解离曲线左移，不利于氧的释放与供给。

第二节　缺氧的类型、原因与发生机制

根据缺氧的原因与血氧变化特点，缺氧一般分为低张性缺氧、血液性缺氧、循环性缺氧与组织性缺氧 4 种类型。

一、低张性缺氧

以动脉血氧分压降低、血氧含量减少为基本特征的缺氧称为低张性缺氧，又称乏氧性缺氧。

（一）原因与机制

1. 吸入气氧分压过低　又称为大气性缺氧，多发生于海拔 3 000m 以上的高原或高空，或通风不良的矿井、坑道，以及吸入低氧混合气体时。吸入气体氧分压过低会导致肺泡气 PO_2、PaO_2 降低。

2. 外呼吸功能障碍　又称为呼吸性缺氧，见于呼吸道狭窄或阻塞、肺与胸廓疾病、神经肌肉病变等。由于肺泡通气不足或换气功能障碍，PaO_2 降低。

3. 静脉血分流入动脉　多见于伴有右向左分流的先天性心脏病患者，如法洛四联症、室间隔或房间隔缺损伴肺动脉高压等。由于右心压力高于左心，未经氧合的静脉血掺杂到左心动脉血中，PaO_2 降低。

PaO_2 降低使氧向组织、细胞弥散的量与速度均降低，同时物理溶解和结合的氧均减少，使血氧含量减少，组织、细胞所能摄取和利用的氧减少，引起缺氧。

（二）血氧变化特点

1. 动脉血氧分压、氧含量和氧饱和度降低　各种原因均使进入血液的氧减少，导致 PaO_2 降低。PaO_2 在 60mmHg 以上时，氧解离曲线斜率小，SaO_2 及 CaO_2 变化程度较小；当 PaO_2 降至 60mmHg 以下，SaO_2 及 CaO_2 显著减少，导致组织、细胞缺氧。

2. 血氧容量正常或增高　急性单纯性低张性缺氧时，Hb 无明显改变，故血氧容量一般正常。慢性缺氧时，血氧容量可因红细胞和 Hb 代偿性增多而增高。

3. 动静脉血氧含量差降低或正常　急性低张性缺氧时，PaO_2 降低，氧弥散的驱动力减小，血液向组织弥散的氧量减少，故 $Ca\text{-}vO_2$ 变小。慢性缺氧时，由于组织利用氧的能力代偿性增强，$Ca\text{-}vO_2$ 变化可不明显，晚期失代偿时 $Ca\text{-}vO_2$ 变小。

（三）皮肤黏膜颜色变化

正常成人毛细血管中去氧血红蛋白浓度为 2.6g/dl。低张性缺氧时，毛细血管中去氧血红蛋白浓度可超过 5g/dl，此时患者皮肤与黏膜呈青紫色，称为发绀。

二、血液性缺氧

由于 Hb 含量减少或性质改变,使血液携氧能力降低或 Hb 结合的氧不易释出而引起的缺氧称为血液性缺氧。因血液中物理溶解的氧量不变,PaO_2 正常,又称为等张性缺氧。

(一)原因与机制

Hb 含量减少可使血液携氧减少,主要见于贫血。Hb 性质改变指 Hb 与氧结合能力发生改变,表现为:①Hb 不容易与氧结合而使血液携氧减少;②Hb 与氧的亲和力增高而使 Hb 结合的氧不易释出。常见病因如下:

1. 贫血 各种原因引起严重贫血时,Hb 含量减少,使血液携氧减少。

2. 一氧化碳(CO)中毒 Hb 可与 CO 结合形成碳氧血红蛋白(HbCO)。CO 与 Hb 的亲和力比 O_2 大 210 倍,当吸入气中有 0.1% 的 CO 时,约有 50%Hb 形成 HbCO 而失去携氧能力。当 CO 与 Hb 分子中某个血红素结合后,将增加其余血红素对氧的亲和力,使 Hb 结合的氧不易释出。CO 还能抑制红细胞内糖酵解,使 2,3-DPG 生成减少,氧解离曲线左移,加重组织缺氧。

3. 高铁血红蛋白血症 Hb 中 Fe^{2+} 可被氧化剂氧化成 Fe^{3+},形成高铁血红蛋白($HbFe^{3+}OH$),失去携氧能力;剩余 Fe^{2+} 虽能结合氧,但不易解离,导致氧解离曲线左移,引起缺氧。正常成人 $HbFe^{3+}OH$ 仅占 Hb 总量的 1%~2%。一旦 $HbFe^{3+}OH$ 超过 10%,即可导致缺氧;达到 30%~50% 时,则发生严重缺氧,表现为全身青紫、呼吸急促、头痛、精神恍惚、意识不清等症状。

4. 血红蛋白与氧的亲和力异常增强 由于库存血中红细胞的 2,3-DPG 含量低,输入大量库存血可使氧解离曲线左移;输入大量碱性液体,血液 pH 升高也可使 Hb 与 O_2 的亲和力增强,氧不易释放而引起缺氧。

(二)血氧变化特点

1. 动脉血氧分压正常 血液性缺氧时吸入气氧分压与外呼吸功能均正常,故 PaO_2 正常。

2. 血氧容量降低或正常 贫血时 Hb 含量减少,而 $HbFe^{3+}OH$ 失去携氧能力,故 CO_{2max} 均降低。CO 中毒患者虽然在体内可形成 HbCO 而使 Hb 结合氧的能力降低,但在体外被氧充分饱和时测定的 CO_{2max} 可正常。Hb 与 O_2 亲和力增强时,CO_{2max} 正常。

3. 血氧含量降低或正常 Hb 与 O_2 亲和力增强时,CaO_2 正常。其他病因均可导致 Hb 携氧量减少,CaO_2 降低。

4. 动静脉血氧含量差变小 由于血氧含量降低,或者 Hb 结合的氧不易释出,使毛细血管床与组织间的氧分压梯度降低,弥散动力减弱,向组织供氧减少,$Ca-vO_2$ 低于正常。

5. 血氧饱和度 由于 PaO_2 正常,血液性缺氧时 SaO_2 一般正常。但 CO 中毒时,Hb 实际结合的氧量减少而体外测定的氧容量正常,所以 SaO_2 降低。

(三)皮肤、黏膜颜色变化

严重贫血时因血红蛋白减少,皮肤、黏膜呈苍白色。CO 中毒患者因血液中 HbCO 增多,皮肤、黏膜呈樱桃红色。高铁血红蛋白血症患者皮肤与黏膜呈棕褐色(咖啡色)或类似发绀的颜色。Hb 与 O_2 亲和力异常增强时,HbO_2 增加,皮肤、黏膜呈鲜红色。

三、循环性缺氧

因组织血流量减少,使组织供氧量不足而引起的缺氧称循环性缺氧,又称为低动力性缺氧。其中,因动脉血灌流减少引起的缺氧称为缺血性缺氧,因静脉回流受阻引起的缺氧称为淤血性缺氧。

（一）原因与机制

循环性缺氧发生的关键是缺血或淤血导致血流速度变慢,单位时间内组织血流量减少,使组织供氧量减少而引起缺氧。

1. 全身性循环障碍　见于休克和心力衰竭。心力衰竭时心输出量减少,组织灌流不足,引起缺血性缺氧;同时因静脉回流受阻,出现淤血性缺氧。

2. 局部性循环障碍　见于动脉硬化、血栓形成和栓塞、血管炎、血管痉挛或受压等。

（二）血氧变化特点

由于外呼吸功能正常,Hb 无明显改变,所以动脉血的氧分压、氧含量、血氧饱和度和氧容量均正常。因血流缓慢,血液流经毛细血管时间延长,可使单位容量的血液弥散入组织、细胞的氧量增多,故动静脉血氧含量差增大。但由于单位时间内流经毛细血管的血量减少,组织总摄氧量减少,导致组织、细胞缺氧。

（三）皮肤、黏膜颜色变化

缺血性缺氧患者皮肤、黏膜呈苍白色。淤血性缺氧时毛细血管中去氧血红蛋白增加,可引起发绀。

四、组织性缺氧

进入细胞内的氧 80%~90% 进入线粒体内,参与呼吸链电子传递和磷酸化相互耦联的氧化磷酸化过程,这是细胞利用氧产生 ATP 的主要途径。在组织供氧正常的情况下,因组织、细胞氧利用障碍而引起的缺氧称组织性缺氧,又称氧利用障碍性缺氧。

（一）原因与机制

1. 组织中毒　许多毒物如氰化物（CN^-）、砷化物（如三氧化二砷）、硫化物,以及某些药物可抑制或阻断呼吸链中某一部位的电子传递,使氧化磷酸化受抑制。例如,氰离子（CN^-）能与氧化型细胞色素氧化酶中的铁离子（Fe^{3+}）结合,使细胞色素氧化酶的活性被抑制而导致生物功能丧失,造成组织缺氧。

2. 维生素缺乏　维生素 B_1、维生素 B_2（核黄素）、维生素 PP（烟酰胺）等都是呼吸链中某些脱氢酶的辅酶,严重缺乏时可影响氧化磷酸化过程。

3. 线粒体损伤　高温、大剂量放射线照射、细菌毒素等可损伤线粒体,引起线粒体功能障碍和结构损伤,细胞生物氧化障碍,ATP 产生减少。

（二）血氧变化特点

由于组织供氧正常,动脉血氧分压、氧容量、氧含量及氧饱和度均正常。由于组织、细胞利用氧减少,动静脉血氧含量差小于正常。

（三）皮肤、黏膜颜色变化

毛细血管内氧合血红蛋白增加,患者皮肤黏膜可呈红色或玫瑰红色。

临床上经常会出现混合性缺氧。例如失血性休克患者,因循环障碍导致循环性缺氧;又可因失血使 Hb 减少而引起血液性缺氧;休克后期并发的急性呼吸窘迫综合征可影响外呼吸功能,出现低张性缺氧;若合并严重感染,损伤线粒体,可引起组织性缺氧。各型缺氧血氧变化特点见表 25-1。

表 25-1 各型缺氧的血氧变化特点

缺氧原因	动脉血氧分压（PaO$_2$）	动脉血氧饱和度（SaO$_2$）	动脉血氧容量（CaO$_2$max）	动脉血氧含量（CaO$_2$）	动静脉血氧含量差（Ca-vO$_2$）
低张性缺氧	↓	↓	N 或↑	↓	↓ 或 N
血液性缺氧	N	N	↓ 或 N	↓ 或 N	↓
循环性缺氧	N	N	N	N	↑
组织性缺氧	N	N	N	N	↓

注:N 正常,↓降低,↑升高。

第三节　缺氧时机体的功能和代谢变化

　　缺氧对机体的影响取决于缺氧的原因和类型、发生速度、严重程度,以及机体的功能代谢状态。轻度缺氧常引起代偿性反应,严重缺氧易导致损伤乃至死亡。急性缺氧时由于机体来不及代偿,易发生功能代谢障碍;慢性缺氧则可通过代偿反应增加氧的供应和利用,后期则由代偿转为失代偿,出现损伤性改变。下面以低张性缺氧为例说明缺氧对机体的影响。

一、呼吸系统的变化

(一)代偿性反应

　　主要表现为呼吸加深加快,肺通气量增加,这也是急性低张性缺氧时机体最重要的代偿反应。PaO$_2$ 在 60~100mmHg 时,肺通气量无明显变化。当 PaO$_2$ 低于 60mmHg 时,缺氧刺激颈动脉体和主动脉体的化学感受器,反射性地引起呼吸加深加快。代偿意义是:①增加肺泡通气量和提高肺泡氧分压(P$_A$CO$_2$),PaO$_2$ 也随之升高;②呼吸运动的增强使胸内负压增大,促进静脉回流,增加心输出量和肺血流量,有利于氧的摄取和运输。血液性缺氧、循环性缺氧和组织性缺氧因 PaO$_2$ 不降低,肺通气量无明显变化。

(二)损伤性变化

　　1. 高原肺水肿　指在快速进入 2 500m 以上高原时,因低压低氧而发生的一种高原特发性疾病,临床表现为呼吸困难、咳嗽、血性泡沫痰、肺部湿啰音、皮肤黏膜发绀等。其发生机制可能与肺动脉高压及肺微血管通透性增高有关。

　　2. 中枢性呼吸衰竭　当 PaO$_2$<30mmHg 时,低氧直接抑制呼吸中枢,导致中枢性呼吸衰竭,表现为呼吸抑制,呼吸节律和频率不规则,出现周期性呼吸甚至呼吸暂停。

二、循环系统的变化

(一)代偿性反应

　　1. 心输出血量增加　有利于提高全身组织供氧量,是急性缺氧的重要代偿反应。主要机制:①急性缺氧引起交感 - 肾上腺髓质系统兴奋,释放儿茶酚胺,使心率加快、心收缩性增强;②低氧引起呼吸运动增强,胸内负压增大,可使回心血量增加。

　　2. 血流重新分布　有利于维持心、脑等生命重要器官氧的供应。急性缺氧时交感 - 肾上腺髓质系统兴奋,皮肤和腹腔内脏的血管因 α- 肾上腺素能受体密度高而收缩,血流减少;儿茶酚胺作用于心脏 β- 肾上腺素能受体使冠状动脉血流增加。局部组织代谢产物腺苷、乳酸等的作用则使心、脑血管扩张,血流增加。

3. 肺血管收缩 可使病变肺泡血流量减少,有利于维持肺泡通气与血流的比值;并使血流转向氧供较好的肺泡,提高换气效率,使 PaO_2 升高。肺血管收缩的机制可能与缺氧时交感神经兴奋、缩血管物质增多及肺动脉平滑肌细胞 Ca^{2+} 内流增加有关。

4. 毛细血管增生 慢性缺氧可上调血管内皮生长因子等基因表达,促进毛细血管增生,以脑、心和骨骼肌最为显著。毛细血管增生,密度增大,可扩大氧弥散面积、缩短氧弥散距离,增加组织供氧量。

(二)损伤性变化

1. 肺动脉高压形成 慢性缺氧时肺小动脉持续收缩,并出现肺血管结构改建,使肺循环阻力增加,导致肺动脉高压。持续的缺氧性肺动脉高压,可因右心室后负荷增加而引起右心室肥大甚至衰竭,这也是慢性肺源性心脏病和高原性心脏病发生的中心环节。

2. 心肌舒缩功能下降 其机制主要是:①缺氧使 ATP 生成减少,心肌能量代谢障碍;②ATP 不足,心肌细胞膜和肌质网对 Ca^{2+} 运转障碍;③严重缺氧时心肌细胞变性、坏死。

3. 心律失常 缺氧使心肌细胞膜静息电位降低,心肌传导性降低,兴奋性和自律性增高,容易引起异位心律和传导阻滞。临床上可表现为窦性心动过缓、期前收缩甚至心室纤颤。

4. 回心血量减少 严重缺氧时,产生大量乳酸、腺苷等代谢产物,可直接扩张外周血管,使血液淤滞在外周静脉内,回心血量减少,影响心输出量。

三、血液系统的变化

(一)代偿性反应

1. 红细胞及血红蛋白增多 急性缺氧时,交感神经兴奋使血管收缩,肝、脾等储血器官的血液进入体循环,血液红细胞和 Hb 数量增加。慢性缺氧时,肾脏产生的促红细胞生成素增加,促进骨髓造血,红细胞增多,增加血液携氧量。

2. 氧解离曲线右移 缺氧时,红细胞内糖酵解增强使 2,3-DPG 生成增多,同时乳酸产生增加,导致氧解离曲线右移,Hb 与氧的亲和力降低,易于将结合的氧释出供组织利用。

(二)损伤性变化

血液中红细胞增加过多,可使血液黏滞度增高,血流阻力增大,心脏后负荷增加。此外,红细胞内 2,3-DPG 过度增加,会妨碍肺部血液中 Hb 与氧的结合,使动脉血氧饱和度明显下降,组织供氧量严重不足。

四、中枢神经系统的变化

脑重仅为体重的 2% 左右,而脑血流量却占心输出量的 15%,脑耗氧量约占机体总耗氧量的 23%。脑内葡萄糖和氧贮备极少,故脑对缺氧十分敏感。脑组织完全缺氧 15 秒即可引起昏迷,完全缺氧 8~10 分钟,常导致脑组织不可逆性损害。脑灰质比脑白质的耗氧量多 5 倍,所以对缺氧的耐受性更差。

急性缺氧初期,大脑皮质兴奋过程相对占优势,出现头痛、情绪激动,思维能力、记忆力、判断力降低或丧失,以及运动不协调等症状;严重缺氧可导致烦躁不安、惊厥、意识障碍等症状。随着缺氧加重或时间延长,皮质由兴奋转为抑制,出现表情淡漠、反应迟钝、昏迷甚至死亡。慢性缺氧可出现注意力不集中、易疲劳、嗜睡及抑郁等。缺氧引起中枢神经系统功能障碍的机制,与脑水肿和脑组织能量代谢障碍、酸中毒等有关。

五、组织细胞的变化

(一) 代偿性反应

1. 无氧糖酵解增强　缺氧时 ATP 生成减少,ATP/ADP 比值下降,激活磷酸果糖激酶,使糖酵解过程加强,以补偿能量的不足。

2. 细胞利用氧的能力增强　慢性缺氧时,细胞内线粒体数目和膜表面积均增加,呼吸链中的琥珀酸脱氢酶、细胞色素氧化酶等增加,使细胞用氧能力增强。

3. 载氧蛋白增加　慢性缺氧时肌红蛋白(myoglobin,Mb)、脑红蛋白等增多,增加氧的储存量。Mb 与氧的亲和力较 Hb 大,当 $PaO_2=10mmHg$ 时,Hb 氧饱和度为 10%,而 Mb 氧饱和度可达到 70%。当 PaO_2 明显降低时,Mb 可释放出大量的氧供细胞利用。

4. 低代谢状态　缺氧时细胞处于低代谢状态,如糖和蛋白质合成、离子泵功能等均降低,耗能减少,以维持氧的供需平衡。

(二) 损伤性变化

1. 细胞膜损伤　细胞膜是细胞缺氧时最早发生损伤的部位。缺氧可引起 ATP 生成减少,细胞膜离子泵运转障碍、膜通透性增高、膜流动性下降及受体功能受损,出现以下变化:①Na^+ 内流增加,水进入细胞内,导致细胞水肿;②K^+ 外流使细胞内缺 K^+,导致糖、蛋白质合成代谢障碍,多种酶活性降低;③Ca^{2+} 内流使胞浆 Ca^{2+} 浓度增高,抑制线粒体功能,激活磷脂酶,使膜磷脂分解,并导致氧自由基产生增多,加重细胞的损伤。

2. 线粒体损伤　严重缺氧时线粒体内脱氢酶活性降低,使 ATP 生成减少,线粒体可出现肿胀、嵴断裂崩解、钙盐沉积、外膜破裂等形态学改变。

3. 溶酶体损伤　缺氧时细胞内酸中毒和钙超载,使磷脂酶激活导致溶酶体膜磷脂被分解,膜通透性增高,严重时溶酶体肿胀、破裂。大量溶酶体酶释出,导致细胞自溶;溶酶体酶还可漏出细胞或进入血液,引起更广泛的组织损伤。

第四节　氧疗和氧中毒

一、氧疗

吸入氧分压较高的空气或纯氧的方法称为氧疗。去除缺氧的原因是缺氧治疗的前提和关键,而氧疗则是缺氧对症治疗的首要措施。氧疗虽对各种类型的缺氧均有一定疗效,但其效果因缺氧的原因不同而有所不同。

吸氧可增加肺泡氧分压,使 PaO_2 和氧饱和度增高,血氧含量增多,故氧疗对大气性缺氧及呼吸性缺氧的效果最好。高原肺水肿患者吸入纯氧后一般数小时或数天就可有好的疗效。常压氧无法使经动静脉短路进入左心的血液发生氧合作用,故对静脉血分流入动脉所致的缺氧效果较差。但吸入纯氧可使血浆中物理溶解的氧从 0.3ml/dl 增加到 2.0ml/dl,吸入高压氧(>3 个大气压)则可增加到 6.0ml/dl,从而增加机体的氧供。

严重贫血、高铁血红蛋白症、循环性缺氧患者,吸氧仅能通过增加血浆中溶解的氧量和在组织的氧分压梯度,起一定治疗作用。严重 CO 中毒患者,当吸入纯氧,尤其是高压氧时,可通过 O_2 与 CO 的竞争,促进 Hb 结合 O_2,加速 CO 从 HbCO 中解离出来,治疗效果较好。

组织性缺氧是组织用氧障碍,因供氧并无障碍,故氧疗的疗效有限。

二、氧中毒

氧虽为生命活动所必需,但 0.5 个大气压以上的氧可对细胞产生毒性作用。长时间吸入氧分压过高的气体时可引起组织、细胞的损害,称为氧中毒。氧中毒的发生取决于氧分压而不是氧浓度。吸入气氧分压过高时,PaO_2 随之增高,氧的弥散加速,组织细胞因获得过多的氧产生大量活性氧,从而引起氧中毒。

氧中毒主要有两种类型:①肺型氧中毒:发生于吸入 1 个大气压左右的氧 8 小时以后,表现为胸骨后疼痛、咳嗽、呼吸困难、肺活量减少、PaO_2 降低;肺部呈炎性病变,有炎症细胞浸润、充血、水肿、出血和肺不张,严重者可危及生命;②脑型氧中毒:吸入 2 个以上大气压的氧,可在短时内引起脑型氧中毒,主要表现为面色苍白、恶心、幻听、幻视、抽搐、晕厥等神经症状,严重者可出现昏迷、死亡。

●（林信富）

复习思考题

1. 缺氧有哪些类型？各型缺氧的概念和常见原因有哪些？不同类型缺氧时,血氧变化特点和皮肤黏膜颜色有什么不同？

2. 氧疗是改善缺氧的重要措施,为什么其效果因缺氧的原因不同而有所不同？

◇◇◇ **第二十六章** ◇◇◇

发　热

正常成人体温维持在 37℃左右,昼夜间波动幅度一般不超过 1℃。体温调节的高级中枢位于视前区 - 下丘脑前部(preoptic anterior hypothalamus,POAH),体温中枢围绕调定点(set point,SP)对产热和散热进行调节,以调控体温,使中心温度维持在与调定点相适应的水平。

发热指在致热原作用下,体温调定点上移所引起的调节性体温升高。发热时机体体温调节功能正常,但因 SP 上移,使产热增加、散热减少,体温升高并与上移的 SP 水平相适应,所以属于主动调节性体温升高。发热不是独立的疾病,而是多种疾病常见的症状与体征。

非调节性体温升高时,SP 并未上移。因体温调节障碍(某些丘脑病变)、散热障碍(如中暑、鱼鳞病)及产热异常(如甲亢)等导致的体温升高称为过热,属于被动性体温升高。发热与过热均为病理性体温升高。此外,剧烈运动、应激、月经前期和妊娠期等可引起生理性体温升高。

第一节　发热的原因与机制

一、发热激活物

凡能激活产内源性致热原细胞产生和释放内源性致热原(endogenous pyrogen,EP)的物质均称为发热激活物。根据发热激活物来源不同可分为外源性致热原和体内产物两类。临床上最常见的发热激活物是各种病原生物,包括其成分和代谢产物。

（一）外源性致热原

来自体外的发热激活物称为外源性致热原,包括各种病原体及其成分与代谢产物。如：①革兰氏阴性菌,脂多糖是最明确的发热激活物,可诱导多种产 EP 细胞活化,菌体和肽聚糖也有类似作用;②革兰氏阳性菌,致热外毒素及菌体均是发热激活物;③结核分枝杆菌,菌体及细胞壁中肽聚糖、多糖和蛋白质均有致热作用;④病毒,病毒体及血凝素等刺突蛋白可诱导 EP 形成;⑤真菌,假丝酵母菌、新型隐球菌等真菌的荚膜多糖有类似细菌脂多糖样作用,菌体也可致热；⑥疟原虫，疟原虫感染后红细胞破裂时释放入血的裂殖体和代谢产物（疟色素等）可导致高热。

（二）体内产物

来自体内的发热激活物有：①免疫复合物，可激活产 EP 细胞，促进 EP 产生和释放，使超敏反应性疾病和自身免疫病出现发热反应；②类固醇，某些类固醇产物如睾酮的中间产物本胆烷醇酮，可激活白细胞释放 EP，引起机体周期性发热；③细胞坏死产物、尿酸盐、硅酸盐结晶，对产 EP 也有一定的激活作用。

二、内源性致热原

内源性致热原（EP）指在发热激活物作用下，产 EP 细胞产生和释放的具有致热活性的细胞因子。

（一）种类

1. 白细胞介素 -1（IL-1）　由单核巨噬细胞、肿瘤细胞等产生的多肽类物质。不耐热，70℃作用 30 分钟即可灭活。IL-1 致热性强，其受体广泛分布于脑内，以靠近体温调节中枢的下丘脑外侧密度最高。

2. 肿瘤坏死因子（TNF）　由巨噬细胞、淋巴细胞等释放。不耐热，70℃作用 30 分钟即可灭活，且反复注射不产生耐受。TNF 具有许多与 IL-1 类似的生物学特性，给动物静脉或脑室内注射，小剂量引起单相热，大剂量引起双相热。

3. 干扰素（INF）　主要由单核细胞、淋巴细胞产生，具有抗病毒、抗肿瘤作用。不耐热，60℃作用 40 分钟失活，反复注射可产生耐受性。IFN 可能是病毒感染引起发热的重要内源性致热原。

4. 白细胞介素 -6（IL-6）　是一种由单核巨噬细胞、内皮细胞等产生的细胞因子，能引起各种动物发热，但其作用弱于 IL-1 和 TNF。

（二）内源性致热原的产生与释放

能产生 EP 的细胞主要包括单核巨噬细胞系统、肿瘤细胞、内皮细胞、淋巴细胞、朗格汉斯细胞等。EP 的产生和释放是一个复杂的细胞信号转导和基因表达的调控过程，包含产 EP 细胞的激活、EP 的合成及释放。经典的产 EP 细胞活化方式主要包括两种，即 Toll 样受体介导的细胞活化和 T 细胞受体介导的细胞活化。活化后的产 EP 细胞经信号转导，启动 IL-1、TNF、IFN 和 IL-6 等细胞因子的基因表达和蛋白合成，并释放入血。

三、发热的体温调节机制

（一）体温调节中枢

发热的体温调节中枢可能由正调节中枢和负调节中枢两部分组成。正调节中枢位于视前区 - 下丘脑前部，该区含有对温度敏感的神经元，对外周和深部温度信息起整合作用；负调节中枢位于中杏仁核、腹中隔和弓状核，对发热时的体温进行负向调节。

（二）致热信号传入中枢的途径

血液循环中的 EP 不易透过血 - 脑屏障，外周致热信号可能通过以下途径到达体温调节中枢：

1. 通过血 - 脑屏障转运入脑　是一种较直接的信号传递方式。在血 - 脑屏障的毛细血管床部位存在某些 EP 的可饱和转运机制；此外，EP 也可能从脉络丛部位渗入或易化扩散进入血 - 脑屏障。

2. 通过终板血管器入脑　终板血管器（organum vasculosum of lamina terminalis，OVLT）

位于视隐窝上方,紧靠 POAH。该处具有丰富的有孔毛细血管,对大分子物质有较高通透性,是血 - 脑屏障的薄弱部位,EP 可能由此弥散入脑。但也有人认为,EP 是通过与分布在此处的巨噬细胞、神经胶质细胞等膜受体识别结合后,再产生和释放中枢介质作用于 POAH 的神经元。

3. 通过迷走神经入脑 由 LPS 激活产生的 EP 可能随循环到达肝组织,直接作用于迷走神经肝分支的传入神经纤维,经脑干去甲肾上腺素能神经元将致热信息传入 POAH。切断膈下迷走神经后,腹腔注射 IL-1 或静脉注射 LPS 不再引起发热。

(三) 发热的中枢调节介质

研究证实 EP 不是引起调定点上移的最终物质,EP 可能首先作用于体温调节中枢,引起中枢调节介质释放,继而引起 SP 改变。发热中枢调节介质分为正调节介质和负调节介质。

1. 正调节介质 可以使调定点上移的中枢调节介质有以下几类:

(1) 前列腺素 E(PGE):发热时下丘脑合成和释放 PGE,动物脑脊液中 PGE 含量明显增加;将 PGE 注射到动物脑室内,可引起明显的发热,且潜伏期短于 EP 导致的发热;应用阿司匹林等阻断 PGE 的合成,可以有效降低体温并降低脑脊液中 PGE 浓度。

(2) 环磷酸腺苷(cAMP):外源性 cAMP 注射入动物脑室可以引起发热,且潜伏期短于内源性致热原性发热;在内皮素(endothelin,ET) 和 EP 诱导的发热期间,动物脑脊液中 cAMP 的含量与体温呈同步性双相变化,下丘脑 cAMP 也在两个高峰期明显增加。因此,cAMP 可能是更接近终末环节的发热介质。

(3) Na^+/Ca^{2+} 比值:脑室内 Na^+/Ca^{2+} 比值增高在发热中可能起到重要的中介作用。向实验动物脑室内灌注 Na^+ 可使体温快速上升;灌注 Ca^{2+} 则使体温快速下降。Na^+/Ca^{2+} 比值增高可能通过提高 cAMP 发挥作用。

(4) 一氧化氮(NO):NO 广泛存在于中枢神经系统,可能通过作用于 POAH、OVLT 等部位介导体温升高;抑制发热负调节介质的合成和释放;通过刺激棕色脂肪组织的代谢活动增加产热。

(5) 促肾上腺皮质激素释放激素(CRH):主要分布于室旁核和杏仁核。研究发现 IL-1、IL-6 等可以刺激下丘脑释放 CRH;向动物脑内注入 CRH 可引起动物体温升高,CRH 单克隆抗体或 CRH 受体拮抗剂可完全抑制 IL-1、IL-6 等的致热性,但也有实验发现向脑内注射 CRH 后,发热动物体温下降。因此,CRH 可能是一种双向调节介质。

2. 负调节介质 发热时体温升高极少超过 41℃,即使大大增加致热原的剂量也难以逾越此热限,其原因可能与存在负调节介质有关。已发现的负调节介质有以下 3 种:

(1) 精氨酸升压素(AVP):即抗利尿激素,是由下丘脑神经元合成的多功能神经肽类激素。AVP 有 V_1 和 V_2 两种受体,AVP 可能经 V_1 受体,通过加强散热或减少产热起到解热作用。

(2) α- 黑素细胞刺激素(α-MSH):是由腺垂体分泌的十三肽激素。脑室内或血液内注射 α-MSH 具有减弱 EP 所致发热的作用,并限制发热的幅度和持续的时间。α-MSH 通过增强散热起到极强的限制发热的作用。

(3) 膜联蛋白 A1(annexin A1):又称脂皮质蛋白 -1,是一种钙依赖性磷脂结合蛋白。在大鼠脑内注射膜联蛋白 A1,可明显抑制 CRH、IL-1、IL-6 等诱导的发热。膜联蛋白 A1 的释放可能是糖皮质激素发挥解热作用的主要途径。

(四) 发热时体温调节的基本环节

根据体温中枢围绕调定点(SP)理论,发热过程大致包括以下基本环节:

1. 发热激活物的作用 体内外各种发热激活物激活产 EP 细胞,引起 EP 的合成和释放。这是发热发生机制的第一环节。

2. 致热信号 EP 的传递 EP 本身或其致热信号通过不同途径进入体温调节中枢。

3. 中枢介质的产生　EP 可引起中枢正调节介质和负调节介质的合成和释放。

4. 体温 SP 上移　在正、负调节介质的共同作用下,体温 SP 在一定范围内上移。

5. 体温升高　由于 SP 高于正常体温水平,中枢对产热和散热进行调节,把体温升高到与 SP 相适应的水平。

6. SP 下移、体温恢复　随着发热激活物减少或消失,EP、中枢介质被清除或降解,SP 下移到正常水平,散热增加,产热减少,体温恢复至正常。

第二节　发热的时相

多数发热尤其是急性传染病所致的发热,其体温调节过程一般包含 3 个时相,每个时相均有各自的热代谢特点及临床表现。由于不同疾病各个时相的体温变化程度及持续时间不尽相同,因此可形成不同的热型,这有助于发热病因的判断。

一、体温上升期

（一）概念

体温上升期指 SP 上移后,体温上升,直至达到新 SP 水平的一段时间,此期又称寒战期。体温上升快者几小时或一昼夜就达到高峰,有的需要几天才达到高峰。

（二）热代谢特点

由于 SP 上移,此时机体正常体温变成了"冷刺激"。体温调节中枢根据"冷刺激"信息发出升温指令。指令到达散热中枢,引起交感神经兴奋,使皮肤血管收缩,减少散热。同时指令到达产热器官,引起寒战和物质代谢加强,增加产热。此期的热代谢特点是产热增加、散热减少,产热大于散热,体温升高。

（三）临床表现

由于皮肤温度降低,患者感觉发冷或恶寒(体温已经开始上升);皮肤竖毛肌收缩,出现鸡皮疙瘩、寒战。寒战是骨骼肌不随意的节律性收缩,伸肌与屈肌同时收缩,肢体不发生伸屈运动,但产热率可增加 4~5 倍。

二、高温持续期

（一）概念

体温上升到与新 SP 相适应的水平后,会在高水平上围绕新 SP 上下波动,故称为高温持续期,也称高峰期或热稽留期。

（二）热代谢特点

此时机体体温已经与新 SP 相适应,产热和散热均明显高于正常水平,维持动态平衡。此期的热代谢特点为产热与散热在高水平上保持相对平衡。

（三）临床表现

此期因散热反应皮肤血管扩张,皮温升高,患者寒冷感觉消失,有酷热感。皮肤温度的升高加强了皮肤水分的蒸发,皮肤和口唇比较干燥。

三、体温下降期

（一）概念

此期体温下降,逐渐恢复正常,又称为退热期。退热期可持续数小时或一昼夜,甚至几天。

（二）热代谢特点

由于发热激活物、EP及发热中枢介质的消除导致SP返回正常水平。此时中心体温高于SP水平，机体开始出现明显散热反应。此期的热代谢特点为产热减少、散热增强。

（三）临床表现

此期患者皮肤血管舒张，大量出汗，严重者可导致脱水，体温逐渐恢复正常。

第三节　发热时机体的代谢与功能变化

除原发疾病引起的各种变化之外，发热时的体温变化、发热激活物、EP及体温调节过程也会对机体的代谢过程产生一定影响，并可引起各系统器官功能变化。

一、代谢变化

体温升高时机体物质代谢增强。一般认为，体温每升高1℃，基础代谢率约提高13%。

（一）糖、脂肪和蛋白质代谢

发热时三大物质分解代谢增强，合成代谢减弱。因产热需要，糖代谢增强，糖原分解增多、储备减少。此时糖酵解增强，乳酸生成增多，患者可有肌肉酸痛和疲乏感。因糖原储备不足与食欲降低，引起脂肪动员；交感-肾上腺髓质系统兴奋也会导致促脂解素分泌增加，加速脂肪的分解。高热可使蛋白质分解代谢增强，如果未能及时补充足够的蛋白，易引起负氮平衡。由于物质消耗增加，易导致机体消瘦和体重降低，应及时补充。

（二）水、盐及维生素代谢

体温上升期因肾血管收缩，肾血流量减少，使尿量减少，水钠潴留。在高温持续期，皮肤和呼吸道水分蒸发增多导致水分大量丢失；体温下降期因尿量恢复和大量出汗，水分丢失过多，甚至引起脱水。由于物质代谢增强，维生素消耗显著增加，加之维生素摄入和吸收不足，故长期发热容易造成维生素，特别是水溶性维生素的缺乏，应注意及时补充。

二、各系统功能变化

（一）中枢神经系统

中枢神经系统兴奋，患者常表现为头痛、头昏、烦躁不安；高热（40℃以上）时可出现幻觉与谵妄，或淡漠、嗜睡。小儿由于中枢发育不够健全，可出现高热惊厥。

（二）循环系统

发热时心率加快，体温每升高1℃，心率约增加18次/min，儿童的变化更为明显。其原因可能为：①高血温刺激窦房结；②交感-肾上腺髓质系统兴奋性增强；③代谢增强，氧的消耗和CO_2生成增加。在一定范围内心率加快可以增加心输出量，但是心脏病患者发热易诱发心力衰竭。体温上升期，由于心率加快和血管收缩，血压可轻度升高；而在高温持续期和体温下降期，因血管扩张可使血压轻度下降。体温骤降时，可因大量出汗而导致失液性休克。

（三）消化系统

发热时交感兴奋、副交感神经受抑制，导致消化腺分泌减少、胃肠蠕动减弱，患者出现食欲缺乏、腹胀、便秘等症状。水分蒸发及唾液分泌减少，引起口干等症状。

（四）呼吸系统

血温升高及CO_2生成增多，可刺激呼吸中枢，使呼吸加深、加快，有利于散热，但通气过度可引发呼吸性碱中毒。

（五）免疫系统

一定程度的发热可增强机体的免疫反应,有利于杀灭病原微生物和肿瘤细胞,但持续高热可影响细胞免疫功能。

（林信富）

复习思考题

1. 体温升高包括哪几种情况?
2. 试述发热时体温调节的基本环节。
3. 试述发热的时相和各时相的热代谢特点及临床表现。

第二十七章

应　激

> **学习目标**
>
> 　　应激是机体受到一定强度的刺激所产生的一种全身适应性反应,可以引起机体一系列相应的病理生理改变。本章介绍应激的基本概念、发生机制及机体的病理生理改变。
>
> 　　1. 掌握应激的相关概念,神经-内分泌反应的变化和意义,以及应激性溃疡的概念和发病机制。
>
> 　　2. 熟悉急性期反应与细胞应激反应,应激时机体的代谢与功能变化。
>
> 　　3. 了解应激与心血管疾病、精神心理障碍和免疫相关疾病的关系。

　　应激(stress)是机体受到一定强度的体内外环境、社会因素、心理因素刺激时所产生的全身非特异性适应反应。

第一节　应激的相关概念

一、应激与应激原

　　应激可分为生理性应激和病理性应激两类。①生理性应激,如中奖、体育竞赛、适度的工作压力等,刺激因素作用不强烈、时间不长,可促进机体代谢和调动机体潜能,增强机体的适应能力,又称为良性应激;②病理性应激,如大面积烧伤或严重的精神创伤等,刺激因素作用强度过大或时间过长,导致机体代谢紊乱和器官功能障碍,严重者可引起疾病甚至死亡,又称为劣性应激。

　　引起应激的刺激因素称为应激原,通常分为躯体性应激原和心理性应激原。①躯体性应激原,如机械性损伤(如骨折、挤压伤等)、物理性因素(如寒冷、酷热、强光、雷电等)、化学性因素(如强酸、强碱、化学毒物等)、生物性因素(如病原体引起的感染)等体外因素和贫血、休克、电解质紊乱、酸碱平衡紊乱、器官功能衰竭等体内因素;②心理性应激原,如亲人离丧、工作压力、失恋及各种突发社会事件(如地震、火灾、车祸等)。因此,应激也可相应分为躯体性应激和心理性应激。由于应激原的种类、作用强度和时程的不同,以及遗传因素和个性特点等个体因素的影响,不同个体对应激原的敏感性和耐受性不同,从而表现出不同程度的应激反应。

二、普遍性适应综合征

　　当应激原持续作用于机体时,应激反应表现为动态的连续过程,并可最终导致内环境紊乱和疾病,称为普遍性适应综合征(general adaptation syndrome,GAS)。一般分为警觉期、抵抗期和衰竭期。

(一)警觉期

在应激原作用后迅速出现,持续时间较短。机体在应激原的作用下,以交感-肾上腺髓质系统兴奋、儿茶酚胺增多为主要特征。临床上可见患者心率加快、心肌收缩力加强、呼吸加深加快、血压升高、血糖升高、骨骼肌的血流量增加等。这些变化使机体处于最佳动员状态,有利于机体增强抵抗或逃避损伤的能力。

(二)抵抗期

抵抗期是机体内部防御力量处于高水平的时期,此期机体与应激原形成对峙,以肾上腺皮质激素分泌增多为主要特征,代谢率增强,进入适应或抵抗状态。同时也伴有防御贮备能力的消耗,因而对其他应激原的非特异抵抗力下降。

(三)衰竭期

衰竭期表现为机体在抵抗期所形成的适应机制开始崩溃。持续强烈的有害刺激将耗竭机体的抵抗能力,机体的防御性资源耗尽,已没有能力抵御应激原的损害,可导致机体疾病,甚至死亡。

上述3个阶段并不一定依次出现,多数应激只引起第一、二期变化,只有严重的应激反应才进入第三期。而多数良性应激在应激原去除后,机体很快趋于平静。

第二节 应激的机制

应激发生机制较为复杂,涉及神经-内分泌反应、急性期反应及细胞应激反应。

一、神经-内分泌反应

应激时神经-内分泌反应主要为蓝斑-交感-肾上腺髓质系统(locus coeruleus-sympathetic-adrenal medulla system,LSAM)和下丘脑-垂体-肾上腺皮质系统(hypothalamus-pituitary-adrenal cortex system,HPAC)的强烈兴奋,并伴有其他多种内分泌激素的改变。

(一)蓝斑-交感-肾上腺髓质系统的变化

1. 结构基础 LSAM的中枢整合部位主要位于脑桥蓝斑,上行与大脑边缘系统(如杏仁体、海马和新皮质)等有密切的往返联系,是应激时情绪、认知和行为变化的结构基础;下行则主要至脊髓侧角,调节交感神经张力及肾上腺髓质中儿茶酚胺的释放。儿茶酚胺包括肾上腺素、去甲肾上腺素和多巴胺。

2. 基本效应 应激时LSAM的中枢效应与去甲肾上腺素的释放有关,主要是引起兴奋、警觉及紧张、焦虑等情绪反应,并可能是启动HPAC兴奋的关键。其外周效应主要表现为血浆儿茶酚胺水平迅速增高,介导一系列代谢和心血管变化,使机体处于唤起状态,保障心、脑和骨骼肌等重要器官在应激时的能量需求。

3. 防御意义及不利影响 LSAM主要参与调控机体对应激的急性反应。其防御意义为:①加强心脏功能:交感神经兴奋,儿茶酚胺释放导致心率增快,心肌收缩力增强,从而提高心输出量;②血流重新分布:儿茶酚胺引起外周血管阻力增加,血压升高同时发生血流重新分布,皮肤、胃肠道和肾脏的血管收缩,血液灌流减少;冠状动脉与骨骼肌血管扩张,灌流增加,保证相对重要的心脏、脑和骨骼肌(格斗需要)的血液供应;③改善肺功能:儿茶酚胺扩张支气管,改善肺泡通气;④促进能量代谢:促进糖原、脂肪分解,升高血糖,满足应激时能量代谢增加的需求。但强烈和持续的交感 - 肾上腺髓质系统的兴奋可导致明显的耗能、血管痉挛、某些部位的组织缺血及致死性心律失常等。

（二）下丘脑 - 垂体 - 肾上腺皮质激素系统的变化

1. **结构基础** HPAC 由下丘脑的室旁核、腺垂体和肾上腺皮质组成。室旁核为中枢位点,上行至杏仁核、边缘系统、海马结构,下行主要通过激素调控腺垂体和肾上腺皮质的功能。应激时,来自躯体的应激传入信号或来自边缘系统整合的下行信号皆可引起此轴兴奋。

2. **基本效应** 应激时 HPAC 兴奋所产生的中枢效应为促肾上腺皮质激素释放激素(corticotropin releasing hormone,CRH)产生增多,导致情绪和行为的变化。适量 CRH 可促进适应,使机体兴奋或产生愉悦感;过量 CRH 则使机体产生焦虑、抑郁、厌食等情绪改变和学习记忆能力下降。HPAC 兴奋的外周效应主要由糖皮质激素(glucocorticoid,GC)分泌增多引起。

3. **防御意义及不利影响** GC 分泌增多是应激最重要的反应之一,其防御代偿意义为:①有利于维持血压:GC 本身对心血管没有直接调节作用,儿茶酚胺需要 GC 存在才能发挥对心血管的调节作用,称为 GC 的允许作用;②有利于脂肪动员供能:GC 对儿茶酚胺、胰高血糖素和生长素的脂肪动员有允许作用,促进脂肪分解;③有利于维持血糖:GC 可促进蛋白质分解和糖异生,补充肝糖原储备;④对抗细胞损伤:GC 可稳定细胞膜,减轻溶酶体酶对细胞的损害,保护细胞;⑤抗炎作用:GC 可抑制中性粒细胞的活化,抑制炎症介质生成。但 GC 持续增加会对机体产生一系列不利影响,如:抑制免疫反应,易发生感染;抑制性腺功能,性功能减退和月经不调等;抑制甲状腺功能,内分泌紊乱;血脂、血糖升高等代谢异常。

应激还会导致其他神经 - 内分泌的变化,如 β- 内啡肽、抗利尿激素、醛固酮、胰高血糖素的水平升高,胰岛素减少,生长激素在急性应激时分泌增多,而在慢性应激时分泌减少。

二、急性期反应

在感染、炎症、组织损伤等强烈应激原作用于机体后的短时间(数小时至数日)诱发机体产生的快速防御反应,称为急性期反应(acute phase reaction,APR)。表现为体温升高、血糖升高、外周血巨噬细胞增多,以及血浆蛋白含量的急剧变化。通常将这些含量急剧变化的血浆蛋白称作急性期蛋白(acute phase protein,APP)。

大部分 APP 在肝脏合成,少量在单核巨噬细胞、内皮细胞和成纤维细胞等生成。应激时有些 APP 含量显著增高,主要包括 C 反应蛋白(C-reactive protein,CRP)、血清淀粉样蛋白 A、结合珠蛋白、纤维蛋白原、补体成分、铜蓝蛋白等;少数 APP 浓度反而下降,如白蛋白、转铁蛋白等。

APP 的生物学功能为:①抗损伤:APP 中的多种蛋白酶抑制剂可抑制蛋白酶,铜蓝蛋白促进氧自由基清除,因而 APP 可抑制炎症、创伤、感染等引起的组织损伤;②抗感染:CRP、补体 C3 等可激活补体系统,介导先天免疫应答,发挥抗感染作用,CRP 可增强吞噬细胞的功能,有利于清除异物和坏死组织;③参与凝血及纤溶:血浆中增加的凝血因子及纤维蛋白原可促进凝血,阻止病原体扩散;纤溶酶原可促进纤溶系统激活,利于组织修复;④结合运输功能:某些 APP 可作为载体蛋白,结合运输游离的 Cu^{2+}、血红素等,避免其危害。

三、细胞应激反应

细胞应激反应(cellular stress response)指各种刺激因素导致核酸或蛋白质等生物大分子损伤与细胞稳态破坏时,细胞通过调节自身的蛋白表达与活性,产生的系列防御反应,以增强其抗损伤能力和重建细胞稳态。例如生物体在热刺激或其他应激原作用下,热激蛋白

(heat shock protein,HSP)生成增多。HSP 具有分子伴侣的作用,生物学功能为帮助新合成的蛋白质正确地折叠与转位、促进变性的蛋白质复性、协助蛋白酶系统对损伤的蛋白质进行降解。因此,HSP 可增强细胞对有害刺激的抗损伤能力,进而发挥非特异性的保护作用。

第三节　应激时机体的代谢与功能变化

应激可引起较为广泛的机体变化,涉及各个生理系统。

一、物质代谢的变化

应激时由于儿茶酚胺、糖皮质激素等的作用,可出现糖、蛋白质、脂肪的分解代谢增强,代谢率增高,出现应激性高血糖,严重者出现应激性糖尿,血中游离脂肪酸和酮体增多及负氮平衡。高代谢率为机体应激提供足够的能量,但应激持续时间过长,则易导致消瘦、体重下降、抵抗力降低。

二、各系统功能变化

(一)中枢神经系统

中枢神经系统(central nervous system,CNS)是应激反应的调控中心,CNS 也容易受到应激反应的影响。CNS 中与应激关系最密切的部位包括大脑皮质、边缘系统、杏仁体、海马、下丘脑及脑桥的蓝斑等。应激时蓝斑及其投射区活性升高,机体出现紧张、兴奋和专注度提高;过度则出现焦虑、愤怒和恐惧等负性情绪反应。HPAC 的适度兴奋有助于维持良好的学习能力和情绪,但其过度兴奋或兴奋不足都可以引起 CNS 的功能障碍,出现抑郁、厌食,甚至自杀倾向。此外,多巴胺能神经元、5- 羟色胺能神经元、γ- 氨基丁酸能神经元及脑内阿片肽能神经元等与应激反应关系也十分密切,与应激时情绪和行为障碍产生有关。

(二)心血管系统

应激时交感神经被激活,儿茶酚胺分泌增多,加之肾上腺皮质释放的大量 GC 的允许作用,导致心率加快,心肌收缩力增加,心输出量增加,总外周阻力增高,血压升高,血液重新分布。过度强烈的精神应激能够促进高血压、冠心病的发生与发展,引起严重的心律失常,甚至猝死。

(三)消化系统

应激时 CRH 分泌增加会引起食欲减退。交感 - 肾上腺髓质系统的强烈兴奋引发胃肠血管持续收缩,血流量明显减少,出现应激性溃疡。

(四)泌尿生殖系统

应激时交感 - 肾上腺髓质系统兴奋使肾血管收缩,肾小球滤过率降低;肾素 - 血管紧张素 - 醛固酮系统的激活也引起肾血管收缩,表现为尿少,尿比重升高,水钠排泄减少。应激时 HPAC 抑制性腺轴,主要表现为月经紊乱或闭经、哺乳期乳汁减少甚至突然断乳、性欲减退等。

(五)血液系统

急性应激时非特异性抗感染能力和凝血活性增强,外周血白细胞增多,血小板增多且黏附性增强,血液凝固性和纤溶活性暂时增强,但也促进血栓形成与弥散性血管内凝血等不利因素发生。慢性应激时,患者常出现贫血,血清铁降低且补铁无效,可能与单核巨噬细胞系统对红细胞的破坏加速有关。

(六) 免疫系统

应激时免疫功能低下主要与神经 - 内分泌变化相关。应激时 GC 和儿茶酚胺大量释放,主要显示抑制免疫系统。另外,免疫细胞可释放多种神经 - 内分泌激素,这些激素对神经 - 内分泌系统也具有调节作用,参与应激反应的调控。

第四节　应激与疾病

应激虽然属于适应性反应,但劣性刺激导致的应激过程往往成为多种疾病的原因,既有躯体疾病,也有精神心理障碍。

一、应激与心血管疾病

应激与原发性高血压、冠心病及心律失常等心血管疾病的关系密切。持续的不良情绪因素可显著促进高血压和冠心病的发生。交感 - 肾上腺髓质系统及肾素 - 血管紧张素 - 醛固酮系统激活,致使外周小动脉收缩,血管壁增生变厚,钠、水潴留,循环血量增加;GC 分泌增多使血管平滑肌对儿茶酚胺的敏感性增加。这些因素使外周阻力增加,促进高血压发生发展。GC 可引起代谢改变,血胆固醇升高;交感兴奋引起的急性期反应导致血液黏滞度和凝固性升高,促进血管损伤部位血栓形成,引起急性心肌缺血和心肌梗死。某些惊吓、激怒等心理情绪应激常引起心律失常,心源性猝死是最严重的应激性疾病。

二、应激性溃疡

应激性溃疡指患者在遭受强烈应激(如大手术、大面积烧伤、严重的创伤和重病等)情况下,出现胃、十二指肠黏膜的糜烂、浅溃疡、渗血等。其病变常较表浅,严重时可发生胃肠道穿孔与大出血。临床上主要表现为呕血或黑便。如未发生穿孔,在应激原消失后应激性溃疡可数日自愈。

应激性溃疡的主要机制为:①胃肠道黏膜缺血:应激时由于交感 - 肾上腺髓质系统兴奋,儿茶酚胺释放增多,使胃和十二指肠黏膜的小血管发生收缩,黏膜缺血缺氧;②黏膜屏障功能降低:GC 可使黏膜上皮细胞不能产生足量的碳酸氢盐和黏液,使黏膜上皮细胞之间的紧密连接和覆盖于黏膜表面的碳酸氢盐黏液层所组成的胃黏膜屏障遭到破坏;胃腔内的 H^+ 反向逆流进入黏膜,黏膜血流量减少,侵入黏膜的 H^+ 不能被血流中 HCO_3^- 中和,也难以被血流及时运走,使 H^+ 在黏膜内积聚而造成损伤;③其他损伤因素:胆汁逆流在胃黏膜缺血的情况下可损害黏膜屏障功能;损伤性应激时氧自由基损伤黏膜上皮。

三、应激与精神、心理障碍

应激对中枢神经系统的剧烈影响可造成多种精神障碍和心因性疾病。

(一) 急性应激反应

急性应激反应是因激烈的心理社会应激原作用后,在数分钟或数小时内造成功能性的精神障碍。患者表现为强烈恐惧体验的精神运动性兴奋或精神运动性抑制,持续时间较短,通常在数日或 1 周内缓解,预后良好。

(二) 创伤后应激障碍

创伤后应激障碍(post-traumatic stress disorder,PTSD)指经受异乎寻常的威胁性或灾难性心理创伤后,延迟出现并且长期持续的精神障碍综合征。患者主要表现为长时间不能从创伤中恢复，反复呈现残酷的、悲惨的现场场面（如残酷的战争、严重的创伤、自然灾害、儿童受家庭虐待及被强暴或劫持），持续性回避创伤相关刺激，并伴有惊恐、痛苦和无助等反应。创伤事件是导致 PTSD 的必要条件，其他影响因素还包括精神障碍家族史与既往史、童年心理创伤、性格内向或神经质倾向、家境较差、身体健康状态欠佳等。

（三）适应障碍

适应障碍指由于生活改变或环境变化等心理应激，加上本身人格缺陷及脆弱的心理特点而产生的情感障碍，表现为适应不良（生活无规律、品行障碍、认知及工作能力下降、焦虑、抑郁等）和生理功能障碍（睡眠障碍、食欲不佳等）。

四、应激与免疫相关疾病

无论是躯体应激还是心理应激，都会导致机体免疫功能的改变。

（一）免疫功能抑制

惊吓、愤怒、心理紧张可诱使哮喘发作；慢性或长时间的心理应激可引起免疫功能低下，对感染性疾病的抵抗力下降，并可促进肿瘤的发生和发展。应激时免疫功能低下主要与神经 - 内分泌的变化有关，如过度释放的 GC 和儿茶酚胺抑制免疫系统。

（二）自身免疫病

应激也可以诱发类风湿关节炎、系统性红斑狼疮等自身免疫病，患者常有精神创伤史，并且严重的心理应激可诱发这些疾病的急性发作。

（徐小燕）

复习思考题

1. 试述应激性溃疡的发病机制。
2. 应激时有哪些神经 - 内分泌变化？这些变化有哪些积极的防御作用？

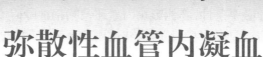

第二十八章

弥散性血管内凝血

📝 **学习目标**

　　弥散性血管内凝血是以止血、凝血功能障碍为特征的一种危重病理状态,有极高的临床致死率。本章介绍弥散性血管内凝血的概念、病因、发病机制、分期及主要病理改变。

1. 掌握弥散性血管内凝血的概念、分期和发病机制。
2. 熟悉弥散性血管内凝血的病因、发生发展的影响因素和主要临床表现。
3. 了解弥散性血管内凝血的分型。

　　弥散性血管内凝血(disseminated intravascular coagulation,DIC)指在某些致病因子作用下,大量促凝物质入血,凝血机制被激活,微循环中形成广泛的微血栓,继而凝血因子和血小板被大量消耗,继发性纤溶系统亢进,机体出现的以止血、凝血功能障碍为特征的病理生理过程。主要临床表现为出血、休克、器官功能障碍及微血管病性溶血性贫血等,是一种危重的临床综合征。

第一节　弥散性血管内凝血的病因与发病机制

一、弥散性血管内凝血的病因

　　弥散性血管内凝血的病因几乎遍及临床各科,其中以严重感染性疾病最为常见,另外,恶性肿瘤、产科意外、大手术、严重创伤等也比较常见(表 28-1)。

表 28-1　DIC 的常见病因

分类	主要疾病或病理过程
感染性疾病	革兰氏阴性菌或阳性菌感染、病毒感染等
恶性肿瘤	血液、消化、呼吸和泌尿系统肿瘤
妇产科疾病	流产、羊水栓塞、胎盘早剥、宫内死胎、子宫破裂、剖宫产手术、异位妊娠
手术与创伤	大手术、严重创伤、严重软组织挫伤、大面积烧伤
中毒或免疫反应	毒蛇咬伤、输血反应、移植排斥

　　以上疾病或病理过程由于存在能够触发凝血系统激活的因素,因此可导致 DIC 的发生发展。

二、弥散性血管内凝血的发病机制

虽然 DIC 的发生发展过程因基础疾病不同而异,其发病机制也十分复杂,但 DIC 的始动环节主要是大量促凝物质入血,激活凝血系统,凝血酶增多,启动凝血反应。因此,可在正常凝血机制基础上探讨 DIC 的发病机制。

正常血液凝固过程可分为 3 个阶段:①凝血酶原激活物的形成;②凝血酶的形成;③纤维蛋白的形成。根据凝血酶原激活物生成的途径不同,可将凝血过程分为内源性和外源性凝血途径。内源性凝血途径通常由凝血因子Ⅻ被激活所启动;而外源性凝血途径是由组织因子释放开始。一旦起始因子激活,下游因子会相继激活。凝血因子 X 激活后,内外源凝血途径联系起来,共同完成凝血过程(图 28-1)。

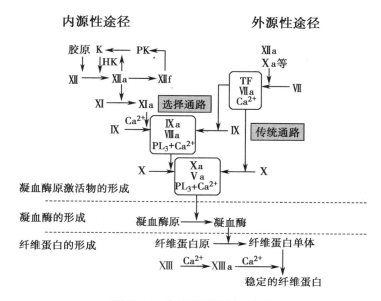

图 28-1 血液凝固机制示意图

在这 3 个阶段中,多个环节的异常都可成为引发 DIC 的原因。

(一)组织因子释放,外源性凝血系统激活

组织因子(tissue factor,TF)是凝血因子Ⅶ的受体和辅因子,广泛存在于全身各组织细胞中。当严重创伤、烧伤、外科手术、产科意外时,受损的组织细胞可释放大量 TF 入血;此外,坏死的肿瘤组织、感染等因素激活的内皮细胞与白细胞也可迅速表达 TF,并释放入血。暴露于血浆中的 TF 与凝血因子Ⅶ形成复合物,并成为活化形式 FⅦa。TF-Ⅶa 复合物在 Ca^{2+} 和磷脂参与下激活凝血因子 X(传统通路),启动外源性凝血途径;除传统通路外,TF 也可通过激活凝血因子Ⅸ(选择通路),启动内源性凝血系统,导致 DIC 发生。

(二)血管内皮细胞损伤,凝血、抗凝调控失调

1. 细菌、病毒、免疫复合物、持续缺血缺氧、酸中毒等都可以损伤内皮细胞,胶原暴露。凝血因子Ⅻ与胶原、内毒素或免疫复合物等带负电荷的物质接触后激活;凝血酶、纤溶酶、胰蛋白酶等蛋白水解酶可将 FⅫ水解为 FⅫf,FⅫf 又将激肽释放酶原激活为激肽释放酶,后者再将 FⅫ激活。FⅫ一旦被大量激活,将依次激活其下游因子,启动内源性凝血系统,导致 DIC 发生。

2. 血管内皮细胞抗凝作用降低,血栓调节蛋白——蛋白质 C(protein C,PC)和肝素 - 抗

凝血酶Ⅲ（antithrombin Ⅲ，AT-Ⅲ）系统功能降低。

3. 血管内皮细胞产生组织型纤溶酶原激活物减少，纤溶酶原激活物抑制物增多，使纤溶活性降低。

（三）血小板激活与血细胞破坏

1. 血管壁受损后暴露的胶原、凝血酶、血栓素 A_2、LPS、免疫复合物等可以激活血小板。活化的血小板会释放多种血小板因子、腺苷二磷酸（ADP）、纤维蛋白原等，加速凝血，促进 DIC 形成。

2. 异型输血、疟疾、急性溶血时红细胞被大量破坏，释放 ADP 和膜磷脂。ADP 能促进血小板的黏附、聚集，膜磷脂既有直接促凝作用，又能通过促进血小板的释放反应而起到间接促凝作用。急性白血病患者放、化疗导致白细胞大量破坏时，释放组织因子样物质，激活外源性凝血途径，可促进 DIC 发生。

（四）其他促凝物质入血

急性坏死性胰腺炎时，大量入血的胰蛋白酶可激活凝血酶原，促进凝血酶生成；某些肿瘤细胞能分泌促凝物质，激活凝血因子 X；某些蛇毒含有蛋白水解酶，通过酶切将凝血酶原活化为凝血酶，触发血液凝固；羊水含组织因子样物质，以及血管内皮细胞受到内毒素刺激表达 TF，亦可促进 DIC 的发生。

三、影响弥散性血管内凝血发生发展的因素

（一）单核巨噬细胞系统功能受损

单核巨噬细胞不但具有清除促凝物质（LPS、含 TF 的组织碎片、ADP 等）的作用，还能吞噬清除活化的凝血因子、纤维蛋白降解产物。若单核巨噬细胞系统功能受损将促进 DIC 的发生发展。如在全身性施瓦茨曼（Shwartzman）反应中，注射细菌或 LPS 后，单核巨噬细胞系统可出现 LPS 耐受现象；此时再注射 LPS，该系统清除凝血因子的能力大大降低，容易促进 DIC 发生。另外，长期应用大剂量糖皮质激素、脾切除、反复感染等，亦可抑制单核巨噬细胞系统功能，诱发 DIC。

（二）肝功能严重障碍

肝脏负责合成大部分凝血与抗凝物质，还能灭活凝血因子。严重肝脏疾病患者，一旦有促凝物质进入血液，极易诱发 DIC。其机制可能与肝功能降低，导致凝血、抗凝和纤溶过程失调有关；肝功能严重障碍时处理乳酸的能力降低，导致酸中毒，损伤内皮细胞，促进血小板聚集；肝细胞大量坏死时组织因子释放，启动凝血系统，促进 DIC 发生。

（三）血液高凝状态

原发性高凝状态见于遗传性抗凝血酶Ⅲ、蛋白质 C 和蛋白质 S 缺乏症等；继发性高凝状态见于肾病综合征、恶性肿瘤、妊娠后期、酸中毒等。妊娠第三周开始，孕妇血液中的血小板及凝血因子逐渐增多，抗凝血酶Ⅲ，纤溶酶原激活物减少，纤溶酶原抑制物增多，血液渐趋高凝状态，妊娠妇女易发生 DIC，到妊娠末期最为明显。因此，出现胎盘早剥、宫内死胎、羊水栓塞等产科意外时，容易导致 DIC。

（四）微循环障碍

休克等严重的全身微循环障碍可以诱导 DIC 发生。休克引起凝血功能异常改变的原因和机制为：①血液淤滞、泥化，可致红细胞聚集，血小板黏附、聚集；②有效循环血量减少，血液浓缩并伴有血液黏滞度增加；③组织缺血、缺氧可导致酸中毒和血管内皮细胞损伤，促进 DIC 发生发展；④血容量下降，肝脏和肾脏血液灌流减少，清除激活的凝血因子等凝血物质和纤溶产物功能降低，也可促进 DIC 的发生发展。

（五）纤溶系统功能降低

妊娠后期、长期吸烟、糖尿病患者或不恰当地应用纤溶抑制剂（如 6- 氨基己酸）等，过度抑制了纤溶系统功能，导致血液黏滞度增高，也可促进 DIC 发生发展。

第二节　弥散性血管内凝血的分期与分型

一、弥散性血管内凝血的分期

DIC 是一个动态发展的病理生理过程，典型的 DIC 可分为 3 期。

（一）高凝期

大量促凝物质入血，凝血系统被激活，血液中凝血酶含量增加，各脏器微循环有程度不等的微血栓形成。实验室检查显示凝血酶原时间缩短，凝血酶时间可以正常，血小板黏附性增高。

（二）消耗性低凝期

由于高凝期凝血因子和血小板的大量消耗，加上继发的纤溶系统激活，机体由高凝状态转为低凝状态，患者表现出不同程度的出血症状。实验室检查显示血小板和纤维蛋白原含量明显减少，凝血酶和凝血酶原时间明显延长。

（三）继发性纤溶亢进期

凝血酶和 FXⅡa 等可激活纤溶系统，凝血系统的过度激活则继发了纤溶系统功能亢进。此期患者出血症状十分明显，严重者出现休克和多器官功能障碍。实验室检查可见凝血因子减少，凝血酶和凝血酶原时间延长，D- 二聚体试验阳性。

二、弥散性血管内凝血的分型

由于 DIC 的病因、机体反应性和病情发展速度不同，DIC 的临床表现也明显不同。DIC 的分型如下：

（一）按 DIC 发生发展的速度分型

1. 急性 DIC　常见于各种严重感染、严重创伤、异型输血、急性移植排斥反应等。DIC 可在数小时或 1~2 天内发生，病情凶险，进展迅猛，分期不明显。临床表现以出血和休克为主，实验室检查明显异常。

2. 亚急性 DIC　常见于恶性肿瘤转移、胎盘早剥、宫内死胎等。DIC 可在数天内逐渐形成。临床表现介于急性和慢性 DIC 之间。

3. 慢性 DIC　常见于恶性肿瘤、慢性溶血性贫血、结缔组织病等。发病缓慢，病程较长。临床表现较轻，常以某器官功能不全为主要表现，有时仅有实验室检查异常，尸检时才被证实存在慢性 DIC。

（二）按 DIC 发生时机体的代偿情况分型

1. 失代偿型　多见于急性 DIC。特点是凝血因子和血小板的消耗超过了肝脏合成凝血因子及骨髓生成血小板的速度，故机体来不及代偿，患者常有明显的出血和休克。实验室检查血小板和纤维蛋白原显著减少。

2. 代偿型　多见于慢性 DIC。凝血因子和血小板的消耗与机体的生成之间呈平衡状态，临床表现不明显或仅有轻度出血和血栓形成症状。实验室检查血小板和凝血因子可在正常范围之内，但血小板活化产物、凝血因子激活标志物和纤溶相关产物可明显增多。

3. 过度代偿型　多见于慢性 DIC 后期或急性 DIC 恢复期。此时 DIC 病理过程趋缓或逐渐停止，机体代偿引起的凝血因子和血小板的生成、释放超过其消耗或降解速度，临床症状与体征减轻或消失。实验室检查凝血因子、血小板、血小板活化产物、凝血因子激活标志物和纤溶相关产物均高于正常。

第三节　弥散性血管内凝血的临床表现

DIC 的临床表现因原发病的存在而呈现出复杂性和多样性。由 DIC 单独引起的临床表现主要为出血、休克、多器官功能障碍和微血管病性溶血性贫血，其中以出血症状最为突出。临床上导致 DIC 患者死亡的原因，通常是表现隐匿的、由大量微血栓引起的微循环缺血及相应器官的不可逆功能障碍。

一、出血

（一）出血特点

出血是 DIC 最常见也是最早被发现的临床表现，约 80% 的 DIC 患者在发病初期存在不同程度的出血，表现为伤口或注射部位渗血不止，皮肤紫癜、瘀斑，牙龈出血或鼻衄，以及呕血、便血、血尿和阴道出血等。DIC 出血有以下特点：①多部位同时出现出血倾向，无法用原发病解释；②出血常比较突然，可伴有 DIC 的其他临床表现；③一般止血药疗效不佳。

（二）出血机制

可能与下列因素有关：

1. 凝血物质大量消耗　由于广泛微血栓形成，消耗了大量凝血因子和血小板，一旦上述物质的消耗超过肝脏和骨髓的代偿能力，则出现凝血功能降低导致出血倾向。

2. 继发性纤溶功能亢进　凝血过程中激活的凝血因子、激肽释放酶及增多的纤溶酶原激活物，均可激活纤溶系统，产生大量纤溶酶，降解纤维蛋白（原），水解各种凝血因子，加剧凝血功能障碍，引起出血。

3. 纤维蛋白（原）降解产物的形成　纤溶酶水解纤维蛋白（原）生成的各种分子量大小不等的蛋白质组分和多肽物质，统称纤维蛋白（原）降解产物（FDP/FgDP），具有抗凝血、抑制血小板聚集、扩张血管、增高血管通透性等功能。因此，FDP/FgDP 形成是引起 DIC 出血的重要机制。

4. 微血管损伤　DIC 进程中，各种原发或继发的缺血缺氧、酸中毒、细胞因子和自由基产生增多等都可使微血管管壁受损，导致血管通透性增高，成为 DIC 出血的机制之一。

二、休克

急性 DIC 患者容易伴发休克，休克晚期又易发生和促进 DIC 形成。休克和 DIC 可互为因果，形成恶性循环。DIC 导致休克的机制是：①心脏内微血栓形成，造成心肌缺血，心脏的泵功能降低；②形成的微血栓堵塞微血管，使回心血量减少；③广泛出血可使血容量减少；④DIC 进程中产生的激肽、组胺等血管活性物质具有强烈扩张血管和增高微血管管壁通透性的作用，使外周阻力降低，回心血量减少；⑤FDP 小片段成分 A、B 等可以增强激肽、组胺的作用，促进微血管扩张。以上因素均可导致全身微循环障碍，促进休克的发生发展。

三、器官功能障碍

大量的微血栓引起的微循环障碍，可导致受累脏器缺血性损伤，进而导致器官功能障碍甚至衰竭。轻者仅表现个别器官部分功能异常,严重者常会同时或短时间内相继出现 2 个或 2 个以上器官功能障碍,形成多器官功能障碍综合征(multiple organ dysfunction syndrome,MODS),成为引起 DIC 患者死亡的重要原因之一。不同器官受累可有不同的临床表现:①神经系统受累,脑组织淤血、水肿、出血,出现神志模糊、嗜睡、昏迷、惊厥等表现;②垂体受累坏死可引起希恩综合征(Sheehan syndrome),出现脑垂体前叶功能减退,促性腺激素分泌减少,并影响促甲状腺激素和促肾上腺激素的分泌;③胃肠道受累,可出现恶心、呕吐、腹泻和消化道出血;④肝脏受累,可出现黄疸及肝衰竭;⑤肾脏受累,严重时可致双侧肾皮质坏死和急性肾衰竭,出现少尿、蛋白尿和血尿等症状;⑥肾上腺皮质受累,可引起肾上腺皮质出血坏死,导致沃 - 弗综合征(Waterhouse-Friderichsen syndrome),出现明显休克症状和皮肤大片瘀斑等体征。

四、微血管病性溶血性贫血

DIC 患者可出现微血管病性溶血性贫血(microangiopathic hemolytic anemia)。患者外周血涂片可出现特殊的形态各异的红细胞,其外形如新月形、盔形、星形等,称为裂体细胞。裂体细胞脆性高,易发生溶血,称为微血管病性溶血性贫血。DIC 早期溶血程度较轻,不易觉察;后期因红细胞大量破坏,可出现发热、黄疸、血红蛋白尿和少尿等溶血症状及面色苍白、全身乏力等贫血症状;外周血中出现特征性的裂体细胞,某些 DIC 患者血涂片也可见不到裂体细胞。

裂体细胞产生原因:①DIC 患者由于广泛微血栓形成,纤维蛋白丝在微血管腔内形成细网状结构,当红细胞随血流通过纤维蛋白网时,红细胞在纤维蛋白丝上黏着、滞留,部分红细胞在血流冲击下破裂;②当微循环受阻时,红细胞可通过血管内皮细胞间的裂隙,被挤压到血管外,导致红细胞机械性破损;③内毒素等 DIC 病因的非机械作用,也会使红细胞变形能力降低,容易破碎。

● (徐小燕)

复习思考题

1. 妊娠末期产科意外为何容易发生 DIC?
2. 什么是裂体细胞?它是如何产生的?

 第二十九章

休　克

学习目标

休克是各种强烈致病因素导致的急性、全身性循环功能障碍,临床各科均可以见到,是急救医学与危重症医学需要重点解决的病理生理过程。
1. 掌握休克的概念、病因、分类和微循环机制。
2. 熟悉休克时细胞损伤、物质代谢及器官功能变化。
3. 了解休克的研究历史与常见休克的特点。

休克是机体在各种强烈致病因素作用下,有效循环血量急剧降低,组织血液灌流量严重不足,引起细胞缺血缺氧,各重要器官功能、代谢障碍或结构损害的急性、全身性危重病理过程。休克在临床各科均可以见到,是急救医学与危重症医学需要重点解决的病理生理过程。

第一节　休克的病因与分类

一、休克的病因

许多强烈的致病因子可引起休克,常见的病因有以下几种:

(一) 失血、失液

失血性休克常见于外伤出血、上消化道大出血、宫外孕破裂出血、产后大出血和动脉瘤破裂等;失液性休克常见于剧烈呕吐、腹泻、大量出汗等。大量失血、失液造成血容量严重不足,有效循环血量降低而导致休克。

失血后休克发生与否,不仅取决于失血量,还取决于失血速度。一般 15~20 分钟内失血量少于全血量的 10%~15% 时,机体可通过代偿使血压和组织灌流量保持稳定,不发生休克;当快速失血量超过全血量的 20%,又得不到及时补充时,则可引起休克;一旦失血量超过全血量的 45%~50%,可迅速导致死亡。

(二) 感染

细菌(尤其是革兰氏阴性菌)、病毒等引起的严重感染常可引起感染性休克。在革兰氏阴性菌引起的休克中,细菌脂多糖(LPS)扮演了重要角色。感染性休克常伴有败血症,又称为败血症休克。

(三) 烧伤

大面积烧伤常伴血浆大量丢失,使有效循环血量急剧减少而引起烧伤性休克。烧伤早期发生休克,与低血容量和疼痛有关;晚期可因继发感染而发生感染性休克。

（四）创伤

各种严重创伤，如骨折、大手术等，常因疼痛、失血和失液、组织坏死而引起创伤性休克；晚期可由继发感染发展为感染性休克。

（五）心脏功能障碍

大面积急性心肌梗死、急性心肌炎、心包压塞、严重心律失常等心脏病变，以及肺栓塞、张力性气胸等心外阻塞性病变，均可引起心输出量急剧减少，有效循环血量严重不足，引发心源性休克。

（六）过敏

过敏体质者注射某些药物（如青霉素）、血清制品或疫苗、进食某些食物或接触某种物质后，可发生过敏性休克。过敏性休克属于I型超敏反应，其发生与组胺、缓激肽等大量释放入血，使毛细血管通透性增高、血管床容积扩大有关。

（七）强烈的神经刺激

剧烈疼痛、全身麻醉程度过深、高位脊髓麻醉或损伤、脑干损伤等，可引起神经源性休克。其发生与血管运动中枢抑制、阻力血管扩张、有效循环血量相对不足有关。

二、休克的分类

（一）按病因分类

根据病因，分为失血性休克、失液性休克、感染性休克、烧伤性休克、创伤性休克、心源性休克、过敏性休克和神经源性休克等。

（二）按休克的始动环节分类

有效循环血量减少是不同原因所致休克的共同发病学基础，是休克发病的中心环节。充足的血容量、正常的血管容积和良好的心泵功能是维持有效循环血量的3个基本因素。各种病因都是通过影响其中1个或几个因素使有效循环血量急剧改变而导致休克发生的。因此，将血容量减少、外周血管容量扩张和心泵功能障碍称为休克发生的三大始动环节。根据始动环节不同，可将休克分为3类：

1. 低血容量性休克 由于血容量减少所引起的休克。失血、失液、烧伤、创伤等原因导致血容量急剧减少、回心血量和心输出量减少，有效循环血量不足，引发休克。临床上常表现为"三低一高"：中心静脉压（CVP）、心输出量、动脉血压降低，外周血管阻力增加。

2. 血管源性休克 见于神经源性休克、过敏性休克及部分感染性休克。上述病因通过释放舒血管物质或抑制交感缩血管功能，导致外周血管扩张，大量血液淤积在扩张的小血管中。

3. 心源性休克 由于心脏泵血功能障碍，心输出量急剧减少、有效循环血量和组织器官灌流量下降所引起的休克。常见于大面积急性心肌梗死等心肌源性病变及心包压塞、肺栓塞等非心肌源性病变。心源性休克起病急，心输出量和动脉血压迅速降低，预后差，死亡率高达80%。

将病因与始动环节结合起来进行分类，更有利于临床对休克的诊断与治疗。

（三）按血流动力学特点分类

根据心输出量与外周阻力变化的血流动力学特点，可以将休克分为3类。

1. 低排高阻型休克 又称低动力型休克。临床较常见，低血容量性休克、心源性休克、创伤性休克和大多数感染性休克都属于此型。血流动力学特点是心输出量减少，外周阻力升高。由于皮肤血管收缩，皮肤温度降低，故又称"冷休克"。

2. 高排低阻型休克 又称高动力型休克。此型较少见，见于过敏性休克、神经源性休克和部分感染性休克。血流动力学特点是心输出量增加,外周阻力降低。由于皮肤血管扩张,动静脉短路开放,皮肤潮红、局部温度升高,故又称"暖休克"。

3. 低排低阻型休克　常见于各类型休克的晚期阶段,为休克的失代偿表现。血流动力学特点是心输出量、外周阻力及动脉血压均明显降低。

第二节　休克的发生机制与分期

尽管休克的病因不同,始动环节也不一致,但有效循环血量减少所致的微循环障碍是多数休克的共同发病基础。

微循环指微动脉和微静脉之间的血液循环,包括 3 条通路:①营养通路(迂回通路):由微动脉、后微动脉、毛细血管前括约肌、真毛细血管网和微静脉组成,是物质交换的主要场所。正常微循环仅有 20% 左右的毛细血管轮流交替开放,其中的血量占全血量的 5%~6%,而大部分毛细血管处于关闭状态;②直捷通路:是后微动脉的延续,血液经通血毛细血管直接与微静脉相通,可以加快血液循环,通常处于开放状态,物质交换功能很弱;③动静脉短路或动静脉吻合支:位于微动脉和微静脉之间,一般处于关闭状态,当环境温度升高时开放,皮肤血流增加,有利于散热,休克时动静脉短路开放,导致营养通路血流减少。

微循环血管中微动脉、后微动脉、毛细血管前括约肌又称前阻力血管,可决定微循环灌入血量,参与全身血压的调节。微静脉又称后阻力血管,决定微循环的流出量,参与回心血量的调节。

根据微循环变化特点,可将休克大致分为 3 个阶段。下面以典型低血容量性休克为例,阐述休克微循环的发展过程及其变化机制(图 29-1)。

一、微循环缺血性缺氧期

此期又称休克早期或休克代偿期。机体因交感-肾上腺髓质系统兴奋,微循环血管收缩,灌流减少,组织细胞缺血缺氧,可通过多种代偿机制维持血压和重要脏器的血液灌流。

(一)微循环变化特点

皮肤与内脏的微循环血管持续性痉挛,尤其是微动脉、后微动脉、毛细血管前括约肌收缩更为强烈,致使毛细血管前阻力明显增加,大于后阻力。大量真毛细血管网关闭,血流速度明显减慢,轴流消失,微循环营养通路灌流量急剧减少。同时动静脉吻合支开放,血液主要通过直捷通路和动静脉吻合支回流。此期微循环灌流特点为:少灌少流,灌少于流,组织细胞缺血缺氧。

(二)微循环变化机制

1. 交感-肾上腺髓质系统兴奋　不同类型的休克可通过不同机制兴奋交感-肾上腺髓质系统,儿茶酚胺大量释放入血,通过与血管壁的 α 受体结合,引起外周血管收缩。微动脉、后微动脉和毛细血管前括约肌 α 受体的密度高于微静脉,因此,毛细血管前阻力增加更著,大量真毛细血管网关闭。儿茶酚胺亦可通过与 β 受体结合,使动静脉吻合支开放,加剧营养通路的缺血。

2. 其他缩血管体液因子的释放　低血容量、交感神经兴奋及儿茶酚胺等,可刺激机体产生大量体液因子,如血管紧张素Ⅱ、抗利尿激素、血栓素 A_2(TXA$_2$)、内皮素等,均有强烈缩血管作用,使微循环灌流减少。

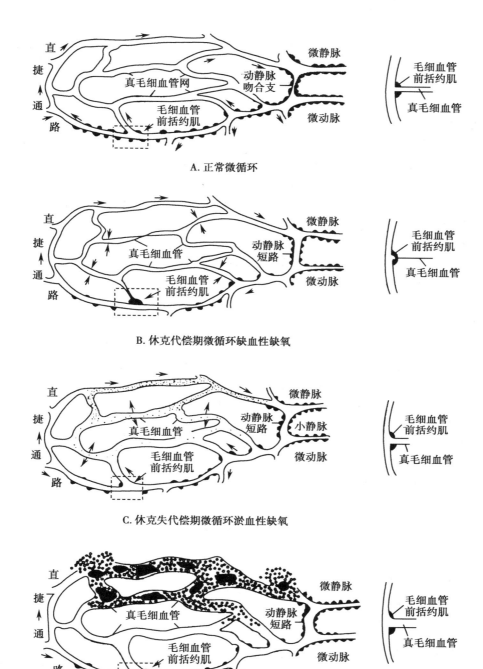

图 29-1　休克时微循环障碍发展过程示意图

（三）微循环的代偿变化

休克早期微循环变化对维持动脉血压和保证重要脏器的血供具有一定的代偿意义。

1. 动脉血压的维持　　动脉血压的维持依赖充足的回心血量、良好的心脏泵功能和适当的外周阻力 3 个基本因素。本期动脉血压通过代偿可不降低，或略有降低，其机制如下：

（1）回心血量增加：机体通过自身输血和自身输液等增加回心血量。①自身输血：静脉系统是机体的容量血管,可容纳全血量的 60%~70%。休克早期静脉系统收缩,使肌性小静脉和肝、脾储存库血液进入循环,迅速回心,起到"自身输血"的效果,这是休克早期增加回心血量的第一道防线。②自身输液:由于此期微循环缺血,毛细血管流体静压降低,使组织液大量回流进入血管内,起到"自身输液"的作用,构成休克早期增加回心血量的第二道防线。另外,肾血流量减少,激活肾素-血管紧张素-醛固酮系统,使肾小管对水钠重吸收增加,也有助于增加循环血量。

（2）心输出量增加:交感神经兴奋和儿茶酚胺释放增多,使心率加快,心肌收缩力加强;加之静脉回心血量增加,最终促进心输出量增加,有助于维持血压。

（3）外周阻力增高:交感神经兴奋和儿茶酚胺释放增多,使动脉平滑肌收缩,特别是细小动脉收缩,导致外周阻力增加,促进血压回升。

2. 血液重新分布　交感神经末梢和 α 受体在不同器官的分布密度不同,使机体血液得以重新分布,保证心、脑等重要脏器的血供,具有重要代偿意义。如皮肤和腹腔脏器的血管 α 受体密度较高,血管明显收缩;而冠状动脉以 β 受体为主,交感-肾上腺髓质系统激活反而引起冠状动脉扩张。

（四）临床表现

患者因皮肤缺血而表现为面色苍白、四肢冰冷;因汗腺分泌增加而出冷汗;因交感神经的正性心率和缩血管作用,使心率加快、脉搏细速;因肾脏缺血而尿量减少。由于血液的重新分布保证了脑血液灌流,所以患者神志一般清楚,但因交感神经兴奋而烦躁不安。血压可骤降（如大失血或心源性休克）、略降、甚至正常或稍高,但由于外周阻力明显加大,脉压明显缩小。由此可见,血压下降与否并不是判断早期休克的指标。

此期为休克代偿期,应尽早去除病因,积极治疗,防止休克进一步向失代偿期发展。

二、微循环淤血性缺氧期

此期又称休克期、休克进展期、可逆性休克失代偿期。机体因酸中毒及扩血管物质等的作用,微循环扩张、淤血,组织细胞淤血性缺氧,出现失代偿性变化及恶性循环。

（一）微循环变化特点

微动脉、后微动脉、毛细血管前括约肌收缩减弱,逐步扩张,导致前阻力减少。大量血液涌入真毛细血管网,毛细血管流体静压增大,血浆外渗,血液浓缩,黏滞性增大。血流缓慢,血细胞黏附于微静脉,使微循环后阻力增大,血液淤滞于微循环中。此期微循环灌流特点为:多灌少流,灌多于流,组织细胞淤血性缺氧。

（二）微循环变化机制

此期尽管交感-肾上腺髓质系统仍持续兴奋,儿茶酚胺进一步增高,但血管收缩性降低,微循环血管逐步扩张;同时血流进一步减慢,血液淤滞。

1. 微循环扩张的机制

（1）酸中毒:休克早期组织缺血缺氧,无氧酵解增强,大量乳酸堆积,导致代谢性酸中毒,使血管平滑肌（尤其是前阻力血管）对儿茶酚胺的反应性降低。

（2）局部扩血管物质增多:缺氧、酸中毒等可刺激肥大细胞释放组胺,进一步促进 5-羟色胺的释放;ATP 分解增强,其代谢产物腺苷在局部堆积;细胞分解破坏后释放大量 K^+;激肽系统激活产生缓激肽等。

2. 血液淤滞的机制

（1）白细胞黏附:在创伤、缺氧、酸中毒、感染等因素作用下,白细胞和血管内皮细胞表达黏附分子增多,白细胞黏附于血管内皮细胞,甚至阻塞微血管,加大了毛细血管后阻力,导致毛细血管血流淤滞。

（2）血液浓缩：组胺、缓激肽、脂多糖等可导致血管通透性增高，使血浆外渗，血液浓缩，血液黏滞度增加，血流速度进一步减慢，加重血液淤滞。

（三）微循环淤血的后果

由于此期微循环血管床大量开放并处于淤血状态，毛细血管流体静压升高，自身输血和自身输液停止，回心血量减少，心输出量减少，血压进行性下降。随着血压降低，心、脑等组织的血供也无法得到保证。交感 - 肾上腺髓质系统持续兴奋，微循环灌流量进一步减少，组织缺氧更加严重，形成恶性循环。

（四）临床表现

由于代偿失调，患者血压进行性下降，脉搏细速，脉压变小；皮肤因淤血而出现花斑或发绀；缺血缺氧、酸中毒等原因造成心音低钝、心搏无力；肾脏缺血进一步加重，导致少尿甚至无尿；因脑组织缺血，出现神志淡漠甚至昏迷。此期如不及时抢救则可发展为休克晚期。

三、微循环衰竭期

又称休克晚期、难治期、不可逆性失代偿期、DIC 期。此期微血管发生麻痹性扩张，微循环中大量微血栓形成，出现"不灌不流"、血流停止，组织细胞因严重缺血缺氧而损伤，出现DIC，重要器官功能衰竭，病情迅速恶化甚至死亡。

（一）微循环变化特点

微循环在淤血的基础上，微血管发生麻痹性扩张，对任何血管活性物质失去反应性，微循环中大量微血栓形成，血流停止，可出现毛细血管无复流现象。此期微循环灌流特点为：不灌不流、血流停止，组织细胞得不到氧气和营养物质供应。

（二）微循环变化机制

严重缺氧和酸中毒、大量一氧化氮、炎症介质和局部代谢产物可促进微血管麻痹性扩张；而血液流变学变化、内皮细胞和组织损伤则会促进 DIC 发生。

1. 微血管麻痹性扩张　缺氧和酸中毒加重，使血管对儿茶酚胺反应性显著降低；炎症介质可刺激大量一氧化氮、氧自由基等生成，也使微血管反应性降低，最终导致微血管麻痹性扩张。

2. DIC 形成

（1）血液流变学变化：微循环淤血不断加重，血液浓缩，血流缓慢，血液黏滞度增加，使凝血因子浓度增加，血小板和红细胞较容易聚集形成微血栓。

（2）凝血系统激活：严重缺氧、酸中毒、内毒素等导致内皮细胞损伤，胶原暴露并释放组织因子，启动内源性与外源性凝血系统；烧伤、创伤、感染等造成组织损伤，释放组织因子，启动外源性凝血系统。

（3）TXA_2-PGI_2 平衡失调：休克晚期，TXA_2 生成增多而 PGI_2 生成减少，可促进血小板聚集和小血管收缩，从而促进 DIC 发生。

（三）微循环衰竭的后果

微循环血流停滞和大量微血栓形成，造成全身器官持续低灌流状态，内环境受到严重破坏，引起溶酶体酶释放，活性氧和大量炎症介质等产生，造成组织细胞损伤，器官功能障碍，严重时可引起多器官功能障碍综合征，甚至死亡。

（四）临床表现

微循环衰竭期病情危重，患者常濒临死亡，治疗难度极大。

1. 循环衰竭　患者出现进行性顽固性低血压，甚至测不到，升压药难以使血压回升；心

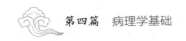

音低弱,脉细如丝,甚至摸不到;浅静脉严重萎陷,输液十分困难。

2. 并发 DIC　常伴有贫血、出血等症状。并非所有休克都会出现 DIC,不同类型休克出现 DIC 的时间也不一致。但 DIC 一旦形成,则会促进病情恶化,也是导致休克难治的重要原因。

3. 重要器官功能障碍　可出现心、脑、肺、肝、肾等重要器官功能障碍,出现呼吸困难、少尿或无尿,意识模糊甚至昏迷等表现。器官功能障碍常导致休克进一步恶化,严重者出现多器官功能障碍综合征。

第三节　细胞损伤和物质代谢改变

休克的病因可直接导致细胞损伤,微循环障碍所致的缺氧、酸中毒等也可导致细胞功能、物质代谢和结构的改变。临床上应用改善细胞功能、代谢的药物能促进微循环和器官功能的改善,具有明显的抗休克作用。

一、细胞损伤

休克时损伤的细胞被称为休克细胞。细胞损伤是各器官功能障碍的共同基础。休克时的细胞损伤首先发生在生物膜(包括细胞膜和细胞器膜),继而细胞器发生功能障碍和结构损害,直至细胞死亡。

（一）细胞膜的变化

细胞膜是休克时细胞最早发生损伤的部位。主要表现为:细胞膜钠钾泵、钙泵等离子泵功能障碍,通透性增高,导致 K^+ 外流而 Ca^+、Na^+ 内流,细胞水肿。内皮细胞水肿使微循环管腔狭窄,甚至出现无复流;膜流动性下降会导致红细胞变形能力减弱,加重微循环障碍。

（二）线粒体的变化

线粒体是细胞有氧氧化和氧化磷酸化的场所,是细胞内能量产生的主要部位,同时也是休克时最早累及的细胞器。休克早期仅表现为线粒体功能降低,ATP 生成减少;晚期线粒体可出现不同程度的肿胀、嵴断裂、线粒体膜破裂等结构破坏。线粒体损伤可导致呼吸链障碍,能量物质产生减少,亦可启动细胞的凋亡。

（三）溶酶体的变化

缺氧、酸中毒等造成溶酶体肿胀、空泡形成,并释放溶酶体酶,引起细胞自溶;溶酶体酶亦可激活激肽系统、纤溶系统,导致组胺释放,造成血浆外渗,血液浓缩,促使 DIC 发生。胰腺外分泌细胞溶酶体破裂,形成心肌抑制因子,直接抑制心肌收缩。

（四）细胞死亡

休克的原始病因和微循环障碍所致的代谢紊乱,最终都可导致细胞坏死或凋亡。

二、物质代谢的改变

（一）物质代谢改变

休克时严重的微循环障碍导致组织低灌流和细胞供氧减少,葡萄糖有氧代谢受阻,无氧糖酵解过程明显增强。脂肪和蛋白质分解代谢增强,合成代谢减弱。

（二）乳酸酸中毒

休克时缺氧,无氧糖酵解增强,乳酸生成明显增多;同时肝脏因缺氧抑制乳酸转化为葡萄糖,肾功能受损使乳酸排泄减少,结果导致高乳酸血症及代谢性酸中毒。

第四节　器官功能障碍与衰竭

休克的病理改变可累及各重要器官,引起单一器官损害或多器官功能障碍综合征。

一、休克时重要器官功能障碍

(一)肺功能障碍

休克早期,由于缺氧等因素,可使呼吸加快,通气过度,表现为呼吸性碱中毒。休克晚期,在患者尿量、血压、脉搏平稳以后,常发生急性呼吸衰竭,表现为进行性低氧血症和呼吸困难,称为休克肺。休克肺属于急性呼吸窘迫综合征(acute respiratory distress syndrome,ARDS)范畴,病情危重,死亡率极高,约占休克死亡人数的30%。休克肺的形态学特征为间质性肺水肿、局部肺不张,充血、出血、微血栓及肺泡透明膜形成;病理生理变化特点为气体弥散障碍和通气血流比例失调,动脉血氧分压降低。

休克肺发生与肺部气体交换受到影响有关,可能因素是:①肺微血管痉挛,毛细血管通透性增高,急性弥漫性肺泡毛细血管壁损伤是休克肺发病的中心环节;②Ⅱ型肺泡上皮细胞受损导致肺泡表面活性物质减少,发生肺不张;③肺内DIC形成,微血栓阻塞导致部分肺泡血流不足;④休克动因通过补体-白细胞-氧自由基损伤呼吸膜,导致肺充血、肺出血、肺水肿等发生。

(二)肾功能障碍

肾脏是休克时最易受损害的器官之一。休克患者常常发生急性肾衰竭,临床表现为少尿或无尿、高钾血症、代谢性酸中毒和氮质血症等。临床上常用尿量的变化来判断休克患者内脏微循环灌流状况,当每小时尿量<20ml时提示肾和内脏微循环灌流不足。

休克初期发生的急性肾衰竭,主要是由于肾血管灌流减少、肾小球滤过率降低导致的,此时肾小管上皮细胞未发生坏死,恢复肾血管灌流则可恢复,称为功能性肾衰竭或肾前性肾衰竭。

若休克时间过长,肾血管内持续缺血,微血栓形成等均可导致急性肾小管坏死(acute tubular necrosis,ATN),称为器质性肾衰竭。此时即使恢复肾脏血液灌流也难以使肾功能在短时间内恢复正常,必须使肾小管上皮修复再生才能恢复肾功能,治疗难度较大,时间较长。

(三)肝功能障碍

休克时肝功能障碍常继发于肺、肾功能障碍之后,但有时也可以最先发生。早期表现为肝细胞变性和Kupffer细胞增生,但实验室检查仍可正常。晚期肝细胞坏死、再生,Kupffer细胞变性、坏死及炎症细胞浸润,出现肝功能不全和黄疸。肝脏的变化会促进休克恶化。

休克时肝功能障碍的机制主要包括:①休克和低血容量均可造成肝脏血流减少,肝细胞缺血、缺氧,能量代谢障碍,加重酸中毒;②各种损伤导致肠道屏障功能减弱,肠源性毒素和细菌入血,引起肠源性内毒素血症,一方面直接或经Kupffer细胞介导造成肝细胞损伤,另一方面通过单核巨噬细胞释放的介质(如TNF-α、IL-1等),造成组织损伤或血液灌流障碍。

(四)心功能障碍

心源性休克早期即存在原发性心功能障碍。其他类型的休克,在休克早期通过机体的代偿,心功能可保持正常;随着休克发展,可使心肌收缩力减弱,心功能降低,甚至发生急性心力衰竭。休克持续时间越久,心功能障碍越严重。

非心源性休克发生心功能障碍的机制主要为:①休克时血压降低,特别是舒张压进行性下降及心率加快使舒张期缩短,均导致心肌供氧不足,而耗氧增加;②酸中毒、高钾血症、低钙血症等可导致心肌收缩力减弱;③心肌内 DIC 形成,引起心肌细胞结构损伤,收缩力下降;④胰腺缺血坏死等可产生心肌抑制因子,强烈抑制心肌收缩;⑤细菌毒素特别是内毒素直接损伤心肌。

（五）脑功能障碍

脑组织耗氧量高,而糖原含量很少,对缺血、缺氧极为敏感。休克早期,由于血流重新分布和脑血流的自身调节作用,使脑组织血供得以保证。除了应激或轻微脑供血减少引起的烦躁不安或精神变差等之外,没有明显脑功能障碍。随着休克的进展,血压进一步降低、脑内微血栓形成,会导致脑组织缺血、缺氧,能量代谢障碍,出现一系列神经功能损害,患者可出现神志淡漠甚至昏迷。脑组织缺血、缺氧、酸中毒等还可造成血管通透性增高,引起脑水肿和颅内高压,严重者形成脑疝而压迫延髓重要生命中枢,导致机体死亡。

（六）胃肠功能障碍

休克,特别是创伤性休克,会出现明显的胃肠功能障碍,主要表现为腹痛、消化不良、呕血和便血等。

胃肠功能障碍的主要机制为:①休克早期由于应激反应和有效循环血量降低,导致交感 - 肾上腺髓质系统兴奋,儿茶酚胺增加,引起胃肠道缺血,造成黏膜变性、坏死、糜烂,重者出现多发性应激性溃疡;②休克进程中胃肠淤血、微血栓形成及出血等,使胃肠道屏障破坏,肠道细菌繁殖甚至形成肠源性内毒素血症,加重黏膜损伤,引起黏膜水肿、糜烂,甚至溃疡发生。

二、多器官功能障碍综合征

多器官功能障碍综合征(multiple organ dysfunction syndrome,MODS)指遭受严重创伤、感染、休克或其他严重疾病后,短时间内同时或相继出现 2 个或 2 个以上器官功能损害的临床综合征。以往 MODS 被等同于多器官功能衰竭(multiple system organ failure,MSOF),但患者器官功能变化是一个由轻到重逐渐发展的过程,因此,自 20 世纪 90 年代后多采用 MODS 表示多器官功能从障碍到衰竭的整个过程,强调早期诊断和早期治疗。

（一）MODS 的病因

MODS 常见的病因有:①严重感染:细菌等病原微生物严重感染,特别是脓毒血症和脓毒血症性休克是 MODS 的最常见病因;②非感染性因素:如严重创伤、烧伤、大手术等因素,失血性休克、免疫功能低下、大量多次输血、药物使用不当、中毒等也可引起 MODS 发生。

（二）MODS 的临床类型

根据临床发病形式,MODS 可分为两类。

1. 单相速发型（原发型）　损伤因子直接导致 MODS 发生。休克或创伤后迅速发生,病程进展只有 1 次打击、1 个时相,病情发展迅速,并在短时内(12~36 小时)恢复或死亡。

2. 双相迟发型（继发型）　在创伤、失血、休克等原发病因(第一次打击)后,器官功能障碍较轻或经处理后得到缓解,但迅速继发感染、败血症或全身炎症反应综合征(第二次打击)。第二次打击较为严重,导致 MODS 发生。此型为典型 MODS 表现,病程中有 2 个高峰,病情严重,常有致死的危险。

（三）MODS 的发生机制

MODS 发病机制复杂,与多环节障碍有关,至今尚未完全阐明。目前最受重视的是炎症失控学说。全身炎症反应综合征(systemic inflammatory response syndrome,SIRS)是一种机体失控的、自我持续放大和自我破坏的全身炎症反应。SIRS 表现为播散性炎症细胞活化和炎症介质泛滥,引起全身瀑布式炎症反应,逐步引起组织、器官的严重损伤。此外,在SIRS发展的同时,体内开始产生内源性抗炎介质,过量的抗炎介质可产生免疫功能抑制及对感染的易感性,引发代偿性抗炎反应综合征(compensatory anti-inflammatory response syndrome,CARS)。当SIRS与CARS同时存在又相互加强,则会对机体产生更强的损伤破坏作用,称为失代偿性炎症反应综合征(mixed antagonist response syndrome,MARS)。

除此之外,与MODS发生相关的其他因素还有:血管内皮细胞损伤与微循环灌注障碍,组织细胞缺血缺氧;肠道细菌移位及肠源性内毒素血症;缺血再灌注损伤与氧自由基;线粒体功能障碍与细胞凋亡;组织细胞高代谢状态等。

（林信富）

复习思考题

1. 休克的始动环节有哪些? 按始动环节如何分类?

2. 论述休克微循环缺血期的微循环变化及变化的机制。该期的微循环变化对机体是利还是弊? 为什么?

3. 试述休克导致DIC形成的机制。

第三十章

肿　瘤

肿瘤严重威胁人类健康,其发病率呈逐年升高的趋势。本章主要介绍肿瘤的生物学特征、发病学基础及临床不同类型常见肿瘤的病理学特征。

1. 掌握肿瘤的生物学特性、良恶性肿瘤的差异及临床常见肿瘤的病理学特征。
2. 熟悉肿瘤对机体的影响。
3. 了解肿瘤的病因学与发病学基础。

肿瘤是一种常见病、多发病,已成为严重威胁人类健康的疾病之一。我国男性以肺癌、肝癌、胃癌、食管癌、结直肠癌等为常见,女性则以乳腺癌、肺癌、胃癌、结直肠癌、肝癌等为常见。肿瘤的防治工作任重道远,并且防治的重心也从治疗逐渐转向了预防。

第一节　肿瘤的概念和生物学特征

肿瘤的本质是细胞失控后发生的异常增殖。根据细胞失控程度、细胞生物学表现的差异度和对机体影响的严重程度,可将肿瘤分为良性与恶性两大类。

一、肿瘤的概念

肿瘤是机体在致瘤因素(包括遗传因素和环境因素等)的作用下,局部组织细胞在基因水平上失去对其生长的正常调控,导致克隆性异常增生而形成的新生物,常形成局部肿块,故名。

肿瘤性增生与非肿瘤性增生(由炎症、损伤修复等原因引起)有着本质的区别(表 30-1)。

表 30-1　肿瘤性增生与非肿瘤性增生的区别

	肿瘤性增生	非肿瘤性增生
增生	单克隆性	多克隆性
分化程度	失去分化成熟能力	分化成熟
与机体协调性	相对自主性	具有自限性
病因去除	持续生长	停止生长
形态结构、功能	异常	正常
对机体影响	有害	有利

前者一般为单克隆性增生,即源自肿瘤性转化的单个细胞,丧失分化成熟能力,呈现出异常的形态结构、功能及代谢改变,类似胚胎细胞,去除诱因后仍可持续生长;而后者为多克隆性增生,细胞能分化成熟,具有原来组织细胞的形态结构、功能和代谢特点,而且增生受机体控制,当原因消除后增生停止。

二、肿瘤的形态和组织结构

肿瘤是异化的自身组织,其形态和结构等都与正常组织存在着不同程度的差异。

（一）肿瘤的一般形态

肿瘤的一般形态特点包括形状、数目、大小、颜色、质地及有无包膜等,是判断肿瘤类型、良恶性的重要参考。

1. 形状　肿瘤形状各异,可呈息肉状、乳头状、菜花状、溃疡状、结节状、分叶状、蟹足状等。其形状特征主要取决于发生部位、组织来源、生长方式及良恶性。发生于皮肤、黏膜表面时,良性肿瘤常向组织或器官表面突出,呈息肉状、蕈伞状或乳头状;恶性肿瘤常呈菜花状,表面有组织坏死及溃疡形成,并向组织或器官深部浸润。发生于组织深部时,良性肿瘤多呈结节状或分叶状,有时为囊状,具有完整包膜;恶性肿瘤则形状不规整,常呈树根状,并向周围组织浸润,与周围组织分界不清。

2. 数目　肿瘤通常为单个,少数为多个,如子宫平滑肌瘤常表现为多发。恶性肿瘤的转移瘤常为多个。

3. 大小　肿瘤体积大小不一,常与肿瘤的良恶性、生长时间及发生部位有关。生长于颅腔、椎管内等狭小腔道内的肿瘤一般较小;生长于体表或腹腔内的良性肿瘤常较大。良性肿瘤生长缓慢,对患者影响小,可以生长较长时间而体积很大。恶性肿瘤一般生长迅速,未等瘤体长至相当大体积时,便可引起转移和患者死亡。

4. 颜色　肿瘤一般呈灰白色,可因瘤组织中含血量多少、有无变性与坏死及是否含有色素等,而呈现不同颜色。有时可根据肿瘤的颜色初步推测其为何种肿瘤,如血管瘤呈暗红色、脂肪瘤呈黄色、黑色素瘤呈黑褐色等。

5. 质地　肿瘤质地与其类型、实质与间质的比例及有无变性坏死有关。如脂肪瘤质软,纤维瘤质韧,骨瘤则质硬;实质多于间质则较软,间质多者则较硬;肿瘤发生坏死时变软,发生钙化或骨化时则变硬。

6. 包膜　良性肿瘤常具有包膜,与周围组织分界清楚;而恶性肿瘤一般无包膜,与周围组织分界不清。

（二）肿瘤的组织结构

肿瘤几乎可发生于人体所有的组织器官,故肿瘤的组织结构繁复多样。但所有肿瘤的组织结构均分为实质和间质。

1. 实质　即肿瘤细胞,是肿瘤的主要成分。实质决定着肿瘤的生物学特点。通常可根据肿瘤实质细胞的特征,判断肿瘤的组织来源,以及区分肿瘤的良、恶性等。多数肿瘤的实质只有1种,少数有2种或2种以上,如乳腺纤维腺瘤、畸胎瘤等。

2. 间质　由结缔组织和血管组成,有时可有淋巴管,起着支持和营养肿瘤实质的作用。通常良性肿瘤的血管较少,生长缓慢;恶性肿瘤的血管丰富,生长迅速。此外,肿瘤间质内往往可见数量不等的淋巴细胞浸润,一般认为是机体对肿瘤组织产生的免疫反应。

三、肿瘤的异型性

肿瘤在组织结构和细胞形态上与其起源的正常组织之间的差异称为异型性。肿瘤组织和细胞与其所来源的正常组织在结构、功能和形态上的相似性称为分化程度。肿瘤异型性的大小反映了肿瘤的细胞分化程度。良性肿瘤与正常组织相似,分化程度高,肿瘤异型性不明显;恶性肿瘤与正常组织相差甚远,分化程度低,异型性明显。区别肿瘤异型性的大小是判断肿瘤良恶性主要的组织学依据。

（一）肿瘤的组织结构异型性

肿瘤的组织结构异型性指肿瘤的组织结构与其起源组织相比,在空间排列方式上有不同程度的差异,表现在肿瘤细胞的排列方式、极性、层次等方面。恶性肿瘤的组织结构异型性明显,肿瘤细胞排列紊乱,极性消失,失去正常的层次和结构,如肠腺癌的癌细胞可以形成大小不等、形状不一、排列不规则的腺体或腺样结构,细胞排列紧密重叠,多呈复层。而良性肿瘤与其发源组织相似,组织结构异型性小,如肠腺瘤组织结构异型性小,腺体形状较规则一致。

（二）肿瘤的细胞异型性

良性肿瘤的细胞异型性不明显,而恶性肿瘤细胞常具有高度异型性,常可出现以下改变:

1. 细胞的多形性　肿瘤细胞形态多样,大小不一,一般较正常细胞大,可出现形态奇特、体积较大的瘤巨细胞。少数分化很差的肿瘤,瘤细胞大小和形态比较一致,如小细胞肺癌。

2. 细胞核的多形性　肿瘤细胞的细胞核常增大,大小、形态不一,可出现巨核、双核、多核或奇异形核;核质比例增大(接近$1:1$,正常为$1:4\sim1:6$);由于核内DNA增多,细胞核深染,呈粗颗粒状,分布不均匀,常造成核膜增厚;核仁大,数目增多;核分裂象多见,特别是出现病理性核分裂象,如不对称性核分裂、多极性核分裂及顿挫性核分裂等。

3. 细胞质的改变　由于细胞质内核糖体增多,常呈嗜碱性染色。有些肿瘤细胞可产生异常的胞浆内产物或分泌物(如黏液、糖原、脂质、激素和色素等),如肝癌细胞内有时可见黄褐色的胆色素,黑色素瘤细胞内有时可见黑色素。

肿瘤细胞的上述形态改变,特别是细胞核的多形性是恶性肿瘤的重要特征,对区别良、恶性肿瘤有重要意义,而胞质内的特异性产物常有助于判断肿瘤的来源。

四、肿瘤的生长

肿瘤的生长方式与速度可以作为判别肿瘤良恶性的依据,一般良性肿瘤分化程度高,生长缓慢;恶性肿瘤分化程度低,生长较快。

（一）肿瘤的生长方式

1. 膨胀性生长　为大多数良性肿瘤的生长方式。肿瘤逐渐生长膨大,随着肿瘤体积的增大,推挤但不侵袭周围组织。肿瘤常呈结节状,多有完整的包膜,与周围正常组织分界清楚。位于皮下者,触诊检查常可推动。手术易切除,术后很少复发。

2. 浸润性生长　为大多数恶性肿瘤的生长方式。恶性肿瘤细胞不断分裂增生,似树根长入泥土状,向周围组织浸润并对其造成不同程度的破坏。肿瘤一般无包膜,与邻近正常组织无明显分界。触诊检查时,肿瘤固定,活动度差。手术时需大范围切除,术后易复发。

3. 外生性生长　多见于体表、体腔表面或自然腔道表面的肿瘤,常向表面生长,呈乳头状、息肉状、蕈状或菜花状等。良性肿瘤和恶性肿瘤都可呈外生性生长,但恶性肿瘤在外生性生长的同时,基底部有浸润性生长,并因其生长迅速、血供不足,表面易发生组织坏死、脱落而形成溃疡。

（二）恶性肿瘤的生长机制

恶性肿瘤的生长由转化细胞的内在特点(如肿瘤细胞的生长分数)和宿主对肿瘤细胞或

其产物的反应(如肿瘤血管形成)等因素共同决定。

1. 肿瘤细胞生长动力学　各种肿瘤的生长速度有极大差异,主要与肿瘤细胞的倍增时间、肿瘤的生长分数及肿瘤细胞的生成与丢失等因素有关。

2. 肿瘤的演进与异质性　恶性肿瘤在生长过程中,恶性程度越来越高,更富有侵袭性的现象称为肿瘤的演进。肿瘤的异质性(heterogeneity)指一个恶性转化的细胞在生长过程中由于附加了基因突变形成的细胞亚群,在生化特点、增生速度、侵袭能力、对激素的反应和对放、化疗的敏感性等方面存在的差异。经过彼此竞争和筛选,使那些侵袭性较强、增殖组分较高、抗原性较弱、更适应局部微环境的肿瘤细胞亚群被保留下来,因而肿瘤生长更快。

3. 肿瘤血管新生　诱导血管新生是恶性肿瘤生长、浸润和转移的前提之一。肿瘤细胞和浸润的炎症细胞可分泌血管生成因子,如血管内皮生长因子等,诱导血管新生。

（三）浸润生长的细胞学特征

恶性肿瘤的浸润生长是其特有的病理表现,并具有以下明显的细胞行为学特征:

1. 瘤细胞不断增生的能力　表现为对生长控制反应的丧失、接触抑制的丧失,以及恶性肿瘤细胞具有"永生性"增殖能力。

2. 瘤细胞的运动能力　正常细胞也具有运动能力,但与其他细胞接触时即发生收缩而停止活动,称为细胞运动的接触性抑制。肿瘤细胞失去了这一能力,而且能分泌一种刺激自身运动的物质(肿瘤自泌性移动因子),可通过与肿瘤细胞表面受体结合而刺激其运动。

3. 肿瘤细胞间的黏着力降低　癌细胞表面黏着力仅为正常上皮细胞的 1/5~1/3。因此,肿瘤易于从原发部位脱离而发生侵袭及转移。

4. 水解酶的释放　某些恶性肿瘤细胞能释放组织蛋白酶、纤溶酶、透明质酸酶、胶原酶等。这些酶可溶解破坏周围组织,有利于肿瘤细胞的浸润性生长。

五、肿瘤的扩散

扩散是恶性肿瘤独有的生物学行为。

（一）肿瘤的扩散方式

1. 直接蔓延　随着恶性肿瘤的长大,肿瘤细胞沿着组织间隙、淋巴管、血管或神经束鞘浸润生长,侵入并破坏邻近正常组织或器官,称为直接蔓延。如晚期食管癌可蔓延至气管及胸主动脉;晚期乳腺癌可蔓延至肋骨,甚至到达肺脏。

2. 转移　恶性肿瘤细胞从原发部位侵入淋巴管、血管或体腔,被带到他处继续生长,形成与原发瘤同类型的继发性肿瘤,称为转移(metastasis),所形成的继发性肿瘤称为转移瘤或继发瘤。常见转移途径包括以下 3 种:

（1）淋巴道转移:为癌转移常见途径。肿瘤细胞侵入淋巴管后,随淋巴液回流到达局部淋巴结。转移至淋巴结的肿瘤细胞先聚集于边缘窦,而后增殖并逐渐累及整个淋巴结,使淋巴结肿大变硬。如果浸出淋巴结包膜,可与邻近的淋巴结融合。肿瘤细胞转移至局部淋巴结后,可继续沿淋巴管转移至下一站的淋巴结,甚至可通过胸导管进入血流。如果淋巴结或淋巴管被瘤细胞堵塞,淋巴液发生逆流,肿瘤细胞可随逆流的淋巴液而转移。

（2）血道转移:肉瘤的间质内富含薄壁小血管,易被肿瘤细胞侵入,所以肉瘤通常经血道转移。某些血供丰富的癌(如肝癌、绒毛膜癌及晚期癌)同样可经血道转移。肿瘤细胞侵入血管后,可随血流到达远处器官继续生长,形成转移瘤。血道转移的途径与血栓栓塞过程相似。血道转移可累及许多器官,但最常见的是肺和肝脏。因此,临床上为判断有无血道转移常做肺及肝脏的影像学检查。血道转移瘤多呈散在分布,球形,边界清楚。常位于器官的表面。

（3）种植性转移：体腔内器官的恶性肿瘤蔓延至器官表面时，肿瘤细胞可脱落，像种子一样种植在体腔内其他器官的表面而形成转移瘤，称为种植性转移。如胃癌侵袭至浆膜后，可脱落种植到大网膜或卵巢等处；肺癌也可在胸腔内形成广泛种植性转移。

（二）肿瘤的转移机制

肿瘤的转移包括早期原发癌生长、肿瘤血管新生、肿瘤细胞脱落并侵入基质、进入脉管系统、瘤栓形成、继发组织器官定位生长、转移瘤继续扩散等多个步骤。除受前述肿瘤生长与浸润相关因素的影响外，肿瘤转移还与下列因素关系密切：

1. 局部组织器官特点　所有腔静脉系统血液都经过肺，所有门静脉系统血液都经过肝脏，因此，肺和肝脏是最常见的转移部位。有些恶性肿瘤的转移具有器官选择性，如甲状腺癌和前列腺癌常转移至骨、肺癌常转移至脑和肾上腺等。

2. 机体状态　进入血管的单个肿瘤细胞容易被免疫系统消灭，能够形成转移瘤的可能性小于千分之一。但是肿瘤细胞与血小板凝集成团，形成瘤栓后则不易被消灭。瘤栓与栓塞处的血管内皮细胞黏附，然后穿过血管内皮和基底膜，形成转移瘤。因此，机体血液流变学特点影响肿瘤的转移。

机体的一般状况、免疫功能和精神状态与肿瘤的转移亦有密切关系。

第二节　肿瘤的命名与分类

人体的任何器官和任何组织几乎都有发生肿瘤的可能性，因此肿瘤的种类繁多，命名规则较为复杂。一般根据肿瘤的组织来源和生物学特性进行命名。

一、肿瘤的命名

（一）良性肿瘤的命名原则

良性肿瘤的命名一般是在起源组织名称后加一"瘤"字，如起源于腺体和导管上皮的良性肿瘤称为腺瘤，起源于纤维组织的良性肿瘤称为纤维瘤。对于来源于上皮组织的良性肿瘤，有时需结合肿瘤的形态特点进行命名。如来源于腺体的良性肿瘤呈乳头状，并有囊腔形成，称为乳头状囊腺瘤；来源于皮肤鳞状上皮的良性肿瘤，可呈乳头状生长，称为鳞状上皮乳头状瘤，或简称为乳头状瘤。

（二）恶性肿瘤的命名原则

恶性肿瘤的命名主要依据组织来源和生物学特性。

1. 癌　起源于上皮组织（包括鳞状上皮、腺上皮、移行上皮等）的恶性肿瘤，统称为癌（carcinoma）。命名时，在其来源组织名称后加"癌"字。如起源于鳞状上皮的恶性肿瘤称为鳞状细胞癌；起源于腺上皮的恶性肿瘤称为腺癌。有时还需结合癌的形态特点进行命名，如呈乳头状及囊状结构的腺癌，称为乳头状囊腺癌。

2. 肉瘤　间叶组织（包括纤维结缔组织、脂肪、间皮、脉管、肌肉、骨及软骨组织等）发生的恶性肿瘤，统称为肉瘤（sarcoma）。其命名方式是在组织来源名称后加"肉瘤"二字。如起源于纤维组织的恶性肿瘤称为纤维肉瘤；起源于软骨组织的恶性肿瘤称为软骨肉瘤。

3. 癌肉瘤　如果一个恶性肿瘤同时具有癌和肉瘤两种成分，则称为癌肉瘤（carcinosarcoma）。研究表明，真正的癌肉瘤较为罕见，多数为肉瘤样癌（sarcoid carcinoma）。

（三）肿瘤的特殊命名

少数肿瘤不依上述原则命名，虽无规律可循，但已被医学界接受并广泛使用。

1. 来源于幼稚组织的肿瘤　有些肿瘤的形态与幼稚组织相似,称为母细胞瘤。这类肿瘤多为恶性肿瘤,如神经母细胞瘤、髓母细胞瘤等;少数为良性肿瘤,如骨母细胞瘤、软骨母细胞瘤等。

2. 冠以"恶性"二字的肿瘤　有些肿瘤在命名时,在其前面加"恶性"二字,如恶性畸胎瘤、恶性脑膜瘤、恶性黑色素瘤等。

3. 以人名命名　有些肿瘤以初期描述或研究者的人名进行命名,如尤文肉瘤、霍奇金淋巴瘤等。

4. 以"病"或"瘤"命名　有些肿瘤的名称中虽然带有"病"或"瘤"字,但实际上属恶性肿瘤,如白血病、精原细胞瘤、无性细胞瘤等。

5. 结合形态命名　有些肿瘤在命名时,结合了细胞的形态,如印戒细胞癌、透明细胞癌等。

6. 瘤病　有些肿瘤在命名时加"瘤病"二字,指良性肿瘤的多发状态,常用于多发性良性肿瘤,如神经纤维瘤病、脂肪瘤病、血管瘤病等。

二、肿瘤的分类

目前全世界统一的肿瘤分类是由世界卫生组织制定的,主要依据肿瘤的组织来源和生物学行为(包括肿瘤的临床病理特征及预后)。表 30-2 简要列举了常见的肿瘤分类及肿瘤类型。

表 30-2　常见肿瘤的分类

组织来源	良性肿瘤	恶性肿瘤
上皮组织		
鳞状上皮	乳头状瘤	鳞状细胞癌
基底细胞		基底细胞癌
腺上皮	腺瘤	腺癌
移行上皮	乳头状瘤	移行上皮癌
间叶组织		
纤维组织	纤维瘤	纤维肉瘤
脂肪组织	脂肪瘤	脂肪肉瘤
平滑肌组织	平滑肌瘤	平滑肌肉瘤
横纹肌组织	横纹肌瘤	横纹肌肉瘤
血管组织	血管瘤	血管肉瘤
淋巴管组织	淋巴管瘤	淋巴管肉瘤
骨组织	骨瘤	骨肉瘤
软骨组织	软骨瘤	软骨肉瘤
滑膜组织	滑膜瘤	滑膜肉瘤
间皮	间皮瘤	恶性间皮瘤
淋巴造血组织		
淋巴组织		淋巴瘤
造血组织		白血病

续表

组织来源	良性肿瘤	恶性肿瘤
神经组织和脑脊膜		
神经鞘细胞	神经鞘瘤	恶性神经鞘瘤
胶质细胞	胶质细胞瘤	恶性胶质细胞瘤
原始神经细胞		髓母细胞瘤
脑脊膜组织	脑膜/脊膜瘤	恶性脑膜/脊膜瘤
交感神经节	节细胞神经瘤	神经母细胞瘤
其他肿瘤		
黑色素细胞	色素痣	恶性黑色素瘤
胎盘组织	葡萄胎	绒毛膜上皮癌
		侵袭性葡萄胎
生殖细胞		精原细胞瘤
		无性细胞瘤
		胚胎性癌
三个胚叶组织	畸胎瘤	恶性畸胎瘤

三、肿瘤的分级与分期

肿瘤的分级与分期一般用于恶性肿瘤。两者分别从不同角度对恶性肿瘤进行了描述，对于临床医生制订治疗方案和预后评估具有重要的参考价值。一般来说，肿瘤的分级和分期越高，预后越差，生存率越低。

（一）肿瘤的分级

"级"是描述肿瘤恶性程度的指标。一般根据肿瘤细胞分化程度的高低、异型性的大小及病理性核分裂数目的多少来确定肿瘤恶性程度的级别。多采用三级分级法，即Ⅰ级为高分化，属低度恶性；Ⅱ级为中分化，属中度恶性；Ⅲ级为低分化，属高度恶性。这种分级方法的优点是简单易掌握，对临床治疗和判断预后具有一定的意义，但由于缺乏定量标准，不能完全排除主观因素。

（二）肿瘤的分期

"期"是描述恶性肿瘤生长范围和扩散程度的指标。根据原发肿瘤的大小、浸润范围和深度、邻近器官受累情况、局部和远处淋巴结转移及有无血道转移情况对恶性肿瘤进行分期。多采用 TNM 分期法。T 代表原发肿瘤，随着肿瘤体积增大和周围组织的破坏，由小到大依次用 T_1~T_4 表示，Tis 代表原位癌；N 指局部淋巴结受累情况，淋巴结未累及时用 N_0 表示，随着淋巴结受累的程度及范围的扩大用 N_1~N_3 表示；M 指血道转移，无血道转移者用 M_0 表示，有血道转移者用 M_1 表示。

第三节　肿瘤对机体的影响

肿瘤常因其良恶性、病灶大小及发生部位的不同，常会对机体产生不同的影响，并直接导致不同的预后。早期或微小肿瘤常无明显临床表现。本节以下所述指中晚期肿瘤对机体的影响。

一、良性肿瘤对机体的影响

良性肿瘤分化成熟,生长缓慢,对周围组织无浸润,不发生转移,对机体的影响较少,主要表现为以下几方面:

（一）局部压迫和阻塞

良性肿瘤对机体的影响主要表现为对机体的压迫和阻塞,并且其影响程度的大小与肿瘤所在部位有关。发生在体表的良性肿瘤一般对机体无严重影响;但生长在自然腔道的良性肿瘤,则可突入管腔,造成阻塞,如消化道良性肿瘤(如肠平滑肌瘤)可引起肠梗阻或肠套叠;颅内良性肿瘤可压迫脑组织,引起颅内压升高而造成严重后果。

（二）继发性改变

良性肿瘤的继发性改变较少见,但也可对机体造成不同程度的影响。如血管瘤可发生破裂而引起大出血,黏膜面的良性瘤(如肠乳头状腺瘤)可发生溃疡及继发性感染,卵巢囊腺瘤可发生蒂扭转而引起急腹症等。

（三）激素分泌过多

来源于内分泌系统的良性肿瘤可因分泌过多的激素而引起相应的症状。如垂体腺瘤可分泌过多的生长激素,引起巨人症或肢端肥大症;胰岛细胞瘤可分泌过多胰岛素而引起阵发性低血糖;肾上腺嗜铬细胞瘤分泌过多的儿茶酚胺,可引起阵发性高血压等。

二、恶性肿瘤对机体的影响

恶性肿瘤除局部压迫和阻塞症状外,由于其分化不成熟、生长速度快,常可浸润破坏器官的结构,引起相应器官发生功能障碍。同时,由于恶性肿瘤可以发生转移,从而对机体产生更为严重的影响。

（一）破坏器官的结构和功能

恶性肿瘤既可以破坏原发部位的组织或器官,又可以通过浸润及转移破坏邻近及远隔器官的组织结构。机体重要器官的结构破坏引起的功能丧失是恶性肿瘤患者死亡的重要原因之一,如肝癌可广泛破坏肝脏的组织结构而引起肝衰竭。

（二）并发症

恶性肿瘤常可因浸润、坏死而并发溃疡、出血、穿孔、感染等继发性改变。肿瘤压迫、浸润神经组织可引起顽固性疼痛;若侵蚀大血管,可引起致命的出血;如造成胃肠道穿孔,可导致急性腹膜炎等。肿瘤代谢产物、坏死组织或继发感染等均可引起发热。

（三）异位内分泌综合征

一些非内分泌腺发生的恶性肿瘤(如肺癌、胃癌、平滑肌肉瘤等)能产生和分泌激素或激素类物质,引起内分泌紊乱,并出现相应的临床症状,称为异位内分泌综合征。其发生机制可能与恶性肿瘤细胞的基因表达异常有关。产生的激素主要包括促肾上腺皮质激素、甲状旁腺素、胰岛素、生长激素、抗利尿激素等。如小细胞肺癌可以产生促肾上腺皮质激素,患者可出现满月脸、向心性肥胖、周围水肿、高血脂、高血压等库欣综合征(Cushing syndrome,CS)的症状。

（四）副肿瘤综合征

肿瘤的产物(包括异位激素)或异常免疫反应等原因可以导致内分泌、神经、消化、造血等系统,以及骨关节、肾脏、皮肤等发生病变,并出现相应的临床表现,称为副肿瘤综合征。如肾癌患者可出现红细胞增多症、高钙血症、库欣综合征和高血压等临床表现。异位内分泌综合征也属于副肿瘤综合征。这些表现不是由原发肿瘤或转移灶直接引起,而是通过上述原因间接引起的。故认识副肿瘤综合征的意义在于其可能是一些隐匿肿瘤的早期表现,可由此及早发现肿瘤;同时,已确诊的患者出现类似症状时,也应考虑存在副肿瘤综合征的可能,以免将上述症状误以为是肿瘤发生转移所致,而放弃治疗。

（五）恶病质

肿瘤患者晚期可发生严重消瘦、无力、贫血、全身衰竭、皮肤干枯呈黄褐色,称为恶病质(cachexia),系由严重消耗、出血、感染、发热、疼痛及肿瘤细胞坏死产生的毒性物质所致。近年来有研究发现,巨噬细胞产生的肿瘤坏死因子可以降低患者的食欲,并能增强机体的分解代谢,与恶病质的发生具有一定相关性。

三、良、恶性肿瘤的区别

良、恶性肿瘤在生物学特性及对机体的影响等方面具有显著的差异。一般情况下,良性肿瘤对机体影响小,易于治疗,且疗效较好;而恶性肿瘤危害较大,治疗复杂,且疗效较差。因此,区别肿瘤的良、恶性对于肿瘤的正确诊断、治疗方案的确定、预后的判断具有重要意义。良性肿瘤与恶性肿瘤的鉴别主要依据病理形态学的异型性及生物学特性(如有无浸润、转移)等指标,表 30-3 所列各项可作为肿瘤良、恶性判断的重要依据。

表 30-3　良性肿瘤与恶性肿瘤的区别

	良性肿瘤	恶性肿瘤
分化程度	分化好,异型性小,与发源组织的形态相似	分化低,异型性大,与发源组织的形态差别大
核分裂象	无或少见	多见,可见病理性核分裂象
生长速度	缓慢,有时可呈间断性生长或停滞	迅速,常呈失控制性及不协调性生长
继发性改变	较少见	常发生坏死、出血及继发感染
生长方式	膨胀性或外生性生长,常有包膜形成,边界清楚,可推动	浸润性或外生性生长,无包膜,边界不清,比较固定
转移	不转移	可有转移(淋巴道、血道或种植性转移)
复发	术后很少复发	术后易复发
对机体的影响	较小,主要表现为局部压迫或阻塞	严重,除压迫、阻塞外,常可破坏组织器官,引发出血、感染、恶病质,最后可导致患者死亡

需要注意的是,良性肿瘤和恶性肿瘤的病理形态表现和生物学特性并无绝对界限,某些肿瘤的组织学形态介于良、恶性之间,既无良性肿瘤的典型表现,也无恶性肿瘤的病理依据,称为交界性肿瘤(borderline tumor),如卵巢交界性浆液性乳头状囊腺瘤和交界性黏液性囊腺瘤。此类肿瘤可以局部复发,通常不发生转移,但多次复发后有发展为恶性肿瘤的倾向。此外,肿瘤的良恶性亦可发生转化。某些良性肿瘤如不及时治疗,可转变为恶性肿瘤,称为恶性变(malignant change),如结肠息肉状腺瘤可恶变为腺瘤。而极个别的恶性肿瘤,有时会由于机体免疫力的提高等因素的影响,导致生长停止或自然消退,如黑色素瘤。因此,肿瘤的良恶性判断要综合考虑,除病理形态表现外,还需要与患者的临床表现、影像学资料及其他检查结果相结合。

第四节　肿瘤的病因学和发病学

　　肿瘤发生是一个多病因长期作用、多基因协同参与、多阶段逐渐形成的复杂过程,其成因主要源自调控细胞生长与分化的基因发生变化。环境中存在大量的致癌因素是促使这些基因发生变化的诱导物。此外,在从个别细胞恶变到临床肿瘤发生的漫长过程中,机体的各种内在因素(包括遗传因素、免疫因素、内分泌因素和营养因素)都具有重要的影响作用。

一、肿瘤发生的分子生物学基础

　　肿瘤的发生具有非常复杂的分子基础,主要包括原癌基因激活、肿瘤抑制基因功能丧失、凋亡调节基因功能紊乱、DNA 修复基因功能障碍、端粒酶异常等。

(一)原癌基因激活

　　正常细胞的 DNA 中存在一些可以在动物体内迅速诱发肿瘤并能在体外使细胞发生恶性转化的 DNA 序列,称为原癌基因(proto-oncogene)。这些基因正常时并不导致肿瘤,它们编码的蛋白质对促进正常细胞的分裂增殖十分重要。当原癌基因在各种环境或遗传等因素作用下被激活,使细胞发生恶性转化时,称为细胞癌基因(cellular oncogene)。原癌基因转化为细胞癌基因的过程称为原癌基因激活,激活的方式主要包括点突变、基因扩增和染色体重排等。

(二)肿瘤抑制基因功能丧失

　　肿瘤抑制基因(tumor suppressor gene)又称为抑癌基因,是一种在细胞生长和增殖调控中起负向作用的基因。肿瘤抑制基因存在于正常细胞内,其编码的蛋白能抑制细胞的生长、促进细胞的凋亡,如果其功能丧失则可能促进细胞转化,导致肿瘤的发生。肿瘤抑制基因失活多数是通过等位基因的两次突变或缺失的方式实现。

(三)凋亡调节基因功能紊乱

　　细胞凋亡往往通过促凋亡分子(如 Bcl-2 家族中的 bax 等)和抗凋亡分子(如凋亡抑制蛋白家族成员 survivin 等)之间的相互作用来实现。凋亡调节基因在肿瘤的发生、发展过程中发挥重要的双重作用。在肿瘤形成之前,经过细胞凋亡可去除基因受损害或不能修复的细胞,从而有效防止其转化为恶性细胞;如果在肿瘤形成后,促凋亡基因失活或抗凋亡基因功能增强,则会使肿瘤迅速生长。

(四)DNA 修复基因功能障碍

　　如果细胞内的 DNA 发生轻微的损害,DNA 修复机制(如切除、重组、错配修复等)可及时修复损伤;但如果损伤超过了细胞耐受的范围,细胞就发生凋亡。这对维持机体遗传基因的稳定至关重要。在一些遗传性 DNA 修复调节基因突变或缺失的人群中,恶性肿瘤的发病率极高。如着色性干皮病患者不能修复紫外线导致的 DNA 损伤,易患皮肤癌。

(五)端粒酶与肿瘤

　　端粒是控制细胞 DNA 复制次数的、位于染色体末端的 DNA 重复序列。细胞每复制一次,其端粒就缩短一点。细胞复制一定次数后,端粒缩短到一定程度,可使染色体相互融合而导致细胞死亡。端粒酶是一种保持细胞染色体末端的端粒结构,是维持细胞旺盛增殖能力所必需的一种酶。多数体细胞不含端粒酶,而绝大多数恶性肿瘤细胞含有较高的端粒酶活性,可使其端粒不会缩短,从而具有强大的自我复制能力。所以,抑制肿瘤细胞端粒酶的活性可能是治疗肿瘤的一种新途径。

（六）表观遗传学与肿瘤

表观遗传修饰（epigenetic modification）指不引起基因序列改变、在细胞分裂和增殖中可遗传的基因修饰作用，主要包括 DNA 甲基化、组蛋白修饰、染色质重塑和 RNA 干扰等，与肿瘤的形成密切相关。该作用可影响基因表达，从而决定细胞乃至个体表型。

二、肿瘤发生的环境因素及其致癌机制

环境因素（包括化学因素、物理因素、生物因素、生活方式等）与肿瘤发生密切相关，是肿瘤发生的始动因素之一。各种环境致癌因素可独立或协同作用于机体，导致肿瘤的发生。可以导致恶性肿瘤发生的物质统称为致癌物，在肿瘤的发生过程中发挥启动作用（或激发作用）；而某些本身无致癌性的物质，可以增加致癌物的致癌性，称为促癌物，在肿瘤发生过程中起促发作用。

（一）化学致癌因素

至今已发现有 1 000 多种化学物质对动物有致癌作用，其中有些可能与人类肿瘤有关。主要的化学致癌物见表 30-4。

表 30-4　主要的化学致癌物

致癌物	存在方式	诱发的主要肿瘤
多环芳香烃类（苯并芘、甲基胆蒽等）	石油、煤焦油、煤烟、汽车尾气、纸燃烧产生的烟雾、熏烤的鱼和肉等	肺癌、胃癌
芳香胺与氨基偶氮染料	工业用品和原料，如乙萘胺、联苯胺、4-氨基联苯、奶油黄	膀胱癌、肝癌
亚硝胺类	食品保存剂及着色剂、腌制的食品等	食管癌、胃癌
无机致癌物	金属元素镍、铬、镉 非金属元素砷、苯	鼻咽癌、肺癌、前列腺癌、肾癌、皮肤癌、白血病

（二）物理致癌因素

1. 电离辐射　长期接触 X 线可引起皮肤癌、白血病；开采含钴、氡等放射性矿物的工人易患肺癌；长期接触 ^{32}P、^{98}Sr 等放射性核素可引起骨肉瘤。电离辐射能使染色体断裂、转位和点突变，导致原癌基因激活或肿瘤抑制基因失活。

2. 紫外线　长期紫外线照射可致皮肤癌和恶性黑色素瘤。紫外线可使 DNA 中相邻的 2 个嘧啶形成二聚体，造成 DNA 复制错误。

（三）生物致癌因素

已明确的生物致癌因素有：

1. 致瘤病毒　如引起 Burkitt 淋巴瘤或鼻咽癌的 EB 病毒、引起宫颈癌的人乳头瘤病毒（HPV）、与原发性肝癌有关的乙型肝炎病毒（HBV）等。

2. 细菌与寄生虫　如幽门螺杆菌与胃癌的发生有关；血吸虫感染与膀胱癌和结肠癌的发生有关。

3. 生物毒素　如真菌产生的黄曲霉素等。

（四）生活方式

流行病学调查资料显示，肿瘤的发生与不良生活方式有关。与肿瘤发生有密切联系的不良生活方式包括饮食习惯不合理、吸烟、过度饮酒、缺乏体育锻炼、肥胖、不安全性行为、使用被污染的注射器、空气污染、家庭使用固体燃料产生的室内烟雾等。

三、肿瘤发生的内因及其作用机制

虽然大多数肿瘤的发生与环境因素有关,但即使处于同一环境中,也只有少数人罹患肿瘤,提示这种生物学效应的差异与机体的内在因素同样具有密切的关系。这些内在因素包括遗传因素、机体的免疫因素、营养因素、内分泌因素及其他因素(如性别、年龄及种族与地理因素)等。

（一）遗传因素

遗传因素在有些肿瘤的发生中起重要作用,可以使患者对某些肿瘤具有易感性。由于患者的染色体和基因异常,导致其罹患某些肿瘤的几率明显增加。

（二）免疫因素

肿瘤的发生、发展、治疗效果和预后都与机体的免疫状态有关。正常机体存在免疫监视机制,可以发现并清除肿瘤性转化细胞,起到抗肿瘤的作用。机体的免疫监视功能下降时,肿瘤细胞有可能逃避免疫监视,从而促进肿瘤的发生发展。

（三）内分泌因素

某些肿瘤与激素及其受体异常有关。如乳腺癌与雌激素过多有关,在妊娠期和哺乳期肿瘤发展特别快,而切除卵巢或注射雄激素可使肿瘤缩小;前列腺癌与雄激素有关,用雌激素治疗可使其生长受到抑制。此外,垂体前叶生长激素可促进肿瘤的生长和转移,肾上腺皮质激素对白血病的发展可有抑制作用。

综上所述,肿瘤发生受诸多因素影响,其发生并非单个分子事件,而是一个多步骤的过程。上述介绍的肿瘤发生机制可简单归纳为:各种致瘤因素(包括环境因素和遗传因素)引起基因损伤,激活原癌基因,肿瘤抑制基因灭活或丢失,加之凋亡调节基因、DNA 修复基因等其他重要调节基因的活性改变,使细胞出现多克隆性增殖,在进一步损伤的基础上发展为克隆性增殖,通过演进,形成具有不同生物学特征的亚克隆,从而获得浸润和转移的能力。

第五节　肿瘤的常见类型

临床上常见的肿瘤通常起源于上皮组织、间叶组织和淋巴造血组织。不同组织起源的肿瘤可因其起源和所处器官、组织的不同而引起不同的临床表现与特征性的病理学特点。

一、上皮组织肿瘤

上皮组织包括被覆上皮、腺上皮和导管上皮等。上皮组织所形成的肿瘤最常见,可分良性与恶性两大类。人类恶性肿瘤大部分起源于上皮组织,严重危害人类健康。

（一）上皮组织良性肿瘤

1. 乳头状瘤　好发于皮肤、膀胱、阴茎、乳腺导管、鼻腔、喉、外耳道等处。肉眼观:呈外生性,向体表或腔面生长,呈乳头状、指状突起,也可形如绒毛或菜花状。肿瘤的根部常有蒂与正常组织相连。光镜下:每一个乳头的中轴为含有血管和结缔组织的间质成分,其表面覆有增生的上皮,可为鳞状上皮、柱状上皮或尿路上皮等。其发生可能与 HPV 感染有关。发生于阴茎、外耳道、膀胱的乳头状瘤较易发生恶变。

2. 腺瘤　多见于肠、甲状腺、卵巢、乳腺等处,由腺上皮或分泌上皮发生。发生于黏膜腺的腺瘤多呈息肉状、蕈伞状,发生于腺器官的腺瘤多呈结节状,常有完整包膜,与周围正常组织分界清楚。分化较好的腺瘤还具有一定的分泌功能。根据腺瘤的组成或形态特点,可分以下类型：

（1）管状腺瘤：又称腺瘤性息肉。多见于结、直肠黏膜，常呈息肉状突向肠腔，可有蒂，或与黏膜广基性相连。根据其肿瘤细胞排列的形状不同分为管状腺瘤、绒毛状腺瘤、管状绒毛状腺瘤。

（2）纤维腺瘤：为女性乳腺的常见良性肿瘤。单个或多个，呈结节状，常有包膜，与周围组织分界清楚。除增生的腺体外，同时伴随大量纤维结缔组织增生，两种成分共同构成肿瘤的实质。

（3）囊腺瘤：由于肿瘤中腺体的分泌物淤积，腺腔逐渐扩大并互相融合，形成大小不等的囊腔，故称为囊腺瘤，常发生于卵巢及甲状腺。若囊腔内上皮增生活跃而呈乳头状时，称为乳头状囊腺瘤。

（4）多形性腺瘤：由腺体、黏液样及软骨样组织等多种成分混合组成，故称为"混合瘤"。常发生于唾液腺、腮腺。生长缓慢，但切除后较易复发，少数可发生恶变。

（二）上皮组织恶性肿瘤

上皮组织发生的恶性肿瘤统称为癌，是人类最常见的恶性肿瘤。多见于40岁以上人群。肉眼观：癌的质地较硬，切面常为灰白色，较干燥；发生于皮肤、黏膜表面的癌多呈息肉状、蕈伞状或菜花状，表面常有坏死及溃疡形成；发生于器官内的癌常为不规则结节状，并呈树根状或蟹足状向周围组织浸润，无包膜。光镜下：癌细胞排列呈巢状（癌巢）、腺泡状、腺管状或条索状，与间质分界清楚；网状纤维染色见癌细胞之间无网状纤维，而仅见于癌巢周围。免疫组织化学染色，癌细胞表达各种上皮性标记物，如各种细胞角蛋白。癌较易经淋巴道转移，晚期可经血道转移。常见的癌有以下几个类型：

1. 鳞状细胞癌　简称鳞癌，常发生在覆有鳞状上皮的部位，如皮肤、口腔、唇、喉、食管、阴茎、阴道、宫颈等处；亦可发生于鳞状上皮化生后的部位，如支气管、胆囊、膀胱、肾盂等处。肉眼观：常呈结节状、菜花状，亦可发生坏死脱落而形成溃疡，在器官内常呈浸润性肿块；切面灰白色、干燥，界限不清。光镜下：可见增生的上皮突破基底膜向深层浸润，形成不规则的癌巢。分化好者可见到细胞间桥；癌巢中央为层状的角化物，称为角化珠（keratin pearl）或癌珠。如分化较差时，无角化珠形成，细胞间桥减少或无，癌细胞异型性明显并可见较多核分裂象。

2. 基底细胞癌　多见于老年人面部，如眼睑、颊部及鼻翼等处。肉眼观：患处皮肤呈小结节状突起，表面常形成溃疡。光镜下：癌巢由基底细胞样癌细胞构成。基底细胞癌生长缓慢，仅局部浸润，很少发生转移，对放射治疗敏感。

3. 尿路上皮癌　曾称移行细胞癌，来源于膀胱或肾盂的移行上皮。肉眼观：常为多发性，呈乳头状、息肉状、结节状、溃疡状，或弥漫性浸润，单发或多发。光镜下：癌细胞似移行上皮，呈多层排列。发生于膀胱的尿路上皮癌常表现为无痛性肉眼血尿。

4. 腺癌　来源于腺上皮，多发生于柱状上皮被覆的黏膜，如胃肠道、呼吸道、胆囊、子宫体、子宫颈管，以及各种腺器官，如乳腺、胰腺、前列腺、甲状腺等。

（1）管状或乳头状腺癌：腺癌分化较好，形成大小不等、形状不一、排列不规则的腺样结构。癌细胞不规则地排列成多层，常突破基底膜而向间质浸润。腺癌生长活跃而形成大量乳头状结构者，称为乳头状腺癌；腺腔高度扩张呈囊状者，称为囊腺癌。

（2）实性癌或称单纯癌：分化低而形成实体性癌巢，无腺腔样结构，癌细胞异型性明显，核分裂象多见，恶性程度高。实性癌中癌巢小且少而间质结缔组织多者，质地硬，称为硬癌；癌巢大且多而间质结缔组织少者，质地软如脑髓，称为软癌或髓样癌。

（3）黏液癌：胃肠道的腺癌可分泌黏液，癌呈灰白色，湿润，半透明如胶冻状，又称为胶样癌。初时黏液积聚于癌细胞内,将核挤向一侧,如印戒状,称为印戒细胞(signet-ring cell),以后大量黏液堆积在腺腔内,腺体崩解而形成黏液湖,并可见小片状印戒细胞漂浮于其中。

（三）癌前病变、不典型增生及原位癌

某些疾病或病变虽然本身不是恶性肿瘤,但具有发展为恶性肿瘤的潜能,使患者罹患恶性肿瘤的风险增加,这些疾病或病变称为癌前疾病(precancerous disease)或癌前病变(precancerous lesion)。从癌前状态到癌变,需要经过一段漫长渐进的演变过程。在上皮组织中,可以观察到先出现不典型增生(atypical hyperplasia)或异型增生(dysplasia),继而发展为局限在上皮内的原位癌(carcinoma in situ),再进一步发展为浸润癌。因此,早期发现癌前疾病或癌前病变并及时治疗,是肿瘤防治的重要环节。

1. 癌前病变　可以是遗传性的(如患者具有某些染色体或基因异常),也可以是获得性的(与一些慢性炎症、感染或不良生活习惯有关)。常见的癌前疾病或癌前病变有以下几种:

（1）大肠腺瘤:为常见的消化道肿瘤,可单发或多发,主要有管状腺瘤、管状绒毛状腺瘤、绒毛状腺瘤等类型,其中绒毛状腺瘤发生癌变的概率大。结直肠家族性腺瘤性息肉病几乎均发生癌变。

（2）乳腺纤维囊性改变:多见于成年女性,表现为乳腺肿块。光镜下可见乳腺导管囊性扩张,小叶和导管上皮增生伴大汗腺化生。可发展为乳腺癌,相对危险度为普通女性的4~5倍。

（3）慢性胃炎伴肠上皮化生:慢性胃炎伴有肠上皮化生、腺体有不典型增生与胃癌的发生有一定关系。慢性胃炎合并幽门螺杆菌感染与胃黏膜相关淋巴组织发生的B细胞淋巴瘤及胃腺癌有关。

（4）慢性溃疡性结肠炎:一种炎性肠病,在反复发生溃疡和黏膜增生的基础上有可能发生结肠腺癌。

（5）皮肤、黏膜白斑:常发生于口腔、外阴等处黏膜。肉眼观呈白色斑块,光镜下主要为黏膜的鳞状上皮过度增生和过度角化,有一定的异型性。如长期不愈就有可能转变为鳞状细胞癌。

2. 不典型增生　是一种以细胞形态和组织结构异常为特征的增生性病变。增生的上皮细胞出现一定的异型性,但尚不足以诊断为癌。近年来,多倾向于使用异型增生来描述与肿瘤形成相关的不典型增生。光镜下细胞层次增多,排列紊乱,极性消失;细胞大小不一,形态多样,核大深染,核质比升高,核分裂象增多,但多为正常核分裂象。异型增生多发生在皮肤、黏膜表面被覆的鳞状上皮,也可发生在腺上皮。轻度和中度的异型增生在病因消除后可恢复正常,而重度异型增生则很难逆转,常转变为癌。

3. 原位癌　基因发生突变的异型增生的细胞累及上皮全层,但尚未破基膜面向下浸润性生长,此时称为原位癌。原位癌是一种早期癌,如能早期发现及治疗,预后较好。

目前WHO采用上皮内瘤变(intraepithelial neoplasia)的概念来描述上皮从异型增生到原位癌这一连续的过程。上皮内瘤变最早用于描述子宫颈鳞状上皮的肿瘤性增生,现已扩展应用于其他部位上皮组织的肿瘤性增生,如食管、结直肠、乳腺、膀胱、前列腺等。

二、间叶组织肿瘤

间叶组织主要包括脂肪组织、血管和淋巴管、平滑肌、横纹肌、纤维组织、骨组织等。来源于间叶组织的肿瘤种类很多,其中良性肿瘤比较多见,恶性肿瘤(肉瘤)相对少见。

（一）间叶组织良性肿瘤

1. 纤维瘤　由纤维组织发生,常见于四肢及躯干的皮下。肉眼观:肿瘤大小不一,多为圆形或椭圆形,质硬韧,有完整的包膜,切面灰白色,可见编织状条纹。光镜下:可见成束的、分化良好的纤维瘤细胞及胶原纤维,呈不规则的纵横交错排列。

2. 脂肪瘤 最常见的良性软组织肿瘤,多发生于脊背、颈及四肢近端的皮下组织。肉眼观:肿瘤可呈单个或多发性生长,大小不一,多为椭圆形或分叶状,有包膜,质软,切面呈黄色,似正常脂肪组织。光镜下:由分化成熟的脂肪组织构成,呈不规则分叶状,小叶间有纤维组织分隔。一般无明显症状,易于手术切除,切除后一般不复发。

3. 血管瘤 多为先天性,常见于儿童,可发生于任何部位,但以皮肤、肌肉、内脏为多见。发生在皮肤或黏膜处的血管瘤常呈斑块状,可略突出表面,呈鲜红色或暗红色,压之褪色;在内脏器官多呈结节状。一般分为3型:毛细血管瘤、海绵状血管瘤及静脉血管瘤。血管瘤常为浸润性方式生长,无包膜,界限不清。一般随身体的发育而长大,成年后即停止发展。

4. 平滑肌瘤 最多见于子宫,其次为胃肠道,为女性常见的软组织肿瘤。肉眼观:肿瘤呈球形或结节状,单发或多发,边界清除,质较硬,切面灰白色,呈编织状纹理。光镜下:瘤细胞为形态较一致的梭形平滑肌细胞,呈不规则束状并互相编织。瘤细胞胞质丰富、红染,核呈杆状,两端钝圆。手术切除后多不复发。

5. 淋巴管瘤 多发生于儿童头颈部、腋窝等处,肿物柔软,常有波动感,由大小不等扩张的淋巴管构成,内含淋巴液。分为毛细淋巴管瘤、海绵状淋巴管瘤和囊状淋巴管瘤等类型。

6. 软骨瘤 好发于手、足短骨,生长缓慢,局部症状轻,肿瘤呈淡蓝色或灰白色,半透明,可有钙化、黏液变或囊性变。光镜下:由较成熟的软骨细胞和软骨基质构成,呈分叶状结构。

(二) 间叶组织恶性肿瘤

来源于间叶组织的恶性肿瘤统称为肉瘤。肉瘤较癌少见,多见于儿童及青年。肉眼观:肉瘤体积常较大,质软,切面灰红色,湿润,似鱼肉状,故名。光镜下:肉瘤细胞弥漫排列,不形成细胞巢,实质与间质分界不清。肉瘤细胞间有网状纤维。间质内结缔组织少,但血管丰富,故多经血道转移。

区分癌与肉瘤,对肿瘤的诊断与治疗均有重要意义。癌与肉瘤的主要区别见表30-5。

表30-5 癌与肉瘤的区别

	癌	肉瘤
组织来源	上皮组织	间叶组织
发病率	较常见,约为肉瘤的9倍,多见于40岁以上的成人	较少见,大多见于青少年
大体特点	质较硬,色灰白,较干燥	质软,色灰红,湿润,鱼肉状
组织学特点	多形成癌巢,实质与间质分界清楚,纤维组织常有增生	肉瘤细胞多弥漫分布,实质与间质分界不清,间质内血管丰富,结缔组织少
网状纤维	癌细胞间多无网状纤维	肉瘤细胞间多有网状纤维
转移	多经淋巴道转移	多经血道转移

1. 纤维肉瘤 多见于四肢皮下组织。年龄分布广,从婴幼儿至老年人皆可发生。肉眼观:肿瘤呈圆形或分叶状,浸润性生长,切面灰白色,鱼肉状,常伴有出血、坏死。光镜下:肿瘤细胞的典型形态是异型的梭形细胞与胶原纤维成束状交错,呈"人"字形排列,可见核分裂象。高分化纤维肉瘤生长较缓慢,切除后易复发;低分化者生长快,易经血道转移至肺、骨等处。

2. 脂肪肉瘤　为较常见的肉瘤类型,多发生于大腿深部的软组织或腹膜后。肉眼观:多呈结节状或分叶状,常有假包膜,分化好者可似脂肪瘤,分化差者呈黏液样或鱼肉样。光镜下:瘤细胞形态多种多样,以出现脂肪母细胞为特点,胞质内可见多少不等、大小不一的脂质空泡,苏丹Ⅲ染色呈橘红色;也可见分化成熟的脂肪组织;间质常有丰富的丛状毛细血管网和黏液变性。

3. 平滑肌肉瘤　多发生于子宫、腹膜后、肠系膜、大网膜和皮肤等处。肉眼观:肿瘤呈不规则结节状,质软而灰红,无包膜。光镜下:肉瘤细胞弥漫散在分布。高分化型瘤细胞呈梭形,异型性小;低分化型瘤细胞异型性明显,可呈圆形、卵圆形、多边形等,核染色深,核仁明显,核分裂象多见。

4. 骨肉瘤　为最常见的骨恶性肿瘤,好发于青少年。常发生于四肢长骨的干骺端,尤其好发于股骨下端、胫骨上端,亦可见于肱骨或骨盆。肉眼观:肿瘤常自干骺端开始,向髓腔及周围皮质浸润,进而扩展至骨膜外软组织而形成梭形肿块。境界不清,切面呈灰白色,鱼肉状,常见出血、坏死。肿瘤可以破坏骨皮质,常引起病理性骨折。肿瘤上下两端的骨皮质和掀起的骨外膜之间形成三角形隆起,是由骨外膜产生的新生骨,在 X 线上称为 Codman 三角;由于骨膜被掀起,在骨外膜和骨皮质之间,可形成与骨表面垂直的放射状反应性新生骨小梁,在 X 线上表现为日光放射状阴影。这些影像学表现具有诊断意义。光镜下:瘤细胞大小不等,核形奇异,呈高度异型性,病理性核分裂及瘤巨细胞多见。瘤细胞形成肿瘤性骨组织或骨样组织。新生的骨小梁形状不规则,大小不一,排列紊乱。骨肉瘤恶性度很高,生长迅速,早期可经血道转移至肺。

三、淋巴造血组织肿瘤

(一)淋巴瘤

淋巴瘤又称恶性淋巴瘤,是原发于淋巴结和淋巴结外淋巴组织等处淋巴细胞及其前体细胞的恶性肿瘤,较为常见。根据肿瘤细胞的组织学形态、免疫表型及分子生物学特点,可将其分为霍奇金淋巴瘤和非霍奇金淋巴瘤两大类,我国以非霍奇金淋巴瘤常见,占80%~90%。

1. 霍奇金淋巴瘤(Hodgkin lymphoma)　又称为霍奇金病(Hodgkin disease),是淋巴瘤的一个独特的类型。最常累及颈部和锁骨上淋巴结,其次为腋下、纵隔、腹膜后、主动脉旁等淋巴结。病变常从一个或一组淋巴结开始,逐渐累及邻近淋巴结、脾、肝、骨髓等。临床最常见的表现为局部淋巴结无痛性肿大,可伴发热、贫血、体重下降、瘙痒等症状。肉眼观:受累淋巴结肿大,随着病程进展,相邻的肿大淋巴结相互粘连、融合,形成结节状的巨大肿块。切面灰白色,呈鱼肉样,不易推动。光镜下:组织学特征是在以淋巴细胞为主的多种炎症细胞(包括浆细胞、中性粒细胞、嗜碱性粒细胞、嗜酸性粒细胞等)混合浸润的背景上出现不等量的形态不一的肿瘤细胞散布其间,肿瘤细胞包括里 - 施细胞(R-S 细胞)及其变异型细胞。典型的 R-S 细胞为直径 20~50μm、双核或多核瘤巨细胞,胞质丰富,嗜酸性或嗜碱性,细胞核呈圆形或椭圆形,核膜厚,核中央见大而圆的嗜酸性核仁,核仁周围有空晕。最具诊断性的是双核面对面排列,彼此对称,形成所谓的镜影细胞(mirror image cell)。R-S 细胞被认为是 B 淋巴细胞。

2. 非霍奇金淋巴瘤(non-Hodgkin lymphoma,NHL)　约占所有淋巴瘤的 80%~90%,其中2/3 原发于淋巴结,1/3 原发于淋巴结外器官或组织。来源于 B 细胞、T 细胞及 NK 细胞,瘤组织成分单一。常发生于浅表淋巴结,以颈部淋巴结最多见,其次可见于腋下和腹股沟淋巴结。受累淋巴结肿大,相邻淋巴结相互粘连,形成不规则结节状肿块,切面灰白色,鱼肉样。

晚期可转移至肝、脾、骨髓和其他内脏。

（二）白血病

白血病是骨髓造血干细胞克隆性增生形成的恶性肿瘤,其主要特征是骨髓内异常的白细胞弥漫性增生,取代正常骨髓组织,并进入外周血液和浸润肝、脾、淋巴结等全身组织和器官。因异常增生的白细胞可见于外周血液中,因而得名。在我国的儿童和青少年好发恶性肿瘤中,白血病居第 1 位。临床上根据白血病细胞的成熟程度和自然病程,将白血病分为急性和慢性两大类。急性白血病的肿瘤细胞分化停滞在较早阶段,多为原始细胞及早期幼稚细胞,起病急,病情发展迅速,自然病程一般在半年内或半年左右,多发生于幼儿和青少年。慢性白血病的细胞分化停滞在较晚的阶段,多为中晚幼稚细胞和成熟细胞,病情发展缓慢,自然病程可为 1 年或数年,多见于成人。由于白血病细胞广泛浸润骨髓,使红细胞和血小板新生减少,可发生严重贫血及出血。同时,由于白细胞皆为幼稚的白细胞,失去了正常的抗感染能力,患者易发生严重的感染。因此,贫血、出血和继发感染常为白血病患者死亡的主要原因。

（刘　杨）

复习思考题

1. 有人提出肿瘤是一种细胞水平的生物进化行为,你如何看待这个问题? 请根据肿瘤的生物学特征,说说你的见解。

2. 本章中表 30-3 介绍了良、恶性肿瘤的不同临床表现,结合本章的其他内容,谈谈你对肿瘤良恶性的认识。

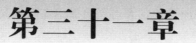

笔记栏

PPT 课件

第三十一章

心血管系统疾病

> **学习目标**
>
> 　　心血管系统疾病是对人类健康和生命威胁最大的一组疾病,疾病种类繁多,本章主要介绍动脉和心脏的常见疾病。
> 　　1. 掌握动脉粥样硬化、高血压、风湿病的基本病理变化。
> 　　2. 熟悉动脉粥样硬化、高血压、风湿病、心力衰竭的发病机制。
> 　　3. 了解心血管系统常见疾病的病因及分类。

　　在我国和欧美等一些发达国家,心血管系统疾病的发病率和死亡率均高居首位。代谢障碍与自身免疫反应是疾病形成的重要机制,常见心血管系统疾病多由此两方面的原因所致。动脉粥样硬化、高血压是代谢障碍机制造成的较为典型的常见病,而风湿病则是自身免疫病的经典代表。

第一节　动脉粥样硬化

　　动脉粥样硬化(atherosclerosis,AS)是心血管系统疾病中的一种常见病、多发病。AS 主要由于脂质在大、中动脉内膜沉积,纤维斑块或粥样斑块形成,使动脉管壁变硬、血管腔狭窄。该病主要累及弹力动脉和弹力肌型动脉,易造成心、脑、肾等器官损害,最终导致严重的并发症。AS 多见于中、老年人,发病率随年龄增长而逐渐增高,目前发病人群有年轻化的趋势,但以 40~49 岁发展较快。

一、病因与发病机制

(一) 危险因素

　　AS 的病因尚未完全阐明,已知其重要的危险因素有以下几方面:

　　1. 高脂血症　是 AS 的主要危险因素,指血脂代谢异常导致的血浆总胆固醇(total cholesterol,TC)和 / 或甘油三酯(triglyceride,TG)及相关脂蛋白的升高。AS 病变中的脂质成分主要是胆固醇及胆固醇酯,其次是甘油三酯、磷脂和载脂蛋白 B(apolipoprotein B,Apo-B)。流行病学调查发现,血浆胆固醇高的人群 AS 发病率较高,低密度脂蛋白(low density lipoprotein,LDL)与 AS 和冠心病的发生极为密切,而血浆中高密度脂蛋白(high density lipoprotein,HDL)水平和 AS 的发生呈负相关,HDL 能促进胆固醇的逆向转运而清除动脉壁中的胆固醇,减少 AS 的发生。

　　2. 高血压　是动脉粥样硬化的重要危险因素。据统计,高血压患者动脉粥样硬化发病

笔记栏

较早且病变较重,其发病率比血压正常者可高出 5 倍左右。高血压促进 AS 发生的机制尚不清楚,可能与高血压时血流对血管壁的机械冲击力较大,造成内皮细胞损伤,使内膜通透性增高,脂蛋白易于进入动脉壁内有关。

3. 吸烟　是心肌梗死主要的独立危险因素。吸烟可使血液中一氧化碳浓度升高,造成内皮细胞损伤。烟雾中的尼古丁、镉等有毒物质可通过对脂蛋白及血液流变学的影响而促进 AS 发生。在已患心绞痛或发生过心肌梗死的患者,吸烟易引起心律不齐及猝死。

4. 其他疾病　糖尿病患者的动脉粥样硬化发病率比非糖尿病患者高 2~3 倍。这可能与脂蛋白代谢紊乱、血小板功能异常和动脉壁代谢障碍等因素有关。甲状腺功能减退可引起高胆固醇血症,促进 AS 的发生。

5. 遗传因素　冠心病具有一定的家族聚集性,提示遗传因素是 AS 的危险因素。家族性高胆固醇血症患者的 AS 发病率明显高于对照组。目前发现 LDL 受体的基因突变能使血浆 LDL 极度升高,引起家族性高胆固醇血症。

6. 年龄和性别　也可影响 AS 的发生。①年龄因素:AS 的发病率随年龄的增加而增高;②性别因素:绝经期前女性 AS 的发病率比男性低,但绝经期后与同年龄组的男性发病率相似,可能与雌激素可降低血浆胆固醇水平、改善血管内皮功能、抑制血小板聚集有关。

(二) 发病机制

AS 的发病机制尚未完全阐明。关于其发病机制,目前有脂源性学说、损伤应答学说等众多学说。现择要介绍如下:

1. 脂源性学说　血脂升高是 AS 发生的病变基础,胆固醇和胆固醇酯沉积在动脉内膜,经氧化修饰的 LDL 对单核细胞有趋化作用,引起巨噬细胞的清除反应,形成泡沫细胞。同时,氧化的 LDL 对血管内皮细胞、平滑肌细胞及泡沫细胞有毒性作用,引起细胞坏死,与沉积的脂质混合形成粥样物质。

2. 损伤应答学说　在机械性、免疫性、化学性等各种刺激性因素的作用下,动脉内皮细胞受损,内皮细胞损伤易使血浆成分包括脂蛋白过量地沉积在内膜,单核细胞渗出、血小板黏附和聚集,并分泌各种细胞因子等活性物质,刺激血管壁中膜平滑肌细胞增殖和迁移至内膜,吞噬脂质,转变为泡沫细胞,导致纤维斑块和粥样斑块形成。

3. 炎症学说　目前认为 AS 是血管壁的慢性炎症反应。在病变早期,单核细胞与内皮细胞黏附,进入内膜,吞噬已发生修饰的 LDL,形成巨噬细胞源性泡沫细胞。在 AS 进展期,单核细胞产生多种细胞因子参与 AS 病变的形成。

4. 平滑肌致突变学说　血管中膜平滑肌细胞增生和迁移参与 AS 病变的进展。迁入内膜的平滑肌细胞在增生的同时发生表型转变,由收缩型转变为合成型,合成大量胶原蛋白,并摄取脂质,形成肌源性泡沫细胞,是 AS 的重要成因之一。

二、病理变化

(一) 基本病理变化

AS 病变的发展过程可分为 3 个阶段,典型的病理变化如下:

1. 脂纹及脂斑　是肉眼可见的 AS 最早期病变。肉眼观:淡黄色条纹或黄色帽针头大的斑点,平坦或略隆起于动脉内膜表面,常出现在主动脉后壁及其分支开口处。光镜下:病变部位的内膜下有大量泡沫细胞聚集及脂质沉积。泡沫细胞呈圆形或椭圆形,体积大,胞质中有大量空泡。泡沫细胞来源于巨噬细胞和平滑肌细胞,分别形成巨噬细胞源性泡沫细胞和肌源性泡沫细胞。此外,还可见较多的细胞外基质、数量不等的平滑肌细胞、少量淋巴细胞等。

2. 纤维斑块　是脂纹、脂斑病变进一步发展,在其表面和周围有胶原纤维增生,形成纤维斑块。肉眼观:内膜表面可见散在分布的、不规则隆起的纤维斑块,颜色从淡黄色或灰黄色逐渐转变为瓷白色。光镜下:斑块表面覆有大量胶原纤维,并可发生玻璃样变性,称为纤维帽。纤维帽下方为大量沉积的细胞外脂质和数量不等的泡沫细胞、细胞外基质及炎症细胞。

3. 粥样斑块　随着病变的发展,纤维斑块深层的组织细胞发生崩解、坏死,并与病灶内的脂质混合成粥糜样物质,形成粥样斑块,又称粥瘤。肉眼观:病变的内膜面见大小不等的灰黄色斑块,向表面隆起。切面可见斑块表面为白色组织,深部是黄色粥样物质。光镜下:典型的粥样斑块病灶表层为玻璃样变性的纤维帽,深部为大量的无定形坏死崩解物,其中含胆固醇结晶(石蜡切片呈针形裂隙)和少量纤维蛋白及不规则钙化灶。底部和边缘可见肉芽组织和少量泡沫细胞、炎症细胞。由于斑块的挤压,中膜平滑肌可出现萎缩,弹性纤维破坏,中膜变薄。

（二）继发性病变

1. 斑块内出血　由于斑块的边缘或斑块内新生毛细血管的破裂形成血肿,向管腔膨出,使病变动脉进一步狭窄甚至闭塞,导致急性供血中断。

2. 斑块破裂　斑块表层的纤维帽发生破裂,破裂后病灶中的脂质和坏死组织碎片脱落而形成粥瘤性溃疡。进入血液中的脱落物质可形成胆固醇栓子,引起栓塞。斑块破裂常见于腹主动脉、髂动脉等病变严重的部位。

3. 血栓形成　斑块破裂后暴露胶原,可继发血栓形成。血栓形成后,使动脉管腔进一步狭窄甚至闭塞而导致组织缺血及梗死,若血栓脱落可引起栓塞。

4. 钙化　在粥样斑块内易发生钙盐沉积,形成钙化,使动脉管壁变硬、变脆,易于破裂。

5. 动脉瘤形成　严重的动脉粥样硬化病变,斑块底部的中膜萎缩,弹性下降,管壁变薄弱,在血流压力的作用下,局部动脉管壁向外膨出而形成动脉瘤。动脉瘤破裂可引起大出血。

三、主要动脉病变及其影响

（一）主动脉粥样硬化

好发于主动脉后壁及其分支开口处,病变严重程度依次为腹主动脉、胸主动脉、主动脉弓、升主动脉。在主动脉内膜可出现前述各种病变,但由于主动脉管腔较大,血流急速,虽有严重的粥样硬化,却很少引起明显的临床症状。严重者,可发生动脉瘤,如破裂可导致致命性大出血。

（二）冠状动脉粥样硬化及冠状动脉粥样硬化性心脏病

1. 冠状动脉粥样硬化　冠状动脉粥样硬化(coronary atherosclerosis)是对人类影响最大的 AS,最好发的部位是左冠状动脉前降支,其次是右冠状动脉主干和左冠状动脉主干或左旋支及后降支。斑块多见于血管的心壁侧,病变程度不一,轻者只见少数脂纹、脂斑,重者形成粥样斑块,并相互融合。切面见内膜呈新月形增厚,管腔狭窄并偏于一侧。冠状动脉粥样硬化常伴发冠状动脉痉挛,成为心源性猝死的重要原因之一。

2. 冠状动脉粥样硬化性心脏病　由冠状动脉狭窄所致心肌缺血引起的心脏病称为冠状动脉性心脏病(coronary heart disease,CHD),简称冠心病。冠状动脉粥样硬化是其最主要的原因,因此习惯上将冠心病视为冠状动脉粥样硬化性心脏病。根据其临床表现,本病可分为心绞痛(angina pectoris)、心肌梗死(myocardial infarction)、心肌硬化(cardiac myosclerosis)和冠状动脉性猝死(sudden coronary death)。

（1）心绞痛:是由于心肌急性、暂时性缺血缺氧所致的一种临床综合征。典型的临床表现为阵发性心前区疼痛或压迫感,常放射至左肩和左臂内侧,持续数秒到数分钟。心绞痛常在体力活动、情绪激动或寒冷等因素影响下发生,休息或服用硝酸酯制剂后症状缓解或消失。

心绞痛的发生是由于心肌缺血缺氧,导致酸性代谢产物和生物活性物质堆积,刺激心脏局部的痛觉神经末梢,信号沿交感神经传至胸1~5交感神经节,再经相应的脊髓节段,沿脊髓丘脑束传至大脑而产生痛觉。这种"牵涉性疼痛"常反映在进入水平相同脊髓节段的脊神经所分布的皮肤区域,故疼痛放射至左肩及左臂内侧。

(2)心肌梗死:指由于冠状动脉血供中断,致供血区持续性缺血而导致一定范围的心肌细胞坏死。通常是在冠状动脉粥样硬化的基础上并发血栓形成、斑块内出血等引起;少数病例是在冠状动脉严重狭窄的基础上,由于休克、阵发性心动过速或冠状动脉持久痉挛引起;也可由于过度负荷使心肌需血量急剧增加而供血又严重不足所致。临床上有剧烈而较持久的胸骨后疼痛,休息及应用硝酸酯类制剂不能完全缓解症状,伴有发热等表现,可并发心律失常、休克等。

1)类型:根据梗死的部位、分布特点分为:①心内膜下心肌梗死,坏死主要累及心室壁内层1/3的心肌,呈多发性散在小病灶或孤立小病灶,多位于左心室;②透壁性心肌梗死,坏死累及心室壁全层,梗死范围较大,常达数厘米,故又称区域性心肌梗死,临床上95%的心肌梗死属于此类型。

心肌梗死的部位、范围与阻塞的冠状动脉的供血区域一致。多发生在左心室,其中约50%的心肌梗死发生在左冠状动脉前降支的供血区,即左心室前壁、心尖部及室间隔前2/3;约25%发生在右冠状动脉供血区,即左心室后壁、室间隔后1/3及右心室大部;少见的部位是左心室侧壁,即相当于左冠状动脉旋支的供血区。

2)病理变化:心肌梗死的形态学变化是一个动态演变过程。肉眼观:梗死病灶形状不规则,颜色苍白,一般于梗死后6小时才能辨认。8~9小时后呈淡黄色,干燥,较硬,失去正常光泽。第4天梗死灶边缘出现明显的充血出血带和附壁血栓形成。第10天左右,梗死灶呈明显黄色,质软,有出血。第3周后,肉芽组织逐渐转变为瘢痕组织,呈灰白色,质硬。光镜下:完全阻断血流1小时内仅见心肌纤维因强烈收缩而呈波浪状弯曲。2小时后肌浆凝聚、嗜酸性变。6小时后心肌纤维呈凝固性坏死,核固缩、溶解;间质水肿,有不同程度的中性粒细胞浸润。1~2周后,边缘区出现肉芽组织,并长入梗死灶内。3周后肉芽组织逐渐转变为瘢痕组织。2个月末较大的梗死灶可完全机化。

3)生化改变:出现较早的是心肌细胞内糖原减少或消失,这是由于心肌缺氧时糖酵解加强所致。心肌梗死后,心肌细胞内的天冬氨酸转氨酶(aspartate aminotransferase,AST)、乳酸脱氢酶(lactate dehydrogenase,LDH)和肌酸磷酸激酶(creatine kinase,CK)等透过损伤的细胞膜释放到血液中,致血清中这些酶的浓度升高,其中CK的同工酶CK-MB和LDH的同工酶LDH1对心肌梗死的诊断具有重要的参考价值。

4)并发症及后果:①心力衰竭:心肌梗死使心肌收缩力显著减弱,可致左心、右心或全心衰竭,是患者死亡的主要原因之一;②心源性休克:当心肌梗死范围达左心室的40%时,心室收缩力严重降低,心输出量急剧减少而引起心源性休克;③心律失常:梗死累及传导系统而引起传导阻滞;④室壁瘤:梗死区坏死组织或瘢痕组织在心室内压的作用下,逐渐局限性向外膨出形成室壁瘤,多发生于左心室前壁近心尖处,常继发附壁血栓形成或室壁瘤破裂;⑤附壁血栓形成:心肌梗死累及心内膜时或因室壁瘤形成等可引起附壁血栓形成,血栓脱落后可引起栓塞、梗死,也可被机化;⑥心脏破裂:梗死1周后,由于坏死的心肌细胞和中性粒细胞释放大量蛋白水解酶,使梗死灶软化而发生破裂,多发生于左心室前壁下1/3处,心脏破裂后,血液涌入心包腔,引起心包压塞而迅速死亡;⑦急性心包炎:透壁性心肌梗死累及心外膜引起急性浆液纤维蛋白性心包炎,可反复发生。

（3）心肌硬化:广泛的心肌纤维化称为心肌硬化。冠状动脉粥样硬化时,血管腔狭窄,造成心肌长期供血不足,心肌萎缩,间质纤维组织增生,导致心肌硬化。本病病程可长达多年,以后逐渐发展成左心衰竭。若纤维化累及传导系统,可出现心律不齐或严重心律失常。

（4）冠状动脉性猝死:是心源性猝死中最常见的一种。多见于40~50岁男性,可发生于劳累、运动、饮酒、吸烟等某种诱因后,患者骤然发生意识丧失,在一至数小时后死亡。冠状动脉性猝死最常见的病变是在冠状动脉粥样硬化的基础上伴1支以上的冠状动脉中、重度狭窄,或有斑块内出血或血栓形成等继发病变。

（三）脑动脉粥样硬化

脑动脉粥样硬化好发于大脑中动脉、基底动脉及大脑动脉环（Willis环）。病变部位的脑血管管腔狭窄,管壁变硬、变薄,从血管外部可透见阶段性粥样斑块形成。脑组织因长期供血不足发生萎缩,脑回变窄,脑沟变宽、变深。患者智力和记忆力减退,严重者可出现痴呆。如斑块处继发血栓形成,则引起局部脑组织急性缺血而发生脑软化,临床上可出现失语、偏瘫,甚至死亡。脑动脉粥样硬化病变处常可形成小动脉瘤,当血压突然升高时,动脉瘤可破裂而发生脑出血。

（四）肾动脉粥样硬化

好发于肾动脉开口处、叶间动脉、弓形动脉。由于动脉管腔狭窄,肾组织可因缺血而发生萎缩,间质纤维组织增生。如动脉管腔完全阻塞可致肾梗死,机化后形成较大的瘢痕,使肾脏体积缩小、变形,形成动脉粥样硬化性固缩肾。

（五）四肢动脉粥样硬化

下肢动脉粥样硬化较常见且较严重。当较大的动脉管腔明显狭窄时,肢体活动时可因缺血缺氧而出现疼痛,休息后症状减轻,称为间歇性跛行。长期慢性缺血可引起肢体萎缩。当肢体动脉管腔严重狭窄,继发血栓形成,而又无有效的侧支循环形成时,可发生缺血性坏死和坏疽。

第二节　原发性高血压

高血压(hypertension)是以体循环动脉血压持续升高为主要临床表现的一种常见心血管疾病,病变主要累及全身细、小动脉,造成细、小动脉硬化,晚期可引起心、脑、肾等重要器官的病变,并出现相应的临床表现。高血压在我国的发病率约为20%。

在安静状态下,成年人收缩压≥140mmHg(18.4kPa)和/或舒张压≥90mmHg(12.0kPa)被定为高血压。高血压可分为原发性高血压和继发性高血压两大类。原发性高血压又称高血压病,是一种原因不明的、以体循环动脉血压升高为主要表现的独立性全身性疾病,最多见,约占高血压患者总数的95%以上。继发性高血压又称为症状性高血压,血压升高是某种疾病的一个症状或体征,如在患有肾动脉狭窄、慢性肾小球肾炎等疾病时引起的肾性高血压。继发性高血压较少见,约占高血压患者总数的5%左右。本节仅讲述原发性高血压。

一、病因与发病机制

目前认为,原发性高血压是一种受多基因遗传影响,在多种环境因素作用下,正常血压调节机制失衡而致的疾病,但其确切病因和发病机制尚未完全明确。

（一）病因

目前已知的有关危险因素如下：

1. **遗传因素** 研究表明，原发性高血压与遗传因素有关。原发性高血压患者常有明显的家族聚集性，约 75% 的原发性高血压患者具有遗传素质，与无高血压家族史者相比较，双亲均有高血压者，其患病率高 2~3 倍，单亲有高血压者的患病率高 1.5 倍。

2. **饮食因素** 与原发性高血压显著相关的危险饮食因素是高盐膳食和中度以上饮酒。日均摄钠盐量高的人群，原发性高血压的患病率高于日均摄钠盐量低的人群；减少日均摄钠盐量或用药物增加 Na^+ 的排泄均可改善高血压的症状。

3. **职业和社会心理应激因素** 长期从事处于精神紧张状态的职业及引起严重心理障碍的社会应激因素（如暴怒等）均可在原发性高血压的发生发展中起作用。

4. **其他因素** 超重和肥胖被证实是与原发性高血压密切相关的危险因素。此外，年龄增长、吸烟、缺乏体力劳动等，均与原发性高血压的发病率升高有关。

（二）发病机制

原发性高血压的发病机制主要有以下学说：

1. **精神神经源学说** 由于长期的精神神经刺激和过度紧张，使大脑皮质功能失调，丧失对皮质下中枢的调节和控制作用，在血管舒缩中枢形成了固定的兴奋灶，导致交感神经兴奋性增高，儿茶酚胺分泌增多，引起全身细、小动脉收缩，外周阻力增加，从而使血压升高。但精神、神经因素并非唯一的重要因素，有些长期处于精神应激环境中的人未发生原发性高血压，而发生原发性高血压者也不一定有精神应激史。

2. **肾源学说（肾素 - 血管紧张素 - 醛固酮学说）** 当肾脏血流量减少，肾小球旁细胞受刺激时，引起肾素 - 血管紧张素 - 醛固酮系统激活。其中血管紧张素Ⅱ可使细、小动脉强烈收缩，增强心肌收缩力，使血压升高。醛固酮可使肾小管对钠的重吸收增加，导致钠、水潴留，从而使血容量增加，并可增加血管壁对各种加压物质的敏感性，使血压升高。

3. **摄钠过多学说** 大量研究表明，钠的代谢与原发性高血压有密切的关系。在食盐摄入量高的地区人群中，原发性高血压的发病率也高，限制钠的摄入量则可以使血压下降。

4. **细小动脉血管重构** 长期过度的血管收缩使血管平滑肌发生增生、肥大和基质沉积，导致细、小动脉管壁增厚、变硬，管腔狭窄，血管阻力增加，引起血压升高。

二、类型与病理变化

原发性高血压可分为良性和恶性两种类型，其病理变化亦不相同。

（一）良性高血压

良性高血压又称缓进性高血压，患者发病年龄多在 35~40 岁以后，病变进展缓慢，病程较长，可达 10 年以上。按病变的发展过程可分为以下 3 期：

1. **功能紊乱期** 是原发性高血压的早期阶段。表现为全身细、小动脉间歇性痉挛，血压升高；血管痉挛缓解后，血压恢复正常。全身细、小动脉和心、脑、肾等器官均无器质性变化。

临床上血压呈波动状态，经适当休息和治疗可以恢复，如继续发展则进入动脉病变期。

2. **动脉病变期** 此期全身动脉发生器质性病变。

（1）细动脉：原发性高血压的主要病变特征是细动脉玻璃样变性。由于细动脉长期持续性痉挛，管壁缺氧，内皮细胞变性，基底膜受损，导致内膜通透性增高，血浆蛋白渗入内皮下并沉积；同时，受损的内皮细胞与血管平滑肌细胞合成基膜样物质增多，与渗入的血浆蛋白融合、凝固成玻璃样物质。随着病变的发展，细动脉管壁逐渐增厚，管腔狭窄甚至闭塞（图 31-1）。

（2）小动脉：主要累及肾小叶间动脉、弓形动脉和脑的小动脉等。由于血压持续升高，小动脉内膜胶原纤维和弹性纤维增生，内弹力膜分裂。中膜平滑肌细胞增生，管壁增厚、变硬，管腔狭窄。

（3）大动脉及中动脉：大、中动脉的内膜纤维增多，中膜平滑肌细胞增生、肥大，管壁增厚，常并发动脉粥样硬化。

此期患者血压持续性升高并维持在较高水平，常有头痛、眩晕、疲乏、注意力不集中等临床表现。

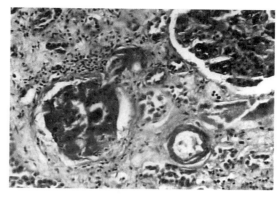

图 31-1　肾小球入球动脉玻璃样变性

肾小球入球动脉玻璃样变性，管壁增厚，管腔狭窄

3. 内脏病变期　原发性高血压后期，许多内脏相继受累，其中最重要的是心、脑、肾等器官的病变。

（1）心脏：由于血压持续升高，外周阻力增加，使左心室压力负荷增加而发生代偿性肥大。心脏重量增加，可达 400g 以上。左心室壁增厚，乳头肌和肉柱明显增粗。早期心腔不扩张，甚而相对缩小，称为向心性肥大。光镜下，心肌细胞增粗、变长，细胞核肥大、深染，圆形或椭圆形。病变晚期左心室代偿失调，逐渐出现心腔扩张，称为离心性肥大，严重时发生心力衰竭。原发性高血压所引起的上述心脏病变称为高血压心脏病。

临床上，患者血压维持在较高水平，心界向左向下扩大，X 线检查显示左心室明显肥大。

（2）肾脏：由于肾小球入球小动脉玻璃样变性及肾小叶间动脉、弓形动脉等小动脉硬化造成管腔狭窄，病变区的肾单位因长期缺血而使肾小球体积缩小、纤维化和玻璃样变性，相应的肾小管萎缩、消失，间质纤维组织增生与淋巴细胞浸润。病变相对较轻的肾小球和所属肾小管则发生功能代偿性肥大和扩张，肾小管内可见蛋白管型。肉眼观：双侧肾脏体积缩小，质地变硬，重量减轻，单侧肾脏重量小于 100g（正常成人约 150g），表面呈弥漫性细颗粒状。切面肾皮质变薄，皮质髓质界限不清，其交界处的小叶间动脉或弓形动脉因管壁增厚，管腔呈哆开状。晚期由于肾单位丧失过多，可导致肾衰竭。原发性高血压所引起的肾脏病变称为原发性颗粒性固缩肾。

临床上，早期一般无肾功能障碍。随着病变的进展，逐渐出现水肿、蛋白尿等，重者可出现尿毒症。

（3）脑：大脑是最易受高血压影响的器官，主要病变有以下 3 种：

1）高血压脑病：由于脑的细、小动脉痉挛，毛细血管通透性增高，可引起脑水肿。临床表现出以头痛、头晕、呕吐、视力模糊等中枢神经系统功能障碍为主的症状，称为高血压脑病。若病情进一步加重，血压急剧升高，脑血流量突然增加，患者出现剧烈头痛、抽搐、意识障碍等症状，病情危重，称为高血压危象。

2）脑软化：脑的细、小动脉硬化伴持续痉挛时，引起脑组织局部缺血性坏死而出现多发性小软化灶，称微梗死灶（microinfarct）或腔隙性脑梗死（lacunar cerebral infarction），可出现相应的症状，常见于基底节、丘脑、脑桥和小脑等处，一般不引起严重后果。

3）脑出血：是原发性高血压最严重的并发症。常发生的部位是基底节、内囊，其次为大脑、小脑和脑桥。出血的原因主要是脑内细、小动脉硬化，管壁变脆，缺乏弹性。同时，由于脑组织软化，使血管失去壁外组织支撑，故血管内压增高可致管壁局部膨出而形成小动脉瘤，当血压急剧升高时可发生破裂性出血。脑出血多发生于基底节和内囊，是因为该处的豆纹动脉由大脑中动脉呈直角分出，口径骤然变小，承受的血流压力大，而管壁薄，故很易破裂

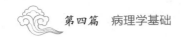

出血。脑出血多为大片状,形成血肿,造成该区域的脑组织完全破坏。小的血肿可被吸收,胶质瘢痕修复。中等大出血灶可被胶质瘢痕包裹,形成血肿或液化成囊腔。内囊出血常导致患者出现对侧肢体偏瘫伴有感觉消失。如出血破入侧脑室,则脑脊液检查可出现红细胞,患者常骤然发生昏迷,甚至死亡。

(4) 视网膜:原发性高血压时,视网膜中央动脉早期有动脉痉挛,后期有动脉硬化。眼底检查可见动脉血管迂曲,反光增强,呈银丝样改变,动静脉交叉处静脉受压。严重者视盘水肿,视网膜有渗出物和出血,患者视力可受到不同程度的影响。

(二) 恶性高血压

恶性高血压又称急进性高血压,好发于青少年。多数患者为原发性,部分由良性高血压转变而来。病情严重,血压急剧升高,常超过231/131mmHg(31.7/17.3kPa)。病变特征是小动脉内膜增厚,平滑肌细胞增生,呈向心性排列,如洋葱皮样,使管腔狭窄或闭塞。全身细动脉发生纤维蛋白样坏死。上述病变主要累及肾、脑和视网膜,以肾的入球小动脉最为严重。患者常在1年内因肾衰竭、脑出血或心力衰竭而死亡。

第三节　风　湿　病

风湿病是一种与A组乙型溶血性链球菌感染有关的超敏反应-自身免疫病。病变主要累及全身结缔组织,常侵犯心脏、关节、皮肤、浆膜、血管和脑等,以心脏病变最为严重。病变特征是风湿性肉芽肿形成和胶原纤维变性、坏死,故本病属于结缔组织病范畴。临床上以心脏炎、多关节炎、皮肤环状红斑、皮下小结、小舞蹈症等症状为特征,常伴有发热、血沉加快、抗链球菌溶血素O抗体滴度增高等现象,急性期称为风湿热(rheumatic fever)。本病常反复发作,多次发作后导致心瓣膜器质性损伤而形成慢性心瓣膜病。

风湿病多发生于5~15岁,以6~9岁为发病高峰,形成心瓣膜病则常在20~40岁之间。

一、病因与发病机制

(一) 病因

风湿病是一种与咽喉部A组乙型溶血性链球菌感染有关的超敏反应性疾病,而非由链球菌直接致病,其依据如下:

1. 病史　患者发病前常有溶血性链球菌感染史,如咽峡炎、扁桃体炎等,但风湿病的特征性病变不在感染的原发部位,而在心脏、关节等处。

2. 发病季节　风湿病好发于冬、春季节,寒冷潮湿地区发病率高,与链球菌性咽喉炎的流行季节、发病率密切相关。广泛使用抗生素预防和治疗链球菌感染性疾病,能明显降低风湿病的发病率和复发率。

3. 实验室检查　患者血中多项抗链球菌抗体的效价显著升高,但风湿病的典型病变是纤维蛋白样坏死和风湿小体形成,并在血中可测到抗心肌抗体和抗心瓣膜成分的抗体增高。

链球菌性咽喉炎患者仅1%~3%可发生风湿病,故机体的抵抗力与反应性在风湿病发病过程中是不可忽视的因素。

(二) 发病机制

风湿病的发病机制仍然不十分清楚。关于其发病机制有多种学说,如链球菌感染学说、超敏反应学说、自身免疫学说等。目前一般认为A组溶血性链球菌能使机体产生与结缔组织起交叉反应的抗体,这种抗体不仅作用于链球菌菌体,还可作用于结缔组织而引起风湿病。现已证实 A 组溶血性链球菌中的 M- 蛋白与 C- 多糖具有特异抗原性,能使机体产生相应抗体,而 M- 蛋白抗体可与心肌肌膜、C- 多糖抗体可与心瓣膜糖蛋白产生交叉反应,引起风湿病的发生。也有学者认为链球菌感染可激发患者的自身免疫反应引起相应的风湿病病变。近年有学者提出细胞介导的免疫反应在风湿病的发生机制上起一定的作用。

二、基本病理变化

风湿病的基本病变可分为特异性肉芽肿性炎及非特异性浆液纤维蛋白性炎两类。非特异性浆液纤维蛋白性炎多发生于浆膜、滑膜或偶见于儿童的心肌间质;特异性肉芽肿性炎多发生于结缔组织,如心肌间质及皮下组织,其病变发展过程可分为以下 3 期:

(一)变质渗出期

表现为结缔组织基质的黏液样变性及胶原的纤维蛋白样坏死,主要发生于心脏、关节、浆膜、皮肤、脑等部位。病灶内还有浆液、纤维蛋白渗出和少量淋巴细胞、浆细胞、单核细胞浸润。该期病变可持续约 1 个月。

(二)增生期(肉芽肿期)

表现为风湿病特征性的病变即风湿小体的形成。在变质渗出期病变的基础上,巨噬细胞、淋巴细胞和浆细胞聚集,增生的巨噬细胞吞噬纤维蛋白样坏死物质后转变为风湿细胞或称阿绍夫细胞(Aschoff cell),形成特征性的风湿性肉芽肿,称为风湿小体(图 31-2)或阿绍夫小体(Aschoff body),具有病理诊断意义,提示风湿病处于活动期。

风湿小体主要分布于心肌间质(尤其小血管旁)、心内膜下和皮下结缔组织。典型的风湿小体略呈梭形或椭圆形,中心为纤维蛋白样坏死灶,周围为聚集成群的风湿细胞及少量浸润的淋巴细胞、浆细胞和巨噬细胞。风湿细胞体积大,圆形,胞质丰富,略嗜碱性;核大,圆形或椭圆形,核膜清晰,染色质

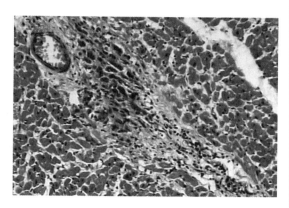

图 31-2　风湿小体
风湿小体位于心肌间质,小血管旁,略呈梭形

集中于核中央并呈细丝状向核膜放散,核的横切面似枭眼状,纵切面呈毛虫状。该期病变可持续 2~3 个月。

(三)纤维化期(愈合期)

表现为纤维蛋白样坏死物逐渐被溶解吸收,风湿细胞转变为成纤维细胞,产生胶原纤维,风湿小体发生纤维化,形成瘢痕。该期病变可持续 2~3 个月。

风湿病的整个病变过程持续 4~6 个月。因本病常反复发作,故病变器官、组织中新旧病变常同时并存,可导致病变部位出现较严重的纤维化和瘢痕形成。

三、各器官病变

(一)风湿性心脏病

风湿病累及心脏所导致的病变称为风湿性心脏病(rheumatic heart disease,RHD),包括急性期的风湿性心脏炎和静止期的慢性风湿性心脏病(主要是心瓣膜病)。

1. 急性风湿性心脏炎　包括风湿性心内膜炎、风湿性心肌炎及风湿性心外膜炎。若病变累及心脏全层导致三者同时出现,则称为风湿性全心炎。在儿童风湿病患者中,60%~80%

有风湿性心脏炎的表现。

(1) 风湿性心内膜炎：是风湿病最重要的病变，以二尖瓣最常见，其次为二尖瓣和主动脉瓣同时受累，再次为主动脉瓣，三尖瓣和肺动脉瓣则极少受累。

病变早期，瓣膜肿胀，间质出现黏液样变性和纤维蛋白样坏死，瓣膜闭锁缘处内皮细胞变性、坏死、脱落，暴露胶原，激活凝血系统，继而血小板沉积，形成白色血栓，其底部有风湿细胞及成纤维细胞长入。肉眼可见在闭锁缘上，形成单行排列、粟粒大小、灰白色、半透明、不易脱落的疣状赘生物。

病变后期，赘生物发生机化，瓣膜和腱索逐渐发生纤维化及瘢痕形成。由于风湿病反复发作，导致瓣膜增厚、变硬、卷缩，相互粘连，腱索增粗和缩短，引起心瓣膜变形，形成慢性心瓣膜病。

急性期可因发热、贫血及相对二尖瓣关闭不全，心尖区产生轻度收缩期杂音，或因瓣膜肿胀心尖区出现较柔和的舒张期杂音。风湿活动停止后，这些杂音可减轻或消失。

(2) 风湿性心肌炎：主要病变特征为心肌间质、小血管附近形成风湿小体，多见于左心室后壁、室间隔及左心室乳头肌等处。反复发作后，风湿小体纤维化，心肌间质内形成小瘢痕。儿童患者常表现为心肌间质明显水肿和淋巴细胞浸润为主的渗出性病变。

风湿性心肌炎影响心肌的收缩力，临床表现为心率加快，第一心音低钝，严重者可发生传导阻滞、心律失常和急性心力衰竭。

(3) 风湿性心外膜炎：常同时伴有风湿性心内膜炎和风湿性心肌炎，主要累及心包膜脏层，以渗出性病变为主。如大量浆液渗出时可形成心包积液，心包腔明显扩张，听诊心音遥远，叩诊心界扩大。如大量纤维蛋白渗出，可形成绒毛心，听诊可闻及心包摩擦音。若后期渗出的纤维蛋白未完全溶解吸收，可发生机化，使心包膜脏层和壁层粘连，形成缩窄性心包炎。

2. 慢性心瓣膜病　指心瓣膜受到各种致病因素损伤后或因先天发育异常所形成的器质性病变，表现为心瓣膜口狭窄和／或关闭不全，引起全身血液循环障碍，最后导致心功能不全。心瓣膜病最常由风湿性心内膜炎反复发作所致，亦可由感染性心内膜炎、梅毒性主动脉炎、主动脉粥样硬化等引起，少数由瓣膜退变、钙化及先天发育异常等所致。

瓣膜口狭窄由于瓣膜增厚、粘连，导致瓣膜口在开放时不能充分张开，造成血流通过障碍。瓣膜关闭不全由于瓣膜增厚、变硬、卷缩、穿孔或腱索增粗、缩短，引起心瓣膜关闭时瓣膜口不能完全闭合，使部分血液反流。心瓣膜病常见于二尖瓣，其次为主动脉瓣。当2个及2个以上瓣膜变形同时存在时，称为联合瓣膜病。

(1) 二尖瓣狭窄：正常人二尖瓣面积约 $5cm^2$，可通过2个手指。当瓣膜口狭窄时，轻者瓣膜稍增厚，瓣膜根部相邻处有粘连，形如隔膜；严重者瓣膜明显增厚，弹性减弱，瓣膜口形如鱼口状，面积缩小到 $1\sim2cm^2$ 以下。

二尖瓣狭窄时血流动力学和心脏的变化：由于二尖瓣口狭窄，在心脏舒张期左心房血液流入左心室受阻，加之肺静脉回流的血液，使左心房内血容量增多而发生代偿性扩张、肥大。血流迅速通过狭窄的瓣口引起瓣膜震动和涡流形成，在舒张期产生心尖区隆隆样杂音。左心房代偿失调后，肺静脉血液回流受阻，形成肺淤血、肺水肿，出现呼吸困难、发绀、咳嗽、咯血等症状。由于持久的肺循环压力增高，导致右心室肥大和扩张。当右心室代偿失调后，右心室扩张，右心室瓣膜环随之扩大，引起三尖瓣相对性关闭不全，右心房肥大、扩张，最终导致右心衰竭和体循环淤血。临床出现颈静脉怒张、肝淤血肿大、下肢水肿等体征。二尖瓣狭窄的整个病程中，左心室内流入血量减少，左心室腔无明显变化；严重狭窄时，左心室甚至可出现轻度缩小，左心房、右心房、右心室均肥大扩张。X线检查显示为"梨形心"。

(2) 二尖瓣关闭不全:常与二尖瓣狭窄同时存在。

二尖瓣关闭不全时血流动力学和心脏的变化:在心脏收缩期,左心室部分血液通过关闭不全的二尖瓣反流到左心房内,产生心尖区收缩期吹风样杂音。左心房接收肺静脉输入的血液和左心室反流的血液,使其血容量增多,因而发生代偿性扩张和肥大。在心脏舒张期,左心房大量血液流入左心室,使左心室容量负荷增加而发生肥大和扩张。当左心室和左心房失代偿后则发生左心衰竭,继而出现肺淤血、肺动脉高压、右心室和右心房代偿性肥大,最终引起右心衰竭和全身静脉淤血。因左右心房和左右心室 4 个心腔均肥大扩张,X 线检查显示呈"球形心"。

(3) 主动脉瓣狭窄:主要由风湿性主动脉炎引起,常与二尖瓣病变合并发生,形成联合瓣膜病。

主动脉瓣狭窄时血流动力学和心脏的变化:在心脏收缩期,左心室血液排出受阻,压力负荷增加而发生显著的代偿性肥大,血液在迅速通过狭窄的主动脉瓣口时形成震动和漩涡,产生主动脉区喷射性收缩期杂音。后期代偿失调后,出现左心衰竭,最后导致右心衰竭。X 线检查显示左心室明显突出,呈"靴形心"。

(4) 主动脉瓣关闭不全:引起主动脉瓣关闭不全的原因除风湿性主动脉炎外,还可见亚急性感染性心内膜炎、主动脉粥样硬化和梅毒性主动脉炎等。

主动脉瓣关闭不全时血流动力学和心脏的变化:在心脏舒张期,主动脉部分血液反流至左心室,在主动脉瓣区可闻及舒张期吹风样杂音。左心室血容量增加而发生代偿性肥大、扩张。代偿失调后,可发生左心衰竭,晚期导致右心衰竭。心脏收缩时大量血液搏入主动脉使收缩压明显升高,心脏舒张时主动脉部分血液反流回左心室,故舒张压降低,因而脉压增大,临床上出现水冲脉、血管枪击音及毛细血管搏动现象。

(二) 风湿性关节炎

约 75% 的急性风湿病患者可出现风湿性关节炎(rheumatic arthritis)。病变主要累及膝、踝、肩、肘、腕等四肢的大关节。局部常出现红、肿、热、痛及活动障碍。各关节病变先后发生,呈游走性,对称性。关节腔内有浆液及少量纤维蛋白渗出,滑膜及周围软组织充血,出现纤维蛋白样坏死,有时可见风湿小体。由于病变不累及关节软骨,愈合时渗出物被吸收,一般不留关节畸形等后遗症。

(三) 皮肤病变

急性风湿病时,皮肤可出现具有诊断意义的环状红斑(erythema annulare)和皮下结节(subcutaneous nodule)。

1. 环状红斑 多见于躯干和四肢,是渗出性病变,为淡红色环状红晕。光镜下可见病变处真皮浅层血管充血,血管周围水肿及炎症细胞浸润。病变常在 1~2 天内消退。

2. 皮下结节 出现于肘、腕、膝、踝关节附近伸侧面皮下,呈圆形或椭圆形,直径0.5~2.0cm,质较硬,活动,无压痛,是增生性病变。光镜下可见结节中央为大片纤维蛋白样坏死物,周围有风湿细胞、成纤维细胞呈栅状排列,并有以淋巴细胞为主的炎症细胞浸润。数周后逐渐转变为瘢痕组织。

(四) 风湿性动脉炎

风湿性动脉炎常累及中、小动脉,如冠状动脉、肾动脉、肠系膜动脉、脑动脉等。动脉壁结缔组织发生黏液样变性和纤维蛋白样坏死,伴淋巴细胞、单核细胞浸润,可有风湿小体形成。晚期因血管纤维化导致管壁增厚和硬化,管腔狭窄甚至闭塞。

(五) 风湿性脑病

风湿性脑病多见于 5~12 岁的儿童,女孩较多。病变主要累及大脑皮质、基底节、丘脑及

笔记栏

小脑皮质等处,表现为脑部风湿性动脉炎和皮质下脑炎。镜下可见神经细胞变性,胶质细胞增生,形成胶质结节。当锥体外系受累时,患儿肢体出现不自主运动,称为小舞蹈症。

第四节 心 力 衰 竭

心力衰竭(heart failure)是由于心脏收缩和 / 或舒张功能障碍,使心输出量绝对或相对减少,不能满足机体代谢需要的病理过程,简称心衰。心功能不全包括心脏功能受损后处于代偿和失代偿阶段的全过程,心力衰竭则是心功能不全的失代偿阶段。临床上患者可出现心输血量减少和静脉淤血的症状和体征。

一、病因、诱因与分类

（一）心力衰竭的病因

1. 心肌舒缩功能障碍 是引起心力衰竭最常见的原因。

（1）心肌病变:各种性质的心肌炎、心肌梗死、心肌病、心肌纤维化等,都可使心肌舒缩功能受损而导致心力衰竭。

（2）心肌代谢障碍:冠状动脉粥样硬化、心肌缺血缺氧时,可使心肌能量生成障碍;长期病变亦可使心肌结构异常,导致心肌舒缩功能障碍。此外,严重贫血及维生素 B_1 缺乏,也可分别因心肌供氧不足和生物氧化过程障碍而导致心力衰竭。

2. 心脏负荷过重 可分为压力负荷过重和容量负荷过重。

（1）压力负荷过重(后负荷过重):由于心脏射血时遇到的阻力增加,使收缩期心腔内压力过高而加重心脏负荷,导致心力衰竭。左心室压力负荷过重常见于高血压及主动脉瓣狭窄等;右心室压力负荷过重多见于肺动脉高压、肺栓塞和阻塞性肺疾病等。

（2）容量负荷过重(前负荷过重):由于心脏舒张末期心室内血量过多,加重心脏的负荷而引起心力衰竭。左心室容量负荷过重主要见于二尖瓣或主动脉瓣关闭不全;右心室容量负荷过重多见于三尖瓣或肺动脉瓣关闭不全。

（二）心力衰竭的诱因

1. 感染 呼吸道感染是最常见的诱因。感染可引起发热、心率加快,增加心肌耗氧量;细菌产生的毒素可抑制心肌舒缩功能而诱发心力衰竭;呼吸道感染还可因水肿、支气管痉挛等,使肺循环阻力增高,右心室负荷增加及缺氧而诱发心力衰竭。

2. 心律失常 尤其是快速型心律失常,可导致心肌耗氧量增加和心室充盈障碍。同时,因舒张期过短而致冠状动脉血液灌流量减少,诱发心力衰竭。

3. 其他诱因 电解质紊乱、酸碱平衡紊乱、过度劳累、情绪激动、输液过多过快、妊娠、分娩、创伤及手术等均可诱发心力衰竭。

（三）心力衰竭的分类

1. 按心力衰竭发生的部位分类

（1）左心衰竭:多见于冠心病、原发性高血压、主动脉瓣或二尖瓣关闭不全等,主要引起肺循环淤血,患者出现肺水肿、呼吸困难等症状。

（2）右心衰竭:常见于慢性阻塞性肺气肿、肺动脉高压等,也可继发于左心衰竭,主要引起体循环淤血,患者出现颈静脉怒张、肝大、下肢水肿等症状。

（3）全心衰竭:左心室和右心室同时或先后衰竭,如心肌炎、心肌病等引起的心力衰竭。临床上既有肺循环淤血的表现,也有体循环淤血的表现。

2. 按心力衰竭发生的速度分类

（1）急性心力衰竭：发病急骤，心输出量急剧减少，机体来不及发挥代偿功能。见于急性心肌梗死、严重的心肌炎等疾病，易出现肺水肿、心源性休克、昏迷等。

（2）慢性心力衰竭：发病缓慢，病程较长，往往伴有心肌肥大、心腔扩大等代偿表现。常见于原发性高血压、心瓣膜病和肺动脉高压等疾病的后期，临床表现为心输出量减少、水肿、淤血等，又称充血性心力衰竭。

二、代偿反应

心脏负荷过重或心肌受损时，机体会产生一系列代偿活动。如通过代偿能使心输出量完全满足机体活动的需要，称为完全代偿。如经过代偿只能满足机体安静情况下心输出量的需要，则称为不完全代偿。如经过代偿，仍不能满足机体安静时的需要，则称为失代偿。

（一）心脏的代偿

1. 心率加快　是一种能迅速发挥作用的代偿形式。一定范围内的心率加快可以增加心输出量。但心率过快也会产生不利影响，这是因为：①舒张期缩短，心室充盈不足，致使每搏输出量明显减少，心输出量也随之减少；②舒张期缩短，使冠状动脉的灌流量减少；③心率加快，使心肌耗氧量增加。因此，心率过快反而失去代偿意义。

2. 心脏紧张源性扩张　是心脏病尤其伴有容量负荷过度时，机体增加心输出量的一种重要代偿功能。在一定范围内，当心室舒张末期的容量和压力增加时，心肌纤维被拉长，心肌的初长度适度增加，则心肌收缩力增强，这种伴有心肌收缩力增强的心脏扩张称心脏紧张源性扩张。但当心室进一步扩大，心肌收缩力和心输出量反而会降低，如肌节长度超过 $3.65\mu m$ 时，因粗、细肌丝不能重叠，肌节就不能收缩，这种伴有心肌收缩性降低的心脏扩张称为心脏肌源性扩张。

3. 心肌肥大　指心肌纤维直径增粗、长度增加、体积增大。心肌肥大有向心性肥大和离心性肥大两种类型。心肌肥大不伴心腔扩张时称为向心性肥大，多在后负荷过重的基础上发生。心肌肥大伴心腔扩张者称为离心性肥大，多在前负荷过重的基础上发生。

心肌肥大是慢性心功能不全时重要的代偿方式。心室壁增厚可通过降低室壁张力而减少心肌的耗氧量；另外，心脏总收缩力的增加有助于维持心输出量，使心脏在较长一段时间内能满足组织对供血供氧的需求。但是，心肌肥大的代偿能力也是有一定限度的，一旦心脏负荷或心肌损害进一步加重，心肌收缩力便会下降，出现一系列失代偿的表现。

（二）心脏以外的代偿

1. 增加血容量　主要由于交感神经兴奋，肾脏血流量减少，肾小管对水、钠的重吸收增加，使回心血量增加。一定范围内的血容量增加可提高心输出量和组织的血液灌流量，具有代偿意义。但长期过度的血容量增加反而加重心脏前负荷，加重心力衰竭。

2. 外周血液重新分配　心力衰竭时，交感-肾上腺髓质系统兴奋，外周血管收缩，血液重新分配，皮肤、腹腔器官的供血减少，而心脏和脑的供血量不变或增加。这样既能防止血压下降，又能保证心、脑等重要器官的血液供应，故具有代偿意义。但次要器官长期缺血缺氧会出现功能障碍。因缺氧和氧化不全产物的蓄积可使局部出现缺血后充血，从而又导致重要器官的血流减少。

3. 红细胞增多　心力衰竭造成循环性缺氧，刺激肾脏生成和释放促红细胞生成素（erythropoietin，EPO），促进骨髓造血功能，使红细胞和血红蛋白增多，增加携氧能力，具有一定的代偿意义。但红细胞过多会造成血液黏滞度增加，加重心脏后负荷。

4. 组织利用氧的能力增加　心力衰竭时，细胞内线粒体数目增加和线粒体氧化磷酸化

笔记栏

酶系活性增强,提高组织利用氧的能力。

三、发病机制

心力衰竭的发生机制比较复杂,但一般认为其基本机制是心肌舒缩性障碍。

（一）心肌收缩功能降低

1. 心肌细胞和收缩蛋白丧失　心肌缺血、缺氧、感染、中毒等造成大量心肌纤维变性、坏死时,心肌细胞和收缩蛋白丧失,以致心肌收缩性减弱而发生心力衰竭。

2. 心肌能量代谢障碍　心肌的能量代谢过程大致可分为能量的生成、贮存和利用3个阶段。心肌能量代谢中任何环节发生障碍均可导致心肌收缩性减弱。

（1）能量生成障碍:严重的贫血、冠状动脉粥样硬化等引起心肌缺血、缺氧,维生素 B_1 缺乏使丙酮酸氧化脱羧障碍,心肌肥大时毛细血管数量相对减少等,均可使 ATP 生成不足。

（2）能量利用障碍:在肥大或衰竭的心肌中,ATP 含量及耗氧量并不减少,但心肌收缩能力却明显下降,这说明衰竭的心肌细胞存在能量利用障碍。其原因可能与心肌收缩调节蛋白缺陷,或肌球蛋白头部 ATP 酶活性降低使 ATP 水解发生障碍有关。

3. 心肌兴奋 - 收缩耦联障碍　引起心肌兴奋 - 收缩耦联障碍的主要环节是 Ca^{2+} 的运转失常。

（1）肌质网 Ca^{2+} 转运功能障碍:心力衰竭时,由于肌质网的 ATP 酶活性降低,使肌质网对 Ca^{2+} 的摄取、储存发生障碍。因此,当心肌兴奋时,向胞浆释放的 Ca^{2+} 减少,从而导致心肌兴奋 - 收缩耦联障碍。

（2）细胞外 Ca^{2+} 内流受阻:过度肥大的心肌细胞由于去甲肾上腺素合成减少或消耗过多,细胞上 β 肾上腺素受体密度相对减少及对去甲肾上腺素的敏感性降低,使 β 肾上腺素受体操纵性钙通道难以开放,导致 Ca^{2+} 内流减少,从而导致心肌兴奋 - 收缩耦联障碍。

（3）肌钙蛋白与 Ca^{2+} 结合障碍:各种原因导致心肌细胞酸中毒时,因 H^+ 与肌钙蛋白的亲和力远较 Ca^{2+} 大,故影响了 Ca^{2+} 与肌钙蛋白的结合,妨碍心肌兴奋 - 收缩耦联过程。

（二）心脏舒张功能和顺应性异常

心脏的射血功能不但取决于心脏的收缩性,还取决于心室正常的舒张功能。约有 30% 的心力衰竭是由于心室舒张功能异常引起的。

1. 心室舒张功能障碍　一般认为导致心脏舒张功能异常的主要机制如下:

（1）钙离子复位延缓:心力衰竭时,由于肌质网 Ca^{2+}-ATP 酶活性降低,或 ATP 供给不足,使 Ca^{2+} 复位延迟,胞浆中 Ca^{2+} 的浓度不能迅速降低,Ca^{2+} 与肌钙蛋白解离困难,从而导致心肌舒张延缓或不全。

（2）肌球 - 肌动蛋白复合体解离障碍:心肌舒张首先要使横桥解离,这不但需要 Ca^{2+} 从肌钙蛋白结合处及时解离,而且需要 ATP 参与。心力衰竭时,缺血、缺氧等导致 ATP 缺乏,同时 Ca^{2+} 复位延迟,肌球 - 肌动蛋白复合体不能分离,使心肌的舒张功能障碍。

（3）心室舒张势能降低:心室收缩末期由于几何结构的改变可产生一种使心室复位的舒张势能,心室收缩越好,舒张势能则越高。因此,凡能影响心室收缩的因素均能影响心室的舒张。冠状动脉的灌流充盈不足,也能影响心室的舒张功能。

2. 心室顺应性降低　心室顺应性指心室在单位压力变化下所引起的容积改变。心肌肥大、心肌炎、心肌纤维化时,因室壁僵硬度增加,致心室顺应性降低。缩窄性心包炎、心包压塞时,心脏舒张受限,也可导致心室顺应性降低。心室顺应性降低时,妨碍心室的充盈。

（三）心室各部舒缩活动不协调

当发生心肌梗死、心肌炎时,心室壁各部舒缩在空间和时间上不协调,表现为:①部分心肌收缩减弱；②部分心肌无收缩；③当心室收缩时，部分病变的心肌向外膨出；④由于传导障碍，各部心肌收缩不同步。心室各部舒缩活动的不协调可使心输出量减少。

四、病理生理变化及临床表现

（一）心输出量减少

1. 心输出量减少　心输出量（cardiac output，CO）是反映心泵功能的综合指标。正常人的心输出量为 3.5~5.5L/min，心力衰竭时可降至 2.5L/min 以下。

2. 心脏指数降低　心脏指数（cardiac index，CI）指单位体表面积的每分输出量。正常人心脏指数为 2.5~3.5L/（min·m^2），心力衰竭时常减至 2.5L/（min·m^2）以下。

3. 射血分数降低　射血分数（ejection fraction，EF）是每搏输出量占心室舒张末期容积的百分比，能较好地反映心肌收缩力的变化。正常为 55%~65%。心力衰竭时，射血分数可降至 50% 以下。

4. 肺动脉楔压增高　肺动脉楔压（pulmonary artery wedge pressure，PAWP）即肺小动脉末端肺毛细血管的压力，又称肺毛细血管楔压（pulmonary capillary wedge pressure，PCWP）。它接近左房压和左室舒张末期压力，可反映左心功能。心力衰竭时，PAWP 可增高。

（二）静脉淤血

心力衰竭时，由于水、钠潴留使血容量增加；同时，心脏舒张末期容积增大和压力升高，使静脉回流受阻，导致静脉淤血和静脉压升高。左心衰竭时，可引起肺淤血和肺静脉压升高，严重时可导致肺水肿。右心衰竭时，体循环静脉淤血和静脉压升高，临床可出现水肿、肝脏淤血肿大、肝颈静脉反流征阳性。长期肝淤血可影响肝功能，甚至引起黄疸和淤血性肝硬化。胃肠道淤血、水肿可引起消化吸收障碍，食欲减退。慢性心力衰竭的静脉淤血和组织水肿较为明显。

（三）呼吸功能变化

呼吸功能变化主要是左心衰竭时出现的呼吸困难。呼吸困难指患者主观感到呼吸费力，并有喘不过气的感觉，具有一定的保护意义。其发生机制为：①肺淤血、水肿，使肺顺应性降低，僵硬度增加，肺泡通气量减少；②肺毛细血管压增高，肺间质水肿，可刺激肺泡毛细血管感受器，或因肺淤血、水肿刺激肺泡牵张感受器，反射性引起呼吸变快变浅；③肺淤血、水肿时常伴有支气管黏膜充血、水肿，气道阻力增加，肺泡通气量减少。

临床上呼吸困难可有不同的表现形式。

1. 劳力性呼吸困难　早期左心衰竭仅在体力活动时呼吸困难，休息后消失，称为劳力性呼吸困难。其发生机制为：①体力活动时，心率加快，舒张期缩短，冠状动脉灌流不足，加重心肌的缺血缺氧，心脏收缩功能下降，左心室充盈减少，促进肺淤血；②体力活动时，回心血量增加，加重肺淤血；③体力活动时，机体需氧量增加，使缺氧加重，刺激呼吸中枢，呼吸加深加快。

2. 夜间阵发性呼吸困难　指夜间入睡后，突然感到气闷而惊醒，被迫立即坐起，呼吸困难加重，常伴有喘息和咳嗽，故又称心源性哮喘。其发生机制为：①卧位时，体静脉回流增加，肺淤血加重；②入睡后，迷走神经兴奋性相对升高，支气管收缩而口径变小，通气阻力加大；③熟睡后，中枢神经系统处于抑制状态，对外周传入刺激的敏感性降低，故只有在肺淤血比较严重、PaO$_2$ 降到一定水平时，才能刺激呼吸中枢，使患者突然感到呼吸困难而惊醒。

3. 端坐呼吸　指严重的心力衰竭患者因呼吸困难不能平卧，被迫采取半卧位或端坐位，才能减轻呼吸困难的状态。这是由于：①端坐时，腹腔内脏及下肢的静脉血液回流减少，减轻肺淤血、肺水肿;②端坐时,膈肌下移,胸腔扩大,肺的呼吸活动得到改善;③端坐时,下肢水肿液吸收减少,血容量减少,减轻肺淤血。

(姜晓刚)

复习思考题

1. 试述动脉粥样硬化和良性高血压在脑的病变和临床表现的差异。
2. 左心衰竭时有何临床表现?试述其类型和发生机制。

第三十二章

呼吸系统疾病

学习目标

常见的呼吸系统疾病种类较多,本章重点介绍肺炎、慢性阻塞性肺疾病、肺结核及各种原因引起的呼吸衰竭。

1. 掌握肺炎、支气管炎、结核病的病理变化;呼吸衰竭的发病机制。
2. 熟悉肺炎、支气管炎、结核病的发病机制;呼吸衰竭的功能代谢变化。
3. 了解肺气肿、支气管哮喘的病因和发病机制。

呼吸系统由呼吸道和肺组成,执行机体与外界的气体交换功能。外界的各种病原微生物、有害气体、粉尘等均可随空气进入呼吸系统,但正常呼吸系统具有自净机制和免疫功能,只有在这种机制与功能降低或遭受破坏时,疾病才容易发生。常见的呼吸系统疾病很多,本章重点介绍肺炎、慢性阻塞性肺疾病、肺结核及各种原因引起的呼吸衰竭。

第一节 肺 炎

肺炎通常指肺的急性渗出性炎症,是呼吸系统的常见病、多发病。由不同生物因子引起的,分别称为细菌性肺炎、病毒性肺炎、支原体肺炎、真菌性肺炎和寄生虫性肺炎。由不同理化因素引起的,分别称为放射性肺炎、类脂性肺炎、吸入性肺炎及过敏性肺炎等。根据炎症发生的部位,分为肺泡性肺炎和间质性肺炎。根据病变累及的范围,可分为大叶性肺炎、小叶性肺炎和节段性肺炎。根据病变的性质,可分为浆液性肺炎、纤维蛋白性肺炎、化脓性肺炎、出血性肺炎、干酪性肺炎及肉芽肿性肺炎等。在临床实际运用时,一般综合上述分类进行诊断。临床上以细菌感染引起的肺炎最为常见,约占肺炎的 80%。以下主要介绍大叶性肺炎、小叶性肺炎和间质性肺炎。

一、大叶性肺炎

大叶性肺炎是主要由肺炎链球菌引起的以肺泡内弥漫性纤维蛋白渗出为主的急性炎症。病变起始于局部肺泡,然后迅速蔓延波及肺大叶的全部或大部,故称为大叶性肺炎。本病好发于冬春季节,多见于青壮年男性。临床表现为起病急,常以寒战、高热开始,继而出现胸痛、咳嗽、咳铁锈色痰和呼吸困难等症状,并有肺实变体征及白细胞增加等。典型病程为5~10 天,一般体温下降后,患者的各种症状和体征逐渐消退。

（一）病因与发病机制

多种细菌可引起大叶性肺炎,90% 以上的大叶性肺炎由肺炎链球菌感染引起,少数可由肺炎杆菌、金黄色葡萄球菌、流感嗜血杆菌及溶血性链球菌等引起。

　　肺炎链球菌存在于正常人鼻咽部,在机体受寒、过度疲劳、醉酒、麻醉或患有慢性病、免疫功能下降等诱因作用下,呼吸道的防御功能减弱,细菌侵入肺泡,进入肺泡的病原菌迅速繁殖并引发肺组织的超敏反应,导致肺泡毛细血管扩张,通透性增高,血管内的浆液和纤维蛋白原大量渗出并与细菌共同通过肺泡间孔或呼吸性细支气管向邻近肺组织蔓延,波及一个肺段或整个肺大叶,在肺大叶之间的蔓延是带菌渗出物经叶支气管播散所致。

　　(二)病理变化与临床病理联系

　　大叶性肺炎的主要病理变化是肺泡腔内弥漫性纤维蛋白性渗出。病变一般只累及单侧肺,以左肺下叶最为常见,其次为右肺下叶,也可同时或先后发生于 2 个或多个肺叶。典型的发展过程大致可分为 4 个时期。

　　1. 充血水肿期　发病第 1~2 天,炎症自肺泡开始,含菌的黏液被吸入肺泡,细菌在肺泡内生长繁殖,并通过肺泡间孔迅速蔓延至邻近肺泡,从而引起整个肺叶炎症。

　　肉眼观察:病变的肺叶肿胀,重量增加,颜色呈暗红色,切面湿润,并可挤出大量浆液性渗出物。

　　光镜观察:病变肺叶肺泡间隔毛细血管弥漫性扩张充血,肺泡腔内有大量浆液性渗出物,其中混有少量红细胞、中性粒细胞和巨噬细胞。

　　临床上,患者因毒血症而引起寒战、高热、外周血中性粒细胞增多等全身中毒症状,呼吸道黏膜受炎症刺激引起咳嗽,肺泡腔内大量渗出物引起淡红色泡沫状痰,听诊时可闻及捻发音或湿啰音。此期细菌可在富含蛋白质的渗出物中迅速繁殖,渗出物中可检出肺炎链球菌。肺部 X 线检查可见病变处肺纹理增多和淡薄而均匀的片块状阴影。

　　2. 红色肝样变期　发病第 3~4 天,随着炎症的发展,肺泡腔中炎性渗出物不断增多,以致肺泡腔内含气量逐渐减少。

　　肉眼观察:病变肺叶进一步肿大,重量增加,切面呈灰红色,较粗糙,质地变实似肝,故称红色肝样变期。病变胸膜面也有纤维蛋白性渗出物覆盖(纤维蛋白性胸膜炎)。

　　光镜观察:此期肺泡毛细血管显著扩张充血,肺泡腔内充满了大量纤维蛋白和红细胞,并有一定数量的中性粒细胞和少量巨噬细胞(图 32-1)。

　　临床上,病变肺叶因大量渗出物充塞肺泡腔、肺泡壁毛细血管扩张充血变厚导致肺通气和换气功能障碍,动脉血氧分压和氧饱和度降低,此期患者有明显缺氧和发绀等症状。肺泡腔内渗出的红细胞被巨噬细胞吞噬后,形成含铁血黄素颗粒,使咳出的痰液呈现铁锈色。病变累及胸膜,患者常感胸痛,并随着深吸气或咳嗽而加重。病变肺组织因实变叩诊呈浊音,听诊可闻及支气管呼吸音。此期渗出物中仍可检出多量的肺炎链球菌。X线检查可见大片致密状阴影。

　　3. 灰色肝样变期　发病第 5~6 天,白细胞渗出是此期最大的特点,这是机体重要的防御反应。

　　肉眼观察:病变肺叶仍然肿胀,但充血已经消退,病变区由灰红色转为灰白色,仍质实如肝,切面干燥粗糙,故称为灰色肝样变期。胸膜表面仍有纤维蛋白渗出。

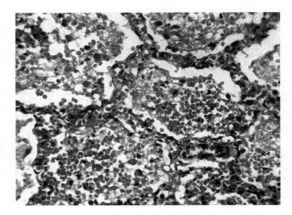

图 32-1　大叶性肺炎红色肝样变期
肺泡毛细血管显著扩张充血,肺泡腔内见大量纤维蛋白和红细胞

374

光镜观察:病变肺叶肺泡毛细血管受渗出物压迫,管腔狭窄,肺组织呈贫血状态。肺泡腔内仍有大量纤维蛋白性渗出物,但红细胞逐渐消失,大量中性粒细胞渗出(图 32-2)。

临床上,此期病变肺泡虽通气量仍少,但因肺泡壁受压,血液流经病变肺部亦减少,通气和血流保持适当的比例,故静脉血氧合不足情况减轻,患者缺氧状况反而有所改善。中性粒细胞渗出后吞噬病原菌,患者痰液由铁锈色逐渐转变成黏液脓性痰。病变区肺组织叩诊呈浊音,听诊可闻及支气管呼吸音。渗出物中肺炎链球菌已大多被消灭,故不易检出细菌。X 线可见大片致密状阴影。

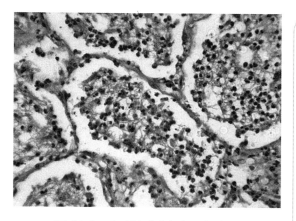

图 32-2 大叶性肺炎灰色肝样变期
肺泡壁受压变薄,肺泡腔内见大量纤维蛋白和中性粒细胞

4. 溶解消散期 发病后第 7 天进入此期。此时机体的防御功能显著增强,肺泡腔内的细菌被巨噬细胞吞噬清除。

肉眼观察:病变肺叶质地变软,实变病灶消失,肺体积恢复正常。切面颗粒状外观逐渐消失,加压时在切面可见有少量的脓样混浊液体流出。

光镜观察:病变肺叶肺泡腔内渗出的纤维蛋白溶解、液化,由淋巴管吸收或被巨噬细胞吞噬而清除,也可经气道咳出。肺内实变病灶消失,肺组织逐渐恢复正常的结构和功能。胸膜表面的渗出物亦被吸收或机化。

临床上,由于肺泡腔内纤维蛋白渗出物逐渐溶解、液化,患者痰量明显增多,呈稀薄状。患者体温下降,先前各种症状和体征也逐渐减轻、消失。肺部听诊可闻及湿啰音,X 线检查显示病变区阴影密度逐渐降低、透光度增加,恢复正常。

（三）结局及并发症

大叶性肺炎并发症较少见,绝大多数病例经过及时治疗,可以痊愈。但如果延误诊断或治疗不及时,则可发生以下并发症:

1. 肺脓肿及脓胸 当病原菌毒力强或机体抵抗力低下时,由金黄色葡萄球菌和肺炎链球菌混合感染后,导致肺组织坏死、化脓而形成肺脓肿。若化脓性病变蔓延到胸膜,还可以引起脓胸。

2. 机化性肺炎 由于病灶中渗出的中性粒细胞数量过少或功能有缺陷,其释放的蛋白水解酶不足,致使肺泡内纤维蛋白不能被完全溶解吸收而发生机化,病变肺组织呈现褐色肉样外观,称为机化性肺炎(organizing pneumonia)。

3. 胸膜增厚和粘连 大多数大叶性肺炎伴有纤维蛋白性胸膜炎,一般会随着肺炎病变的消散而消散。若渗出的纤维蛋白不能被完全溶解吸收,则可以发生机化,并导致胸膜增厚或粘连。

4. 败血症或脓毒败血症 较少见,发生在严重感染,或机体抵抗力极度低下,或病原菌毒力过强时。由细菌侵入血液大量繁殖并产生毒素所致,可并发急性细菌性心内膜炎、化脓性关节炎等。

5. 感染性休克 见于重症病例,是大叶性肺炎的严重并发症,见于年老体弱者。如抢救不及时可造成患者死亡,死亡率高。

二、小叶性肺炎

小叶性肺炎是以细支气管为中心、肺小叶为病变单位的急性化脓性炎症。由于病变从小支气管或细支气管开始,向周围或末梢肺组织发展,故亦称为支气管肺炎。临床主要表现为发热、咳嗽、咳痰及呼吸困难等症状,肺部听诊可闻及散在湿啰音。本病好发于冬春季节,多见于儿童、年老体弱或久病卧床者。

(一)病因与发病机制

凡能引起慢性支气管炎的细菌几乎均可引起小叶性肺炎,但最常见的致病菌为致病力较弱的4、6、10型肺炎球菌,其次为葡萄球菌、流感嗜血杆菌、肺炎克雷伯菌、链球菌、铜绿假单胞菌及大肠埃希菌等,而且往往为混合感染。这些细菌通常是口腔或上呼吸道内的常驻菌,当患急性传染病(如麻疹、百日咳、流感、白喉等),或受寒、营养不良、醉酒、慢性心力衰竭、麻醉、昏迷、恶病质和手术后等情况下,由于机体的抵抗力下降,上述细菌侵入通常无菌的细支气管与末梢肺组织并生长繁殖,引起小叶性肺炎。因此,小叶性肺炎常是某些疾病的并发症。

(二)病理变化与临床病理联系

小叶性肺炎病变特征是以细支气管为中心的肺组织化脓性炎症。

肉眼观察:双肺表面和切面可见散在分布的灰黄色或灰红色实变病灶,以下叶及背部多见。病灶大小不一,形态不规则,质地变实,直径大多在0.5~1cm(相当于肺小叶范围),病灶中央常可见到1~2个细支气管横断面,挤压时有淡黄色脓性液体溢出。严重的病例病灶可互相融合呈现大片状实变区,甚至累及整个肺大叶,称为融合性支气管肺炎。一般不累及胸膜。

光镜观察:病变早期,细支气管黏膜充血、水肿,表面附有黏液性渗出物,周围肺组织无明显改变或肺泡间隔仅有轻度充血。随着病情进展,中性粒细胞渗出增多,形成化脓性病灶,支气管和肺泡壁结构常被破坏。主要表现有:①病灶中央细支气管黏膜充血、水肿,部分纤毛柱状上皮变性、坏死、脱落;②细支气管管腔及周围肺泡可见大量中性粒细胞浸润,以及少量红细胞和脱落的肺泡上皮细胞;③病灶间肺泡有不同程度的代偿性肺气肿或肺不张(图32-3)。

临床上,因小叶性肺炎常是其他一些疾病的并发症,故其临床症状常被原发病掩盖,但发热、咳嗽和咳痰较常见。痰液往往为黏液脓性或脓性。因病灶一般较小且散在分布,故除融合性支气管肺炎外,肺实变体征一般不明显,X线检查可见双肺散在不规则灶状阴影。因病变部位细支气管和肺泡内含有渗出物,导致肺通气和换气功能障碍,患者表现为呼吸困难及缺氧发绀,听诊时可闻及湿啰音。

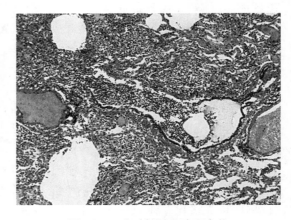

图32-3 小叶性肺炎病理变化

病变的支气管及其周围的肺泡腔内充满以中性粒细胞为主的脓性渗出物,部分支气管黏膜上皮脱落,外围肺泡呈代偿性肺气肿

(三)结局及并发症

经及时有效治疗,本病可痊愈。婴幼儿、年老体弱者,或其他疾病并发小叶性肺炎者,预后较差。小叶性肺炎常见以下并发症:

1. 呼吸衰竭　病变肺组织充血,使局部血流量增加,但其细支气管及肺泡腔内又充满了渗出物,严重影响肺泡的通气和换气功能,若病变范围广泛可以引起呼吸衰竭。

2. 心力衰竭　缺氧可引起肺小动脉痉挛,还能导致肺血管构型改建,使肺循环阻力增加,加重了右心后负荷;同时严重的缺氧和毒血症可使心肌细胞变性,心肌收缩力降低,患者易发生急性心力衰竭,常常危及生命。

3. 肺脓肿及脓胸　多见于由金黄色葡萄球菌感染引起的小叶性肺炎。

4. 脓毒血症　见于严重感染时,细菌侵入血流繁殖所致。

5. 支气管扩张　支气管炎症致管壁破坏较重且病程长者,可并发支气管扩张。

三、间质性肺炎

间质性肺炎指发生于肺间质的炎症,主要由病毒或支原体引起。

(一)病毒性肺炎

病毒性肺炎多为上呼吸道病毒感染向下蔓延所致。其中流感病毒最为常见,麻疹病毒、腺病毒、呼吸道合胞病毒等亦可致病。病毒性肺炎多见于儿童。临床上多为散发性病例,但偶有流行情况。患者除有发热和全身中毒症状外,主要表现为剧烈咳嗽、气促和发绀等缺氧症状。

1. 病理变化　肉眼观察:肺组织因充血水肿而轻度肿大,无明显实变。光镜观察:病变主要发生于肺间质,表现为支气管、细支气管、小叶间隔及肺泡壁等充血、水肿,淋巴细胞和单核细胞浸润,肺泡间隔明显增宽。肺泡腔内无炎性渗出物或仅见少量浆液。严重者,肺泡腔内渗出物增多,可见浆液、纤维蛋白、巨噬细胞及少量红细胞。渗出显著时,肺泡腔面形成一层由渗出物浓缩而成的红染膜样物,称为透明膜。细支气管及肺泡壁上皮细胞可增生,并形成多核巨细胞。上皮细胞和多核巨细胞中常可发现病毒包涵体,具有诊断意义。包涵体一般呈圆形,嗜酸性均质,周围常有一清晰的透明晕。包涵体可见于细胞核内(如腺病毒)、胞质中(如呼吸道合胞病毒)或两者兼有(如麻疹病毒)。

2. 临床病理联系　患者除病毒血症引起的发热及全身中毒症状外,由于支气管、细支气管受炎症刺激可出现剧烈咳嗽,由于缺氧引起呼吸困难、发绀。X 线检查肺部炎症呈斑点状或片状阴影。严重者常导致心力衰竭和呼吸衰竭,预后不良。

(二)支原体肺炎

支原体肺炎是由肺炎支原体引起的一种急性间质性肺炎。病原体存在于患者口鼻分泌物中,通过飞沫传播。支原体肺炎多见于儿童和青少年,秋冬季节高发。

1. 病理变化　病变往往累及一叶肺组织,以下叶多见。肉眼观察:肺组织无明显实变,因充血而呈暗红色,气管及支气管内可有黏液性渗出物。光镜观察:病灶内肺泡壁充血、水肿、有较多的淋巴细胞和单核细胞浸润,以致肺泡间隔明显增厚;肺泡腔内无或仅有少量炎性渗出物;支气管、细支气管及周围组织亦可有充血、水肿和炎症细胞浸润。

2. 临床病理联系　临床起病较急,多有发热、咽痛、头痛和剧烈咳嗽。由于肺泡腔内渗出物很少,故常为干咳或咳黏液痰。听诊可闻及湿啰音。痰、鼻分泌物及咽拭子可培养出肺炎支原体。X 线检查可见肺纹理增粗,有斑点状、片状模糊阴影。支原体肺炎的预后良好,死亡率在 1% 以下,自然病程约为 2 周。

第二节　慢性阻塞性肺疾病

慢性阻塞性肺疾病(chronic obstructive pulmonary diseases,COPD)是一组以慢性气道阻

塞、呼气阻力增加、肺功能不全为共同特征的肺疾病总称,主要包括慢性支气管炎、肺气肿、支气管哮喘、支气管扩张症等疾病。

一、慢性支气管炎

慢性支气管炎指发生在支气管黏膜及其周围组织的慢性非特异性炎性疾病。该病是呼吸系统的一种常见慢性疾病,多见于中老年男性人群,发病率高达 15%~20%。主要临床特征为反复发作的咳嗽、咳痰或伴有喘息等症状,且每年发病持续 3 个月以上,至少连续 2 年。本病常在冬春季节受冷感冒后加重,至夏季气温转暖后缓解。发作时在背部及肺底部常可闻及散在的干、湿啰音。病情持续多年者常并发严重影响健康的肺气肿和慢性肺源性心脏病。

（一）病因与发病机制

慢性支气管炎的致病因素如下。

1. 感染性因素 引起上呼吸道感染的病原生物均可引发本病。常见的病毒为鼻病毒、腺病毒和呼吸道合胞病毒;常见的细菌为流感嗜血杆菌、肺炎克雷伯菌和肺炎球菌,其中流感嗜血杆菌被认为是最重要的病原菌。

2. 理化因素 寒冷、受凉、气温骤变等因素可使支气管黏膜的血管收缩、纤毛上皮细胞的运动减弱和气管的过滤及净化功能降低。长期吸烟或吸入有害气体、刺激性烟雾和粉尘等,能够损伤呼吸道黏膜,黏膜表面纤毛的自净功能下降,促使腺体分泌增加,肺泡巨噬细胞的吞噬杀菌能力降低;吸入的烟雾还能刺激小气道发生痉挛,从而增加气道阻力。这些均可成为促使慢性支气管炎发生、发展的因素。

3. 过敏性因素 有些患者因对某种物质(如粉尘、烟草、药物、食物等)过敏而发病。慢性喘息型支气管炎患者往往有过敏史。

4. 其他因素 营养不良、慢性酒精中毒、患有各种慢性疾病及自主神经功能失调、肾上腺皮质激素和前列腺素分泌减少等均可导致免疫系统失衡,可对本病的发生构成影响。

在上述因素长期作用下,支气管分泌的黏液大量增加,支气管黏膜的纤毛上皮细胞受损,纤毛的排送功能削弱,分泌的黏液潴留在气管内,造成支气管腔内阻塞或半阻塞,影响支气管尤其是小气道通气,为细菌的入侵和感染创造条件。细菌感染又可促使黏液的分泌亢进,使黏膜上皮的损害加重,形成恶性循环,是本病迁延不愈和反复发作的主要病理基础。

（二）病理变化与临床病理联系

慢性支气管炎的病变可累及各级支气管。早期病变主要累及气管和大、中支气管,局部病变较轻。随着病情不断进展,病变可沿支气管的分支不断向纵深发展,逐渐造成小支气管、细支气管及其周围组织的炎症。受累细支气管管壁增厚、局部黏膜增生、黏膜表面变得粗糙,导致气管腔变狭窄,从而增加了气道阻力,使肺组织损伤的程度日趋严重。慢性支气管炎的病理变化如下:

1. 黏膜上皮损伤 黏膜表面的纤毛柱状上皮细胞的纤毛出现粘连、倒伏甚至脱落的现象;上皮细胞可有空泡变性、坏死脱落;黏膜上皮可见再生的杯状细胞明显增多,并可发生鳞状上皮化生(图 32-4)。

2. 腺体病变 腺体增生、肥大,浆液性

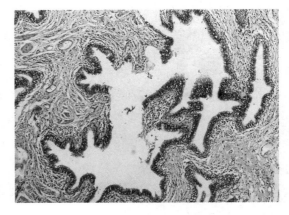

图 32-4 慢性支气管炎病理变化
增生的黏膜突向管腔,间质有炎症细胞浸润

上皮发生黏液腺化生,黏液潴留在支气管管腔内,形成大量的黏液栓。

3. 支气管壁改变　管壁充血、水肿,间质淋巴细胞、浆细胞浸润;管壁平滑肌束发生断裂、萎缩(慢性喘息型支气管炎患者,支气管壁的平滑肌束可发生增生、肥大);管壁内广泛瘢痕形成。

4. 软骨损伤　气管软骨可发生变性、萎缩、纤维化、钙化或骨化。

上述病理改变导致痰液生成增多,患者可出现咳嗽、咳痰症状。咳嗽的严重程度及痰量的多少与炎症的程度有关。痰液一般为白色泡沫状,如并发细菌感染时,痰液转为脓性,外观多呈淡黄色块状。有的患者因为黏膜和腺体发生萎缩(慢性萎缩性支气管炎),导致分泌物减少,痰量可以减少甚至无痰。因支气管黏膜炎性肿胀及黏稠的渗出物附着,导致气道狭窄并可在气流通过的时候产生干啰音。如果小气道内有稀薄的渗出液,则气流通过的时候可产生湿啰音。慢性喘息型支气管炎的患者可因支气管黏膜肿胀、痰液阻塞气管和细小支气管平滑肌痉挛而出现哮喘样发作,听诊可闻及两肺布满哮鸣音,患者呼吸急促,不能平卧。病变导致小气道发生狭窄及阻塞时,可引起阻塞性通气功能障碍,患者出现呼气性呼吸困难,久而久之,肺的残气量明显增多,使肺呈现过度充气的状态。

（三）结局及并发症

患者如能积极做好病因学预防,如避免吸入刺激性烟雾和有害气体、寒冷空气刺激、戒烟、有效防止反复呼吸道病毒和细菌感染等,且经体育锻炼增强机体抗寒和抗感染能力,可逐渐痊愈。但如致病因素持续存在,病变可加重。当病变累及细支气管及肺泡后,可导致闭塞性细支气管炎和细支气管周围炎,临床出现下列并发症:

1. 支气管扩张　由于支气管壁的组织遭到炎症的破坏,使其弹性及支撑力削弱,加之长期的慢性咳嗽,使支气管在吸气时被动地扩张,呼气时又不能充分回缩,久之则形成支气管扩张。

2. 慢性阻塞性肺气肿　由于慢性支气管炎导致小气道发生狭窄和阻塞,引起呼气阻力大于吸气阻力,末梢的小气道和肺泡由于内压增高而呈现过度充气与扩张,从而形成肺气肿。

3. 慢性肺源性心脏病　由于慢性支气管炎并发阻塞性肺气肿,导致肺的循环阻力增大,肺动脉压力升高导致右心室壁肥厚、心腔扩大甚至发生右心衰竭形成肺心病。

4. 支气管肺炎　因细支气管的管壁很薄,管壁的炎症易于向周围扩散而累及肺泡,并发支气管肺炎。

二、肺气肿

肺气肿指呼吸性细支气管、肺泡管、肺泡囊、肺泡因肺组织弹性减弱而过度充气伴有肺泡间隔破坏,致使肺容积增大的病理状态。

（一）病因与发病机制

肺气肿常继发于慢性支气管炎。吸烟、空气污染及肺尘埃沉着病也是常见的发病原因。其发病机制与下列因素有关:

1. 细支气管及其周围组织损害　慢性支气管炎时,由于细、小支气管痉挛或平滑肌等组织被破坏而引起纤维组织增生,管壁增厚,管腔内黏液栓形成,引起细、小支气管不完全阻塞。同时,炎症损伤了细支气管和肺泡壁的弹力纤维,细支气管失去支撑而使管腔塌陷,形成阻塞性通气障碍导致肺气肿。呼气时支气管回缩,阻塞加重,以致肺内残气量增加。此外,长期咳嗽,肺泡处于高张状态,弹性减弱,使末梢小气道和肺泡扩张。

2. 弹性蛋白酶及其抑制物失衡　某些病例与 α_1-抗胰蛋白酶缺乏有关。此酶对多种蛋

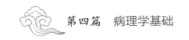

白水解酶有抑制作用,因而可保护组织免遭蛋白酶的作用。在 α_1- 抗胰蛋白酶缺乏时,从中性粒细胞、肺泡巨噬细胞等释出的蛋白水解酶失去抑制,使肺组织遭到损伤,形成肺气肿。

3. 吸烟　吸烟可导致肺组织内中性粒细胞和单核细胞渗出,并释放弹性蛋白酶和氧自由基,抑制肺组织中 α_1- 抗胰蛋白酶的活性,使肺组织结构破坏,弹性下降。

（二）病理变化与临床病理联系

肺气肿可分为:①肺泡性肺气肿:病变发生于肺泡内,依其发生部位和范围不同,可分为腺泡中央型肺气肿、全腺泡型肺气肿和腺泡周围型肺气肿;②间质性肺气肿:由于肺内压急剧升高,肺泡壁或细支气管壁破裂,气体进入肺间质所致。

肉眼观察:肺体积增大,边缘钝圆,灰白质软,弹性降低。切面结构似海绵状。

光镜观察:肺泡高度扩张,肺泡间隔变窄、断裂,肺泡毛细血管数目显著减少,相邻肺泡可融合成大泡。

患者除有慢性支气管炎的咳嗽、咳痰症状外,常因阻塞性通气障碍而发生呼气性呼吸困难、气促、胸闷、发绀等缺氧症状。严重肺气肿患者,肋骨上举,胸廓前后径增大,呈桶状胸。由于肺过度充气膨胀,叩诊呈过清音,听诊时肺部呼吸音减弱,X 线检查肺部透光度增加。

（三）结局及并发症

肺气肿时破坏了肺泡毛细血管,使肺循环阻力增加,可引起肺动脉高压,最后导致肺源性心脏病。邻近胸膜的肺大泡破裂,空气进入胸腔,可发生自发性气胸。呼吸道急性感染时易并发小叶性肺炎。

三、支气管哮喘

支气管哮喘是由于各种内、外因素作用引发呼吸道超敏反应而导致的以支气管可逆性痉挛为特征的支气管慢性炎性疾病,多见于儿童和青年,好发于秋冬季节。临床表现为反复发作性喘息,带有哮鸣音的呼气性呼吸困难、胸闷、咳嗽等。

（一）病因与发病机制

大多认为支气管哮喘与多基因遗传有关,并与环境因素相互作用。环境因素主要为吸入的花粉、尘螨、动物皮毛、皮屑及摄入的鱼、虾及某些药物等。

哮喘的发病机制尚不清楚,多数学者认为哮喘主要与超敏反应、气道炎症、气道高反应性及神经因素等相互作用有关。抗原刺激机体产生的特异性 IgE 抗体,与肥大细胞、嗜碱性粒细胞表面的高亲和性 IgE 受体结合。当再次接触同种抗原后,可与肥大细胞、嗜碱性粒细胞表面的 IgE 结合,使该细胞合成并释放多种炎症介质,导致支气管平滑肌痉挛、支气管黏膜充血水肿、腺体分泌增加,细支气管阻塞而引起哮喘发作。

（二）病理变化与临床病理联系

肉眼观察:肺组织膨胀,支气管及细支气管腔内有黏稠的痰液及黏液栓,支气管壁增厚,黏膜肿胀充血,黏液栓阻塞处见灶状肺不张。

光镜观察:支气管黏膜上皮杯状细胞增加,管壁黏液腺增生,平滑肌肥大,嗜酸性粒细胞浸润。

哮喘发作时,由于支气管平滑肌痉挛和黏膜肿胀、黏液阻塞管腔,致出现呼气性呼吸困难。哮喘持续状态时,由于通气障碍,严重时可出现二氧化碳潴留而致呼吸性酸中毒。

（三）结局及并发症

哮喘长期反复发作可导致肺气肿、胸廓变形,有时可并发自发性气胸。

第三节 结 核 病

结核病是由结核分枝杆菌引起的一种慢性感染性肉芽肿性炎症。典型的病变是结核结节形成并伴有不同程度的干酪样坏死。结核病可见于全身各个器官,但以肺结核最为常见。临床上常表现为低热、盗汗、食欲不振、消瘦和血沉加快等中毒症状。

一、病因、发病机制与基本病理变化

自 20 世纪 90 年代以来,由于艾滋病和结核耐药菌株的出现,结核病在全球不同程度地出现疫情下降缓慢或严重反弹的局面,发病率以每年 1.1% 的速度增长,我国是全球 22 个结核病高负担国家之一。结核病再次成为威胁人类健康的主要传染病,成为全球性公共卫生问题。

(一) 病因与发病机制

结核病病原菌是结核分枝杆菌,主要是人型和牛型,尤以人型结核分枝杆菌感染的发病率为高。其主要传播途径为呼吸道,亦可经消化道感染(摄入带菌的食物,包括含菌牛奶),少数经皮肤伤口感染。

结核分枝杆菌的致病性主要由菌体和细胞壁内脂质、蛋白和多糖类成分所决定,此类物质引发的迟发型超敏反应是形成结核病理损害的重要原因。结核病的免疫反应和超敏反应常同时发生或相伴出现。机体对结核分枝杆菌感染所呈现的病理变化取决于机体不同的免疫状态:如以免疫反应为主,则病灶局限,提示机体已获得免疫力,结核分枝杆菌被杀灭;如以超敏反应为主,则呈现急性渗出性炎和干酪样坏死,引起组织结构的破坏。

(二) 基本病理变化

结核分枝杆菌侵入人体引起的炎症常呈慢性过程,其基本病理变化为变质、渗出和增生。由于感染细菌的数量、毒力和机体反应性及病变组织特性的不同,可呈现 3 种不同的病变类型。

1. 以渗出为主的病变 出现于结核病早期或机体免疫力低下、细菌数量多、毒力强或超敏反应较强时。主要表现为浆液性炎或浆液纤维蛋白性炎。病变好发于肺、浆膜、滑膜及脑膜等处。病变早期局部有中性粒细胞浸润,但很快被巨噬细胞所取代。渗出成分主要是浆液和纤维蛋白,严重时还有大量红细胞漏出。在渗出液和巨噬细胞内可查到结核分枝杆菌。

渗出性病变不稳定,当机体抵抗力增强时,可被完全吸收不留痕迹,或转变为以增生为主的病变;如机体抵抗力低或细菌数量多、毒力强时,渗出性病变可迅速发生坏死,转变为以坏死为主的病变。

2. 以增生为主的病变 当机体免疫力较强、细菌数量较少、毒力较低时,则形成具有诊断意义的结核结节。活化的巨噬细胞在吞噬、杀灭细菌的同时,转变为上皮样细胞。上皮样细胞体积变大,呈梭形或多角形,胞质丰富,淡红染,边界不清,细胞间通过突起的胞质互相连接。细胞核呈圆形或卵圆形,核内染色质少,可呈空泡状,有 1~2 个核仁。多个上皮样细胞互相融合,或一个上皮样细胞核分裂而胞质不分裂,均可形成朗汉斯巨细胞(Langhans giant cell)。朗汉斯巨细胞是一种多核巨细胞,细胞体积大,直径可达 300μm,胞质丰富淡染,伊红色,境界不清,核呈圆形或卵圆形,核的数量从十几个到几十个不等。核排列规则,在胞质的周围呈花环状、马蹄形或密集在胞体的一端。由上皮样细胞、朗汉斯巨细胞及外周局部集聚的淋巴细胞和少量反应性增生的成纤维细胞共同构成特异性肉芽肿,称为结核结节(tubercle),是结核病的特征性病变(图32-5)。

单个结核结节直径约0.1mm,肉眼和X线片不易看见。3~4个结节融合成较大结节时才能看到,约粟粒大小,灰白色,半透明,境界分明。伴有干酪样坏死时略带黄色,可微隆起于器官表面。

3. 以变质为主的病变　常见于结核分枝杆菌数量多、毒力强,机体抵抗力低下或超敏反应强烈时,上述渗出性和增生性病变均可发生干酪样坏死,也有极少数病变一开始就发生干酪样坏死。

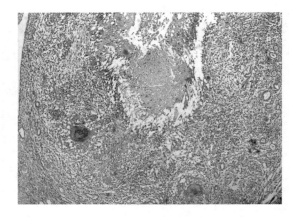

图32-5　结核结节

中央为干酪样坏死,周围可见朗汉斯巨细胞、上皮样细胞和淋巴细胞

干酪样坏死(caseous necrosis)呈淡黄色、均匀细腻,质地较实,状似奶酪,故而得名。光镜下为红染无结构的颗粒状物。干酪样坏死对结核病的病理诊断具有一定的意义。坏死组织可以保持凝固状态较长时间而不被液化。干酪样坏死物中多含有一定量的结核分枝杆菌,是造成日后结核病恶化进展的原因之一。

渗出、变质和增生这三种基本病理变化往往同时存在而以某一种改变为主,随着病程的慢性发展,病变之间可以互相转化。如渗出性病变可因适当治疗或机体免疫力增强而转化为增生性病变;反之,在机体免疫力下降时,原来的增生性病变则可转变为渗出性、变质性病变,或原来的渗出性病变转化为变质性病变。因此,在同一器官或不同器官中的结核病变是复杂多变的。

（三）基本病理变化的转化规律

结核病的转化规律分愈合和恶化两个方向。在机体抵抗力增强时,致病菌被抑制、杀灭,病灶吸收、消散或纤维化、纤维包裹、钙化;反之,致病菌在体内扩散,病灶浸润进展或溶解播散。

1. 转向愈合　主要表现为:①吸收、消散:是渗出性病变的主要愈合方式。当机体抵抗力增强或经过有效治疗时,渗出物可逐渐通过淋巴道吸收,病灶缩小或消散,临床称为吸收好转期。②纤维化、纤维包裹及钙化:增生性病变、渗出性病变及小的干酪样病变均可以纤维化的方式愈合。较大的干酪样坏死灶难以完全纤维化,钙盐可沉积在干燥的坏死物中而发生钙化,临床上称为硬结钙化期。

2. 转向恶化　主要表现为:①浸润进展:当机体抵抗力低下,又未能得到及时有效的治疗时,在原有病灶周围可出现渗出性病变(病灶周围炎),范围不断扩大,并可继发干酪样坏死,临床上称为浸润进展期。②溶解播散:是机体抵抗力进一步下降、病变不断恶化的结果。干酪样坏死发生溶解、液化后,液化的坏死物可经体内的自然管道(如支气管、输尿管)排出,致使局部形成空洞。X线检查可见病灶阴影密度深浅不一,空洞部位出现透亮区,空洞以外部位有深浅不一的新播散病灶阴影,临床上称为溶解播散期。

二、肺结核病

肺结核是最常见的结核病,约占结核病的90%以上,肺结核可因初次感染和再次感染结核分枝杆菌时机体反应性的不同,而出现不同的病理变化,从而分为原发性肺结核病和继发性肺结核病两大类。

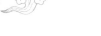

（一）原发性肺结核病

原发性肺结核病指机体第一次感染结核分枝杆菌所引起的肺结核病，多见于儿童，故又称儿童型肺结核病。偶尔见于从未感染过结核分枝杆菌的青少年或成年人。免疫功能严重受抑制的成年人由于丧失了对结核分枝杆菌的敏感性，因此可多次发生原发性肺结核病。

1. 病变特点　原发性肺结核病的特征性病变是原发综合征形成。结核分枝杆菌随空气吸入，经支气管到达肺组织，最先引起的病灶称为原发病灶或 Ghon 灶。原发病灶通常只有 1 个，偶尔有 2 个甚至 2 个以上。多见于通气较好的支气管系统末端，即肺上叶下部或下叶上部靠近胸膜处，以右肺多见。原发病灶呈圆形，直径多在 1~1.5cm，呈灰白色或灰黄色。病灶中央常有干酪样坏死。由于初次感染，机体对结核分枝杆菌缺乏特异性免疫力，结核分枝杆菌在巨噬细胞内仍继续生存，并迅速侵入局部引流的淋巴管，随淋巴液循环到达所属的肺门或纵隔淋巴结，引起结核性淋巴管炎和淋巴结炎，后者表现为淋巴结肿大和干酪样坏死。肺部的原发病灶、结核性淋巴管炎和肺门淋巴结结核，三者合称为原发综合征。X 线检查可见肺内原发病灶和肺门淋巴结阴影，两者间有结核性淋巴管炎的条索状阴影相连，形成哑铃状阴影。临床上症状和体征多不明显。

2. 发展和结局　原发综合征形成后，在最初的几周内有细菌通过血道或淋巴道播散到全身其他器官，但绝大多数（约 95%）的原发性肺结核病，由于机体逐渐产生了对结核分枝杆菌的特异性免疫力而自然愈合。极少数可通过支气管、淋巴管和血道播散。

（二）继发性肺结核病

继发性肺结核病指机体再次感染结核分枝杆菌后所引起的肺结核病，多见于成年人，故又称成人型肺结核病。结核分枝杆菌的来源可以是机体中潜伏多年的结核分枝杆菌再度活化，或由外界再次侵入肺内而发病。

1. 病变特点　①早期病变多位于肺尖部，以右肺多见；②由于超敏反应，病变发生迅速而剧烈，易发生干酪样坏死，溶解液化形成空洞的机会多于原发性肺结核病；局部炎症反应常以增生为主，坏死灶周围常形成结核结节；③由于机体有一定的免疫力，如病变恶化，结核分枝杆菌主要通过支气管在肺内蔓延播散，并引起肺内空洞，不易发生淋巴道、血道播散；④病程长，病情复杂，随着机体免疫反应和超敏反应的相互消长，临床经过常呈波浪起伏状，时好时坏，病变有时以增生性变化为主，有时则以渗出、坏死性病变为主，肺内病变新旧交杂、轻重不一，且临床类型多样。

2. 临床类型和病理变化　继发性肺结核病的病理变化和临床表现都比较复杂。根据其病变特点和临床经过，可分为以下几种类型：

（1）局灶型肺结核：是继发性肺结核病最早期的病变，属于非活动性结核病。病变多位于肺尖下 2~4cm 处，尤以右侧多见，病灶常为一个或数个，直径 0.5~1cm。病变多数以增生为主，也可有渗出性病变和干酪样坏死。临床上患者多无明显自觉症状，多在体检时发现。

（2）浸润型肺结核：是继发性肺结核最常见的类型，属于活动性肺结核病。多数由局灶型肺结核发展而来，少数也可一开始即为浸润型肺结核。病灶多位于肺尖部或锁骨下肺组织，故又称锁骨下浸润。病灶范围较局灶型肺结核大，以渗出为主，中央伴有不同程度的干酪样坏死，周围有直径 2~3cm 的渗出性病变，形状不规则，境界一般不清楚。光镜观察，病灶中央为干酪样坏死，病灶周围肺泡腔内充满浆液、单核细胞、淋巴细胞和少量中性粒细胞。患者以青年为主，常有低热、盗汗、食欲下降、乏力、咳嗽、咯血等症状，痰中可查出结核分枝杆菌。

（3）慢性纤维空洞型肺结核：是继发性肺结核病晚期的类型。此型肺结核病变特点为肺内有 1 个或多个不规则厚壁空洞，多位于肺上叶，大小不一，洞壁有时可达 1cm 以上。镜下洞壁分3层:内层为干酪样坏死物,内有大量结核分枝杆菌,中层为结核性肉芽组织,外层为纤维结缔组织。同侧或对侧肺组织,特别是肺下叶可见由支气管播散引起的新旧不一、大小不等、病变类型不同的病灶,病变发展常常自上而下,部位越靠下,病变越新鲜。由于病程长,病变时好时坏,反复发作,后期肺组织严重破坏和纤维组织广泛增生,胸膜增厚,并与胸壁粘连,使肺体积缩小、变形、变硬,称为硬化性肺结核,严重影响肺功能,进而引起慢性肺源性心脏病。X线检查可见在一侧或两侧肺的上、中叶有单个或多个厚壁空洞。病变空洞与支气管相通,成为结核病的传染源,故此型又有开放性肺结核之称。

(4)干酪性肺炎:是继发性肺结核病最严重的类型。按病变范围不同可分为大叶性和小叶性干酪性肺炎。病变处主要为大片干酪样坏死灶,致使受累的肺叶肿大、实变、干燥,切面淡黄色、干酪样。光镜观察,可见肺泡腔内有大量浆液纤维蛋白性渗出物,内含以巨噬细胞为主的炎症细胞,并可见广泛红染、颗粒状、无结构的干酪样坏死物。临床上患者有高热、咳嗽、呼吸困难等严重的全身中毒症状。病情进展迅速,病死率高,因此有"百日痨"或"奔马痨"之称。本型目前已十分罕见。

(5)结核球:又称结核瘤,指由纤维包裹的孤立、境界分明的球形干酪样坏死灶。多数为单个,偶见多个,直径2~5cm,常位于肺上叶。结核球是一种相对静止的病灶,临床上常无症状,并可保持多年无进展。但由于干酪样坏死灶体积较大,周围又有纤维组织包绕,抗结核药物一般不易渗入而发挥作用,所以完全机化治愈的可能性较小。并且当机体抵抗力下降时,病灶可恶化进展,故临床常手术切除。X线检查需与肺癌、肺炎性假瘤、肺脓肿等鉴别。

(6)结核性胸膜炎:在原发性肺结核病和继发性肺结核病的各个时期均可发生。多见于儿童或青年人,病变性质为浆液纤维蛋白性炎(湿性)或增生性炎(干性)。病变严重程度和范围与感染的菌量、机体对结核分枝杆菌菌体蛋白发生超敏反应的程度有关。按病变性质,可将结核性胸膜炎分为湿性和干性两种,以湿性结核性胸膜炎多见。

三、血源性结核病

原发性肺结核病和继发性肺结核病恶化进展时,结核分枝杆菌侵入血流引起血源性结核病。除肺结核外,肺外结核也可引起血源性结核病。常见以下几种类型:

(一)急性全身粟粒性结核病

大量结核分枝杆菌在短时间内一次或反复多次侵入肺静脉分支,经左心播散至全身各器官,如肺、肝、脾等,引起急性全身粟粒性结核病。肉眼观察:各器官内均匀密布着大小一致、灰白色或灰黄色、圆形、粟粒大小、境界清楚的小结节。光镜观察:病灶常为增生性病变,偶尔出现渗出、坏死性病变。病情凶险,有高热、肝脾肿大、盗汗、衰竭、烦躁不安甚至神志不清等中毒症状,少数病例可因结核性脑膜炎而死亡。若能及时治疗仍可治愈。

(二)慢性全身粟粒性结核病

如果急性全身粟粒性结核病不能及时控制而病程迁延3周以上,或结核分枝杆菌在较长时间内每次少量、反复多次不规则地进入血液,则形成慢性全身粟粒性结核病。此时,病变的分布和大小均不一致,同时可见增生、坏死及渗出性病变。病程长,成人多见。

(三)急性血行播散型肺结核

急性血行播散型肺结核常是急性全身粟粒性结核病的一部分,有时可仅限于肺。由肺门、纵隔、支气管旁淋巴结的干酪样坏死物破入邻近大静脉(如无名静脉、颈内静脉、上腔静脉),或因含有结核分枝杆菌的淋巴液由胸导管回流,经静脉入右心,沿肺动脉播散于两肺所致。肉眼观察:双肺表面和切面密布灰白色或灰黄色粟粒大小的结节。多起病急骤,有较严重的结核中毒症状。

（四）慢性血行播散型肺结核

慢性血行播散型肺结核多见于成人。由肺外器官结核病灶内的结核分枝杆菌间歇性地入血，再播散于两侧肺内而致病。病程较长，间隔的时间可为数月甚至数年。病变的新旧、大小不一。小的如粟粒，大的直径可达数厘米以上，病变以增生性改变为主。

四、肺外结核

肺外结核多由原发性肺结核病经血道播散所致。在原发综合征期间可有少量结核分枝杆菌入血，在肺外器官形成潜伏病灶，当机体抵抗力下降时，潜伏的结核分枝杆菌可再活化进展为肺外结核。临床上常见肠结核、结核性腹膜炎、肾结核、骨关节结核等。

第四节　呼　吸　衰　竭

呼吸包括：①外呼吸，包括肺通气（肺与外界的气体交换）和肺换气（肺泡与血液之间的气体交换），以及气体在血液中的运输；②内呼吸，指血液与组织细胞间的气体交换，以及细胞内生物氧化的过程。

呼吸衰竭（respiratory failure）指由于外呼吸功能严重障碍，使肺吸入氧气和/或排出二氧化碳的功能不足，导致动脉血氧分压（PaO_2）低于正常范围，伴或不伴动脉血二氧化碳分压（$PaCO_2$）升高，从而引起一系列生理功能和代谢紊乱的临床综合征。呼吸衰竭是一种临床常见的病理过程，是导致患者死亡的重要原因。

正常人 PaO_2 随年龄、运动及所处的海拔高度而异，成年人在海平面静息时 PaO_2 的正常范围为 $[(100-0.32 \times 年龄) \pm 5]mmHg$。$PaCO_2$ 极少受年龄的影响，其正常范围为 $(40 \pm 0.5)mmHg$。呼吸衰竭必定有 PaO_2 降低。通常以 $PaO_2<60mmHg$（8kPa）、$PaCO_2>50mmHg$（6.67kPa）作为判断呼吸衰竭的标准。

根据血气变化的不同，将呼吸衰竭分为 I 型呼吸衰竭（单纯低氧血症）和 II 型呼吸衰竭（低氧血症伴高碳酸血症）；根据发病部位的不同，可分为中枢性呼吸衰竭和外周性呼吸衰竭；根据发病环节的不同，分为通气性呼吸衰竭和换气性呼吸衰竭；还可根据发病经过的不同，分为急性呼吸衰竭和慢性呼吸衰竭。

一、病因与发病机制

外呼吸包括肺通气和肺换气两个基本环节。当各种病因通过引起肺通气障碍、弥散障碍、通气血流比例失调和解剖分流增加等，使通气和/或换气过程发生障碍，均可导致呼吸功能不全，最终发生呼吸衰竭。

（一）肺通气障碍

肺通气指通过呼吸运动使肺泡气体与外界气体进行交换的过程。正常成人在静息状态下，肺总通气量约为 6L/min，其中无效腔通气量约占 30%，肺泡通气量约为 4L/min。肺通气功能障碍，使肺泡通气量减少，最后导致呼吸衰竭。肺通气功能障碍的类型和原因如下：

1. 限制性通气不足　指由于胸廓和肺的呼吸动力减弱或弹性阻力增加，吸气时肺泡的扩张受限制所引起的肺泡通气不足。其发生的原因和机制如下：

（1）呼吸肌活动障碍：可由多种原因引起。中枢或周围神经的器质性病变（如脑血管意外、脑外伤、脑肿瘤、脑炎、化脓性脑膜炎、流行性脑脊髓膜炎、脊髓灰质炎、多发性神经炎等），过量的安眠药、镇静药和麻醉药抑制呼吸中枢，以及呼吸肌本身的病变，均可导致呼吸肌的收缩功能障碍,使呼吸活动明显减弱,肺泡不能正常扩张,肺泡的通气量减少而发生限制性通气不足。

(2) 胸廓顺应性降低:常见于过度肥胖、胸膜纤维性增厚、严重的胸廓畸形、胸壁外伤、胸腔积液、气胸、严重的腹水和肝脾肿大等,均可限制胸廓的扩张而致胸廓顺应性降低,导致肺泡扩张受限,引起限制性通气不足。

(3) 肺顺应性降低:严重的肺纤维化或肺表面活性物质减少可降低肺的顺应性,使肺泡扩张的弹性阻力增大而引起限制性通气不足。

限制性通气不足的特点是:不仅有肺泡通气不足,还可因通气不足的病变分布不均,发生通气血流比例失调而出现换气功能障碍。

2. 阻塞性通气不足 气道狭窄或受压阻塞引起气道阻力增大,导致肺泡通气障碍称为阻塞性通气不足。气道阻力是通气过程中主要的非弹性阻力,正常气道总阻力为每升 $0.1\sim0.3kPa/s$,呼气时略高于吸气时。影响气道阻力的因素较多,其中以气道的口径影响最大。当气道的数目减少、口径缩小及气流由层流变为涡流时都可使气道阻力增加,出现阻塞性通气不足。根据气道阻塞的部位不同,可分为中央性气道阻塞和外周性气道阻塞两类。

(1) 中央性气道阻塞:指从环状软骨下缘至气管分叉处的气道阻塞。多见于气管异物、肿瘤、白喉等。如果气道阻塞位于胸外,吸气时气体流经病灶引起的压力降低,可使气道内压明显低于大气压,导致气道狭窄加重;呼气时则相反,气道内压高于大气压,气道阻塞减轻,患者可出现明显的吸气性呼吸困难。如阻塞位于中央气道的胸内部分,则变化与上述情况相反,吸气时由于胸膜腔内压降低,气道内压可大于胸膜腔内压,使阻塞减轻;用力呼气时胸膜腔内压升高,而压迫气道,使气道狭窄加重,患者表现以呼气性呼吸困难为主。

(2) 外周性气道阻塞:指内径小于 2mm 的细支气管(从终末细支气管到呼吸性细支管)阻塞。见于慢性阻塞性肺疾病、支气管哮喘等。由于内径小于 2mm 的细支气管无软骨支撑,且管壁薄,又与气管周围的肺泡结构紧密相连,故其内径可随呼吸运动而发生变化。吸气时胸膜腔内压降低,肺泡扩张,细支气管受周围弹性组织牵拉而口径变大和管道延长;呼气时则相反,小气道口径变窄缩短。慢性阻塞性肺疾病主要侵犯小气道,使小气道的管壁增厚或平滑肌紧张性升高,管壁的顺应性降低,同时管腔也可因分泌物潴留而发生狭窄阻塞。此外,由于肺泡壁的损坏,可降低其对细支气管的牵引力,导致管壁狭窄而不规则,使小气道阻力显著增加,患者表现为呼气性呼吸困难。外周性气道阻塞时,除有肺泡通气不足外,还可有换气功能障碍。

限制性通气不足和阻塞性通气不足会使肺泡氧分压下降和肺泡二氧化碳分压升高,因而流经肺泡毛细血管的血液不能充分动脉化,必然导致 PaO_2 降低和 $PaCO_2$ 升高,即低氧血症伴有高碳酸血症,并且 $PaCO_2$ 增加与 PaO_2 降低成一定的比例关系。

(二)弥散障碍

肺换气是肺泡气与肺泡毛细血管中的血液之间进行气体交换的一个物理弥散过程。气体的弥散量和速度受肺泡膜两侧气体的分压差、气体的溶解度、肺泡膜的换气面积、肺泡膜的厚度和血液与肺泡膜接触的时间(弥散时间)等因素影响。弥散障碍指由于肺泡膜面积减少或肺泡膜异常增厚和弥散时间缩短所引起的气体交换障碍。弥散障碍的原因如下:

1. 肺泡膜面积减少 正常成人的肺泡总面积约为 $80m^2$。静息时,肺泡弥散面积为 $35\sim40m^2$,运动时可增加到 $60m^2$,说明其储备量很大。因此,只有当弥散面积减少一半以上时,才可能因弥散面积过少而引起换气功能障碍。肺泡膜面积减少可见于肺叶切除或因病变(如肺结核、肺肿瘤等)使肺泡大量破坏而引起弥散面积减少;肺不张或肺泡填塞(如肺炎、肺水肿)时,由于空气不能进入肺泡,可使这些肺泡暂时失去气体交换的作用。

2. 肺泡膜增厚　肺泡膜由毛细血管内皮细胞、基膜、毛细血管与肺泡上皮间网状间隙、肺泡上皮、肺泡上皮表面的液体层及表面活性物质等结构组成。膜的厚度为 0.35~1.0μm,故气体易于弥散,交换很快。当肺水肿、肺透明膜形成、肺纤维化、间质性肺炎等时,可引起肺泡膜的厚度增加,使肺泡膜的通透性降低或弥散距离增宽而致弥散速度减慢,气体弥散障碍。

3. 弥散时间不足　正常静息状态下,血液流经肺泡毛细血管的时间约为 0.75 秒,由于肺泡膜很薄,与血液的接触面又广,气体容易通过,所以完成气体交换的时间很短,只需 0.25 秒就可以使血氧分压与肺泡氧分压之间到达平衡,完成气体交换和血红蛋白氧合的过程。即使在剧烈运动时,血流速度加快,与肺泡的接触时间缩短到 0.34 秒,也能使血液充分氧合。肺泡膜面积减少和厚度增加的患者,虽然弥散速度减慢,一般在静息时仍可在正常的接触时间(0.75 秒)内完成气体交换,而不致发生血气的异常。只有在体力负荷增加时,由于肺的弹性阻力增加,肺泡的扩张受限制,不能相应地增加弥散面积,同时由于心输出量增加和肺血流加快,血液和肺泡接触的时间明显缩短,才会由于气体交换不充分而发生低氧血症。

单纯的弥散障碍只会引起 PaO_2 降低,不会使 $PaCO_2$ 增高。这是因为血液中的 CO_2 能较快地弥散入肺泡,使 $PaCO_2$ 与 P_ACO_2 取得平衡。如果患者的肺泡通气量正常,则 $PaCO_2$ 与 P_ACO_2 正常。如果存在代偿性通气过度,则可使 P_ACO_2 与 $PaCO_2$ 低于正常。单纯的弥散障碍引起的缺氧,可通过吸入高浓度氧,提高肺泡氧分压,加速氧的弥散,以改善低氧血症。

(三) 通气血流比例失调

通气和换气是两个密切联系的过程,有效的换气不仅要有足够的通气量和血流量,而且只有在两者之间保持一定的比例时,流经肺泡的血液才能得到充分的换气。正常成人在静息状态下,每分钟的肺泡通气量(V_A)约为 4L,每分钟的肺血流量(Q)约为 5L,V_A/Q 约为 0.8。由于受到重力的影响,气体和血流的分布在肺内各部分并不均匀。直立体位时,肺泡通气量和肺血流量都是自上而下递增的,但以血流量的增幅更为明显,因而 V_A/Q 比值于肺上部可高达 3.0,而在肺底部仅为 0.6,但是通过自身的调节机制,使总的 V_A/Q 保持在最合适的生理比值。发生肺部疾病时,由于肺内的病变分布不均和各处病变的严重程度不等,对各部分肺的通气与血流影响也不一致,可造成严重的通气血流比例失调,导致换气功能障碍。这是呼吸衰竭发生的最常见机制。通气血流比例失调可表现为以下两种基本形式:

1. V_A/Q 降低　见于慢性阻塞性肺疾病、肺炎、肺纤维化、肺水肿和肺不张等引起的肺通气障碍。其通气障碍的分布常不均匀,病变严重的部位肺泡通气明显减少,但血流并无相应减少,甚至还可以因炎性充血而有所增加,使 V_A/Q 显著降低,以致流经该处的静脉血未经充分氧合便掺杂到动脉血内,称为静脉血掺杂。由于如同动静脉短路,故又称功能性分流。正常人由于肺内通气分布不均也存在功能性分流,但仅占肺血流量的 3%,但在严重的慢性阻塞性肺疾病时,功能性分流可明显增加,相当于肺血流量的 30%~50%,故可严重影响换气功能而导致呼吸衰竭。

由于部分病变的肺泡通气不足,可以使这部分肺泡 V_A/Q 降低(严重时低于 0.1,出现功能性分流),这样流经这部分肺泡的血液不能充分动脉化,所以这部分血液 PaO_2、CaO_2 降低、$PaCO_2$ 升高。PaO_2 降低可以刺激主动脉体和颈动脉体的化学感受器,反射性地引起呼吸运动增强和肺总通气量增加,使健康肺泡的通气量代偿性增加,健康的肺泡 $V_A/Q>0.8$,流经这部分肺泡的血液能够进行充分动脉化,但动脉血氧含量的增加不明显,而 $PaCO_2$ 和 CO_2 却明显下降。当这两部分血混合后，PaO_2 和氧含量是低的；$PaCO_2$ 与 CO_2 含量可以正常。如代偿性通气增强过度，尚可使 $PaCO_2$ 低于正常。如肺通气障碍的范围较大，加之代偿性通气增强不足，使总的肺泡通气量低于正常，则 $PaCO_2$ 高于正常。

2. V_A/Q 增高　见于某些肺部疾病，如肺动脉分支栓塞、肺内 DIC、肺气肿、肺动脉压降低（出血、脱水）等。这时患部的肺泡虽能通气，但血流量减少，其 $V_A/Q>0.8$，使该部分肺泡内的气体失去换气功能或不能充分换气，因而肺泡内气体成分和气道内的气体成分相似，犹如增加了肺泡无效腔量，又称为无效腔通气量（dead space ventilation）。正常人的生理无效腔（physiological dead space，V_D）约占潮气量（tidal volume，V_T）的 30%，疾病时功能无效腔（functional dead space，VDf）可显著增多，占潮气量的 60%~70%，从而导致呼吸衰竭。

部分肺泡血流不足时，病变区肺泡 V_A/Q 可高达 10 以上，流经的血液 PaO_2 显著升高，但其氧含量却增加很少，$PaCO_2$ 可出现代偿性下降；而健肺却因血流量增加而使其 V_A/Q 低于正常，这部分血液不能充分动脉化，其氧分压与氧含量均显著降低，二氧化碳分压与含量均明显增高。最终混合而成的动脉血 PaO_2 降低，$PaCO_2$ 的变化则取决于代偿性呼吸增高的程度，可降低、正常或升高。

（四）解剖分流增加

在生理情况下，肺内也存在解剖分流，即一部分静脉血经支气管静脉和极少的肺内动静脉吻合支直接流入肺静脉。这些解剖分流的血流量正常约占心输出量的 2%~3%。解剖分流的血液未经氧合即流入体循环动脉血中，故称为真性分流。支气管扩张症可伴有支气管血管扩张和肺内动静脉短路开放，或肺微循环栓塞和肺小血管收缩，使肺循环阻力增加，肺动脉压升高，引起肺动静脉吻合支开放，使解剖分流量增加，由肺动脉来的静脉血未经肺泡进行气体交换，而直接经吻合支掺入动脉血中，导致 PaO_2 降低，而导致呼吸衰竭。

肺的严重病变，如肺实变和肺不张等，使该部分肺泡完全失去通气功能，但仍有血流，流经肺泡毛细血管的静脉血未能氧合或氧合不全而掺入动脉血内，类似解剖分流，也称为真性分流。吸入纯氧可有效地提高功能性分流的 PaO_2，而对真性分流的 PaO_2 则无明显作用，用这种方法可鉴别功能性分流与真性分流。

在呼吸衰竭的发病机制中，单纯的通气不足、弥散障碍、肺内分流增加或无效腔增加的情况较少，往往是几个因素同时存在或相继发生作用。当出现多种机制导致的呼吸衰竭时，患者的临床表现和血气变化也是这些综合因素相互作用的结果。例如休克肺（急性呼吸窘迫综合征），既有由肺不张引起的肺内分流，有微血栓形成和肺血管收缩引起的无效腔通气，还有由肺水肿引起的气体弥散功能障碍。慢性阻塞性肺气肿所致的呼吸衰竭，虽然阻塞性通气障碍是最重要的因素，但由于继发肺泡毛细血管床大量破坏，因而亦可有弥散面积减少和通气血流比例失调等因素的作用。

二、功能代谢变化

无论是通气障碍还是换气障碍引起的呼吸衰竭，其直接效应必然是血液气体的变化，即低氧血症和伴或不伴高碳酸血症。呼吸衰竭对机体功能和代谢的影响，主要由低氧血症和高碳酸血症及由此而产生的酸碱平衡失调所引起。低氧血症和高碳酸血症引起机体各系统功能和代谢的改变，首先是引起一系列代偿适应反应，在代偿不全时，则可出现各系统严重的功能和代谢障碍。

（一）酸碱平衡紊乱及电解质紊乱

正常人每日由肾脏排出固定酸的量有限，而经肺排出的 H_2CO_3（挥发酸）则相当多，所以，呼吸衰竭时会严重影响酸碱平衡和体液电解质的含量。外呼吸功能障碍可引起呼吸性酸中毒、代谢性酸中毒、呼吸性碱中毒,也可合并代谢性碱中毒,但临床常见的多为混合性酸碱平衡紊乱。

1. 呼吸性酸中毒　由于限制性或阻塞性通气不足,以及严重的通气血流比例失调,导致二氧化碳排出受阻,大量 CO_2 潴留,$PaCO_2$ 升高,可造成原发性血浆碳酸过多(呼吸性酸中毒),产生高碳酸血症。此时血液电解质可发生以下变化:①高钾血症:急性呼吸性酸中毒时,主要由于细胞内 K^+ 外移而引起血清 K^+ 浓度增高;慢性呼吸性酸中毒时,则由于肾小管上皮细胞泌氢和重吸收 $NaHCO_3$ 增多而排钾减少,故也可导致血清 K^+ 浓度增高;②低氯血症:当血液中 CO_2 潴留时,在碳酸酐酶及缓冲系统的作用下,红细胞中生成的 HCO_3^- 增多,因而进入血浆的 HCO_3^- 也增多,同时发生 Cl^- 转移,血浆中的 Cl^- 进入红细胞增多,因此血清 Cl^- 减少而 HCO_3^- 增多。另一方面,由于肾小管泌氢增加,$NaHCO_3$ 重吸收和再生增多,而较多 Cl^- 则以 $NaCl$ 和 NH_4Cl 的形式随尿排出,因而也可引起血清 Cl^- 减少和 HCO_3^- 增多。

2. 代谢性酸中毒　由于严重的低氧血症使组织细胞缺氧,无氧酵解加强,乳酸等酸性代谢产物增多,引起代谢性酸中毒。此外,如果患者合并肾功能不全或感染、休克等,致肾小管排酸保碱的功能降低或体内固定酸产生增多,亦可导致代谢性酸中毒。在代谢性酸中毒时,由于 HCO_3^- 降低,可使肾排 Cl^- 减少,故当呼吸性酸中毒合并代谢性酸中毒时,血 Cl^- 可正常。

3. 呼吸性碱中毒　见于换气障碍引起的呼吸衰竭,因严重的缺氧可出现代偿性通气过度,使 CO_2 排出过多,$PaCO_2$ 明显下降,可发生呼吸性碱中毒,此时可引起低钾血症和高氯血症。

（二）呼吸系统变化

外呼吸功能障碍造成的低氧血症和高碳酸血症可进一步影响呼吸功能。当 PaO_2 降低时,可以刺激颈动脉体与主动脉体的化学感受器,其中主要是颈动脉体化学感受器,反射性增强呼吸运动,此反应在 $PaO_2<60mmHg$ 才明显,PaO_2 为 $30mmHg$ 时肺通气量最大。$PaCO_2$ 升高主要作用于延髓的中枢化学感受器,使呼吸中枢兴奋,引起呼吸加深加快,以增加肺泡通气量,具有代偿意义。但当 $PaO_2<30mmHg(4kPa)$ 或 $PaCO_2>80mmHg(10.7kPa)$ 时,反而抑制呼吸中枢,使呼吸减弱。此时呼吸运动主要靠动脉血的低氧分压对血管化学感受器的刺激来维持。在此情况下,氧疗吸入的浓度只能为 $24\%\sim30\%$,以免缺氧完全纠正后反而抑制呼吸,使高碳酸血症加重,病情更恶化。

呼吸衰竭时,患者的呼吸功能变化还与许多原发疾病有关。如阻塞性通气不足时,由于气流受阻,可表现为深慢呼吸。上呼吸道不全阻塞时可出现吸气性呼吸困难,下呼吸道阻塞时可发生呼气性呼吸困难。肺顺应性降低的疾病,因牵张感受器或肺毛细血管旁感受器(肺 J 感受器)兴奋而反射性地引起呼吸浅快。中枢性呼吸衰竭或严重缺氧时,呼吸中枢的兴奋性降低,可出现呼吸浅而慢,呼吸节律紊乱,如潮式呼吸、延髓型呼吸、抽泣样呼吸或叹息样呼吸等。

（三）循环系统变化

低氧血症与高碳酸血症对心血管的作用相似,两者具有协同作用。

1. 代偿性心率增加,心肌收缩力增强　一定程度的缺氧和二氧化碳潴留,可刺激外周化学感受器(颈动脉体和主动脉体),使心率加快,心肌收缩力增强,导致心输出量增加,血压升高;亦可反射性地引起交感神经兴奋,使肾上腺髓质分泌增加,从而使心率增加,心肌收缩力增强,血压升高,皮肤及腹腔内脏血管收缩,而心和脑血管扩张。这种血流分布的改变有利于保证心、脑的血液供应,具有代偿意义。严重的缺氧和二氧化碳潴留可直接抑制心血管运动中枢,直接抑制心脏的活动和扩张血管,导致血压下降、心肌收缩力减弱、心律失常甚至心搏骤停等。

2. 慢性右心衰竭 慢性肺疾病时,肺的循环阻力增加,肺动脉压升高,可导致右心室肥大和右心衰竭,即肺源性心脏病。其主要发病机制是:①肺泡缺氧和二氧化碳潴留致血液中 H^+ 浓度过高,引起肺小动脉收缩(CO_2 本身对肺血管起扩张作用),使肺动脉压升高,致右心负荷增加;②肺小动脉长期处于收缩状态,以及慢性缺氧可引起肺血管平滑肌细胞和成纤维细胞肥大和增生,使血管硬化,由此形成持久而稳定的慢性肺动脉高压;③肺部炎症或气肿等病变,使肺的毛细血管床减少,肺小动脉壁炎性增厚或纤维化,增加了肺循环阻力,导致肺动脉高压,肺动脉高压可使右心后负荷增加,导致右心衰竭和体静脉淤血;④长期缺氧引起的代偿性红细胞增多使血液黏滞度增高,从而增加了肺血流阻力和加重右心的负担,同时也能增加心脏的前负荷;⑤呼气困难时用力呼气使胸膜腔内压升高,心脏受压,影响心脏舒张功能;或吸气困难时,用力吸气使胸膜腔内压降低,即心脏外面的负压增大,可增加右心的负荷,促使右心衰竭。

（四）中枢神经系统变化

中枢神经系统对缺氧最为敏感,随着缺氧程度的加重,可出现一系列中枢神经系统功能障碍。早期,当 PaO_2 降至 60mmHg 时,可出现智力和视力的轻度减退。在 PaO_2 迅速降至 40~50mmHg 以下时,就会引起一系列神经精神症状,如头痛、欣快感、烦躁不安,逐渐发展为定向和记忆障碍、精神错乱、嗜睡,甚至昏迷。当 $PaO_2<20mmHg$ 时,几分钟就可造成神经细胞的不可逆性损伤。二氧化碳潴留使 $PaCO_2>80mmHg$ 时,可引起头痛、头晕、烦躁不安、言语不清、扑翼样震颤、精神错乱、嗜睡、昏迷、抽搐、呼吸抑制等"二氧化碳麻醉"症状。

由呼吸衰竭引起的以中枢神经系统功能障碍为主要表现的综合征,称为肺性脑病(pulmonary encephalopathy)。肺性脑病早期多为功能性障碍,出现脑血管扩张、充血,晚期可有脑水肿、脑出血等严重病变。肺性脑病是由缺氧、高碳酸血症、酸中毒、脑内微血栓形成等综合作用的结果。其发病机制为:①脑血管扩张: CO_2 除对中枢有直接抑制作用外,还可直接使脑血管扩张, $PaCO_2$ 每升高 10mmHg 可使脑血流量增加 50%。缺氧也使脑血管扩张。缺氧和酸中毒还能损伤血管内皮使其通透性增高,引起血管源性脑水肿。缺氧还可致细胞 ATP 生成减少,影响 Na^+-K^+ 泵功能,使细胞内 Na^+ 及水增多,形成细胞中毒性脑水肿。脑血管扩张、充血、水肿使颅内压升高,压迫脑血管,更加重脑缺氧,由此形成恶性循环,严重时可导致脑疝形成。②脑组织和脑脊液 pH 降低:由于存在血-脑屏障,正常时脑脊液 pH 较血液低(pH 7.33~7.4), $PaCO_2$ 比动脉血高。当二氧化碳潴留时,脑脊液内的碳酸很快增加,同时血液中 HCO_3^- 又不易通过血-脑屏障进入脑脊液,故脑内 pH 降低更为明显。神经细胞酸中毒一方面可增加脑谷氨酸脱羧酶的活性,使 γ-氨基丁酸生成增多,导致中枢抑制;另一方面增强磷脂酶活性,使溶酶体酶释放,引起神经细胞和组织损伤。

（五）肾功能变化

呼吸衰竭的患者轻则尿中出现蛋白、红细胞、白细胞及管型等,重则发生急性肾衰竭,出现少尿、氮质血症和代谢性酸中毒,此时肾结构往往并无明显改变,为功能性肾衰竭。肾衰竭的发生是由于缺氧与高碳酸血症反射性地通过交感神经使肾血管收缩,肾血流量严重减少所致。

（六）胃肠道变化

严重缺氧使胃壁血管收缩,甚至 DIC 形成,使胃黏膜上皮细胞的更新变慢,从而降低胃黏膜的屏障作用。二氧化碳潴留可使胃酸分泌增多,故呼吸衰竭时可出现胃黏膜糜烂、坏死和溃疡形成,导致消化道出血。

（杨 婧）

复习思考题

1. 比较大叶性肺炎和小叶性肺炎在病因、发病、病变、转归等方面的异同。
2. 阻塞性通气不足因阻塞部位不同出现的呼吸困难形式有何不同?

第三十三章

消化系统疾病

学习目标

  消化系统是较易发生疾病的部位,各系统疾病中消化道疾病最为常见。本章主要介绍慢性胃炎、消化性溃疡、病毒性肝炎、肝硬化等疾病的病因、机制、病理特点和临床病理联系。

  1. 掌握常见消化系统疾病的病理类型、病变特征、临床病理联系及结局;肝性脑病和肝肾综合征发病机制的主要学说。

  2. 熟悉常见消化系统疾病的病因、诱因和肝性脑病临床分期。

  3. 了解消化系统疾病的病理生理机制和新近研究进展。

  消化系统是与外界环境进行物质交换的枢纽,承担消化、吸收、排泄、解毒及内分泌等功能。消化系统疾病是我国常见疾病,掌握消化系统的结构、功能及代谢变化对于疾病的诊断和防治是非常重要的。

第一节　慢　性　胃　炎

  慢性胃炎是发生在胃黏膜的慢性非特异性炎症。慢性胃炎发病率高,是一种常见的消化系统疾病,常有上腹部不适或疼痛、消化不良甚至胃出血等症状。目前临床广泛应用的纤维胃镜,不仅可直接观察胃黏膜的大体形态变化,还可通过局部组织活检进行病理诊断以确诊,使慢性胃炎的诊断水平不断提高。

一、病因与发病机制

慢性胃炎的病因和发病机制尚不明确,多与以下因素有关:

(一) 幽门螺杆菌感染

幽门螺杆菌(HP)是一弯曲棒状革兰氏阴性杆菌,存在于胃黏膜上皮表面和腺体内的黏液层中,能适应胃内的强酸性环境。①HP 分泌尿素酶、蛋白酶、磷酸酯酶,并刺激局部产生炎症介质,如白三烯、趋化因子、细菌型血小板激活因子等,引起胃黏膜上皮及血管内皮损伤,使胃酸直接接触黏膜上皮并进入黏膜内;②HP 能趋化中性粒细胞,后者释放髓过氧化物酶后产生次氯酸、一氯化氨破坏黏膜上皮;③HP 能促进胃黏膜 G 细胞增生和促胃液素分泌,导致胃酸分泌增加。

(二) 长期慢性刺激

如急性胃炎多次发作、长期过度饮酒、吸烟、滥用水杨酸类药物、喜食热烫或浓碱及刺激性食物等,均易于发生慢性胃炎。

(三)十二指肠液、胆汁反流

十二指肠液、胆汁反流入胃,可破坏胃黏膜屏障,导致慢性胃炎。

(四)自身免疫损伤

部分患者血液中有抗胃壁细胞抗体、抗内因子抗体等自身抗体。

二、病理变化

根据病理变化的不同,可将慢性胃炎分为慢性浅表性胃炎、慢性萎缩性胃炎、慢性肥厚性胃炎和疣状胃炎4种类型。

(一)慢性浅表性胃炎

慢性浅表性胃炎又称慢性单纯性胃炎,多发生于胃窦部。

1. 胃镜观察 病变呈局灶性或弥漫性分布,病变部位黏膜轻度充血、水肿,呈浅红色,表面有灰白色或灰黄色分泌物,可伴有点状出血或糜烂。

2. 光镜观察 病变主要位于黏膜浅层,呈灶状或弥漫分布,胃黏膜充血、水肿、表浅上皮坏死脱落,固有层有淋巴细胞、浆细胞等慢性炎症细胞浸润,有时见少量嗜酸性粒细胞及中性粒细胞;固有层腺体保持完整。

(二)慢性萎缩性胃炎

慢性萎缩性胃炎一般由慢性浅表性胃炎发展而来,多见于中年以上患者,病变特点是胃黏膜固有腺体萎缩,常伴有肠上皮化生。

慢性萎缩性胃炎根据病因和发病机制可分为A、B两种类型。A型病变局限在胃体和胃底部,发病与自身免疫有关,血液中可检查到抗胃壁细胞抗体和抗内因子抗体,患者常伴有恶性贫血,此型在我国较为少见。B型病变多局限在胃窦部,发病与幽门螺杆菌感染、长期吸烟、酗酒、滥用水杨酸类药物、摄入刺激性食物等因素有关,此型在我国多见。A、B两型胃黏膜病变基本相同。

1. 胃镜观察 病变局部黏膜变薄而平滑,皱襞浅少甚至消失,表面呈细颗粒状。胃黏膜色泽由正常橘红色变为灰白色或灰黄色,黏膜下小血管清晰可见,有时伴出血、糜烂。

2. 光镜观察 ①黏膜固有层内腺体萎缩,腺体数目减少、体积变小或呈囊性扩张。根据腺体萎缩的程度,慢性萎缩性胃炎可分为轻、中、重3级。②固有层内有大量淋巴细胞和浆细胞浸润,病程长的病例可有淋巴滤泡形成。③腺上皮化生(图33-1)。在胃窦部常发生肠上皮化生现象,即病变胃黏膜上皮被肠型腺上皮替代,出现带纹状缘的吸收上皮细胞、杯状细胞及帕内特(Paneth)细胞。肠化生上皮同时出现杯状细胞和吸收上皮细胞者称为完全化生,只有杯状细胞者称为不完全化生。不完全化生又可分为小肠型化生(氧乙酰唾液酸阴性反应)和大肠型化生(氧乙酰唾液酸阳性反应)。目前认为大肠型不完全化生与肠型胃癌的发生关系较密切。有时在胃体和胃底部黏膜腺体的主细胞减少,壁细胞消失,被类似幽门腺的黏液分泌细胞所取代,称为假幽门腺化生。

(三)慢性肥厚性胃炎

慢性肥厚性胃炎又称巨大肥厚性胃炎。

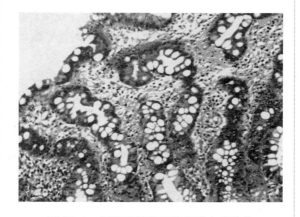

图 33-1 慢性萎缩性胃炎伴腺上皮化生

病变常发生在胃底及胃体部。胃镜下可见黏膜增厚,皱襞肥大加深变宽似脑回。黏膜皱襞上可见横裂,多数有疣状隆起的小结。黏膜隆起的顶端常伴有糜烂。光镜观察,腺体增生肥大,腺管延长,有时增生的腺体可穿过黏膜肌层。黏膜表面黏液分泌细胞数量增加,分泌增多。黏膜固有层炎症细胞浸润不明显。

(四)疣状胃炎

疣状胃炎是一种有特征性病理变化的胃炎,病变多见于胃窦部。病变处胃黏膜出现许多大小不等、中心凹陷的疣状突起病灶,镜下可见病灶中心凹陷部胃黏膜上皮变性、坏死、脱落,伴有急性炎性渗出物覆盖。

三、临床病理联系

(一)慢性浅表性胃炎

慢性浅表性胃炎患者常出现上腹部不适、疼痛、腹胀、嗳气等症状。多数患者经过适当治疗或合理饮食可痊愈,少数患者可发展为慢性萎缩性胃炎。

(二)慢性萎缩性胃炎

由于胃腺萎缩、主细胞和壁细胞减少或消失,因而胃酸和胃蛋白酶分泌减少,患者出现消化不良、食欲下降、上腹部不适或胀痛等症状。A 型患者由于自身抗体存在,胃内游离胃酸减少,内因子缺乏,维生素 B_{12} 吸收障碍,可伴有恶性贫血;B 型患者由于胃黏膜化生过程中伴有局部上皮细胞的不断分裂增殖,若出现异常增生,可能导致癌变。多数患者经治疗或合理饮食而痊愈;少数反复发作,迁延不愈。

第二节　消化性溃疡

消化性溃疡是以胃、十二指肠黏膜形成慢性溃疡为病变特征的一种常见病。临床上多见于 20~50 岁的成人,男性多于女性,患者有周期性上腹部疼痛、反酸、嗳气等症状,常反复发作,呈慢性经过。人群中患病率约为 10%,溃疡发生在十二指肠较为多见,约占 70%;发生在胃,约占 25%;胃和十二指肠同时发生溃疡,称为复合性溃疡,约占 5%。

一、病因与发病机制

消化性溃疡的病因和发病机制复杂,尚未完全阐明,目前认为与以下因素有关:

(一)幽门螺杆菌感染

HP 感染与胃疾病有明确关系,慢性胃炎、胃溃疡和十二指肠溃疡病灶的 HP 检出率分别为 63.6%、71.9%、100%。HP 损伤胃黏膜的机制如前所述。

(二)黏膜屏障功能减弱

胃、十二指肠黏膜防御屏障功能的破坏是形成溃疡的重要原因。由于各种损伤因子导致胃肠局部黏膜屏障功能减弱或破坏,使胃腔内胃酸中 H^+ 得以逆向弥散到黏膜,破坏黏膜组织,造成黏膜缺损。

(三)胃液的消化作用

溃疡病的发生是胃和十二指肠局部黏膜组织被胃酸和胃蛋白酶自我消化的结果。十二指肠溃疡时可见分泌胃酸的壁细胞总数明显增多,造成胃酸分泌增加。吸烟、高钙血症及胰岛细胞瘤中的胃泌素瘤,均可引起胃酸分泌增加,导致消化性溃疡。

（四）长期服用非甾体抗炎药

如阿司匹林等，除了直接损伤胃黏膜外，还可抑制黏膜前列腺素的合成，影响黏膜血液循环。血管内皮的损伤导致血栓形成、血管阻塞引起胃黏膜缺血等，均破坏胃黏膜屏障功能，诱发胃液的自我消化。

（五）神经、内分泌功能失调

长期精神紧张、焦虑或情绪波动可引起大脑皮质兴奋与抑制功能紊乱，自主神经功能障碍。迷走神经亢进，促使胃酸分泌增多，常引起十二指肠溃疡；而迷走神经兴奋性降低，使胃蠕动减弱、食物潴留，引起促胃液素分泌增多、胃酸增多，亦可促进胃溃疡的形成。

（六）遗传因素

溃疡病在某些家庭中有高发趋势，说明溃疡病的发生可能与遗传因素有关。

二、病理变化与临床病理联系

（一）病理变化

1. 肉眼观察　胃溃疡多位于胃小弯靠近幽门处，约 75% 分布在胃窦部。溃疡通常为 1 个，呈圆形或椭圆形，直径多在 2cm 以内。溃疡边缘整齐，状如刀切，底部平坦洁净或覆有薄层渗出物。溃疡周围黏膜皱襞因溃疡底部瘢痕组织的牵拉形成以溃疡为中心的放射状。溃疡深浅不一，常达黏膜下层，深者可达肌层甚至浆膜层；有时溃疡相应浆膜面有纤维蛋白渗出，病程长者可与周围脏器发生粘连。

十二指肠溃疡与胃溃疡的病变大致相似，溃疡主要发生在十二指肠球部的前壁或后壁，单个或多个，溃疡一般较小，直径多在 1cm 以内，溃疡较浅且易愈合。受累浆膜面可见灰白色瘢痕，浆膜增厚。

2. 光镜观察　慢性溃疡底部由表面至深层可分为 4 层（图 33-2）。

（1）渗出层：由少量炎性渗出物覆盖，包括以中性粒细胞为主的炎症细胞和渗出的纤维蛋白。

（2）坏死层：是一层红染的无结构坏死组织，主要为坏死细胞、组织碎片及浸润的炎症细胞。

（3）肉芽组织层：由新生毛细血管、成纤维细胞和炎症细胞组成。

（4）瘢痕层：肉芽组织逐渐老化形成瘢痕组织，可见大量增生的纤维组织。

在溃疡底部，小动脉常表现为管壁增厚、管腔狭窄或有血栓形成，这种血管改变虽然可防止血管溃破、出血，但可造成局部血液供给不足，妨碍组织再生使溃疡不易修复，故慢性溃疡一般较难愈合。溃疡底部的神经节细胞和神经纤维常发生变性和断裂，神经纤维断端呈小球状增生，这是产生疼痛的原因之一。

（二）临床病理联系

消化性溃疡的临床表现有上腹痛、反酸、嗳气等。周期性上腹部疼痛是溃疡病的

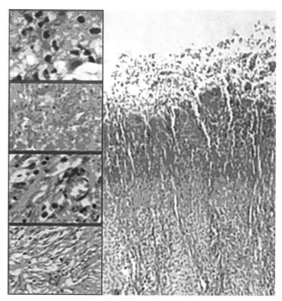

图 33-2　慢性胃溃疡

溃疡最表层由少量炎性渗出物覆盖，其下为一层坏死组织，再下见新鲜肉芽组织，各层均有大量炎症细胞浸润

主要临床表现,这是由于胃酸刺激溃疡病变部位的神经末梢,炎症引起胃壁平滑肌痉挛所致。胃溃疡疼痛出现在餐后半小时至 2 小时内,下次餐前消失,为进食后疼痛,是因为进食后胃酸分泌增加,刺激溃疡局部的神经末梢,还与胃壁平滑肌痉挛有关。十二指肠溃疡疼痛出现在餐后 3~4 小时,进餐后缓解或出现饥饿痛、夜间痛,这与迷走神经兴奋性增高、刺激胃酸分泌有关。反酸、嗳气与幽门括约肌痉挛、胃逆蠕动,以及早期幽门狭窄,胃内容物排空受阻,滞留在胃内的食物发酵有关。

三、结局及并发症

(一)愈合

经过适当治疗,溃疡处渗出物和坏死组织逐渐被吸收、排出。溃疡底部肉芽组织增生,逐渐成熟为纤维结缔组织,最终形成瘢痕组织填补缺口。周围黏膜上皮再生覆盖表面,溃疡逐步愈合。部分患者因病因不能去除,溃疡经久不愈,可出现并发症。

(二)并发症

1. 出血 占 10%~35%。轻者仅为溃疡底部的毛细血管破裂,实验室检查便潜血试验阳性。如溃疡底部较大血管破裂,则出现呕血及柏油样黑便,严重者出现失血性休克并危及生命。

2. 穿孔 溃疡穿透胃壁或肠壁全层可发生穿孔,十二指肠溃疡因肠壁较薄易发生穿孔。穿孔后胃或十二指肠内容物漏入腹腔,可引起急性弥漫性腹膜炎。患者可有剧烈腹痛、腹肌紧张、压痛和反跳痛等临床表现,严重者可发生感染性休克。若穿孔前溃疡病变处的浆膜已与周围组织发生纤维粘连或被大网膜包裹,则可形成局限性腹膜炎。

3. 幽门狭窄 溃疡部位因炎性充血水肿、炎症刺激引起幽门括约肌痉挛或因溃疡处瘢痕组织收缩可造成胃的变形和狭窄。小弯溃疡可使小弯缩短,致幽门与贲门靠近,也可使胃体呈环状狭窄而形成葫芦胃。幽门处溃疡可造成幽门狭窄或梗阻,胃内容物通过困难,胃排空延迟,继发胃扩张。患者出现反复呕吐、上腹胀痛等症状,并导致电解质紊乱、碱中毒等。

4. 癌变 癌变多发生于长期胃溃疡患者,溃疡边缘的黏膜上皮或腺体不断受到破坏及反复再生,在此过程中在某些致癌因素作用下细胞发生癌变。十二指肠溃疡几乎不发生癌变。

第三节 病毒性肝炎

病毒性肝炎指由肝炎病毒所引起的以肝实质细胞变性、坏死为主要病变的常见传染病。肝炎病毒主要有 5 种:甲型肝炎病毒(HAV)、乙型肝炎病毒(HBV)、丙型肝炎病毒(HCV)、丁型肝炎病毒(HDV)、戊型肝炎病毒(HEV)。病毒性肝炎发病率高,流行区域广泛,对人类健康造成严重危害。约有 1/4 的病例最终发展为肝纤维化、肝硬化、肝癌等。

一、病因与发病机制

肝炎病毒是一组嗜肝病毒。肝炎病毒类型不同,在传播途径和致病机制等方面有所差异。以下主要介绍甲型、乙型和丙型肝炎病毒的致病特点。

(一)甲型肝炎病毒(HAV)

HAV 属于 RNA 病毒,引起甲型肝炎,主要通过污染的食物、饮水、餐具经消化道感染,潜伏期短,通常为急性起病,可散发或造成流行。HAV 感染人体后,通过门静脉系统到达肝脏,在肝细胞内复制,分泌入胆汁,故粪便中可检出病毒。HAV 并不直接损伤肝细胞,可能通过细胞免疫机制而导致肝细胞损伤。一般 HAV 不引起病毒携带状态,也不导致慢性肝炎,大多数可痊愈。

(二)乙型肝炎病毒(HBV)

HBV 属于 DNA 病毒,是我国引起慢性肝炎的主要病原,主要通过血液、血液污染的物品、吸毒或密切接触传播,在高发区,母婴传播也很明显。HBV 感染机体后,进入肝细胞,在肝细胞核内复制、转录,合成病毒的核心成分,然后被转运至肝细胞质,与在肝细胞质内合成的病毒表面蛋白外壳部分相装配,形成新病毒颗粒并产生一系列相关抗原:乙型肝炎表面抗原(HBsAg)、乙型肝炎核心抗原(HBcAg)和乙型肝炎 e 抗原(HBeAg)。HBcAg 存在于感染的肝细胞内,HBsAg 和 HBeAg 随病毒释放到血液中,HBsAg 还大量分泌在感染的肝细胞表面。该过程刺激机体的免疫系统,产生特异性抗体和致敏淋巴细胞。抗病毒抗体及致敏淋巴细胞既可增加机体抗感染、清除病毒的能力,又能识别并杀伤感染细胞,导致肝细胞损伤并发生坏死。

(三)丙型肝炎病毒(HCV)

HCV 属于 RNA 病毒,是欧美国家引起慢性肝炎的主要病原,主要通过注射或输血传播。HCV 感染机体后,可直接破坏肝细胞或通过免疫因素引起肝细胞损伤。饮酒可促进 HCV 的复制、激活和肝纤维化的发生。HCV 感染者约 3/4 可演变成慢性肝炎,其中 20% 患者可发展为肝硬化,部分可发生肝细胞癌。

病毒性肝炎的发病机制较复杂,至今尚未完全阐明,肝脏病变程度不仅与感染病毒的数量、毒力有关,还与机体的免疫功能状态密切相关。

二、基本病理变化

各型病毒性肝炎的基本病变基本相同,主要以肝细胞变性、坏死为主,同时伴有不同程度的炎症细胞浸润、肝细胞再生和间质纤维组织增生。

(一)变质性病变

1. 细胞水肿　为最常见的病变。表现为胞质疏松化和气球样变,是由于肝细胞受损后细胞内水分增多所致。光镜观察,轻者肝细胞肿胀、体积增大,胞质疏松、淡染、半透明,称胞质疏松化;重者肝细胞明显肿大,由多角形变为圆球形,胞质几乎完全透明,称为气球样变。

2. 溶解性坏死　由严重的细胞水肿发展而来。表现为肝细胞破裂解体,随后溶解、消失,伴炎症细胞浸润。按坏死范围、程度分为:

(1)点状坏死:指肝小叶内散在灶状肝细胞坏死,每个坏死灶仅累及单个至几个肝细胞,常见于急性普通型肝炎。

(2)碎片状坏死:指位于肝小叶周边部的肝细胞坏死,使小叶周边肝细胞界板呈虫蚀状缺损,常见于慢性肝炎。

(3)桥接坏死:指肝小叶中央静脉与汇管区之间,两个中央静脉之间或两个汇管区之间出现的肝细胞呈带状相互连接的坏死,常见于中度和重度慢性肝炎。

(4)亚大块坏死和大块坏死:指累及大部分或整个肝小叶的大范围融合性肝细胞坏死,使肝小叶组织结构塌陷不能辨认,是肝脏最严重的坏死,常见于重型肝炎。

3. 嗜酸性变和嗜酸性小体　嗜酸性变一般仅累及单个或数个肝细胞,散在于肝小叶内。光镜观察,肝细胞质水分脱失浓缩,肝细胞体积明显变小,胞质嗜酸性染色增强,呈均匀伊红染色,细胞核染色亦较深。嗜酸性小体(acidophilic body)是在嗜酸性变的基础上,病变进一步发展所致。光镜下,肝细胞质浓缩,细胞核浓缩甚至消失,最后形成深红色、均匀浓染的圆形小体,称为嗜酸性小体。嗜酸性小体是单个肝细胞死亡,属于细胞凋亡。

4. 毛玻璃样肝细胞 属变性范畴,表现为细胞内含有大量 HBsAg,多见于 HBsAg 携带者及慢性肝炎患者的肝组织。光镜观察,HE 染色可见肝细胞质内充满嗜酸性细颗粒状物质,不透明,似毛玻璃样,故称毛玻璃样肝细胞。

(二)渗出性病变

肝炎时,在汇管区或肝小叶内坏死区,常可见程度不等的炎症细胞渗出,以淋巴细胞、单核细胞浸润为主,有时见少量浆细胞及中性粒细胞等。

(三)增生性病变

急性肝炎增生性病变较轻,慢性肝炎有多种细胞增生,长期大量的纤维组织增生可使病变逐渐向肝纤维化、肝硬化发展。

1. 肝细胞再生和小胆管增生 肝细胞坏死时,邻近的肝细胞可通过再生进行修复。再生的肝细胞体积较大,核大而染色较深,有的可见双核,胞质略呈嗜碱性。如坏死较轻,肝细胞可沿网状纤维支架增生,使肝小叶的结构和功能恢复正常。如坏死严重,肝小叶内网状纤维支架塌陷,再生的肝细胞排列紊乱,增生呈结节状。慢性且坏死较严重的病例,在汇管区可见小胆管上皮细胞增生。

2. 间质反应性增生 表现为:①Kupffer 细胞增生肥大,细胞呈梭形或多角形,胞质丰富,脱入窦腔内,成为游走的吞噬细胞,参与炎症反应;②肝星形细胞(贮脂细胞)和成纤维细胞增生,在肝炎或其他原因导致的慢性肝损伤时,肝星形细胞可演化为肌成纤维细胞,合成胶原纤维。间叶细胞和静止的纤维细胞被激活转变为成纤维细胞,参与肝损伤的修复。但在慢性且坏死严重的病例,增生的纤维组织可沿汇管区伸入肝小叶的坏死区,导致肝纤维化及肝硬化的形成。

三、病理变化与临床病理联系

根据病变严重程度,可将病毒性肝炎分为普通型和重型两大类;根据病程长短,普通型可分为急性、慢性两种类型,重型可分为急性、亚急性两种类型。

(一)急性普通型肝炎

急性普通型肝炎是临床上最常见的病毒性肝炎。根据有无黄疸,可分为黄疸性与无黄疸性两种。我国以急性无黄疸性肝炎居多,其中多为乙型肝炎。急性黄疸性肝炎病变略重,多由甲型、丁型、戊型肝炎病毒引起。

1. 病理变化 肉眼观察,肝脏肿大,质地较软,被膜紧张,表面光滑。光镜观察,病变特点为肝细胞广泛变性,坏死轻微。变性以肝细胞水肿为主,表现为胞质疏松化和气球样变,肝细胞体积增大,排列紊乱和拥挤,肝窦受压变窄。坏死表现为点状坏死。有时可见肝细胞嗜酸性变或嗜酸性小体。在坏死灶内、汇管区及被膜下有以淋巴细胞为主的炎症细胞浸润。急性黄疸性肝炎肝细胞坏死稍重,毛细胆管内有淤胆和胆栓形成。肝窦壁 Kupffer 细胞增生。

2. 临床病理联系 由于肝细胞水肿导致肝体积变大和被膜紧张被牵拉,患者出现肝脏肿大和肝区疼痛。肝细胞坏死,细胞内酶释放入血,血清谷丙转氨酶(GPT)、谷草转氨酶(GOT)等升高,同时可引起多种肝功能异常表现。病变严重时,胆红素代谢障碍可出现黄疸。弥漫性肝细胞肿胀压迫肝窦,使门静脉血液回流受阻,引起胃肠淤血,患者出现食欲下降、消化不良等症状。

3. 结局 急性肝炎患者多数可在半年内治愈。点状坏死灶经周围肝细胞再生而修复。但乙型、丙型肝炎恢复较慢,其中乙型肝炎中 5%~10%、丙型肝炎中约 70% 可转变为慢性肝炎。

（二）慢性普通型肝炎

病毒性肝炎病程持续半年以上者称为慢性肝炎。感染的病毒类型、营养不良、饮酒、服用对肝脏有损害的药物、免疫因素及治疗不当是导致慢性肝炎的常见原因。慢性肝炎临床表现差异较大，有肝炎症状、血清病毒抗原阳性和肝功能改变，有些患者可稳定多年，有些则很快进展到肝硬化。以往根据临床表现和病理变化将慢性肝炎分为慢性持续性肝炎与慢性活动性肝炎，目前根据细胞损伤、纤维化及再生修复程度，将慢性肝炎分为轻度、中度、重度3种类型。

1. 轻度慢性肝炎　肝细胞点状坏死，偶见轻度碎片状坏死，汇管区有慢性炎症细胞浸润，周围少量纤维组织增生，肝小叶结构完整。临床症状常较轻或仅有肝功能异常，大多数可以恢复。

2. 中度慢性肝炎　肝细胞坏死明显，中度碎片状坏死及出现特征性的桥接坏死。肝小叶内有纤维条索连接成间隔，但小叶结构大部分保存。此型肝炎病变较重，肝功能持续异常。

3. 重度慢性肝炎　肝细胞广泛坏死，有重度碎片状坏死及大范围的桥接坏死，坏死区出现肝细胞不规则再生，纤维间隔分割肝小叶结构。晚期纤维条索可进一步相互连接形成假小叶，发展为肝硬化。少数患者在原有病变的基础上出现大片新的肝细胞坏死而发展为重型肝炎。此型肝炎临床症状明显而持续，如乏力、食欲减退、腹胀、肝区疼痛等，实验室检查持续异常，如不及时治愈，大多数转为肝硬化。

（三）急性重型肝炎

急性重型肝炎少见，起病急骤，病程短，病死率高，大多在10余天内死于肝衰竭、消化道出血、急性肾衰竭等，临床上又称为暴发性肝炎。

1. 病理变化　肉眼观察，肝体积明显缩小，重量减至600~800g，尤以左叶为甚，被膜皱缩，质地柔软，切面呈黄色或红褐色，又称急性黄色肝萎缩或红色肝萎缩。光镜观察，肝细胞弥漫性大片坏死，肝细胞溶解，肝索解离，坏死区呈一片荒芜。肝细胞坏死多自肝小叶中央开始，迅速向四周扩展，仅小叶周边部残留少数变性的肝细胞。肝细胞无明显再生现象。肝窦明显扩张、充血甚至出血。Kupffer细胞增生肥大、吞噬细胞碎屑及色素。小叶内及汇管区有以淋巴细胞和巨噬细胞为主的炎症细胞浸润。

2. 临床病理联系　由于大量肝细胞溶解坏死，可导致：①胆红素大量入血而引起严重的肝细胞性黄疸；②凝血因子合成障碍导致出血倾向；③肝解毒功能障碍导致肝性脑病；④由于胆红素代谢障碍及血液循环障碍等，可导致肝肾综合征。

3. 结局　急性重型肝炎多数在短期内死亡，主要死因为肝衰竭导致的肝性脑病，其次为消化道大出血、急性肾衰竭或DIC等。少数如能度过急性期，可迁延而转为亚急性重型肝炎。

（四）亚急性重型肝炎

亚急性重型肝炎多数由急性重型肝炎迁延而来，或一开始病变就比较缓和呈亚急性经过，少数病例可能由急性普通型肝炎恶化而来。本型病程可达数周至数月。

1. 病理变化　肉眼观察，肝脏体积缩小，被膜皱缩不平，质地软硬程度不一，切面见部分区域呈大小不一的结节状，再生的结节因胆汁淤积呈黄绿色，坏死区呈土黄色，称为亚急性黄色肝萎缩。光镜观察，主要特点是既有肝细胞亚大块坏死，又有肝细胞结节状再生。坏死多从肝小叶中央开始，肝索解离小于1/2肝小叶范围（图33-3），坏死区网状纤维支架塌陷和胶原纤维化，再生的肝细胞无法沿原有网状支架延伸成肝索，故呈不规则的结节状，失去原有肝小叶结构。肝小叶内外有明显的炎症细胞浸润。小叶周边部小胆管增生,并有胆汁淤积、形成胆栓。陈旧的病变区有明显的纤维组织增生。

2. 临床病理联系　由于肝细胞坏死及结节状再生,临床出现肝细胞性黄疸和阻塞性黄疸、出血倾向和腹水,病情严重者可发生肝功能不全、肝性脑病。

3. 结局　如治疗及时适当,病变可停止发展并有治愈可能。多数病例继续发展而转变为坏死后肝硬化。

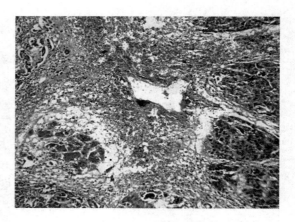

图33-3　亚急性重型肝炎

第四节　肝　硬　化

肝硬化是由多种原因引起肝细胞变性、坏死,纤维组织增生和肝细胞结节状再生,这三种病变反复交错进行,导致肝小叶结构和肝内血管系统逐渐广泛被破坏和改建,使肝脏变形、质地变硬的一种慢性进行性肝病。

肝硬化目前尚无统一分类方法,一般按照病因或依据形成结节的大小进行分类。国际上常根据肝硬化形成的结节大小分为小结节型(结节直径<3mm)、大结节型(结节直径>3mm)、大小结节混合型3种类型。我国常采用的是将肝硬化的病因、病变特点及临床表现结合起来的综合分类方法,主要有门脉性肝硬化、坏死后肝硬化、胆汁性肝硬化、淤血性肝硬化、寄生虫性肝硬化等类型。

一、病因与发病机制

(一)病因

1. 病毒性肝炎　是引起我国门脉性肝硬化的主要原因,尤其是慢性乙型和丙型病毒性肝炎,大部分肝硬化患者的肝组织内可检出HBV特异性表达。由于慢性炎症,肝细胞反复发生变性、坏死,导致肝内纤维组织增生和肝细胞结节状再生,促进肝硬化形成。其中坏死后肝硬化多由亚急性重型肝炎迁延而来。

2. 慢性酒精中毒　长期酗酒是欧美国家引起肝硬化的主要原因,约占总数的40%~50%。近年来,国内酒精性肝硬化病例也不断增多。酒精在肝内氧化产生的乙醛对肝细胞有直接损伤作用,使肝细胞脂肪变性、坏死,引起肝内纤维组织增生,发展为肝硬化。此外,酗酒者因酒后进食少及慢性酒精性胃炎导致不同程度的营养缺乏,也是引起肝硬化的原因。

3. 营养缺乏　食物中长期缺乏蛋氨酸或胆碱等物质,肝脏合成磷脂、脂蛋白障碍,使脂肪酸在肝内堆积,形成脂肪肝。严重脂肪变性的肝细胞坏死,以及纤维组织增生,可发展为肝硬化。

4. 药物及化学毒物中毒　长期接触某些化学物质,如砷、四氯化碳、黄磷可导致慢性中毒,损伤肝细胞,引起肝硬化。长期服用某些药物,如异烟肼、双醋酚丁、甲基多巴、甲氨蝶呤也可因导致中毒性肝炎而发展为肝硬化。

5. 其他　胆汁淤积、血吸虫病、慢性肝淤血和代谢性疾病等也可引起肝硬化。

（二）发病机制

肝硬化发病机制的关键环节在于肝脏进行性、弥漫性纤维化。上述各种因素长期作用下，引起肝细胞反复变性、坏死，网状支架塌陷，同时伴有肝细胞结节状再生和广泛纤维组织增生。初期增生的纤维组织形成小条索，尚未互相连接形成间隔时，称为纤维化。肝纤维化是可复性病变，病因消除，纤维被降解吸收，病变可逆转。病变继续发展，肝小叶中央区和汇管区的纤维条索连成纤维间隔，并互相连接包绕原有的或再生的肝细胞形成假小叶，使肝小叶结构破坏而形成肝硬化。肝硬化时增多的胶原纤维有两种来源：①肝窦内激活的肝星形细胞和汇管区激活的肌纤维母细胞分泌产生胶原纤维；②肝小叶内肝细胞坏死，局部网状纤维支架塌陷、融合、胶原化。

二、病理类型与变化

（一）门脉性肝硬化

门脉性肝硬化是肝硬化最常见的类型，相当于国际形态分类中的小结节型肝硬化。

1. 肉眼观察　早、中期肝脏体积可正常或稍增大，重量增加，质地正常或稍硬。晚期肝脏体积明显缩小，重量减轻，硬度增加。表面及切面见弥漫性分布的圆形或椭圆形小结节，其大小相近，直径在 0.1~0.5cm 之间。结节周围为灰白色较窄的纤维组织条索或间隔所包绕，肝脏被膜明显增厚。

2. 光镜观察　正常的肝小叶结构被破坏、消失，广泛增生的纤维组织将原来肝小叶分割、包绕成为大小不等的圆形或椭圆形的肝细胞团，称为假小叶（图 33-4）。假小叶的结构特点：①中央静脉可缺如、偏位或有 2 个以上；②肝细胞排列紊乱，有不同程度的变性、坏死；③再生的肝细胞体积大，核大深染，常出现双核。此外，有些肝细胞内有胆色素沉着，细小胆管内胆汁淤积，这是增生的纤维组织压迫细小胆管所致。包绕假小叶的纤维间隔宽窄比较一致，纤维间隔内有不同程度的慢性炎症细胞浸润，可见小胆管增生。

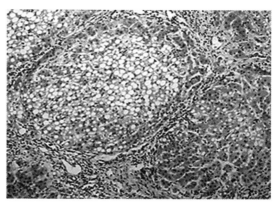

图 33-4　门脉性肝硬化

（二）坏死后肝硬化

坏死后肝硬化是在肝实质细胞发生大块坏死的基础上形成的，预后较差，易合并肝癌。相当于国际形态分类中的大结节型和大小结节混合型肝硬化。

1. 肉眼观察　肝体积缩小，重量减轻，质地变硬。与门脉性肝硬化显著不同的是，肝脏变形明显，表面结节较大，结节大小相差悬殊，最大结节直径可达 6cm。切面见结节周围纤维间隔较宽，且厚薄不均，结节呈黄绿或黄褐色。

2. 光镜观察　正常肝小叶结构大多破坏、消失，取而代之的是大小、形态不等的假小叶。假小叶内肝细胞变性、坏死较严重，可见胆色素沉着。假小叶间的纤维间隔较宽而厚薄不均，炎症细胞浸润、小胆管增生均较显著。

（三）胆汁性肝硬化

胆汁性肝硬化是由于胆道阻塞、胆汁淤积引起的肝硬化，较少见。根据病因不同，分为原发性和继发性两种。

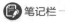 笔记栏

1. 肉眼观察　早期肝脏常肿大,晚期肝脏缩小,但不如前两型肝硬化明显,质地中等,表面较光滑,呈细小结节或无明显结节,颜色呈深绿色或绿褐色。

2. 光镜观察　原发性胆汁性肝硬化早期小叶间胆管上皮细胞水肿、坏死,周围有淋巴细胞浸润,随后有胆小管破坏、纤维组织增生并出现淤胆现象,汇管区增生的纤维组织侵入肝小叶内分割小叶最终发展为肝硬化。但肝内外的大胆管均无明显病变。继发性胆汁性肝硬化镜下见肝细胞质内胆色素沉积,肝细胞变性、坏死。坏死的肝细胞肿大,胞质疏松呈网状,核消失,称为羽毛状坏死。毛细胆管淤胆、胆栓形成,坏死区胆管破裂,胆汁外溢,形成"胆汁湖",汇管区胆管扩张及小胆管增生。纤维组织增生及小叶的改建较门脉性肝硬化及坏死后肝硬化轻。伴有胆管感染时,汇管区有大量中性粒细胞浸润甚至形成微脓肿。

（四）其他类型肝硬化

1. 淤血性肝硬化　见于慢性充血性心力衰竭。长期严重的肝淤血,肝小叶中央区肝细胞逐渐萎缩消失。该处的网状纤维支架塌陷并发生胶原化,位于肝窦间隙的肝星形细胞增生,合成胶原纤维。加上汇管区纤维结缔组织的增生,随着淤血持续存在,增生的纤维结缔组织形成纤维条索分割肝小叶而形成肝硬化。肉眼可见肝脏肿大,切面红白相间。光镜下,肝小叶中央静脉淤血、扩张,肝窦扩张程度与肝窦距小叶中央静脉的远近而有所不同。邻近中央静脉的肝细胞变性、坏死最严重,随淤血的加重,坏死组织向汇管区延伸,中央静脉周围的网状纤维可塌陷,可见网状纤维组织和细纤维束自中央静脉延伸到另一中央静脉,这种相邻小叶中央静脉间的纤维桥样连接是淤血性肝硬化的特点。

2. 寄生虫性肝硬化　主要见于慢性血吸虫病。由于血吸虫卵随门静脉抵达肝内汇管区静脉末梢内,引起虫卵结节及纤维组织增生,并分割正常肝组织形成肝硬化。肉眼可见切面汇管区显著增生的灰白色结缔组织,沿门静脉分支周围分布并呈树枝状延伸,故而得名干线型或管道型肝硬化。光镜下,肝小叶结构基本完整,无明显改建,假小叶形成不明显。

三、临床病理联系

肝硬化常出现门静脉高压及肝功能不全的表现。

（一）门静脉高压

正常门静脉压平均为 13.2mmHg,肝硬化时,门静脉压可增高至 22.1~36.8mmHg 以上,并出现一系列临床症状和体征,称为门静脉高压。

1. 发生机制　①假小叶形成压迫小叶下静脉,使肝窦内血液流出受阻,引起肝窦内压力增高,导致门静脉高压(窦后阻塞);②肝内广泛纤维组织增生,使肝窦闭塞或窦周纤维化,门静脉血液回流受阻而压力升高(窦内阻塞);③假小叶形成时肝内血管系统遭受破坏,血管网减少,使门静脉回流的阻力增加,门静脉压力升高;④肝内肝动脉小分支及门静脉小分支在汇入肝窦前形成异常吻合支,压力较高的肝动脉血注入压力低的门静脉内(窦前性),引起门静脉压增高。

2. 临床表现　门静脉压力升高后,患者常出现一系列的症状和体征。

（1）脾肿大:70%~85% 的肝硬化患者有脾肿大。门静脉高压使脾静脉回流受阻,导致脾脏慢性淤血而肿大。肿大脾脏的重量多在 500g 以下,质硬,被膜增厚,切面呈暗红色。光镜下,脾窦扩张淤血,窦壁内皮细胞增生肥大,脾小体萎缩,红髓内纤维组织增生,可形成黄褐色的含铁结节。患者可因脾功能亢进而引起红细胞、白细胞和血小板减少,出现贫血、易感染和出血倾向。

（2）腹水:肝硬化晚期,患者出现腹胀,腹部明显膨隆,腹腔内积聚大量淡黄色透明液体(漏出液)称为腹水。肝硬化腹水形成的主要机制:①门静脉高压使门静脉系统毛细血管内

流体静压升高,血管通透性增高,导致液体漏入腹腔;②肝内广泛纤维化,使肝窦阻塞、窦内压升高,液体自窦壁漏入腹腔;③肝细胞变性、坏死,致使白蛋白合成功能降低,以及消化不良、蛋白质吸收减少等,可形成低蛋白血症,使血浆胶体渗透压下降,促进腹水形成;④肝功能障碍,肝脏对激素的灭活功能降低,使醛固酮、抗利尿激素在血液中浓度升高,导致水、钠潴留。

(3) 胃肠道淤血:门静脉高压使胃肠道静脉回流受阻,导致胃肠黏膜淤血、水肿,造成胃肠消化、吸收功能障碍,患者可出现食欲下降、消化不良等症状。

(4) 侧支循环形成:由于门静脉高压,门静脉系统血液回流受阻,门静脉与体静脉之间多处吻合支呈代偿性扩张,侧支循环分流形成,使部分门静脉血绕过肝脏直接进入上、下腔静脉。主要的侧支循环及其严重的并发症有:①食管下段静脉丛曲张:门静脉血经胃冠状静脉、食管静脉丛、奇静脉入上腔静脉,常导致食管下段静脉丛曲张,易破裂引起上消化道大出血,是肝硬化患者死亡的主要原因;②直肠静脉丛曲张:门静脉血经肠系膜下静脉、直肠静脉丛、髂内静脉入下腔静脉,引起直肠静脉丛曲张,形成痔疮,破裂可发生便血,长期便血可导致贫血;③脐周腹壁浅静脉曲张:门静脉血经脐静脉、脐周静脉丛,向上经胸腹壁静脉入上腔静脉,向下经腹壁下静脉入下腔静脉,引起胸、腹壁浅静脉曲张,出现"海蛇头"现象。

(二) 肝功能不全

肝功能不全是肝实质细胞长期、反复破坏的结果,主要表现如下:

1. 蛋白质合成障碍　肝脏是合成白蛋白的唯一器官,肝实质细胞严重损伤时,血浆白蛋白含量减少,同时从胃肠吸收的抗原性物质不能经过肝细胞处理或经侧支循环进入体循环,刺激免疫系统合成球蛋白增多,常引起低蛋白血症及白蛋白与球蛋白的比例下降或倒置。另外,低蛋白血症使血浆胶体渗透压下降,导致水肿。

2. 出血倾向　由于肝脏合成凝血因子减少,以及淤血性脾肿大时脾功能亢进使血小板破坏增多,临床上有鼻衄、牙龈出血、黏膜出血、皮下瘀斑等表现。

3. 胆色素代谢障碍　肝硬化时,肝内胆管被不同程度地破坏、阻塞或扭曲,肝细胞变性肿胀、坏死,导致胆色素代谢障碍,引起毛细胆管内胆栓形成及肝细胞内胆汁淤积,均可出现黄疸。

4. 激素的灭活功能降低　肝脏产生激素降解所需的各种特异性酶,在激素灭活中具有重要作用。肝功能障碍时,肝脏对雌激素的灭活作用减弱,使体内雌激素水平增高,引起男性乳腺发育、睾丸萎缩,女性月经不调、不孕;患者颈部、面部、上胸部、前臂皮肤可出现小动脉末梢扩张形成的蜘蛛状血管痣;手掌大、小鱼际及指尖等部位血管扩张呈鲜红色,称为肝掌。

5. 肝性脑病　严重的肝功能障碍可导致肝性脑病,为肝硬化患者常见的死亡原因。

肝硬化是一种慢性进行性疾病,早期如能消除病因,有些病例增生的纤维组织可减少或消失。在病变发展过程中,由于肝脏有较强的代偿功能,及时治疗可使疾病在相当时期内处于稳定状态。但在晚期发展到严重的门静脉高压或肝功能障碍时,患者可因肝性脑病而死亡。此外,常见的死亡原因还有食管下段静脉曲张破裂引起的消化道大出血、合并肝癌及感染等。

第五节　肝　衰　竭

各种致病因素引起肝脏细胞严重损害,使其功能发生严重障碍,机体出现黄疸、出血、继发性感染、肾功能障碍及肝性脑病等一系列临床综合征,称为肝功能不全。肝衰竭是肝功能不全的晚期阶段，为肝脏疾病临床表现最严重的形式。肝衰竭患者最终几乎均出现神经、精神症状，发展为肝性脑病（hepatic encephalopathy，HE）。

一、肝性脑病

肝性脑病指由于肝功能严重障碍，大量毒性代谢产物在体内聚积，经血液循环入脑，引起的一种以神经、精神症状为主要表现的综合征。

（一）肝性脑病的临床分期

临床上根据肝性脑病时神经、精神症状的轻重分为 4 期：

一期（前驱期）：以轻微性格和行为改变为主，有欣快感、易激惹、烦躁或反应迟缓、记忆力减退等症状。

二期（昏迷前期）：行为失常，睡眠障碍，定向障碍，理解力减退，并出现运动不协调、两手扑翼样震颤、腱反射亢进等神经体征。

三期（昏睡期）：以嗜睡和精神错乱、言语混乱为主。

四期（昏迷期）：神志完全丧失，进入昏迷状态，不能唤醒，一切反应消失，可有阵发性抽搐，临床称为肝昏迷。

（二）肝性脑病的发病机制

肝性脑病的发病机制尚不完全清楚，根据临床与实验研究，提出了多种学说，虽然每种学说不够完善，但能从一定角度解释肝性脑病的发病机制，在临床实践中具有指导意义。

1. 氨中毒学说　血氨升高是引起肝性脑病的主要因素。临床研究发现，约 80% 的肝性脑病患者血氨及脑脊液中氨浓度比正常高 2~3 倍；肝硬化患者摄入高蛋白饮食或服用含铵药物可诱发肝性脑病；限制蛋白质摄入和采用降血氨治疗，肝性脑病的病情可好转。实验研究发现，给门 - 体分流术后的犬喂饲肉食可诱发肝性脑病。这些研究结果为氨中毒学说提供了依据。

（1）血氨升高的原因：正常情况下，血氨浓度稳定，一般不超过 59μmol/L。氨生成增多或清除不足均可导致血氨水平升高。

1）氨产生过多：血氨主要来源于肠道，肠道内蛋白质经消化转变成氨基酸，在肠道细菌产生的氨基酸氧化酶作用下生成氨。正常时血液中部分尿素会弥散至肠道，称为尿素的肠肝循环。肠内的尿素在细菌释放的尿素酶作用下也可生成氨。肝功能严重障碍时，产氨增多的因素有：①肝硬化时门静脉高压，引起肠黏膜淤血、水肿，肠蠕动减弱，以及胆汁分泌减少，食物的消化、吸收和排泄障碍，细菌大量繁殖，肠道内积聚的蛋白质被分解，氨生成增多，这是血氨升高的主要原因；②肝硬化晚期合并肾功能障碍，发生氮质血症，尿素由肾脏排出减少，弥散至肠道内增多，经细菌作用，产氨增加；③肝硬化合并食管下段静脉曲张破裂，引起上消化道出血，血液中的蛋白质在肠道内细菌作用下分解，产氨增多；④肝性脑病患者因精神、神经症状，而致肌肉活动增加，肌肉中腺苷酸分解增强，产氨增多。

2）氨清除不足：正常情况下每天肠道内产生的氨为 4g，氨被吸收入血，经门静脉到达肝脏，主要经鸟氨酸循环生成尿素，合成的尿素由肾脏排出体外。在鸟氨酸循环过程中，生成 1 分子尿素，清除 2 分子氨，消耗 4 分子 ATP。①肝功能严重障碍时，参与鸟氨酸循环的各种酶系统遭到破坏，鸟氨酸循环所需的鸟氨酸、瓜氨酸、精氨酸等底物缺失，以及代谢障碍导致 ATP 供给不足等，使鸟氨酸循环障碍，尿素合成减少，氨清除不足而致血氨升高。②肝硬化门静脉高压时，侧支循环分流形成，使肠道吸收的部分氨绕过肝脏，未经鸟氨酸循环代谢直接进入体循环，引起血氨升高。

此外，肝功能障碍伴碱中毒时，肾小管上皮细胞分泌 H^+ 减少，肾小管腔内氨与 H^+ 结合

形成 NH_4^+ 随尿排出量明显减少,氨弥散入血增多。肠道的 pH 值可影响氨吸收,当肠道 pH 值较低时,氨与 H^+ 结合成不易被吸收的 NH_4^+ 随粪便排出。实验研究表明,当结肠内环境 pH 降至 5.0 时,肠道不吸收氨反而向肠腔内排氨。临床上应用乳果糖,使其在肠道内被细菌分解为乳酸和醋酸,酸化肠道,减少氨吸收,达到降低血氨的作用。

(2)氨对脑的毒性作用:升高的血氨通过血 - 脑屏障进入脑组织,可干扰脑能量代谢,改变脑内兴奋性与抑制性神经递质的平衡,抑制神经细胞膜作用。

1)干扰脑组织的能量代谢:①进入脑内的氨可抑制丙酮酸脱羧酶的活性,阻碍丙酮酸的氧化脱羧过程,使乙酰辅酶 A 生成减少,影响三羧酸循环的正常进行,使能量(ATP)产生减少,同时乙酰胆碱的合成减少;②氨与脑内三羧酸循环的中间产物 α- 酮戊二酸结合,生成谷氨酸,使 α- 酮戊二酸减少,影响糖的有氧代谢,ATP 产生减少;③氨与 α- 酮戊二酸结合生成谷氨酸的过程中,消耗大量还原型辅酶 I(NADH),妨碍呼吸链中的递氢过程,导致 ATP 产生不足;④氨与谷氨酸结合形成谷氨酰胺的过程中消耗大量 ATP。因此,神经细胞活动所需能量不足,不能维持中枢神经系统的兴奋活动,从而引起昏迷。

2)脑内神经递质失衡:①氨与谷氨酸结合,生成谷氨酰胺增多,而谷氨酸被消耗减少;②氨抑制丙酮酸的氧化脱羧,乙酰辅酶 A 减少,使乙酰胆碱生成减少;③氨可抑制 γ- 氨基丁酸转氨酶活性,使 γ- 氨基丁酸增多。最终可使兴奋性神经递质谷氨酸、乙酰胆碱减少,而抑制性神经递质谷氨酰胺、γ- 氨基丁酸增多,使脑内的神经递质平衡失调和神经传递障碍,导致中枢神经系统功能紊乱(图 33-5)。

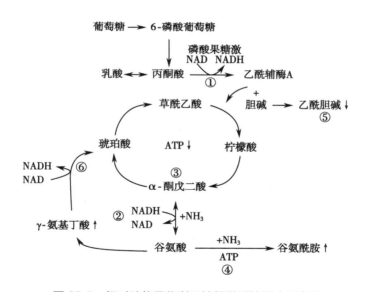

图 33-5 氨对脑能量代谢及神经递质的影响示意图
①丙酮酸氧化脱羧障碍;②NADH 减少,呼吸链递氢过程受抑;
③α- 酮戊二酸减少;④合成谷氨酰胺时消耗 ATP,谷氨酰胺增多;⑤乙酰胆碱合成减少;⑥γ- 氨基丁酸蓄积

3)抑制神经细胞膜的作用:血氨升高通过 2 个环节影响神经细胞膜的功能:①氨与 K^+ 竞争通过细胞膜上的钠泵进入细胞内,造成细胞内 K^+ 减少,细胞缺钾;②氨可干扰神经细胞 Na^+-K^+-ATP 酶的活性,使细胞内外 Na^+、K^+ 分布异常,影响膜电位、细胞兴奋及传导等功能活动。

2. 假性神经递质学说 肝性脑病的发生由于正常的神经递质被假性神经递质所取代,

使脑干网状结构和中脑黑质中神经突触部位冲动的传递发生障碍,引起神经系统功能障碍而导致肝性脑病。

(1) 正常神经递质的生成与清醒状态维持:去甲肾上腺素和多巴胺是脑内主要的神经递质。在脑神经细胞内,苯丙氨酸在苯丙氨酸羟化酶作用下生成酪氨酸,酪氨酸在酪氨酸羟化酶作用下生成多巴,多巴经多巴脱羧酶形成多巴胺,多巴胺进入突触囊泡经 β- 羟化酶作用生成去甲肾上腺素。去甲肾上腺素被脑干网状结构中的神经元摄取,在突触部位传递神经冲动,其上行纤维投射到整个大脑皮质,调节大脑的兴奋性,使机体处于清醒状态。多巴胺被中脑黑质中的多巴胺神经元摄取,其神经纤维投射到纹状体,参与维持机体的协调运动。

(2) 假性神经递质的产生与肝性脑病的发生:肝功能正常时,食物蛋白在消化道中分解成多种氨基酸,其中苯丙氨酸和酪氨酸经肠道细菌脱羧酶的作用,分解为苯乙胺和酪胺,然后经门静脉进入肝脏,在肝内经单胺氧化酶的作用被分解而解毒。肝功能严重障碍时,肝细胞的解毒功能降低,或门静脉血经侧支循环绕过肝脏直接进入体循环,或门静脉高压时肠道淤血、消化功能降低使肠道产生胺类物质增加,使循环血液中苯乙胺和酪胺明显增多。血液中过多的苯乙胺和酪胺进入脑内,在脑组织中 β- 羟化酶作用下,生成苯乙醇胺和羟苯乙醇胺,这两种物质在化学结构上与去甲肾上腺素和多巴胺相似,但其传递神经冲动的生理功能却远较正常神经递质为弱,故称为假性神经递质。假性神经递质增多,可取代正常神经递质被脑干网状结构中肾上腺素能神经元所摄取,并贮存在突触小体的囊泡中。假性神经递质被释放后,由于其生理效应只有正常神经递质的 1/50,导致神经传导功能障碍,使脑干网状结构上行激动系统的唤醒功能和纹状体功能不能维持,从而发生昏迷。

3. 血浆氨基酸失衡学说 肝性脑病患者血浆氨基酸含量有明显改变,表现为支链氨基酸(亮氨酸、异亮氨酸、缬氨酸)减少,芳香族氨基酸(苯丙氨酸、酪氨酸、色氨酸)增多,血浆支链氨基酸与芳香族氨基酸的比值降低。故认为肝性脑病的发生与血浆氨基酸比例失衡有关。

(1) 血浆氨基酸失衡原因

1) 血浆支链氨基酸减少:支链氨基酸的代谢主要在骨骼肌和脂肪组织中进行,胰岛素能促进肌肉和脂肪组织摄取、利用支链氨基酸。肝功能严重障碍时,肝细胞对胰岛素的灭活功能减弱,使血液中胰岛素的含量升高,从而增加了对支链氨基酸的摄取和利用,使其血浆含量减少。

2) 血浆芳香族氨基酸增加:芳香族氨基酸的分解代谢只在肝内进行。肝功能严重障碍时,芳香族氨基酸在肝内的降解能力减弱;肝功能障碍导致激素灭活减少时,血中胰高血糖素增多显著,胰高血糖素具有增强组织蛋白分解代谢的作用,致使大量芳香族氨基酸由肝脏和肌肉组织中释放入血,使血浆芳香族氨基酸含量升高。

(2) 芳香族氨基酸与肝性脑病:支链氨基酸和芳香族氨基酸在生理 pH 情况下呈电中性,由同一载体转运通过血 - 脑屏障进入脑内。在肝功能严重障碍时,血浆中高浓度的芳香族氨基酸可抑制神经细胞对支链氨基酸的摄取,芳香族氨基酸则大量进入神经细胞。脑内芳香族氨基酸增多时,以苯丙氨酸、酪氨酸、色氨酸增多为主。苯丙氨酸、酪氨酸在脱羧酶和 β- 羟化酶的作用下,分别生成苯乙醇胺和羟苯乙醇胺,使假性神经递质增多,干扰正常神经递质的功能,导致肝性脑病。进入脑内的色氨酸在羟化酶和脱羧酶的作用下,生成 5- 羟色胺。5- 羟色胺是抑制性神经递质,能抑制酪氨酸转变为多巴胺,同时也可作为假性神经递质被肾上腺素能神经元摄取、储存、释放,促进肝性脑病的发生。

4. γ- 氨基丁酸学说 γ- 氨基丁酸(γ-aminobutyric acid,GABA)属于抑制性神经递质。临床研究表明,急性肝衰竭患者血清 GABA 水平比正常人高 10 倍;动物实验证明,神经元突触后膜上 GABA 受体数量明显增多。目前认为 GABA 能神经元活动变化与肝性脑病的发生密切相关。

（1）γ-氨基丁酸增高的原因：血中的 GABA 主要来源于肠道，由谷氨酸经肠道细菌脱羧酶作用产生，经门静脉进入肝脏被进一步分解。当肝功能障碍时，肝脏对 GABA 分解减少或通过侧支循环绕过肝脏，使血中 GABA 含量增加。严重肝功能障碍引起血-脑屏障通透性增高，致使进入脑内的 GABA 增多。

（2）γ-氨基丁酸与肝性脑病：GABA 是中枢神经系统的主要抑制性神经递质，储存于突触前神经元细胞质囊泡内，与突触后神经元的特异性受体结合。当突触前神经元兴奋时，GABA 从囊泡内释放，通过突触间隙与突触后膜上的 GABA 受体结合能力增强，引起氯离子通道开放，Cl⁻内流增加，使神经元胞膜呈超极化状态，从而引起突触后的抑制作用，导致中枢神经系统功能抑制，产生肝性脑病。

（三）肝性脑病的诱发因素

凡能增加毒性产物来源、降低肝的解毒功能、增加脑对毒性产物的敏感性、使血-脑屏障通透性增高的因素，均可成为肝性脑病的诱发因素。

1. 消化道出血　是诱发肝性脑病的最常见原因。肝硬化并发食管下段静脉曲张破裂，大量血液流入胃肠道。每 100ml 血液中含有 15~20g 蛋白质，故消化道出血可导致血氨增高。另外，大量出血时循环血量减少，可加重肝脏损害和脑功能障碍，促使肝性脑病的发生。

2. 高蛋白饮食　摄入过量的蛋白质是诱发肝性脑病的常见原因。肝功能障碍时，尤其伴有门-体静脉分流的患者，肠道对蛋白质的消化吸收功能降低，蛋白质被肠道细菌分解，产生大量氨及有毒物质，并通过门-体静脉分流进入体循环，诱发肝性脑病。

3. 碱中毒　肝功能障碍时，体内易发生呼吸性和代谢性碱中毒，碱中毒可促进氨的生成和吸收，引起血氨升高，诱发肝性脑病。

4. 麻醉药、镇静药使用　肝功能障碍时，使用麻醉药、镇静药可加重肝损害，并因肝脏对药物的解毒作用减弱，使药物在体内的毒副作用增强，促进肝性脑病的发生。

5. 感染　感染时，细菌及毒素可损害肝脏，加重肝功能障碍。同时，感染引起的发热和组织坏死，可使组织蛋白分解加强，导致内源性氨生成增多。细菌、毒素及高热还可增加氨的毒性效应，从而诱发肝性脑病。

6. 其他因素　酗酒可进一步损伤肝细胞，加重肝功能障碍，诱发肝性脑病。给肝硬化腹水患者做腹腔穿刺时，若一次性放腹水量过多、速度过快，使腹腔压力骤然下降、有效循环血量减少，可加重肝衰竭，诱发肝性脑病。

二、肝肾综合征

肝肾综合征（hepatorenal syndrome，HRS）指继发于严重肝功能障碍基础上的肾衰竭。

（一）病因和类型

1. 功能性肝肾综合征　见于大多数肝硬化晚期和少数急性重型肝炎患者。起病时肾脏无器质性病变，以肾血流量减少、肾小球滤过率降低为特征。临床既有黄疸、肝脾肿大、低蛋白血症及腹水等肝衰竭的表现，又有少尿、低钠尿与氮质血症等肾衰竭的特点。一旦肾灌流量恢复，肾功能可迅速恢复。

2. 器质性肝肾综合征　多见于急性重型肝炎、功能性肝肾综合征后期或肝硬化并发消化道出血引起休克时。器质性肝肾综合征以急性肾小管坏死为主要病理变化。

（二）发病机制

1. 有效循环血量减少，导致肾血液灌注减少　肝衰竭时，因合并门静脉高压、腹水、消化道出血、血管床容量增大等，可使有效循环血量减少，从而引起肾血液灌注减少，肾小球滤过率降低,导致肾衰竭。

2. 血管活性物质作用增强,使肾血管收缩　肝功能障碍时,有效循环血量减少,反射性引起交感神经兴奋性增高,造成肾血流减少及肾血流重新分布,流经皮质肾单位的血流量减少,肾小球滤过率降低;肾血流减少使肾素释放增多,而肝衰竭时肾素灭活减少,使肾素 - 血管紧张素 - 醛固酮系统激活,导致肾血管收缩;肝生成激肽释放酶减少,使舒张血管物质缓激肽活性不足,导致血管收缩;肝衰竭使肾缺血导致前列腺素类(PGs)生成减少,使血管扩张的作用减弱;因血小板和血管内皮细胞释放 TXA_2 和内皮素增加,使肾血管收缩占优势。这些血管活性物质均使肝衰竭时发生肾血管收缩,肾血液灌注减少,从而发生肾衰竭。

●(郭　炜)

复习思考题

1. 试述消化性溃疡的基本病理变化及并发症。
2. 试述各型病毒性肝炎光镜下的主要病变特点。

第三十四章

泌尿系统疾病

PPT 课件

> **学习目标**
>
> 泌尿系统疾病种类繁多,常见疾病有炎症、肿瘤、血管疾病、尿路梗阻等。本章主要介绍泌尿系统炎症及肾衰竭。
> 1. 掌握肾小球肾炎、肾盂肾炎的病理特点及临床病理联系。
> 2. 熟悉肾衰竭的概念、发病机制、发病过程与功能代谢的变化。
> 3. 了解肾小球肾炎、肾盂肾炎的病因和发病机制。

泌尿系统由肾脏、输尿管、膀胱和尿道组成。肾脏是泌尿系统中最重要的脏器,其主要功能是排出体内的代谢产物和毒物,调节水电解质和酸碱平衡,维持内环境的稳定;肾脏还具有内分泌功能。通常根据病变主要累及的部位,将肾脏疾病分为肾小球疾病、肾小管 - 间质疾病和血管性疾病等。各种原因引起的肾脏慢性疾病最终均可引起慢性肾衰竭。

第一节 肾小球肾炎

肾小球肾炎(glomerulonephritis, GN)简称肾炎,是以肾小球损害为主的超敏反应性疾病,临床主要表现为血尿、蛋白尿、管型尿、尿量异常、水肿、高血压等,是导致肾衰竭的最常见原因。肾小球肾炎可分原发性和继发性两大类:原发性肾小球肾炎指原发于肾并以肾小球病变为主的独立性疾病;继发性肾小球肾炎则指某些全身性疾病,如系统性红斑狼疮、原发性高血压、糖尿病等所并发的肾小球损害。本节介绍原发性肾小球肾炎。

一、病因与发病机制

肾小球肾炎的病因和发病机制尚未完全阐明,但目前已明确,大部分肾小球疾病的肾小球损伤是由抗原 - 抗体反应所引起。

(一)病因

引起肾小球肾炎的抗原物质很多,一般根据其来源分为以下 2 类:

1. 内源性抗原　指来自体内的抗原物质,包括:①肾性抗原,指肾单位的某些结构成分,如基膜抗原、足突抗原等;②非肾性抗原,如 DNA、细胞核、免疫球蛋白、肿瘤抗原等。

2. 外源性抗原　包括各种细菌、病毒、寄生虫、异种血清蛋白等。

(二)发病机制

肾小球肾炎的发生与免疫复合物的形成及其激活炎症介质的作用有关。

1. 免疫复合物的形成　包括循环免疫复合物沉积与原位免疫复合物形成。

（1）循环免疫复合物沉积：外源性抗原或内源性非肾性抗原刺激机体产生相应抗体，抗体和抗原在血液循环内形成免疫复合物，随血液流经肾小球时，沉积于肾小球并激活补体而造成免疫损伤，属Ⅲ型超敏反应。免疫复合物因分子量大小、所带电荷及滤过膜的通透性不同，可沉积在系膜内、内皮下（内皮细胞与基膜之间）、基膜和上皮下（足细胞与基膜之间）等部位。电镜下免疫复合物呈高密度的电子致密物；免疫荧光检查可见抗体在肾小球病变部位呈不连续的颗粒状或团块状荧光。

（2）原位免疫复合物形成：抗原刺激机体产生相应的抗体出现在血液循环内，当抗体随血液流经肾小球时，与相应的抗原结合，形成原位免疫复合物，并激活补体而造成肾小球的免疫性损伤。引起原位免疫复合物形成的抗原目前多分为3类：①肾小球基膜抗原：免疫荧光检查可见抗体沿肾小球基膜呈连续的线形荧光。②植入性抗原：外源性抗原和内源性非肾性抗原可通过不同方式与肾小球基膜或系膜等不同成分结合而形成植入性抗原。免疫荧光检查可见抗体在肾小球基膜或系膜区内呈不连续的颗粒状荧光。③其他肾小球抗原：典型代表是足突抗原引起的实验大鼠海曼肾炎（Heymann nephritis）。免疫荧光检查可见抗体沿肾小球毛细血管壁呈不连续的细颗粒状荧光。目前认为人类膜性肾小球肾炎的病变与海曼肾炎极为相似，但尚无确切的免疫学证据。

此外，现有证据表明：致敏T淋巴细胞可引起肾小球损伤，表明细胞免疫可能也参与肾小球肾炎的发病；抗肾小球细胞抗原的抗体也可直接引起相应细胞的损伤。

2. 引起肾小球损伤的介质　一般认为，免疫复合物的形成和沉积或致敏淋巴细胞的产生只是肾小球肾炎的始发机制，对肾组织并无直接损伤作用，在此基础上只有激活炎症细胞及释放炎症介质才会导致肾小球损伤，而炎症细胞和炎症介质可通过相互作用、相互影响形成复杂的效应网络。

二、基本病理变化与临床病理联系

（一）基本病理变化

肾小球肾炎是以增生性炎为主的超敏反应性疾病，其基本病理变化如下：

1. 增生性病变　指肾小球固有细胞的数目增多，一般以基膜为界，分为：①毛细血管内增生：指内皮细胞和系膜细胞增生，可使毛细血管腔狭窄或闭塞；②毛细血管外增生：指球囊壁层上皮细胞增生，可形成新月体。

2. 毛细血管壁增厚　主要由于基膜增厚及免疫复合物在上皮下、内皮下、基膜内沉积所致。

3. 硬化性病变　主要指系膜基质增多、基膜增厚、毛细血管襻塌陷和闭塞，进而发生肾小球纤维化和玻璃样变性。

4. 炎性渗出和坏死　肾小球肾炎时，肾小球内可有中性粒细胞、单核细胞等炎症细胞浸润和纤维蛋白渗出，毛细血管壁可发生纤维蛋白样坏死，可伴有微血栓形成。

5. 肾小管和间质的病变　由于肾小球血流和滤过成分的变化，肾小管上皮细胞可发生水肿、脂肪变性及玻璃样变性等，管腔内可出现蛋白、细胞或细胞碎片聚集形成的管型。肾间质可发生充血、水肿和炎症细胞浸润。肾小球发生玻璃样变性和硬化时，相应的肾小管可萎缩或消失、间质发生纤维化。

（二）临床病理联系

肾小球肾炎可引起不同的症状和体征，包括尿量的改变（少尿或无尿、多尿和夜尿）、尿性状的改变（血尿、蛋白尿和管型尿）、水肿和高血压等。在临床上常表现为与其结构和功能相关的综合征。肾小球肾炎所致临床综合征主要有以下几种：

1. **急性肾炎综合征** 起病急,有血尿、蛋白尿、水肿和高血压,常可伴有少尿和氮质血症。

2. **快速进行性肾炎综合征** 起病急、进展快,有较严重的血尿、蛋白尿,并迅速出现少尿或无尿,伴氮质血症,导致急性肾衰竭。

3. **肾病综合征** 主要表现为大量蛋白尿(每日尿蛋白量可达 3.5g 或以上)、低蛋白血症、严重水肿和高脂血症。

4. **慢性肾炎综合征** 主要表现为多尿、低比重尿和夜尿,以及高血压、贫血、氮质血症等,最终可由慢性肾衰竭发展为尿毒症,是各型肾炎缓慢进展的终末表现。

5. **无症状血尿、蛋白尿** 主要表现为持续或反复发作的镜下或肉眼血尿,或轻度蛋白尿,也可两者同时发生。

三、类型与病理特点

(一)毛细血管内增生性肾小球肾炎

毛细血管内增生性肾小球肾炎的病变特点是肾小球毛细血管内皮细胞和系膜细胞弥漫性增生,又称急性弥漫增生性肾小球肾炎,是临床最常见的肾炎类型,多见于儿童。起病急,大多数与 A 组乙型溶血性链球菌感染有关,在发病前 1~3 周常有扁桃体炎、咽喉炎等感染史,故又称为急性链球菌感染后肾小球肾炎。

1. **病理变化**

肉眼观察:双侧肾脏对称性弥漫性肿大,被膜紧张,表面充血,呈红色,故称"大红肾";若肾表面及切面出现散在的小出血点,则称为"蚤咬肾"。切面可见肾皮质增厚。

光镜观察:病变累及绝大多数肾小球,肾小球体积增大,内皮细胞和系膜细胞增生、肿胀,毛细血管腔狭窄或闭塞(图 34-1);常伴中性粒细胞、单核细胞浸润;病变严重时毛细血管壁可发生纤维蛋白样坏死而致血管破裂出血。近曲小管上皮细胞可出现各种变性,如细胞水肿、脂肪变性等;肾小管管腔内可见由肾小球滤出的蛋白质、白细胞、红细胞、脱落的上皮细胞及其所形成的管型;肾间质常见充血、水肿及少量炎症细胞浸润。

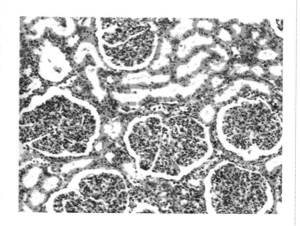

电镜观察:基膜外侧有上皮下电子致密物沉积,常呈小丘状突起,称为"驼峰"。免疫荧光检查见 IgG 和 C3 沿肾小球毛细血管壁呈不连续的颗粒状荧光。

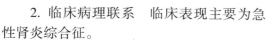
图 34-1 毛细血管内增生性肾小球肾炎

2. **临床病理联系** 临床表现主要为急性肾炎综合征。

(1)尿变化:表现为少尿或无尿、蛋白尿、血尿和管型尿。①由于双侧肾脏大多数肾小球内皮细胞和系膜细胞增生、肿胀,使毛细血管腔受压狭窄或闭塞,肾小球缺血引起少尿或无尿;②血尿、蛋白尿系由肾小球基膜损伤和通透性增高,红细胞和血浆蛋白漏出至球囊腔,随尿排出所致;③漏出至球囊腔的蛋白、红细胞、白细胞和脱落的肾小管上皮细胞等成分在远曲小管内浓缩、凝集形成管型,随尿排出,出现管型尿。

(2)水肿:主要由于肾小球滤过率降低引起钠、水潴留,也与超敏反应引起毛细血管通透性增高有关。水肿出现较早,轻者晨起眼睑水肿,重者可发生全身性水肿。

（3）高血压：主要由于钠、水潴留引起血容量增加所致。血浆肾素水平一般不增高。

3. 结局　一般儿童预后较好，绝大多数病例临床症状可以消失，病变可逐渐消退；少数病例可缓慢进展为慢性肾小球肾炎，或发展为新月体性肾小球肾炎。成人病例预后较差，15%~50% 可转变为慢性肾小球肾炎。

（二）急进性肾小球肾炎

急进性肾小球肾炎（rapidly progressive glomerulonephritis，RPGN）的病变特点是肾小球球囊壁层上皮细胞增生，形成新月体，又称新月体性肾小球肾炎（crescentic glomerulonephritis）。起病急、病情重、进展快、预后差，临床上较为少见，多数原因不明，多见于中青年。

1. 病理变化

肉眼观察：双侧肾脏呈对称性肿大，颜色苍白，皮质表面及切面易见散在出血点。

光镜观察：双侧肾脏大多数（50% 以上）肾小球内形成特征性的新月体（crescent）（图 34-2）。

新月体主要由增生的壁层上皮细胞和渗出的单核细胞构成。这些细胞附着于球囊壁层，在毛细血管球周围形成新月形或环形结构，即细胞性新月体；随后新月体内纤维成分逐渐增多，最后形成纤维性新月体。新月体形成可使肾小球球囊腔狭窄或闭塞，并压迫毛细血管丛，使肾小球发生萎缩、纤维化及玻璃样变性，终致肾小球功能丧失。此外，肾小管上皮细胞可发生萎缩、变性，肾间质可见水肿及炎症细胞浸润。

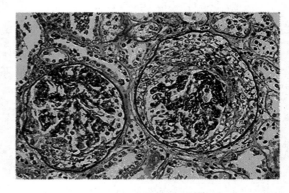

图 34-2　新月体性肾小球肾炎

电镜观察：肾小球毛细血管基膜呈局灶性断裂或缺损。免疫荧光观察，可见部分病例 IgG 和 C3 沿肾小球毛细血管呈连续的线形荧光，或呈粗颗粒状荧光；约半数病例未见阳性荧光沉积物。

2. 临床病理联系　临床表现主要为快速进行性肾炎综合征。

（1）尿变化：主要表现为血尿及中度蛋白尿，并迅速出现少尿、无尿。血尿和蛋白尿系肾小球基膜缺损使大量红细胞和血浆蛋白漏出所致；少尿、无尿系弥漫性新月体形成使肾小球滤过面积迅速减少所致。

（2）氮质血症：由于肾小球滤过面积严重减少，使血中尿素、肌酐等排出障碍而造成非蛋白氮浓度增高所致。

此外，患者常有不同程度的高血压和水肿。

3. 结局　预后甚差，多数患者常因少尿、无尿、氮质血症而在数周或数月内死于尿毒症。

（三）膜性肾小球肾炎

膜性肾小球肾炎的病变特点是肾小球毛细血管基膜弥漫性增厚，又因其肾小球的炎性病变不明显而被称为膜性肾病，是临床上引起成人肾病综合征的最常见原因。好发于中老年人，男多于女。起病缓慢，病程较长。本病多为原发性（约占 85%），其原因不明；部分为继发性，其发生与慢性乙型肝炎、系统性红斑狼疮、某些恶性肿瘤（肺癌、肠癌等）、金属中毒等有关。

1. 病理变化

肉眼观察：双肾肿大，颜色苍白，称为"大白肾"；晚期则体积缩小，表面呈细颗粒状。

光镜观察：主要特点是大多数肾小球毛细血管壁呈弥漫性渐进性增厚（图 34-3），晚期可造成毛细血管腔逐渐狭窄甚至闭塞,最终导致肾小球纤维化、玻璃样变性及功能丧失。肾小球内通常未见细胞增生及炎症细胞浸润等炎症病变。银染色观察,可见增厚的基膜及与之垂直的钉突,形如梳齿;随后钉突向沉积物表面延伸并将其覆盖,致使基膜高度增厚。其中的沉积物逐渐被溶解吸收,形成虫蚀状缺损。肾小管上皮细胞可发生水肿、脂肪变性等病变,晚期则发生萎缩。

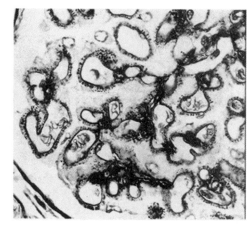

图 34-3　膜性肾小球肾炎

电镜观察:上皮下免疫复合物沉积,随后电子致密物被增生的基膜所包围,并逐渐被吸收、溶解而呈电子透明区;最后电子致密物消失,基膜高度增厚。免疫荧光检查可见 IgG 和 C3 沿肾小球毛细血管壁呈弥漫性颗粒状荧光。

2. 临床病理联系　临床表现主要为肾病综合征。

(1) 大量蛋白尿:膜性肾小球肾炎由于基膜严重损伤,其通透性显著增高,以致大量血浆蛋白,包括大、小分子蛋白均可滤出而出现非选择性蛋白尿。

(2) 低蛋白血症:系大量血浆蛋白随尿排出所致。

(3) 高度水肿:主要系低蛋白血症使血浆胶体渗透压降低所致;同时可因组织间液增多继发血容量减少,刺激醛固酮和抗利尿素增多,导致钠、水潴留进而加重水肿。

(4) 高脂血症:发生机制尚不清楚,现认为可能与低蛋白血症刺激肝脏合成脂蛋白增多所致。

3. 结局　膜性肾小球肾炎是一种慢性进行性疾病,病程较长,常逐渐出现慢性肾衰竭;部分患者预后较好,症状可缓解。

(四) 轻微病变性肾小球肾炎

轻微病变性肾小球肾炎的病变特点是肾小球脏层上皮细胞足突肿胀、消失。光镜下肾小球基本正常,但肾小管上皮细胞内有大量脂质沉积,故又称为脂性肾病。这是引起儿童肾病综合征的最常见原因。患者多为 2~8 岁儿童,起病缓慢。病因和发病机制尚不清楚,肾小球内无免疫复合物沉积,但许多证据表明本病与免疫机制有关。

1. 病理变化

肉眼观察:双肾肿大,颜色苍白,切面见肾皮质增厚,并因肾小管上皮细胞内脂质沉积出现黄色条纹。

光镜观察:肾小球结构基本正常,近曲小管上皮细胞内可见明显的脂肪变性。

电镜观察:可见肾小球脏层上皮细胞胞浆内有空泡,足突融合、扁平、消失。肾小球毛细血管基膜未见病变,无沉积物。免疫荧光检查未见免疫复合物和补体沉积。

2. 临床病理联系　临床表现主要为肾病综合征。尿内蛋白成分主要是小分子的白蛋白,属选择性蛋白尿,可能是肾小球滤过膜的阴离子丢失过多而使带负电荷的白蛋白易于滤出所致。

3. 结局　预后好,90% 以上的患儿经肾上腺皮质激素治疗可以恢复;少数病例预后较差,可反复发作而发展为慢性肾衰竭。

(五) 系膜增生性肾小球肾炎

系膜增生性肾小球肾炎的病变特点是肾小球系膜细胞增生和系膜基质增多使系膜区增宽。在我国较为多见,常发生于青少年,临床表现具有多样性。病因和发病机制尚未明确,可能存在多种致病途径。

1. 病理变化

光镜观察:病变弥漫性累及多数肾小球,早期以系膜细胞增生为主,继而系膜基质逐渐增多,致使系膜增宽。病变进一步发展可导致系膜硬化和肾小球硬化。

电镜观察:系膜区增宽,系膜细胞增生,系膜基质增多;在系膜基质中出现结节状分布的电子致密物。免疫荧光检查常见系膜区 IgG 和 C3 沉积,部分病例仅见 C3 或未见沉积物。

2. 临床病理联系　临床表现多样,可表现为无症状血尿、蛋白尿、慢性肾炎综合征或肾病综合征等。

3. 结局　多为慢性进行性经过,病变轻者预后较好,病变重者(约 30%)可逐渐发展为慢性肾衰竭。

(六) IgA 肾病

IgA 肾病的病变特点是肾小球系膜区 IgA 沉积。发病率较高,多见于儿童和青年,常于呼吸道、消化道或尿路感染后发病,因而有人认为其发病可能与黏膜产生分泌型 IgA 增多,并沉积于肾小球有关。临床表现主要为反复发作性血尿。

1. 病理变化　系膜区 IgA 的沉积可为原发性疾病,也可能继发于过敏性紫癜、肝脏和肠道疾病等。

光镜观察:最常见的病变是系膜细胞增生,系膜基质增多,但也可表现为新月体形成,或局灶性节段性增生及硬化病变。

电镜观察:主要表现为系膜细胞增生、系膜基质增多,系膜基质内出现块状电子致密物沉积。免疫荧光检查则以系膜区大量 IgA 颗粒状沉积为主,常伴 C3 沉积。

2. 临床病理联系　临床表现主要为反复发作性血尿,多为肉眼血尿,少数为镜下血尿,可伴轻度蛋白尿。少数患者可出现肾病综合征。

3. 结局　多呈慢性病程,部分病例可长期维持正常肾功能,部分病例则可发展为慢性肾衰竭。

(七) 慢性肾小球肾炎

慢性肾小球肾炎是各种类型肾炎发展到晚期的共同表现,其病变特点是多数肾小球纤维化、玻璃样变性等硬化性病变,又称为慢性硬化性肾小球肾炎,是引起慢性肾衰竭的最常见病理类型。多见于成年人,病程长短不一,呈慢性进行性经过,预后差。

1. 病理变化

肉眼观察:双肾呈对称性缩小,颜色苍白,质硬,表面呈弥漫性细颗粒状,称为继发性颗粒性固缩肾。切面肾皮质明显变薄,皮髓质分界不清,肾小动脉因管壁变硬而管腔呈哆开状,肾盂周围的脂肪组织增多。

光镜观察:大量肾小球发生纤维化、玻璃样变性;所属肾小管萎缩、消失,肾间质纤维组织增生伴淋巴细胞浸润。病变肾小球常因肾小管萎缩、消失和间质纤维组织增生、收缩而相互靠拢、密集,呈"肾小球集中"现象。病变轻的肾小球呈代偿性肥大,所属肾小管扩张,腔内可出现各种管型(图 34-4)。

2. 临床病理联系　临床表现主要为慢

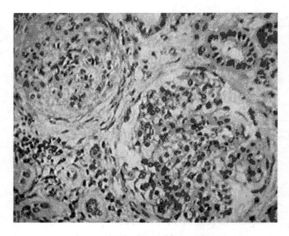

图 34-4　慢性硬化性肾小球肾炎

性肾炎综合征。

（1）尿变化：主要表现为多尿、夜尿、低比重尿，由于大量肾单位结构破坏、功能丧失，血液流经残存肾单位的速度加快，肾小球滤过率增加，但肾小管的重吸收功能有限，尿浓缩功能降低所致。

（2）高血压：由于大量肾小球发生硬化，使肾组织严重缺血，肾素分泌增多，肾素 - 血管紧张素系统激活而致血压升高，血压升高进而导致全身细、小动脉硬化而使肾缺血加剧，血压持续升高，两者相互影响可引起左心室肥大及左心衰竭。

（3）贫血：系大量肾单位破坏，使促红细胞生成素分泌减少和毒性代谢产物在体内积聚，从而抑制骨髓造血功能和促进溶血所致。

（4）氮质血症和尿毒症：由于大量肾单位结构破坏，肾小球滤过面积减少，使大量代谢废物排出障碍而在体内潴留，其中的血中尿素、肌酐等非蛋白氮浓度增高则造成氮质血症，随着肾功能的逐渐减退，最终可引起尿毒症。

3. 结局 预后差，晚期患者常因尿毒症、心力衰竭、脑出血或继发感染而死亡。

第二节　肾盂肾炎

肾盂肾炎是由细菌感染引起，以肾盂、肾间质和肾小管的化脓性炎为特征的疾病。本病是肾脏最常见的感染性疾病，多见于女性，其发病率可为男性的 9~10 倍。临床表现主要有发热、腰痛、脓尿、菌尿、血尿及膀胱刺激征等症状。

一、病因与发病机制

肾盂肾炎主要由致病菌直接感染肾组织引起，致病菌多为革兰氏阴性菌，大肠埃希菌占 60%~80%，其次为变形杆菌、产气杆菌、肠杆菌和葡萄球菌等，少数为铜绿假单胞菌，偶见霉菌等。

肾盂肾炎的感染途径主要有 2 种。①逆行感染：是肾盂肾炎最主要的感染途径，主要致病菌为大肠埃希菌。尿道炎、膀胱炎时，细菌自尿道或膀胱上行，沿输尿管或输尿管周围的淋巴管上行到肾盂、肾盏及肾间质。病变可累及单侧或双侧肾，但多为单侧。②血行感染：是肾盂肾炎较为少见的感染途径，最常见的致病菌为金黄色葡萄球菌。细菌从体内的感染灶侵入血流，并随血流到达肾组织引起炎症，继而可蔓延到肾盏和肾盂，又称为下行感染；有时可为全身脓毒血症的肾脏病变。病变常累及双侧肾脏。

肾盂肾炎常见的诱因包括：①尿路梗阻：是肾盂肾炎的重要诱因，如尿路结石、肿瘤压迫、前列腺肥大等所致尿路完全或不完全梗阻引起尿流不畅，使病菌不易被冲走和引起尿潴留，有利于细菌繁殖，促进肾盂肾炎的发生。女性肾盂肾炎远较男性多见，原因包括：尿道口离肛门和阴道较近，尿道短而宽，以及尿道括约肌弱，易使病菌侵入尿道；妊娠子宫压迫输尿管易引起不完全梗阻。②膀胱输尿管反流：多见于先天性输尿管开口异位、膀胱三角区发育不良等，可使膀胱排尿后残尿增加，易于细菌繁殖，含菌的尿液可反流进入输尿管、肾盂、肾盏而引起肾盂肾炎。③医源性因素：如膀胱镜检查、导尿术、泌尿道手术等引起的尿路黏膜损伤，可为细菌生长繁殖提供场所，或消毒不严致使细菌侵入引起肾盂肾炎。

二、基本病理变化与临床病理联系

肾盂肾炎一般分为急性和慢性 2 种，其中急性肾盂肾炎常由单种细菌感染引起，而慢性肾盂肾炎则常为多种病菌混合感染所致。

（一）急性肾盂肾炎

1. 病理变化　急性肾盂肾炎的病变特点是灶状间质的化脓性炎，伴脓肿形成。逆行感染引起的病变可为单侧性，也可为双侧性；血行感染的病变则多为双侧性。

肉眼观察：病变肾脏肿大、充血，表面和切面散在分布多数大小不等的黄白色脓肿。切面常可见髓质内黄色条纹状化脓性病灶，可向皮质伸延或相互融合成小脓肿；肾盂黏膜充血、水肿，表面可见脓性渗出物及散在小出血点。

光镜观察：肾间质内有大量中性粒细胞浸润，并形成多数大小不等的脓肿；肾小管腔内可见中性粒细胞聚集，以及肾小管坏死；肾盂黏膜充血、水肿、出血，伴大量中性粒细胞浸润及表面化脓；病变严重时可破坏肾小球。

逆行感染引起的病变首先累及肾盂黏膜，随后病变逐渐向肾髓质和皮质扩展。血行感染时，病变首先累及肾皮质，在肾小球或肾小管周围的肾间质形成化脓性炎，继而炎症扩散到邻近组织，并穿破肾小管，蔓延至肾盂。

2. 临床病理联系　急性肾盂肾炎起病急，常见症状和体征有：①发热、寒战、白细胞增多，系急性化脓性炎所致全身症状反应；②腰痛，系肾脏肿大使肾被膜紧张所致；③脓尿、菌尿，系肾间质脓肿破坏肾小管和肾盂黏膜表面化脓使脓细胞和细菌随尿排出所致；④血尿，系肾组织和肾盂黏膜出血所致；⑤膀胱刺激征，系病变累及膀胱、尿道致下尿路感染而引起的尿频、尿急、尿痛。

3. 结局　急性肾盂肾炎预后好，大多数患者经及时、彻底治疗可在短期内治愈；若治疗不彻底或尿路梗阻等诱因未消除可转变为慢性肾盂肾炎。严重尿路梗阻、糖尿病或有免疫功能障碍的患者，易出现并发症：①急性坏死性乳头炎：肾乳头因缺血和化脓性炎而发生梗死样的凝固性坏死，坏死组织与正常组织交界处可见大量中性粒细胞浸润；②肾盂积脓：由于渗出物不能排出，潴留肾盂和肾盏内形成；③肾周围脓肿：肾内化脓性炎穿破肾被膜累及肾周围组织而引起。

（二）慢性肾盂肾炎

1. 病理变化　慢性肾盂肾炎的病变特点是肾间质、肾盂的慢性炎症和纤维化、瘢痕形成伴肾盂、肾盏变形等病变同时并存。病变分布不规则，可累及单侧或双侧肾脏，其中双侧肾脏受累者可因两侧肾脏病变不对称而体积大小不相等。

肉眼观察：病变肾脏体积缩小，质地变硬，表面呈粗大不规则的凹陷性瘢痕，称"土豆肾"。切面皮、髓质分界不清，肾乳头萎缩，肾盏、肾盂因瘢痕收缩而变形，肾盂黏膜增厚、粗糙。

光镜观察：病变呈不规则的灶状或片状分布于相对正常的肾组织之间，表现为肾间质、肾盂黏膜大量纤维组织增生和淋巴细胞、浆细胞等炎症细胞浸润。肾小管多萎缩、消失，部分肾小管呈代偿性扩张，其管腔内出现均质红染的胶样管型，上皮细胞因受压呈扁平状，形似甲状腺滤泡（图34-5）。肾小球一般不受累，部分肾小球因间质的慢性炎症刺激，球周纤维组织增生而使其球囊壁增厚，严重时可致肾小球纤维化、玻璃样变性。

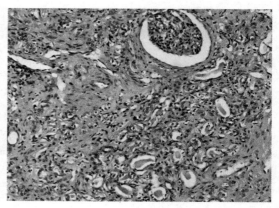

图34-5　慢性肾盂肾炎

2. 临床病理联系　慢性肾盂肾炎常反

复发作,发作期间可出现与急性肾盂肾炎相似的临床表现。慢性肾盂肾炎由于肾小管首先受累及,肾小管较早、较严重的破坏,可导致肾小管浓缩功能障碍而出现多尿、夜尿;钠、钾和碳酸氢盐因多尿而丢失过多,可致低钠血症、低钾血症和代谢性酸中毒。随着肾组织纤维化和血管硬化,肾组织缺血,使肾素 - 血管紧张素活性增强而引起高血压。晚期,大量肾单位破坏,使肾单位滤过和排泄功能严重受损,可引起氮质血症及尿毒症。

3. 结局　慢性肾盂肾炎病程较长,可迁延多年,常反复发作。若及时治疗、消除诱因,可使病情得以控制。若病变广泛累及双侧肾而严重时,可引起高血压和慢性肾功能不全,严重者可死于尿毒症。

第三节　肾　衰　竭

肾衰竭指各种原因引起肾泌尿功能严重障碍,使体内代谢产物堆积,电解质紊乱和酸碱平衡紊乱,以及肾内分泌功能障碍的临床综合征。根据发病急缓与病程长短,将其分为急性肾衰竭和慢性肾衰竭。急、慢性肾衰竭发展到严重阶段时,均以尿毒症而告终。因此,尿毒症是肾衰竭的最终表现。

一、急性肾衰竭

急性肾衰竭(acute renal failure,ARF)指各种原因引起肾泌尿功能短期内急剧障碍,导致机体内环境严重紊乱的临床综合征,主要表现为氮质血症、水中毒、高钾血症和代谢性酸中毒。多数患者伴有少尿或无尿,即急性少尿型肾衰竭;少数患者尿量并不减少,但肾排泄功能障碍,氮质血症明显,为急性非少尿型肾衰竭。

(一) 病因与分类

引起急性肾衰竭的原因很多,一般根据解剖位置和发病环节可将其分为肾前性、肾性与肾后性三大类。

1. 肾前性急性肾衰竭　指肾脏血液灌流量急剧减少,使肾小球滤过率显著下降所致的急性肾衰竭。常见于各种原因引起的休克早期、急性心力衰竭等。由于血容量减少、心功能障碍和血管床容量扩大,引起有效循环血量减少和肾血管强烈收缩,导致肾血液灌流减少和肾小球滤过率降低。肾脏无器质性损害,如短期内肾血液灌注得到改善,肾功能可恢复正常,故又称功能性急性肾衰竭。

2. 肾性急性肾衰竭　指由于各种原因引起肾实质病变而产生的急性肾衰竭,又称器质性急性肾衰竭。其主要原因如下。

(1) 急性肾小管坏死(acute tubular necrosis,ATN):是引起肾性急性肾衰竭的最常见、最重要原因。导致 ATN 的因素包括:①肾缺血和再灌注损伤:各类休克未及时抢救而发生的持续肾缺血或休克复苏后的再灌注损伤,均可引起肾小管坏死;②肾毒物:如重金属(汞、铅、砷、锑等)、药物(头孢菌素、庆大霉素、卡那霉素、磺胺、马兜铃酸等)、生物性毒物(蛇毒、蕈毒等)、有机毒物(有机磷、甲醇等),以及挤压综合征时肌肉释放的肌红蛋白均可损害肾小管上皮细胞。在许多病理条件下,肾缺血和肾毒物常同时或相继发生作用。如肾缺血常伴有毒性代谢产物的堆积;反之,肾毒物可引起局部血管痉挛而致肾缺血。

(2) 肾小球、肾间质和肾血管疾病:如急性肾小球肾炎、肾动脉血栓形成或栓塞、急性肾盂肾炎等均可引起弥漫性肾实质损伤。

3. 肾后性急性肾衰竭　指由肾盂至尿道口的任何部位尿路梗阻所致的急性肾衰竭。

见于双侧输尿管阻塞(如结石、肿瘤)和尿路梗阻(如前列腺肥大、前列腺癌)。早期无肾脏器质性损害,如能及时解除梗阻,肾泌尿功能可很快恢复。

(二)发病机制

不同类型 ARF 的发病机制不尽相同,但其中心环节均为肾小球滤过率(glomerular filtration rate,GFR)降低。急性少尿型肾衰竭的发病机制如下:

1. 肾缺血 肾血流灌注不足引起的肾缺血导致肾小球滤过率下降是其主要发病机制。

(1)肾灌注压下降:当全身动脉血压显著下降(低于 80mmHg)时,有效循环血量的下降程度超过肾脏自身调节的范围,肾灌注压明显下降,使肾脏缺血。

(2)肾血管收缩:主要是皮质肾单位入球小动脉收缩,影响 GFR。其机制为:①交感 - 肾上腺髓质系统兴奋:休克、创伤或毒物等因素使交感 - 肾上腺髓质系统兴奋,儿茶酚胺分泌增多,作用于 α- 受体使肾血管收缩,肾小球缺血;②肾素 - 血管紧张素系统激活:肾缺血和交感神经兴奋时,肾素 - 血管紧张素系统激活,肾内血管紧张素Ⅱ生成增多,引起入球动脉痉挛而导致 GFR 降低;③肾内收缩因子和舒张因子失衡:肾缺血或肾中毒可使肾血管内皮细胞损伤,引起收缩因子内皮素(ET)增多,而舒张因子一氧化氮(NO)释放减少;肾损伤可使激肽、前列腺素 E_2 产生减少,加强肾血管的持续收缩。

(3)肾血管内皮细胞肿胀:肾缺血和肾中毒使血管内皮细胞代谢受影响,ATP 生成不足,钠钾泵失灵,使内皮细胞水肿和损伤,管腔狭窄。

(4)血液流变学变化:血液黏滞度增高、血小板黏集、红细胞聚集、白细胞黏附于血管壁、肾微血管口径缩小及其自动调节功能丧失等变化,均加重肾缺血。

2. 肾小管损伤 肾小管细胞因缺血、再灌注损伤、毒物,以及缺血与毒物共同作用引起损伤,可导致原尿回漏、肾小管阻塞。

(1)原尿回漏:持续肾缺血和肾中毒使肾小管上皮细胞坏死、基膜断裂,导致肾小管腔内的原尿渗入肾间质,即原尿回漏。其结果不但使尿量减少,而且引起肾间质水肿,压迫肾小管使肾小球囊内压升高,GFR 进一步下降。

(2)肾小管阻塞:肾缺血、肾毒物引起肾小管坏死时的细胞脱落碎片、异型输血时的血红蛋白、挤压综合征时释放的肌红蛋白等均可在肾小管内形成管型,阻塞肾小管。其结果不但因管腔阻塞妨碍尿液排出,而且使囊内压升高导致 GFR 降低。

(三)发病过程及功能代谢变化

1. 急性少尿型肾衰竭 发病过程分为 4 期。

(1)少尿期:为病情最危险的阶段,可持续数日至数周,平均 8~16 日。其功能代谢变化有:

1)尿变化:①少尿或无尿:早期即迅速出现,24 小时尿量可少于 400ml(少尿)或少于 100ml(无尿)。少尿的发生由于 GFR 减少、肾小管阻塞和原尿回漏等因素所致。②低比重尿:由于肾小管损伤造成浓缩和稀释功能障碍所致,常固定于 1.010~1.015。③尿钠增高:由肾小管对 Na^+ 的重吸收减少所致。④血尿、蛋白尿和管型尿:由于肾小球滤过功能障碍和肾小管上皮坏死脱落,尿中含有蛋白、红细胞、白细胞和各种管型。

2)高钾血症:是少尿期最严重的并发症,可引起心室纤颤、心搏骤停而致死亡。产生原因是:①尿量减少使肾排钾减少;②酸中毒、组织损伤使细胞内钾释放到细胞外增多;③摄入过多的含钾食物、药物、保钾利尿剂及输注库存血。

3)水中毒:由于 GFR 降低、组织分解代谢增强使内生水增多、输液过多等原因,可发生水潴留从而引起高容量性低钠血症,进而引起全身软组织水肿及细胞水肿,严重时可发生肺水肿、脑水肿、心力衰竭。

4) 代谢性酸中毒：因 GFR 降低，使酸性代谢产物(硫酸、磷酸、有机酸等)在体内蓄积；肾小管损伤，泌 H^+ 和泌 NH_4^+ 能力降低，使重吸收 $NaHCO_3$ 减少；体内分解代谢加强，酸性代谢产物形成增多等原因，可发生代谢性酸中毒。酸中毒可使心肌收缩力减弱，降低心肌和外周血管对儿茶酚胺的反应性，从而使心输出量下降、血管扩张、血压下降。酸中毒还可抑制中枢神经系统功能，并促进高钾血症的发生。

5) 氮质血症：血液中尿素、尿酸、肌酐等非蛋白氮(non-protein nitrogen，NPN)含量增多，称氮质血症。氮质血症的发生主要由于肾脏不能充分排出蛋白质代谢产物所致，感染、中毒、严重组织创伤等会加重氮质血症。严重氮质血症可引起机体自身中毒发生尿毒症而危及生命。

(2) 移行期：以尿量增加到每日 400ml 以上为标志，意味着肾功能开始恢复、病情开始好转。在移行期，肾组织刚处于修复阶段，尽管肾血流和肾小球滤过功能逐渐恢复，但排泄能力仍低于正常，体内代谢产物仍不能充分排出，故高钾血症、氮质血症、酸中毒等仍继续存在。

(3) 多尿期：每日尿量可达 3 000ml 甚至更多。产生多尿的机制是：①肾小球滤过功能恢复；②肾间质水肿消退、肾小管阻塞解除；③少尿期潴留在血中的尿素等代谢产物开始经肾小球大量滤出，原尿渗透压增高，产生渗透性利尿；④新生的肾小管上皮细胞重吸收水、钠功能尚未完全恢复，故原尿未能充分浓缩。

多尿期早期阶段血中尿素氮仍增高，渐进地随着尿量增加、水肿减退，尿素氮恢复正常。此外，由于尿量过多而发生脱水、低钠血症及低钾血症。多尿期持续 1~2 周，可进入恢复期。

(4) 恢复期：可持续数月至 1 年。此期尿量逐渐恢复正常，氮质血症、水电解质紊乱和酸碱平衡紊乱得到纠正，相应的症状消失。

多数 ARF 患者病情虽然严重，但只要处理得当可以逆转而痊愈；少数患者由于肾小管上皮细胞和基底膜破坏严重，出现肾组织纤维化而发展成慢性肾衰竭。

2. 急性非少尿型肾衰竭　约占 ARF 的 20%，近年来有增多的趋势。其临床特点是肾小管浓缩功能障碍，所以尿量较多，每日 400~1 000ml。同时，尿比重降低，尿钠含量较低，但却发生进行性氮质血症及电解质紊乱和酸碱平衡紊乱。此型肾衰竭症状较轻、病程较短、预后较好、并发症少。若因尿量减少不明显而延误诊断，则可转为急性少尿型肾衰竭，使病情恶化，预后更差。

二、慢性肾衰竭

慢性肾衰竭(chronic renal failure，CRF)指各种慢性肾脏疾病引起肾单位进行性、不可逆性破坏，以致残存肾单位不能充分排出代谢废物和维持内环境稳定，发生代谢产物蓄积、电解质紊乱、酸碱平衡紊乱及肾脏内分泌功能障碍等一系列临床综合征。

(一) 病因

凡能引起肾实质慢性进行性破坏的疾病，均可导致 CRF，包括原发性肾疾病和继发性肾疾病。引起 CRF 的原发性肾疾病包括慢性肾小球肾炎、慢性肾盂肾炎、肾结核等。继发于全身系统疾病的肾损害包括糖尿病肾病、高血压肾病、高尿酸血症肾病、过敏性紫癜性肾炎、狼疮性肾炎等。以往认为慢性肾小球肾炎是 CRF 最常见的原因，近年来的资料表明，糖尿病肾病和高血压肾病是 CRF 发病率增加的主要原因。此外，CRF 还可由肾动脉狭窄、多囊肾、肾结石、前列腺肥大、肿瘤、尿道狭窄、妊娠中毒症和某些肾毒性物质(如镇痛剂、重金属、工业溶剂等)引起。

(二) 发病过程

两侧肾脏共有 200 多万个肾单位，具有强大的代偿储备能力，故 CRF 呈现进行性加重

的缓慢病程。以 GFR 为依据,将 CRF 的进程分为以下 5 个阶段:

1. 肾脏损伤,GFR 正常或上升 肾实质损伤尚不严重,并且由于肾具有强大的代偿能力,使 GFR>90ml/(min·1.73m²)。肾的排泄和调节功能尚能维持内环境的稳定,血尿素氮和肌酐多在正常范围内,患者亦无自觉症状。

2. 肾脏损伤,GFR 轻度下降 肾单位减少,GFR 处于 60~89ml/(min·1.73m²)。肾脏仍能保持良好的排泄和调节功能,有血和/或尿成分异常,无明显临床症状。但肾适应能力减弱,如突然增加肾的排泄与调节负荷,则会发生内环境紊乱,甚至出现临床症状。

3. 肾功能不全期,GFR 中度下降 肾单位损伤超过 50%,GFR 处于 30~59ml/(min·1.73m²)。此时肾排泄和调节功能下降,不能维持内环境稳定,可出现轻度氮质血症和代谢性酸中毒。由于肾浓缩功能减退,可出现多尿、夜尿。此外,患者可出现轻度贫血、乏力和食欲减退等症状。

4. 肾衰竭期,GFR 严重下降 肾单位进一步受损,GFR 处于 15~29ml/(min·1.73m²)。患者出现严重的氮质血症、贫血、等渗尿及明显的电解质紊乱和酸碱平衡紊乱。还可有尿毒症的部分中毒症状,尤其是胃肠道症状,如恶心、呕吐、腹泻等。

5. 尿毒症期 GFR<15ml/(min·1.73m²)。大量肾毒性物质在体内积聚,出现全身严重中毒症状,有严重的电解质紊乱和酸碱平衡紊乱。常发生尿毒症脑病及多器官功能障碍,临床上出现一系列尿毒症症状。

(三)发病机制

CRF 的发病机制尚未完全明了,可能与下列机制有关:

1. 健存肾单位日益减少 残留的相对正常的肾单位称健存肾单位。慢性肾脏疾病不断损伤肾单位并使其丧失功能,健存肾单位通过增强其滤过功能来代偿,以适应机体的需要。随着病情的加重,健存肾单位逐渐减少,不足以维持内环境稳定而发生 CRF。因此,健存肾单位的多少是决定 CRF 发展的重要因素。

2. 矫枉失衡 在肾脏疾病晚期,体内某些溶质增多,机体通过代偿使相应的调节因子分泌增多,以促进这些溶质的排泄,这就是"矫枉"过程。这种矫枉作用可以引起新的不良影响,使内环境发生"失衡",使机体进一步受损。例如,肾脏疾病晚期由于 GFR 降低,使肾脏排磷减少,发生高磷血症和低钙血症。低钙血症引起甲状旁腺激素(parathyroid hormone,PTH)分泌增多,促使肾排磷增加,使内环境恢复稳定。但是,长期 PTH 分泌增多会动员骨钙进入血中,导致骨质脱钙、肾性骨营养不良,还可见软组织坏死、皮肤瘙痒及神经传导障碍等。因此,这种矫枉失衡使肾衰竭进一步加剧。

3. 肾小球过度滤过 部分肾单位破坏后,健存肾单位发生代偿,其血流量和血管内流体静压增高,使 GFR 相应增高,形成肾小球高压力、高灌流和高滤过的"三高"状态。健存肾单位的"三高"状态导致肾小球纤维化和硬化,进一步破坏健存肾单位,从而促进 CRF。肾小球过度滤过是 CRF 发展至尿毒症的重要原因之一。

4. 肾小管-肾间质损害 肾功能损害程度与慢性肾小管-肾间质病变严重程度的关系十分密切。许多病理因素(如慢性炎症、缺氧、尿蛋白、肾小管的高代谢等)可引起肾小管-肾间质损害。

(四)功能代谢变化

1. 泌尿功能障碍

(1)尿量变化:早期表现为夜尿和多尿,晚期则出现少尿。①夜尿:正常成人每日尿量约1 500ml,夜间尿量只占 1/3。CRF 早期即有夜间排尿增多的症状,夜间尿量与白天相近,甚至超过白天尿量。其发生机制不明。②多尿:指 24 小时尿量超过 2 000ml。其机制是:由于多数肾单位遭到破坏,流经健存肾单位的血量呈代偿性增多,因此滤过的原尿多、流速快,使肾小管来不及重吸收而致终尿增多;原尿中增多的溶质产生渗透性利尿;CRF时肾髓质破坏使高渗环境不能形成,尿浓缩功能降低。③少尿:全日尿量少于400ml,因CRF晚期健存肾单位极度减少,使GFR显著下降所致。

(2)尿成分变化:出现蛋白尿、血尿和管型尿。①蛋白尿:肾小球滤过膜通透性增高,使蛋白质滤过增多,同时因肾小管上皮细胞受损使蛋白质重吸收减少,出现轻度或中度蛋白尿。②血尿、管型尿:因慢性肾脏病变时肾小球基底膜出现局灶性溶解破坏、通透性增高,使血液中的红细胞、白细胞从肾小球滤过,尿中可出现红细胞和白细胞。在肾小管内,蛋白质、红细胞、白细胞及脱落的肾小管上皮细胞可聚集形成各种管型,随尿排出。

(3)尿渗透压变化:早期出现低渗尿,这是因为肾小管浓缩功能减退而稀释功能正常;晚期出现等渗尿,因肾小管浓缩、稀释功能均丧失,使终尿渗透压接近血浆晶体渗透压(300mmol/L)。临床上常用尿比重来判断尿渗透压的变化,正常尿比重为1.002~1.035,晚期CRF尿比重固定在1.008~1.012之间。尿渗透压为260~300mmol/L(正常尿渗透压为360~1 450mmol/L),称为等渗尿。

2. 氮质血症　正常人血中的非蛋白氮物质包括尿素、尿酸、肌酐等。其中尿素、尿酸、肌酐必须通过肾脏才能排泄,当肾功能下降时其浓度增加,发生氮质血症。

(1)血尿素氮(blood urea nitrogen,BUN):CRF时氮质血症以尿素增多为主,BUN浓度与肾小球滤过率的变化密切相关,因此临床上常用BUN升高作为判断氮质血症的指标。但必须注意以下问题:①当GFR下降到正常值的40%以前,BUN仍可在正常范围;②BUN与外源性(蛋白摄入)和内源性(感染、消化道出血)因素有关,故用BUN判断肾功能时应考虑这些尿素负荷的影响。

(2)血肌酐:取决于肾脏排泄肌酐的功能和肌肉磷酸肌酸分解产生的肌酐量,而与外源性蛋白质摄入量无关,故可较好地反映肾功能。但血肌酐对早期GFR下降也不够敏感。临床上常用内生肌酐清除率(肌酐清除率=尿中肌酐浓度 × 每分钟尿量/血肌酐浓度)来判断病情的严重程度,因为其与GFR的变化呈平行关系,可反映仍具有功能的肾单位数目。

(3)血尿酸氮:CRF时血尿酸氮有一定程度的升高,但较尿素氮和肌酐为轻。

3. 代谢性酸中毒　CRF均有代谢性酸中毒发生,其主要机制是:GFR下降,使硫酸、磷酸等酸性代谢产物滤过减少,体内酸性物质潴留;肾小管上皮细胞泌H^+、排NH_4^+功能减少,重吸收$NaHCO_3$减少;机体分解代谢增强,使酸性代谢产物生成增多。

4. 电解质紊乱

(1)水代谢失调:特点是肾脏对水负荷变化的调节适应能力下降。当水摄入增加时不能相应地增加排泄而发生水潴留,引起肺水肿、脑水肿和心力衰竭;当严格限制水摄入时,不能相应地减少水的排出而发生脱水,使血容量减少甚至血压降低。这是由于肾脏对尿的浓缩与稀释能力降低所致。

(2)钠代谢失调:所有CRF患者均有不同程度的钠丢失,失钠引起细胞外液和血管内液减少,可进一步降低GFR。因此,应适当补充钠盐以免发生低钠血症。但补钠要慎重,否则有可能加重高血压甚至引起充血性心力衰竭。失钠可能与下列因素有关:①渗透性利尿使大量钠随尿排出;②健存肾单位的原尿流速快,使肾小管来不及重吸收钠;③CRF时体内甲基胍蓄积,抑制肾小管对钠的重吸收。

(3)钾代谢失调:只要尿量不减少,CRF患者血钾可长期维持正常。由于醛固酮分泌增多使肾远曲小管分泌钾增多,即使GFR下降,也能维持血钾在正常水平而不至于升高。如遇下列情况,则可发生低钾血症:①患者进食过少;②呕吐、腹泻造成失钾增多;③多尿或长

421

期应用利尿剂,使钾排出过多。CRF 晚期可发生高钾血症,机制包括:①尿量减少使钾排出减少;②含钾食物或药物摄入增多;③长时间使用保钾利尿剂;④酸中毒;⑤分解代谢增强(见于感染、发热等);⑥溶血。严重的高钾血症和低钾血症均可影响心脏和神经肌肉的活动而威胁生命。

(4) 钙、磷代谢失调:CRF 时血磷升高、血钙降低。

1) 高磷血症:在 CRF 早期,尽管 GFR 逐渐下降,但血磷并无明显升高。这是因为在 GFR 下降时血磷暂时上升使血钙降低,血钙降低刺激甲状旁腺分泌 PTH。PTH 可抑制肾对磷的重吸收,使磷排出增多。当 GFR 极度下降时,继发性分泌增多的 PTH 已不能使磷充分排出,故血磷显著升高。并且此时 PTH 增高加强溶骨活性,使骨磷释放增多,血磷水平不断上升,形成恶性循环。

2) 低钙血症:CRF 时血钙降低的原因有:①肾实质破坏时,1,25- 二羟维生素 D_3 分泌减少,使小肠对钙的吸收减少;②血磷增高时,PO_4^{3-} 自肠道排出增多,与食物中的钙形成不溶性的磷酸钙,从而影响钙的吸收;③血浆钙、磷的乘积是一个常数,血磷增高时血钙必然降低。

CRF 患者血钙降低但很少出现手足抽搐,主要因为患者伴有酸中毒,使血中结合钙趋于解离,游离钙浓度得以维持。同时 H^+ 对神经肌肉的应激性具有直接抑制作用,因此在纠正酸中毒时要防止低钙血症引起的手足搐搦。

5. 肾性骨营养不良 在成年人表现为骨质疏松、纤维性骨炎和骨软化症;在儿童表现为肾性佝偻病。其发生机制与钙磷代谢障碍、继发性甲状旁腺功能亢进、维生素 D_3 代谢障碍、代谢性酸中毒有关。

6. 肾性高血压 因肾实质病变引起的高血压称为肾性高血压,是 CRF 十分常见的并发症。其机制如下:

(1) 钠、水潴留:CRF 时肾排钠排水减少,体内钠、水潴留,引起血容量增加、心输出量增多,导致血压升高。此种高血压称为容量依赖性高血压,此时外周血管阻力可正常。

(2) 肾素 - 血管紧张素系统活性增强:CRF 时肾血流量减少,刺激肾球旁细胞分泌肾素,并激活肾素 - 血管紧张素系统,使血管收缩、外周血管阻力增加,引起高血压。此种高血压称为肾素依赖性高血压。

(3) 肾分泌扩血管物质减少:CRF 时肾实质破坏。肾髓质的间质细胞分泌降压物质激肽、前列腺素 E_2(PGE_2)、前列腺素 A_2(PGA_2)等减少,使扩血管、排钠、降低交感神经活性的作用减弱,引起血压升高。

出现高血压后又使肾功能进一步减退,肾功能减退又使血压继续升高,形成恶性循环。

7. 肾性贫血 约 97% 的 CRF 患者伴有肾性贫血,其发生机制是:①肾实质破坏使肾脏生成促红细胞生成素减少,从而使骨髓干细胞生成红细胞减少;②血液中的毒性物质(如甲基胍)可引起溶血、抑制红细胞生成;③由于 CRF 时胃肠功能减退,铁和叶酸吸收减少、丢失过多,影响红细胞生成,此外,CRF 时单核巨噬细胞系统释放铁减少,致铁再利用障碍;④CRF 时,红细胞膜上 ATP 酶受抑制,钠泵因能量不足而不能排出钠,使红细胞处于高渗状态,脆性增加,易于溶血,导致红细胞破坏迅速;⑤出血倾向会加重贫血。

8. 出血倾向 CRF 患者常有出血倾向,表现为皮下瘀斑和黏膜出血,如胃肠道出血、鼻出血等。目前认为,出血的原因主要是血中毒性物质抑制血小板功能;血小板第三因子释放被抑制,发生凝血功能障碍;血小板黏附和聚集减少。

三、尿毒症

尿毒症(uremia)指急性和慢性肾衰竭发展到最严重的阶段,由于肾单位大量破坏,使终末代谢产物和内源性毒性物质在体内蓄积、电解质及酸碱平衡紊乱、内分泌功能失调,从而引起一系列自体中毒症状。

（一）发病机制

尿毒症的发病机制除与电解质紊乱、酸碱平衡紊乱及内分泌功能障碍等因素有关外,还与体内的尿毒症毒素引起全身中毒有关。尿毒症毒素包括蓄积在体内的正常代谢产物、内源性毒物和浓度异常升高的生物活性物质,按照分子量大小可分为 3 类。

1. 大分子毒素　分子量 >5 000,主要是在体内异常增多的激素,如 PTH、促胃液素、胰岛素、生长激素等。其中 PTH 的毒性作用最强,过多可导致肾性骨营养不良、皮肤瘙痒、软组织坏死、胃溃疡、贫血、心肌损害、周围神经受损等。

2. 中分子毒素　分子量 500~5 000,包括正常代谢产物、细胞代谢紊乱产生的多肽、细胞或细菌崩解产物等,浓度过高可致嗜睡、运动失调、神经系统病变,并抑制白细胞吞噬和细胞免疫功能。

3. 小分子毒素　分子量 <500,包括尿素、肌酐、胍类、胺类、酚等。

（1）尿素:血中尿素浓度持续过高可引起头痛、恶心、呕吐、糖耐量减低、出血倾向。尿素刺激可引起纤维蛋白性心包炎。尿素的代谢产物氰酸盐可影响神经中枢的整合功能。

（2）胍类:是体内精氨酸的代谢产物。正常情况下,精氨酸在肝内经鸟氨酸循环生成尿素等并由肾排出。肾功能不全晚期,尿素等排泄障碍,精氨酸经另一途径转变为甲基胍和胍基琥珀酸。甲基胍、胍基琥珀酸等胍类物质能引起厌食、呕吐、抽搐、出血、溶血、抑制血小板功能等与尿毒症相似的表现。

（3）胺类:多胺、芳香族胺、脂肪族胺等胺类物质浓度过高可引起恶心、呕吐、扑翼样震颤,促进脑水肿及肺水肿形成。

（二）功能代谢变化

1. 神经系统　尿毒症时神经系统症状最突出,主要表现为尿毒症脑病和周围神经病变,发生率可达 80% 以上。尿毒症脑病表现为头痛、头昏、记忆力减退,严重时出现谵妄、幻觉、扑翼样震颤、嗜睡、昏迷等;周围神经病变表现为下肢疼痛、痛觉过敏,严重时出现运动障碍。发生原因可能与下列因素有关:①毒性物质使中枢神经系统发生能量代谢障碍,使脑细胞膜通透性增高,引起脑水肿;②肾性高血压使脑血管痉挛,加重脑缺血、缺氧;③甲状旁腺素可促进铝进入脑细胞而产生尿毒症痴呆,可促进钙进入施万细胞或轴突造成周围神经损害。

2. 心血管系统　主要表现为心律失常、充血性心力衰竭,晚期出现尿毒症性心包炎等。其机制包括:高钾血症引起心律失常;钠水潴留、高血压、酸中毒、贫血、毒性物质作用可引起心力衰竭;尿毒症毒素刺激心包引起纤维蛋白性心包炎。

3. 呼吸系统　肺是尿毒症常见的受累器官之一。尿毒症时酸中毒使呼吸加深加快,严重时由于呼吸中枢抑制而出现潮式呼吸或深大呼吸(Kussmaul 呼吸);唾液酶分解尿素生成氨,使呼出气中有氨味;因尿素刺激可出现纤维蛋白性胸膜炎;因钠水潴留、心力衰竭、低蛋白血症可发生肺水肿而导致呼吸困难。

4. 消化系统　消化系统症状是出现最早、最突出的症状。表现为食欲减退、恶心、呕吐、腹泻、口腔黏膜溃疡、消化道出血等。其原因主要是当尿素经胃肠道排出时,肠道细菌分泌尿素酶将其分解成氨,从而刺激胃肠道黏膜,引起溃疡性或假膜性炎。此外,因肾实质破坏使促胃液素灭活减少,PTH 增多又促进促胃液素释放,导致胃酸分泌增多,促使溃疡形成。

5. 内分泌系统　除前列腺素、促红细胞生成素、1,25- 二羟维生素 D_3 等分泌障碍和PTH 分泌过多外,还有垂体 - 性腺功能失调。女性患者出现月经不规则、闭经、流产;男性患者出现性欲减退、阳痿、精子减少或活力下降。

6. 免疫系统　免疫功能低下,尤其是细胞免疫受到明显抑制。中性粒细胞的吞噬、杀菌能力减弱。因此,尿毒症患者易发生严重感染甚至引起死亡。

7. 物质代谢

(1) 糖代谢:约半数病例有糖耐量减低,其主要原因可能与尿素、肌酐及中分子毒物等的毒性作用有关:①胰岛素分泌减少;②拮抗胰岛素的生长激素分泌增多;③脂肪和肌肉对胰岛素的敏感性降低;④肝糖原合成酶活性降低。

(2) 蛋白质代谢:出现负氮平衡。表现为消瘦、恶病质,同时有低蛋白血症,并因此引起肾性水肿。负氮平衡的原因是蛋白质摄入不足、组织分解代谢加强、蛋白质和氨基酸经尿丢失。

(3) 脂肪代谢:血中甘油三酯增高,出现高脂血症,因肝脏合成甘油三酯增加、甘油三酯清除减少所致。

8. 皮肤　皮肤瘙痒和出现尿素霜是常见的症状。瘙痒主要是甲状旁腺功能亢进引起皮肤钙盐沉积所致,切除甲状旁腺能立即解除此症状。尿素霜是尿素随汗排出时在汗腺开口处沉积的白色尿素结晶。此外,由于贫血、皮肤黑色素沉积及眼睑肿胀,患者可出现尿毒症的特殊面容。

(杜月光)

复习思考题

1. 试述常见肾小球肾炎的主要病变特点。
2. 比较慢性肾小球肾炎和慢性肾盂肾炎的肉眼观。

◇◇◇ 主要参考书目 ◇◇◇

［1］曹雪涛.医学免疫学［M］.7版.北京：人民卫生出版社,2018.

［2］高晓明.医学免疫学［M］.3版.北京：高等教育出版社,2017.

［3］朱诗国,程晓东.医学免疫学［M］.上海：上海科学技术出版社,2020.

［4］安云庆,姚智,李殿俊.医学免疫学［M］.4版.北京：北京大学医学出版社,2018.

［5］龚非力.医学免疫学［M］.4版.北京：科学出版社,2014.

［6］王琦.医学微生物学［M］.北京：人民卫生出版社,2020.

［7］黄汉菊.医学微生物学［M］.北京：高等教育出版社,2020.

［8］黄敏,张佩.医学微生物学［M］.3版.北京：科学出版社,2020.

［9］李凡,徐志凯.医学微生物学［M］.9版.北京：人民卫生出版社,2018.

［10］诸欣平,苏川.人体寄生虫学［M］.9版.北京：人民卫生出版社,2018.

［11］梁裕芬,张宏方.人体寄生虫学［M］.9版.上海：上海科学技术出版社,2018.

［12］左伋.医学遗传学［M］.7版.北京：人民卫生出版社,2018.

［13］梁素华,邓初夏.医学遗传学［M］.5版.北京：人民卫生出版社,2019.

［14］龙莉,杨明.医学遗传学［M］.北京：科学出版社,2018.

［15］步宏,李一雷.病理学［M］.9版.北京：人民卫生出版社,2018.

［16］丁运良,杨美玲.病理学［M］.2版.北京：人民卫生出版社,2020.

［17］王建枝,钱睿哲.病理生理学［M］.9版.北京：人民卫生出版社,2018.

［18］田野.病理生理学［M］.北京：人民卫生出版社,2020.

复习思考题
答案要点

模拟试卷